女性盆底生物力学

BIOMECHANICS OF THE FEMALE PELVIC FLOOR

主　编　[美]Lennox Hoyte

Director, Urogynecology and Female Pelvic Reconstructive Surgery, USF College of Medicine, Tampa, FL, United States of America;
Medical Director, Urogynecology and Robotic Surgery, Tampa General Hospital, Tampa, FL, United States of America

[美]Margot Damaser

Professor of Molecular Medicine, Cleveland Clinic Lerner College of Medicine, Case Western Reserve University, Cleveland, OH, United States of America;
Lerner Research Institute, Cleveland Clinic, Cleveland, OH, United States of America;
Advanced Platform Technology Center, Cleveland VA Medical Center, Cleveland, OH, United States of America

主　审　王建六

主　译　苗娅莉　吴　江

副主译　孙秀丽　赵志伟

世界图书出版公司

西安　北京　广州　上海

图书在版编目 (CIP) 数据

女性盆底生物力学 / （美）伦诺克斯·霍伊特（Lennox Hoyte），（美）玛戈特·达玛瑟（Margot Damaser）主编；苗娅莉，吴江主译．— 西安：世界图书出版西安有限公司，2022.7
书名原文：Biomechanics of the Female Pelvic Floor
ISBN 978-7-5192-7272-2

Ⅰ．①女… Ⅱ．①伦… ②玛… ③苗… ④吴… Ⅲ．①女性—骨盆底—生物力学 Ⅳ．① R323.3

中国版本图书馆 CIP 数据核字（2022）第 128303 号

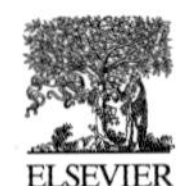

书　　名　女性盆底生物力学
　　　　　NUXING PENDI SHENGWU LIXUE
主　　编　[美]Lennox Hoyte
　　　　　[美]Margot Damaser
主　　译　苗娅莉　吴　江
责任编辑　王　娜
装帧设计　绝色设计
出版发行　世界图书出版西安有限公司
地　　址　西安市高新区锦业路 1 号都市之门 C 座
邮　　编　710065
电　　话　029-87214941　029-87233647（市场营销部）
　　　　　029-87234767（总编室）
网　　址　http://www.wpcxa.com
邮　　箱　xast@wpcxa.com
经　　销　新华书店
印　　刷　陕西华彩本色印务有限公司
开　　本　787mm × 1092mm　1/16
印　　张　25.25
字　　数　509 千字
版次印次　2022 年 7 月第 1 版　2022 年 7 月第 1 次印刷
版权登记　25-2022-091
国际书号　ISBN 978-7-5192-7272-2
定　　价　280.00 元

译者名单
Translators

主　审　王建六

主　译　苗娅莉　吴　江

副主译　孙秀丽　赵志伟

编译委　（按姓氏拼音排序）

吕永钢　苗娅莉　宋　悦　孙安强　孙秀丽　万　里　吴　江

武　靖　张小军　赵志伟

译　者　（按姓氏拼音排序）

陈振银（重庆大学生物工程学院）

成　娟（四川大学华西医院）

高祖婕（北京航空航天大学生物与医学工程学院）

刘天航（北京大学人民医院）

吕永钢（重庆大学生物工程学院）

苗娅莉（四川大学华西第二医院）

牟芸青（北京航空航天大学生物与医学工程学院）

宋　悦（中国医科大学盛京医院）

孙安强（北京航空航天大学生物与医学工程学院）

孙秀丽（北京大学人民医院）

万　里（四川大学华西第二医院）

王　领（四川大学华西医院）

王　青（北京大学人民医院）

文继锐（四川大学华西医院）

吴　江（四川大学华西医院）

武　靖（北京大学人民医院）

谢　冰（北京大学人民医院）

杨炎霖（四川大学华西临床医学院）

姚东东（重庆大学生物工程学院）

张小军（北京工业大学材料与制造学部）

赵博渊（重庆大学生物工程学院）

赵丰年（四川大学华西临床医学院）

赵志伟（四川大学基础医学与法医学院）

秘　书　文继锐

主审简介

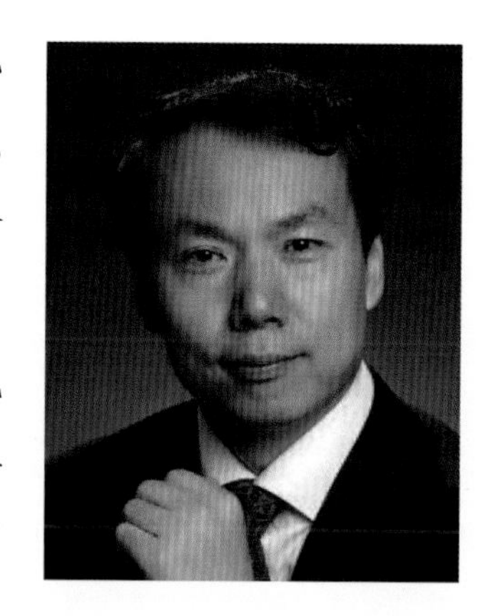

王建六，医学博士，妇产科教授，博士生导师，北京大学人民医院副院长，党委委员，妇产科教研室主任。中华医学会妇产科学分会常委，中华医学会妇科肿瘤分会常委，中华预防医学会生殖健康分会副主任委员，中国医师协会妇产科医师专科委员会常委，全国女性盆底疾病学组副组长，中国研究型医院学会妇产科学专业委员会主任委员，北京医学会妇产科分会主任委员，北京医学会妇科肿瘤学分会候任主任委员，北京市医师协会妇产科分会会长，中国优生科学协会阴道镜和宫颈病变分会副主任委员，中国医药健康促进会妇产科分会副主任委员，国家卫健委妇科内镜培训专家组副组长，中国医师协会妇产科分会常委，中国抗癌协会妇瘤专业委员会常委，教育部临床实践教学指导分委员会副主任委员兼秘书长，全国高校附属医院临床实践教育联盟常务副理事长，中国医师协会毕业后医学模拟专委会副主任委员，北京医学教育协会常委，北京医学会医学教育分会常委，北京市住院医师规范化培训妇产科专科委员会委员，北京大学医学部住院医师规范化培训妇产科学科组组长。担任 *Gynecology and Obstetrics Clinical Medicine* 主编，*J Gynecol Oncology*，*J of Gynecol surgery*, *Int J Ob & Gyn Res* 等国际杂志编委。《中国妇产科临床杂志》副主编，《中华临床医师杂志（电子版）》副总编辑，《中华妇产科杂志》《中国实用妇科与产科杂志》《实用妇产科杂志》《现代妇产科进展》《国际妇产科杂志》《妇产与遗传》《中国医刊》等杂志常务编委和编委。曾获霍英东基金会教师奖和卫生部优秀科研人才、吴阶平－杨森医学药学奖（2013）、科学中国人（2016）、国家名医（2018）、国家卫健委突出贡献中青年专家（2019）等称号。重点研究妇科恶性肿瘤和盆底功能障碍性疾病，承担国家级及省部级课题 29 项，发表论文 300 余篇，获省部级科技成果 12 项，主编（译）专著 21 部。

译者简介

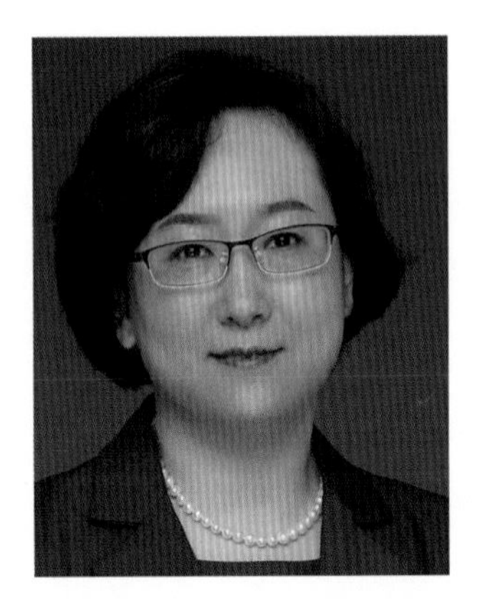

苗娅莉，医学博士，硕士研究生导师，主任医师，四川大学华西第二医院妇科上锦病区主任兼四川大学华西医院上锦医院妇科主任。中国抗衰老促进会女性生殖整形与修复分会副会长，中国康复医学会产后康复专委会常务委员，中国康复医学会产后康复专委会生殖整复学组副主任委员，中国整形美容协会女性生殖整复分会常务理事，中华医学会激光医学分会外妇学组委员，四川省康复医学会妇产科学分会副会长，四川省美容整形协会女性生殖整复及抗衰老分会副会长，四川省预防医学会盆底专委会常务委员，北京整合医学学会盆底疾病分会常务委员，成都高新医学会妇科专委会主任委员，《生物医学工程学杂志》《机器人外科学杂志》青年编委。长期从事女性盆底疾病临床及科研工作，擅长盆腔器官脱垂、尿失禁、女性生殖道畸形及整形等手术，对女性盆底功能障碍性疾病的发病机制、康复治疗、盆底重建材料研发等方面进行了持之以恒的探索。获省部级奖励 3 项，承担国家级及省部级课题 10 项，中英文论文 70 余篇。编写教材 4 部，主编主译著作 2 部，参编参译著作 17 部。

译者简介

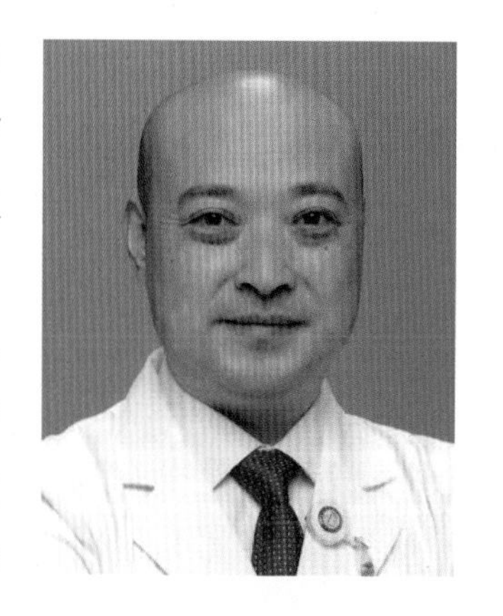

吴江，医学博士，研究员，硕士研究生导师。四川大学华西临床医学院（华西医院）深地医学研究中心/院士专家创新工作站副主任。第十二批四川省学术和技术带头人后备人选，四川省医疗创新设计促进会会长，中国生理学会循环生理专业委员会，四川省生物医学工程学会理事，第七批教育部直属高校优秀援疆干部（新疆医科大学基础医学院副院长 2011—2014），国家级重点一级学科（生物医学工程）学术骨干，国家自然科学基金项目、成都市院士（专家）创新工作站、四川省/成都食品药品监督管理局评审专家，海南省发展控股有限公司智库专家。核心期刊《生物医学工程学杂志》《肿瘤预防与治疗》《新疆医科大学学报》编委、审稿专家。从事生物医学工程、力学生物学教学和科研工作 20 余年，负责主持多项“863”“973”“国家自然科学基金重点项目”“国家重点研发计划”等国家级、省部级课题项目的申报实施工作。近年来，以第一作者/通讯作者发表期刊论文 90 余篇，获四川省科技进步奖 2 项，主编本科生和研究生规划教材 4 部，专业著作 4 部，授权 7 项国家发明专利和实用新型专利。

译者简介

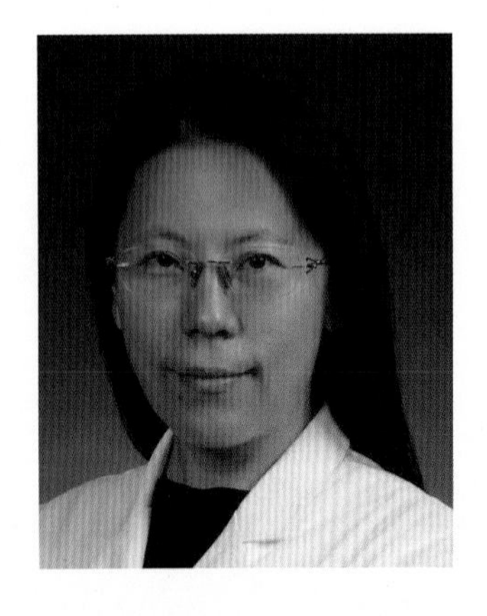

孙秀丽，医学博士，主任医师，博士生导师。北京大学人民医院妇产科主任。北京妇幼保健与优生优育协会会长，世界中医药联合会盆底医学专业委员会副会长，中国女医师协会妇产科专家委员会主任委员，中国整形美容协会女性生殖整复分会副会长，北京医学会妇产科分会常务委员兼秘书长，中国预防医学会妇女保健分会盆底疾病防治学组常务理事，中华预防医学会生殖健康分会委员，中华预防医学会体育运动与健康分会常委，中国研究型医院协会妇产科学专业委员常委并盆底修医学研究学组组长，中国医学促进会妇产科分会常委并女性盆底修复微整学组副组长，中国医学促进会妇儿保健分会盆底管理学组组长，世界中联固脱专业委员会理事，中国医师协会微无创医学专业委员会委员，世界华人妇产科医师协会 NOTES 微创医学专业委员会委员。担任《中国实用妇科与产科杂志》特邀编委，《中国妇产科临床杂志》常务编委，《中华临床医学杂志》专家委员会委员，《现代妇产科杂志》审稿专家，《中国综合临床杂志》编委及 *Gynecology and Obstetrics Clinical Medicine* 编委。长期从事女性盆底功能障碍性疾病临床及基础研究，国内率先提出女性盆底疾病三级预防理念。擅长子宫脱垂、尿失禁、女性外生殖器整形手术及盆底功能障碍性疾病的运动康复治疗。主持国家自然科学基金面上项目 3 项，北京自然科学基金 1 项，科技部重大项目子课题 1 项，发表文章 60 余篇，专著 6 部，获省部级奖项 5 项。

译者简介

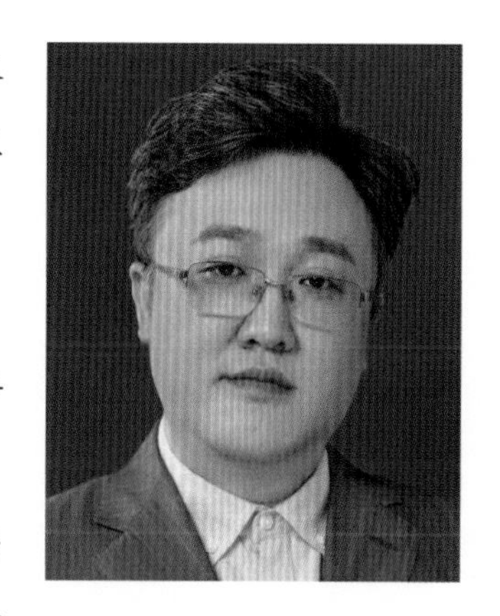

赵志伟，医学博士、副教授、硕士生导师，四川大学华西基础医学与法医学院解剖教研室主任。四川省卫生健康委员会学术技术带头人后备人选（第十三批），四川省美容整形协会面部整形与修复再生分会副会长，四川省美容整形协会眼整形分会副会长，2013 至 2014 年于瑞典卡罗林斯卡医学院肿瘤中心进行博士后工作。主要从事临床应用解剖学、肿瘤发病学基础及其分子病理学、女性盆底功能障碍性疾病基础研究。主研和主持国家及省部级课题多项，先后参编《实地解剖学》《简明人体解剖学》《生物医学工程基础医学概论》《实用人体解剖彩色图谱》《实用盆底超声技术》等教材及专著 10 余部；以第一作者或通讯作者（含共同）在国内、外杂志发表科研论文 30 余篇，期中 SCI 收录近 20 篇。

原著作者名单
Contributors

S. Abramowitch

University of Pittsburgh, Pittsburgh, PA, United States of America

A. Akhondi-Asl

Department of Radiology, Boston, MA, United States of America

J.B. Alford

University of South Florida, Tampa, FL, United States of America

M. Alperin

University of California, San Diego, CA, United States of America

J.A. Ashton-Miller

University of Michigan, Ann Arbor, MI, United States of America

A. Borazjani

Lerner Research Institute, Cleveland Clinic, Cleveland, OH, United States of America

M.A.T. Bortolini

Federal University of São Paulo, São Paulo, Brazil

S. Brandão

University of Porto, Porto, Portugal

B. Brazile

Mississippi State University, Starkville, MS, United States of America

L. Chen

University of Michigan, Ann Arbor, MI, United States of America

D. Christiansen

Mississippi State University, Starkville, MS, United States of America

C.E. Constantinou

Stanford University, Stanford, CA, United States of America

T. Da Roza

University of Porto, Porto, Portugal

M. Damaser

Professor of Molecular Medicine, Cleveland Clinic Lerner College of Medicine, Case Western Reserve University; Lerner Research Institute, Cleveland Clinic; Advanced Platform Technology Center, Cleveland VA Medical Center, Cleveland, OH, United States of America

J.O.L. DeLancey

University of Michigan, Ann Arbor, MI, United States of America

K. Downing

Albert Einstein College of Medicine/Montefiore Medical Center, Bronx, NY, United States of America

D. Easley

University of Pittsburgh, Pittsburgh, PA, United States of America

V. Egorov

Artann Laboratories, Trenton, NJ, United States of America

J. Fielding

UTSouthwestern, Dallas, TX, United States of America

L. Hoyte

Director, Urogynecology and Female Pelvic Reconstructive Surgery, USF College of Medicine; Medical Director, Urogynecology and Robotic Surgery, Tampa General Hospital, Tampa, FL, United States of America

K. Knight

University of Pittsburgh, Pittsburgh, PA, United States of America

R.K. Kotarinos

University of South Florida, Morsani College of Medicine, Tampa, FL, United States of America

J.A. Kruger

University of Auckland, Auckland, New Zealand

X. Li

University of Sheffield, Sheffield, United Kingdom

J. Liao

Mississippi State University, Starkville, MS, United States of America

C. Lisle

KnowledgeVis, LLC, Maitland; University of Central Florida, Orlando, FL, United States of America

V. Lucente

The Institute for Female Pelvic Medicine & Reconstructive Surgery, Allentown, PA, United States of America

J. Luo

University of Michigan, Ann Arbor, MI, United States of America

S. Madill

School of Physical Therapy, University of Saskatchewan, Saskatchewan, Canada

T. Mascarenhas

University of Porto, Porto, Portugal

H.C. Ming

Singapore General Hospital; Duke-National University of Singapore, Singapore

P.A. Moalli

University of Pittsburgh, Pittsburgh, PA, United States of America

M.P. Nash

University of Auckland, Auckland, New Zealand

R. Natal Jorge

University of Porto, Porto, Portugal

P.M.F. Nielsen

University of Auckland, Auckland, New Zealand

M. Parente

University of Porto, Porto, Portugal

S.S. Patnaik

Mississippi State University, Starkville, MS, United States of America

P.L. Ryan

Mississippi State University, Starkville, MS, United States of America

A. Sarvazyan

Artann Laboratories, Trenton, NJ, United States of America

D.C. Simkins Jr.

University of South Florida; Formerics, LLC, Tampa, FL, United States of America

C.H. van der Vaart

University Medical Center Utrecht, Utrecht, Netherlands

H. van Raalte

Princeton Urogynecology, Princeton, NJ, United States of America

S.K. Warfield

Department of Radiology, Boston, MA, United States of America

B. Weed

Mississippi State University, Starkville, MS, United States of America

X. Yan

University of Auckland, Auckland, New Zealand

序
Foreword

妇女健康是全民健康的基石，是实现健康中国战略目标的重要支撑。关心女性，关爱盆底，采取积极措施，增强盆底和盆底疾病认知，科学预防和治疗盆底功能障碍性疾病，是助力妇女健康的重要举措。盆底功能障碍性疾病（Pelvic Floor Disorder，PFD）多表现为尿失禁、粪失禁和盆腔器官脱垂等临床症状，可导致女性身体不适、活动受限、生活质量下降。PFD的危险因素主要包括分娩、慢性腹压增加及遗传等因素。据国外相关研究表明，美国约24%的女性罹患一种或多种PFD；发病率随着年龄的增长而增加，60~79岁女性的发病率大约在40%以上，80岁及以上女性的发病率大约为50%。此前关于PFD的研究大多数为流行病学研究，结果主要集中于患者解剖学复位及生活质量改善方面。

Lennox Hoyte教授是美国南佛罗里达州大学女性盆底医学和重建外科主任的创始人，专注于PFD的手术治疗、女性盆底影像学标记物及疗效预测等研究。Margot Damaser教授是美国克利夫兰医学中心科学家，是国际公认的PFD基础及临床前研究领域的专家，提出并改良了PFD的治疗和诊断方法。两位教授主编的《女性盆底生物力学》一书不同于以往书籍，既往关于女性盆底的书籍通常只关注盆底治疗的一个或几个方面，如解剖学、盆腔疼痛、分娩创伤及疾病的治疗等。而我们知道，治疗PFD的临床创新迫切需要更全面地理解女性盆底功能在正常和疾病状态下的生物力学基础，该书预告了一个新时代的开始，即通过盆底生物力学的视角来解释和解决PFD。这本具有开创性的著作以盆底生物力学作为实例来说明和解读所提出的观点与概念，可以作为生物力学教科书来开设一门生物力学课程。同时，该书还可以为研究女性盆底功能障碍在不同学科领域的一种共同语言来讨论、研究和推动解决PFD相关的问题，如针对盆底组织的解剖学、生理学、肌肉骨骼和组织特征达成一致并建立适用于PFD生物力学分析的基本原则等。

欣闻苗娅莉教授和吴江教授的翻译团队将该书译为中文，这对我国女性盆底疾病预防和治疗起到很好的推动作用。显然，如果没有苗娅莉、吴江、孙秀丽、赵志伟及四川大学、北京大学、中国医科大学、北京航空航天大学、北京工业大学、重庆大学等高校的众多中青年教师的共同努力，本书的翻译工作不可能完成。现在中文译本就要与广大妇产科学同道见面了，衷心希望这部妇产科女性盆底研究著作能够成为该领域临床医师和科研人员案头必备的女性盆底参考书，并且能够在提高妇产科女性盆底诊疗及研究水平方面发挥应有的作用。

四川大学副校长

华西医学中心主任、教授

壬寅年（2022）仲夏于成都

序
Foreword

哲学思想中，有一种观念叫还原论，其认为某一给定实体是由更为简单或更为基础的实体所构成的集合或组合。还原论是经典科学方法的内核，将高层的、复杂的对象分解为低层的、简单的对象来处理。与之相对的是整体论，对于高度复杂的系统，我们应该以整体的系统论观点来研究和考察。数百年来科学技术的进步，从宏观到微观，从生物体到分子，医学学科的不断精细化，甚至个体化治疗、精准医学的迅速发展，似乎无一例外的印证着还原论的观点。然而，医学面对的患者，是完整的人，过度强调还原论，对整体论的忽视和弱化，也不符合科学的哲学思想。

多年来，女性盆底功能障碍性疾病的基础研究建立在还原论的哲学思想基础上，从盆底解剖、分娩创伤到手术重建，从骨骼肌、韧带筋膜到细胞外基质胶原蛋白及弹性纤维合成与代谢，从影像学盆底重建、计算机盆底建模到生物力学作为主线进行整合，却依然无法阐明盆底疾病的发病机制。盲人摸象的故事似乎在不远处对我们挥手致意，那么整体论是否是我们的救星和希望呢？亚里士多德提出的“整体不是其部分的总和”，似乎给我们指出另一条途径。澳大利亚 Petros 教授提出女性盆底疾病的整体理论，提示我们在盆底疾病的发病机制、临床诊疗方面要重视盆底是一个整体的理念。但这种功能主义的整体研究方法却也面临着一旦深入下去就必须使用还原论的尴尬。

盆底功能障碍性疾病的发病机制与生物力学密切相关，而国内在此方面研究较少。美国南佛罗里达州大学妇产科 Lennox Hoyte 教授及美国克利夫兰医学中心科学家 Margot Damaser 教授共同编撰的《女性盆底生物力学》，从生物力学的角度阐述盆底疾病发病的原因、发病机制，模拟分娩损伤、盆底疾病模型重建，给盆底疾病研究带来了新的视角，也为盆底疾病研究方法中的还原论和整体论提供了有机的结合。

该书主译苗娅莉和吴江两位年轻专家，联合国内盆底领域的专家学者，花费了大量的时间和精力，共同翻译此书，看到一批潜心盆底疾病基础研究的年轻专家们的努力和拼搏，我甚感欣慰，为此而乐为序。我相信中文版的《女性盆底生物力学》一书的出版发行，一定能够助力我国盆底医学研究快速发展，并成为该领域的有益参考书。

壬寅年（2022）初夏于北京

译者前言
Preface

女性盆底功能障碍性疾病（Pelvic Floor Disorders，PFDs）是中老年女性常见病，包括因盆底损伤和机能退化造成的盆腔器官脱垂，尿失禁及排便功能障碍等，其严重影响女性的健康和生活质量。生物力学（biomechanics）是运用力学原理和方法，结合生理学、解剖学、病理学、临床医学、生物材料学等理论知识，定量描述生命体力学规律的一门前沿新兴学科。在妇产泌尿外科领域，生物力学的研究集中于妊娠期宫颈生物力学和盆底组织生物力学。PFD患者盆底支持组织（韧带、筋膜、肌肉及阴道前后壁等）生物力学性能的改变将直接影响盆底支持功能，这对于研究分娩损伤、产后恢复及PFD治疗方案的选择与设计具有重要的临床意义和潜在的经济价值。

有幸拜读Lennox Hoyte教授和Margot Damaser教授精心撰写的专著*Biomechanics of the Female Pelvic Floor*，手不释卷，我们深感这一力作的份量。这部新作以“盆底支持组织”为切入点，应用生物力学的原理和技术，既在宏观整体水平定量描述盆底组织器官的生物力学性能，又在亚微观、微观水平阐述盆底组织毗邻关系规律和细胞－材料界面的生物力学机理，既包含生物力学研究方法评价妊娠和分娩损伤的理论和实践，又结合生物力学计算模型进行临床病理演变规律的追溯、外科手术方案制定及工程材料适宜性开发的应用研究与展望。不难发现，为避免“一叶障目不见泰山”，编著者运用丰富的多学科交叉理论，引领读者思路，启迪思维火花，从应用基础研究走向医学转化。

回顾国内生物力学学科的发展历史，在现代生物力学的创始人冯元桢（Y.C. Fung）先生的大力倡导和推动下，短短几十年，生物力学以其独特的视角，广泛应用于解决骨肌系统、心血管系统等所涉及的关键科学问题，充分体现了学科交叉和融合，深化了基础医学、临床医学的科学内涵，作为一门新兴前沿学科已取得了丰硕的研究成果。然而，力学因素影响妇产泌尿系统的原理和机制仍少有论及，其中的力学和生物学耦合规律研究亦方兴未艾。

“应力－生长关系”是维系生命体守恒的原动力之一，“力学塑造了我们的过去，影响着我们的现在，预知着我们的未来”，本书翻译的初衷与原著者一样，期盼能通过盆底生物力学的系统知识架构，汇聚并促进解剖学家、临床医生、生物力学及材料学专家的精诚合作，以阐明力学诸因素与健康和疾病的关系、力学因素作用下疾病（如盆腔器官脱垂、压力性尿失禁等）的发生发展之规律和疾病的防治原则，以及运用这种关系和规律达到防治疾病、保护和促进女性健康之目的。

为了将原著者有关女性盆底生物力学领域的精辟论述和独到见解分享给国内同行学者、师生和读者，我们诚挚邀请了北京大学人民医院、中国医科大学盛京医院、北京航空航天大学生物与医学工程学院、北京工业大学材料与制造学部、重庆大学生物工程学院，以及四川大学华西第二医院、华西医院、基础医学与法医学院的多位专家学者，共同完成了本书的中译本。在此，衷心感谢张林教授和王建六教授的热情鼓励和大力支持，并亲为之序；特别感谢世界图书出版西安有限公司慧眼独具和辛勤付出！真诚地感谢参与本书翻译付印过程的各位师长、同行、研究生们的无私帮助！

正值“华西 130 周年、北医 110 周年华诞”之际，谨以此书献礼，回报哺育我们的“博雅仁心，严谨求实，无私奉献”之医学传承精神！本书难免存在疏漏和不妥之处，敬请同行专家、各位读者谅解并给予批评指正，以便重印时得以修订，以飨读者。

苗娅莉　吴　江　孙秀丽　赵志伟
壬寅年（2022 年）夏至日于成都华西坝

原著主编简介

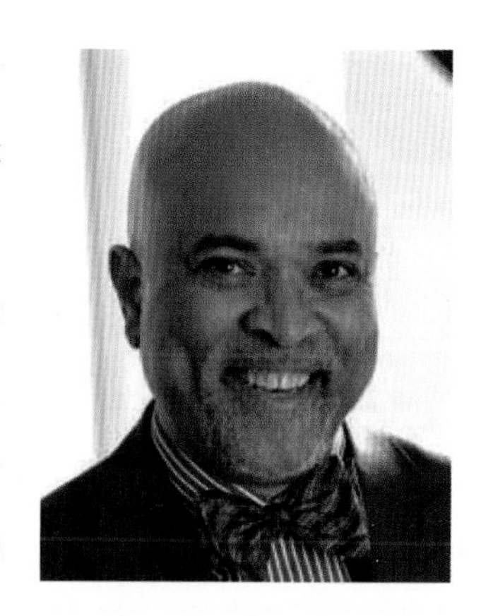

Lennox Hoyte，医学博士，电子工程和计算机科学理学硕士，南佛罗里达州大学妇产科教授。Lennox Hoyte 教授是南佛罗里达州大学女性盆腔医学和重建外科（Female Pelvic Medicine and Reconstructive Surgery，FPMRS）主任和创始人。于伍斯特理工学院获得学士学位，麻省理工学院获得电子工程和计算机科学理学硕士 (Master of Science in Electrical Engineering and Computer Science，MSEECS)，斯坦福大学获得医学博士学位。于布里戈姆女子医院 / 大众综合医院完成住院医师培训，洛伊奥拉大学 FPMRS 完成专科医师培训，并于哈佛医学院完成专科手术培训。他专注于机器人和经阴道途径进行盆腔器官脱垂等女性盆底功能障碍性疾病的手术治疗，发明并商业化医疗设备，简化手术操作，提高手术安全性。已获得专利 4 项，尚有数项专利在申请中。数十年来他花费大量心血设计计算机电路、改良自动化设计和制造工具，为 MRI 3D 骨盆重建方面的研究做了充分的准备。针对正常女性、压力性尿失禁患者、盆腔器官脱垂患者在 3D 盆底结构方面发表论文多篇。目前研究专注于女性盆底影像学标记物及如何有效预测盆腔器官脱垂手术疗效。

原著主编简介

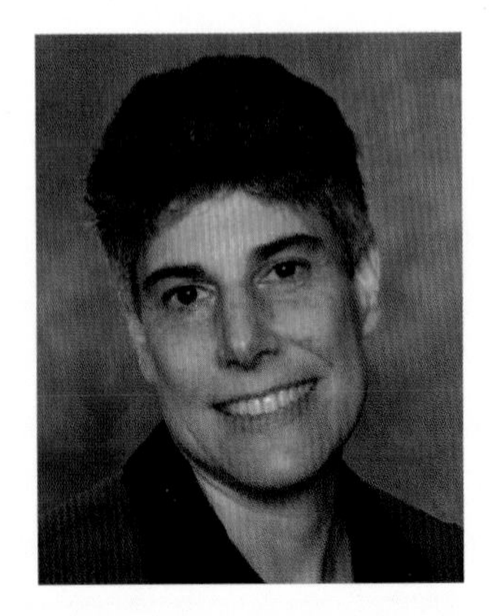

Margot Damaser，科学博士，分子医学教授。任职于克里夫兰诊所勒纳医学院生物工程系和克里夫兰诊所格利克曼泌尿和肾病研究所，兼任克利夫兰诊所路易斯托克斯退伍军人事务医疗中心高级研究专职科学家。于哈佛和拉德克里夫学院获得工程学学士学位，于加州大学伯克利分校获得生物工程博士学位，分别于瑞典隆德大学和宾夕法尼亚大学泌尿科完成两次博士后研究工作。她关注女性盆底功能和生物力学研究 20 年，研究生物力学在盆底功能障碍性疾病的诊断和治疗中的应用，获得多项来自美国国立卫生研究院、退伍军人管理局及私人基金会和公司的研究资助，获得专利 5 项，发表论文 120 余篇。她被认为是国际公认的女性盆底功能障碍性疾病基础及临床前研究领域的专家，提出及改良了女性盆底疾病的治疗和诊断方法。

原著序
Foreword

这本最新的《女性盆底生物力学》教科书为研究女性盆底功能障碍性疾病提供了一个整体和多学科视角。该教科书由从事生物医学、结构学、材料学、组织工程学、解剖学、影像学、视觉成像、生物化学、组织超微结构、盆底手术学及放射学等领域的专家共同编撰，并对女性盆底提出了令人耳目一新的见解。同时这本创新性的教科书鼓励研究者对女性盆底功能障碍性疾病提出更多新的解决方法，它也是一本初学者学习盆底生物力学的入门书籍。

《女性盆底生物力学》不像以往的盆底书籍，该书涵盖了盆底生物力学各个方向和范畴，包括生理学、解剖学、组织超微结构、医学、工程分析、影像学和盆底结构可视化。该书详细的介绍了妊娠和分娩对盆底生物力学的影响，并强调对女性盆底生物力学进行研究的核心是构建可操作的、逼真的生物力学模型。该书的章节安排循序渐进，具有良好的逻辑性及可读性。

我相信这本书的读者能够学习到如何使用生物力学研究的方法评价分娩损伤的理论和实践，而无需面对采用人体实验研究分娩、胎儿对于母体盆底功能影响所带来的伦理学方面的困扰。此外，读者也能够使用本书提出的概念和方法对盆腔器官脱垂患者的手术方案进行评测。

总之，该书填补了女性盆底功能障碍性疾病基础知识的重要空白。它是一本有志于研究女性盆底生物力学和女性盆底功能障碍性疾病朋友的必备参考书。

Charles J. Lockwood，医学博士
妇产科及公共卫生系教授
南佛罗里达州卫生部副部长
摩萨尼医学院院长
南佛罗里达州大学
（苗娅莉译）

原著前言
Preface

事实上，科学使人明理，盲从易致无知。

Hippocrates, Laws, Book IV

您正在阅读的这本关于盆底疾病生物力学的书，是这一令人兴奋的新领域发展过程中的一个里程碑，它标志着从观点到科学的转变。观点和科学之间的路径并非一帆风顺，其中需要客观的标准、验证标准的测试及科学假设之间的相互测试和验证。这本书呈现了盆底生物力学的最新研究成果，这些成果标志着从历史上基于观察的方法学到上个世纪主导该领域的问题均发生了重要改变。

早在20世纪初，根据杰出的观察研究结果，出版了两本具有里程碑意义的书籍：Joseph Halban 和 Julius Tandler 的 *Anatomy and Etiology of Genital Prolapse in Women*[1]，R.H. Paramore 的 *the Statics of the Female Pelvic Viscera*[2]。这两部作品中，第一部书对数十具脱垂尸体进行了细致入微的解剖和记录；第二部书 Paramore 对正常支撑中涉及的生物力学因素进行了深入细致的理论分析，并阐述了脱垂女性生物力学因素是如何改变的。不幸的是，上述早期研究人员唯一可使用的工具是敏锐的观察、清晰的思维、测量距离和压力的简单装置。这些先驱者的观察非常重要，但科学的检验和验证他们的观点和研究结果在当时是无法实现的。

当一个相关的基础科学学科与一个临床问题相碰撞时，就会产生巨大的进步。例如，随着体外受精技术的发展，不孕症的治疗通过应用细胞生物学、内分泌学和遗传学的知识，研究受精、着床和胚胎发育，发生了革命性的创新和进步。对于盆底疾病，主要的基础科学是生物力学——解释和理解生物组织复杂结构间的相互作用。当然，细胞、分子生物学和遗传学也非常重要，他们有助于识别相关疾病过程和结构缺陷。

盆底科学有三大重要发展，首先是MRI和高级超声成像技术，其次是从实体女性构建精确的可测量解剖学几何模型的能力，第三是包括有限元建模在内的计算方法的出现，能够模拟盆底力学和盆底缺陷。MRI和超声，以及依据患者和正常女性结构制作3D模型，完成直接形态学特征测量，以比较患者和正常女性的差异。正如William Thomson敏锐地指出，这一科学研究策略的力量无论如何强调都不过分：当你能测量你所说的，并用数字表达出来时，你对它就有了一些了解；但是，当你不能测量它，不能用数字表达它，你的知识是贫乏和令人不满意的；它可能是知识的开端，但在你的思想中，几乎还没有达到科学的阶段[3]。

计算机模型能够以以前不可能的方式来验证结构假设。人类盆底优雅复杂的结构是独一无二的，它涉及复杂的神经调控下的肌肉、结缔组织和内脏壁之间的复杂相互作用。单独研究某单一元素变化的影响是困难的，因为没有动物模型具有与女性相同的几何形状和结构。当然，动物模型可以有效的解释组织损伤反应或植入网片与阴道之间的相互作用等具体问题，但我们必须对女性盆底结构力学有基本的理解。计算机生物力学模型使我们能够进行特定的结构扰动，并以道德上不可能的方式在活着的女性身上看到结果。一旦在芯片中鉴定出来，就可以在女性身体上进行特定的实验来测试它们在体内的重要性。

事实上，本书中展示的有关盆底生物力学新的研究结果，标志着这门新科学的成熟。当然，这一领域还处于起步阶段，未来几年将完全成熟，这无疑是一个令人兴奋的阶段，在这一阶段，人们会有新的发现，并建立后续工作所必须的模式。

JOHN O. L. DELANCEY，医学博士
Norman F.Miller，妇科学教授，泌尿学教授
密歇根大学医学院
（苗娅莉译）

参考文献

[1] J. Halban, J. Tandler, Anatomie und Ä etiologie der Genitalprolapse beim Weibe, Wilhelm Braumuller,Vienna and Leipzig, 1907.
[2] R.H. Paramore, The Statics of the Female Pelvic Viscera, vol. I, H.K. Lewis & Co. Ltd,London, 1918.
[3] W. Thomson (Lord Kelvin), Popular Lectures and Addresses, Cambridge University Press, London,1889.

《女性盆底生物力学》第一版简介：如何使用本书？

盆底疾病（pelvic floor disorders，PFDs) 可能是由于盆底肌肉和结缔组织无力或损伤引起的，其中部分盆底肌肉和结缔组织跨越骨盆底出口平面，而另一部分则穿过骨盆上端，它们共同为子宫和阴道提供支撑，进而维持膀胱、直肠和其他肠道的解剖位置。

PFD 主要包括尿失禁、粪失禁和盆腔器官脱垂三类疾病。肌筋膜疼痛综合征也可被视为一种 PFD。尿失禁和粪失禁分别是指尿液或粪便的不自主漏出。盆腔器官脱垂是指子宫、膀胱和肠道等盆腔器官滑入阴道，由此产生的压力导致阴道壁膨出甚至脱出阴道口外。通常情况下，盆腔器官脱垂导致患者不适，干扰体力活动，甚至影响性生活。

近 24% 的美国女性罹患一种或多种 PFD，这类健康问题可导致身体不适、活动受限、生活质量下降。PFD 的发生率随着年龄的增长而增加，影响超过 40% 60~79 岁的女性，以及大约 50%80 岁及以上的女性。PFD 的危险因素包括分娩、慢性腹压增加，如负重和慢性便秘。越来越多的证据表明 PFD 的危险因素中包括大量的遗传因素。

当脱垂和尿失禁保守治疗失败后，可进一步选择外科手术治疗。治疗脱垂的手术方式很多，包括经阴道、开腹或腹腔镜等入路。外科医生通常根据自己的偏好或手术技能来选择手术方式，而不是根据患者个体化的病理学和生物力学情况优化手术方案。尽管文献报道手术成功率通常为“高”，但如果进行更深入的研究和甄别，参照严格的解剖学和患者症状参数时，成功率往往比最初认为的要低。此外，早期和晚期手术并发症以及意外的副作用可改变盆腔器官脱垂（pelvic organ prolapse，POP）和压力性尿失禁 (stress urinary incontinence，SUI) 的收益 / 风险比。

工程分析方法通常用于研究建筑物、桥梁和飞机设计等，以便在实际施工之前对每个设计进行细化和精炼。目前还没有这样一种系统的方法用于术前评估

POP 或 SUI 手术的疗效。本书第一次将工程分析方法应用于女性 PFD 的风险分层、预防、诊断、评估和治疗。

本书的出版代表了对既往书籍的一个重大背离，并预告了一个新时代——通过盆底生物力学的视角来解释和解决 PFD——的开始。既往关于女性盆底的书籍只关注盆底的一个或几个方面，比如解剖学、盆腔疼痛、分娩创伤、物理治疗、结直肠手术、电刺激及疾病的治疗。然而，治疗 POP 和 SUI 的临床创新步伐越来越快，迫切的需要更全面地理解女性盆底功能在正常和疾病状态下的生物力学基础。这种全面综合的生物力学研究可以阐明阴道分娩的生物力学演变过程，提供降低分娩相关损伤和预防 PFD 的方法。

迄今为止关于盆底功能障碍性疾病的研究大多数为流行病学研究，结果集中于患者解剖学复位和生活质量改善方面，因此治疗盆底功能障碍性疾病的商业产品在缺乏全面的临床前工程评估和测试的情况下用于临床治疗。为治疗 POP、SUI 和粪失禁而设计的商业化的外科植入物导致多种并发症已明确提示我们，需要采用跨学科的方法来理解女性盆底的生物力学。由于永久植入盆底的材料用于重构盆底组织，支撑和维持盆腔器官正常解剖学位置，因此需充分考量并论证植入材料的特性、编织方式和结构特性，以达到最佳匹配。要想实现上述目标，则需要材料和结构工程师与解剖学家、外科医生、肌肉骨骼专家合作，以确保植入材料适合设计的植入区域，且不会对其他正常功能造成不良影响。

通过盆腔成像重建真实的盆底结构信息及组织工程模型，经过恰当的工程分析能够在术前充分了解手术干预对特定区域特定结构的解剖和功能影响。这一过程需要放射科医生、生物医学工程师、成像和可视化专家及工程分析专家的协作。熟悉组织超微结构和宏观结构及掌握生物化学和遗传学对结构生物力学影响的基础学科专家对于开发适合工程分析的真实组织模型同样是必要的。所有这些专家都需要“讲同一种语言”，并相互分享知识和信息，以便为 PFD 患者制定适当和有益的干预措施。致力于成为女性盆底功能障碍专家的人需要充分了解盆底生物力学的方方面面。

本书旨在为那些非常擅长某一领域（如解剖学或临床医学）而并不了解另一领域（如生物力学建模）却又有志于盆底生物力学的人们提供一个研究的参考方向。本书的目标之一是为研究女性盆底功能障碍的不同学科发展一种共同的语言来讨论、研究和推动解决 PFD 相关的迫在眉睫的问题。本书也旨在让不同的利益相关者就骨盆底组织的解剖学、生理学、肌肉骨骼和组织特征达成一致，并建立适用于 PFD 生物力学分析的基本原则。我们期待本书为持续对话和合作培养一种共同的语言，以改进研究设计、实施和成果报告。

这本开创性图书的另一个目标是，可（且应该）用来作为生物力学教科书来开设一门生物力学课程，以盆底生物力学作为实例来说明和解读所提出的观点和概念。本书以骨科和心血管系统的实例来阐述生物力学理论，因此生物力学学生能够从本书中获得该领域的知识和研究进展。既往还没有出版过骨盆底生物力学的相关书籍，生物力学学生需通过课外时间学习本书籍来掌握该领域骨盆底模拟研究的相关概念和知识。我们希望这本书预示一个新的时代，包括指导骨盆底生物力学课程，激励新一代研究盆底生物力学在健康和疾病方面的应用，促进全世界数百万女性身心健康。

有鉴于此，相比较既往的盆底书籍，我们增加了与盆底生物力学相关的生理学、解剖学、医学内容，包括第 8 章盆底组织和器官生物化学及超微结构，第 9 章遗传学对盆底生物力学的影响，第 6 章动物模型盆底生物力学，第 7 章盆底假体装置力学，第 2 章和第 3 章盆底解剖学及第 5 章天然盆底组织和器官的生物力学特征。我们还详细阐述了生物力学与女性盆底的发展历史（第 1 章），并为那些没有该领域背景的读者介绍了经典力学概论（第 4 章）。妊娠和分娩对盆底生物力学的影响（第 10 章）和盆底生物力学环境（第 11 章）对于学习和掌握盆底生物力学同样重要，这两章探讨了不同肌肉和结缔组织结构之间的相互作用，尤其是当一个和多个功能失调时二者之间的相互作用。

真实盆底结构解剖学模型需建立在高质量的临床影像学图像基础上，超声和磁共振成像是这方面最有价值的成像方法。第 12 章和第 13 章分别回顾了超声和磁共振成像在生物力学方面的研究结果及利用临床成像建模方法的现状。此外，触觉成像是一种尚未在临床实践中应用的新方法，在盆底生物力学研究中具有巨大潜力，我们在第 16 章详细介绍了该方法。

本书的后半部分着重介绍生物力学模型方法学，首先是盆腔器官的几何呈现（第 14 章）和盆底图像的分割（第 15 章）。一旦完成精确的图像分割，即可建立盆底生物力学仿真模型（第 19 章）。此外，还介绍了计算工具在生物力学中的作用（第 17 章），以及盆底建模与仿真的应用（第 18 章）。最后，从应用骨盆底生物力学模型在模拟人类分娩生物力学的应用（第 21 章）和盆腔器官脱垂生物力学（第 20 章）方面回顾了骨盆底生物力学建模领域的研究现状。

这样的章节安排便于每一位读者从前向后的顺序阅读整本书，如同学习生物力学课程一样；同时，那些在某一或几个领域（但非所有领域）有一定知识背景的读者可以选择性阅读需要的章节，以便从书中获得他们自己研究背景和专业知识中所缺乏的东西。这样，他们即可以用新的知识来设计实验、模型，和/或模拟研究盆底生物力学新的方向。

我们非常感谢每一章的专家作者，他们为每一个精彩的篇章付出了大量时间和精力，且非常耐心的回复和完善编辑们持续不断的反馈和评论。我们还要感谢爱思唯尔优秀的编辑和出版人员的辛勤工作和对每一个细节严谨审慎的态度。我们希望这本书给读者带来的知识和快乐与编辑们在汇编这本书时所获得的知识和快乐一样多。

Lennox Hoyte 和 Margot Damaser

（苗娅莉译）

目　录
Contents

第四篇　盆底生物力学建模与仿真

第一篇

盆底解剖学和生物力学原理

第 1 章　生物力学与女性盆底的发展历史

他们有不同的背景、气质和观点，如果你给他们一些东西让他们思考……你一定会拥有一双崭新的眼睛。

——Malcolm Gladwell（2008）

盆底由骨骼、结缔组织、平滑肌、骨骼肌和神经组成。女性盆底复杂的机械功能支撑盆腔器官，抵消腹压、重力和惯性产生的力量，并维持正常的排尿、排便、性功能和分娩。生物力学是生物工程学的一个分支，其将工程原理和力学方法应用于生物系统的研究。换句话说，我们可以通过生物力学，研究力如何与生命系统相互作用。顾名思义，生物力学的中心特征之一就是高度的跨学科性。美国生物力学学会在宣言中强调："促进不同学科、生物科学、运动科学、健康科学、人体及人因工程学、工程学工作者之间的信息和思想交流，促进生物力学这一兼具基础科学和应用科学的学科发展"[1]。生物力学主要研究运动、材料形变和承载、组织重塑、体液流动、跨膜转运、组织工程等。因此，生物力学的应用是多种多样的，包括从如何利用工程学认识生物系统到临床新技术的发展。从历史发展来看，生物系统和人类生理学知识的进展展现出医学和生物力学之间存在着长期的共生关系。

1.1　生物力学的历史演变

人类对生物力学的研究起始于公元前 650 年。亚里士多德（Aristotle）对解剖学和生物体的结构进行过初步研究，他被认为是历史上第一位生物力学家。在他的《动物的运动》一书中，他把动物的身体描述为一套机械系统[2]。希腊衰落后，新罗马帝国成为世界科学中心。公元 2 世纪，在罗马医学中占统治地位的人物之一是盖伦（Galen）。他是一位解剖学家，同时也是罗马皇帝马克·奥里利乌斯（Marcus Aurelius）的家庭医生。盖伦将希波克拉底的体液理论用于理解和解释人类疾病。由于罗马法律禁止人体解剖，因此盖伦只能对死亡动物和活体动物进行解剖，并根据动物体内器官的解剖结果确定其生物力学功能。他将自己的观察总结成文，编撰了《关于器官的功能》这一不朽医学著作，在往后 1500 年的时间里无人超越[3]。

直到文艺复兴时期，包括生物力学在内的所有学科都停滞不前。文艺复兴始于中世纪晚期的意大利（1300—1500），随后传播至欧洲其他地区。文艺复兴时期最著名的人物之一昂纳多·达·芬奇（Leonardo da Vinci，1452—1519）是一位杰出的艺术家和工程师。达·芬奇利用力学理论来学习研究人体解剖学和生物力学，通过设计军事和土木工程设备，如滑水橇和滑翔机等，发展和丰富了力的向量组成、摩擦系数和坠落物体加速度理论[4]。他利用这些原理来分析骨骼肌和关节作用力的向量。随后，机械力学的进展为其他领域的发展奠定了基础。1543 年，哥白尼（Copernicus）发表了著名的《旋转的天体》，与亚里士多德的常识物理学相反，哥白尼推动了用数学推理来解释“天体”的轨道运动[5]。

哥白尼死后 20 年，伽利略（Galileo Galilee，1564—1642）在意大利出生。伽利略对观测天文学做出了重大贡献，并在文艺复兴时期的科学革命中发挥了重要作用。伽利略被认为是现代科学之父。事实上，伽利略的调查方法和我们今天所说的科学方法是相同的。他批判性地研究事实，通过实验复制已知的现象来确定因果关系[6]。伽利略也被称为生物力学之父。他观察发现，动物的体重会随着体格的增大而不成比例的增加。因此他认为，动物体重增加导致骨骼承载的改变，骨骼重量增加以适应承重需求，但骨骼重量的增加并不仅仅与体格大小相关。这是第一个证明生物优化和异速生长原理的文献实例，该原理检验了生物体格大小及其影响作用。

17 世纪生物力学发展的另一重要贡献者是与伽利略同时代的法国数学家勒内·笛卡尔（Rene Descartes，1596—1650）。笛卡尔提出一种哲学体系，他认为所有的生命体系，包括人体，都是由同样的机械定律支配的机器[7]。笛卡尔理论有助于建立医学研究的物理方法，试图用力学术语解释生理现象。力学是理解和解释人体功能的关键这一观点进一步推动了生物力学的发展，随后该观点被意大利生理学家和物理学家乔瓦尼·博雷利（Giovanni Borelli，1608—1679）接受。博雷利研究行走、奔跑、跳跃、鸟类飞行、鱼类游泳，并确定了人体重心的位置[8, 9]。此外，他还计算和测量了肺潮气量，并提出吸气是由肌肉驱动，呼气是由于肌肉组织弹性回缩。他同样在力学体系里研究心脏的活塞运动。博雷利对天文学也做出了重大贡献，他预言行星遵循抛物线轨道是因为太阳引力。这项工作早于牛顿（Newton，1642—1717）的万有引力。万有引力是指宇宙中任何两个物体之间的相互作用力与它们质量的乘积成正比，与它们之间距离的平方成反比。发表于 1687 年的牛顿万有引力定律是基于经典力学原理，即宏观物体的运动是由施加于它们身上的力决定的[10]。

启蒙时代（1620—1780）的后半

期，欧洲、印度次大陆和美洲都爆发了战争，法国和美国的革命达到高潮。然而，1600年代的战争和动乱阻止了生物力学的快速发展，直到19世纪初，生物力学才重新开始进一步发展。1807年，英国医生和科学家托马斯·杨（Thomas Young，1773—1829）定义了弹性模量，也称为杨氏模量[11]。托马斯·杨研究管道内流体的流动，发现在弹性容器内流体以脉冲的形式传送。他将这一观察结果用于分析动脉血流，由此推演出是心脏而不是动脉壁的蠕动促进血液循环。他还设计了一个用来测量红细胞大小的装置，并精确的测量到红细胞的大小是7.2 μm[12]。

18世纪末和19世纪的工业革命时期，以从手工业过渡到使用机器的新制造工业为特征。工业化的要求促进了对各种材料力学的研究，从而将工程科学应用于人体而使生物学取得了重大进步。19世纪末，欧洲对人体运动进行了广泛的研究。德国解剖学家克里斯蒂安·威廉·布劳恩（Christian Wilhelm Braune，1831—1892）是运动领域的领头人之一。他通过解剖尸体来确定人体的重心。布劳恩在人体步态分析和骨骼肌在运动过程中的阻力计算方面做了大量的工作。19世纪末，当德国工程师卡尔·库曼（Karl Culmann，1821—1881）看到解剖学家赫尔曼·冯·迈耶（Hermann von Meyer，1801—1869）的一份报告后，骨生物力学开始发展起来。冯·迈耶在报告里描述了股骨头的内部结构，库曼被自己设计的具有相同形状的起重机应力轨迹与冯·迈耶描述的股骨头松质骨排列模式之间的相似性所震惊（图1-1）。他们的讨论促使了冯·迈耶另一篇论文的发表。该论文探讨了两者之间的相似性[13]。幸运的是，德国外科医生朱利叶斯·沃尔夫（Julius Wolff，1836—1902）阅读了冯·迈耶的手稿，该手稿为沃尔夫理论奠定了基础，即健康人骨骼能够适应身体承受的负荷。1892年，沃尔夫提出“骨转化定律”[14]，也被称为“沃尔夫骨重塑定律”。在新的负荷条件下，骨重塑的生物力学现象促使在20世纪时，骨科

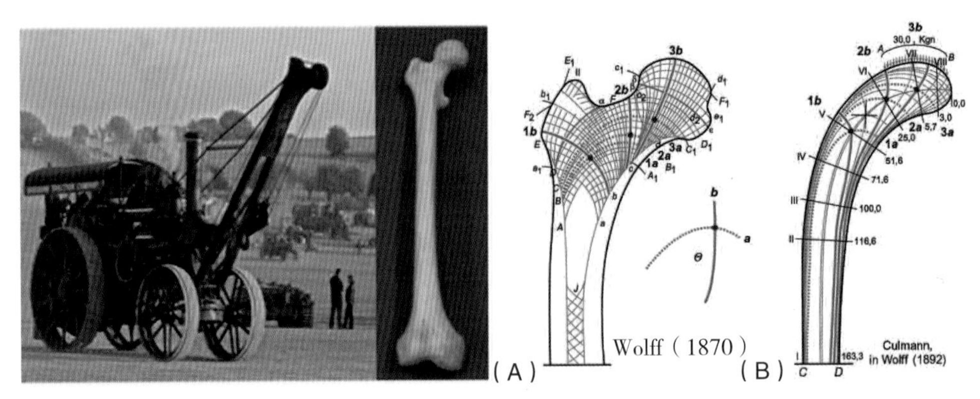

图1-1　骨生物力学：比较人股骨（A）和类似形状的起重机（B）的应力模式。（图A引自http://www.flickriver.com/photos/anguskirk/2817575022/。图B引自http://www.informance-design.com/?p=593.）

成为一个独立的外科亚专业，并促进整形外科成为一个分支学科。

1.2 20世纪生物力学的发展及其在医学中的应用

20世纪，生物力学领域取得了巨大的发展。例如，对骨生物力学的研究发现加载条件的改变可引起骨的重塑。因此，我们可以推断出当施加于骨的机械载荷减少，会导致骨丢失。事实上，太空飞行的必然结果是骨质的持续丢失，这也是空间医学面临的最大挑战[15]。阻力训练的广泛应用就是直接应用沃尔夫定律的一个实例，即利用阻力训练将机械载荷作用于骨骼，以避免因太空飞行、骨质疏松或其他原因导致的骨丢失[16]。这一规律也与女性盆腔医学领域密切相关。Liang等研究发现机械加载可导致阴道组织重塑[17]，植入物高硬度会导致阴道纤维肌层胶原蛋白和弹性蛋白含量减少，并显著降低植入物阴道复合物的机械性能[18]。这种与组织退化相一致的不良反应是由于植入物的阴道应力屏蔽，使阴道纤维肌层不受组织通常承受的生理负荷的影响[17]。应用生物力学的概念，即通过组织重塑来应对改变的机械负荷，为我们隐约看到了网片最常见并发症——阴道网片暴露的病理生理学机制。

19世纪后期，德国内科医生兼生理学家奥托·弗兰克（Otto Frank，1865—1944）发现在青蛙心脏收缩之前，拉伸心室会导致左心室收缩强度增加[19]。20世纪早期，英国生理学家欧内斯特·斯达林（Ernest Starling，1866—1927）进一步扩展了这一现象，他发现当静脉回流增加，心室压力增加，导致了哺乳动物心脏梗死体积增大。斯达林于1918年提出心脏和心脏力学的弗兰克–斯达林定律（Frank–Starling law），该法则指出从静止状态到活动状态的过程中释放的机械能是纤维长度的函数[20]。为了理解弗兰克–斯达林定律，我们必须了解心肌生物力学，它同时具有横纹肌和平滑肌的特征。肌纤维产生力的能力是通过肌丝滑动模型决定的。肌丝滑动模型认为肌动力与肌节（横纹肌的功能单位）内肌动蛋白和肌球蛋白之间重叠量成正比[21]。横纹肌最基本的特性之一就是它产生的力的大小取决于它的长度[22]。因此，将肌节长度和肌力联系起来的结构–功能函数是肌节长度–张力关系，其特征是肌节长度–张力曲线上有三个区域（图1–2）。平台期的肌动蛋白与肌球蛋白结合位点的数量最多，产生的力最大。随着肌节长度的增加（降支），肌丝重叠减少，肌力降低。同样，随着肌节长度的缩短（升支），肌动蛋白相互干扰，导致肌力迅速降低[23]。整个肌肉力量源于所有肌节产生的聚合力。弗兰克–斯达林定律是指心脏在心室充盈时增加收缩力和心输出量的内在能力[24]。这种情况的发生，是因为心脏的正常活动通常处于肌节长度–张力曲线的升支上。换言之，当肌肉纤维和肌节被拉神的时候，心脏会产生更大的收缩力[24]。

就像心肌一样，身体中不同肌肉运

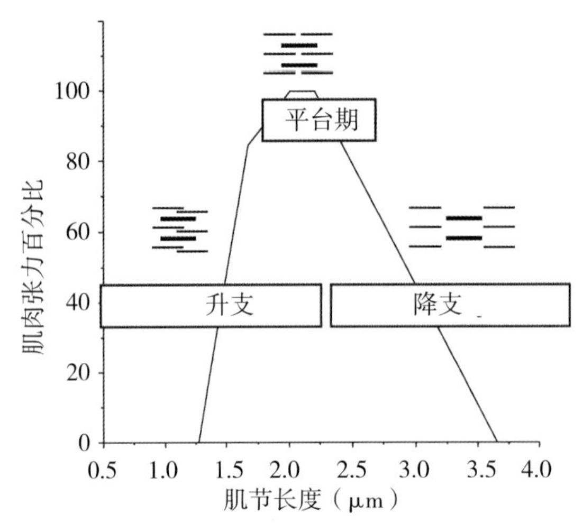

图 1–2 肌节长度–张力曲线与三个区域的细肌丝和粗肌丝重叠示意图。（图片引自 R.L. Lieber, Skeletal Muscle Structure, Function, and Plasticity: The Physiologic Basis of Rehabilitation, third ed. The figure in the chapter is a reproduction of Figure 2–4, Ch. 2, p47.）

动时的肌节长度都符合其特定的功能需要，可能与理想的肌节长度相差甚远。粪失禁是一种严重影响生活质量的盆底疾病[25]。不幸的是，目前对于粪失禁治疗的失败率很高[26]。肛门外括约肌（external anal sphincter，EAS）是控制排便的横纹肌，了解其生物力学特性，对于改善和提高疗效具有重要意义。在兔子模型实验中确定了肛门外括约肌的最佳肌节长度是 2.59 μm，且随着肌肉长度增加，肛门外括约肌的力量也随之增加[27，28]。因此，与心肌相似，肛门外括约肌最佳肌节长度处于肌节长度–张力曲线的升支上。在后续的研究中发现在肛门外括约肌成形术中，20% 的肌肉重叠是最佳的肌节长度，能够产生最大的力量[29]。鉴于肛门外括约肌的肌节长度小于最佳长度，这些研究发现通过最小的重叠甚至折叠肛门外括约肌即可实现力量的增加。上述结果对肛门括约肌成形术具有重要意义。因为，目前的重叠程度是由外科医生随意选择的。

与医学特别相关的另一个当代生物力学领域是计算生物力学。计算生物力学利用有限元建模来确定机械应力与应变、不同结构成分（如骨骼、肌肉和筋膜）相互作用的影响，以及对临床结果的影响。由于人体解剖受到伦理道德的限制和约束，因此无法采用直接解剖来评估人体结构之间的生物力学效应。有限元建模使用网格离散化将复杂的几何连续形态转换为简单元素，使用计算机模拟各种元素之间的相互作用。这一方法已经成为一种非常有价值且普遍的替代体内评估的方法。计算生物力学在女性盆腔医学中的应用极大地提高了我们对阴道分娩过程中，盆底支撑复合体中各种组成部分所承受的负荷和相关形变的认识和理解[30，31]。

流体力学是生物力学的另一个分支。流体力学的研究使人们对于血流动力学的认识和理解有了重大的进展。

由于血液的不可压缩性，单位时间内沿着血管任何点移动的液体总体积是相同的，否则将违反质量守恒定律。伯努利原理（Bernoulli's principle）也是来源于能量守恒定律，它指出所有形式的机械能之和在流体的所有点上都是相同的[32]。因此，随着管径减小，流体流速的增加与压力的降低相关。20 世纪 20 年代末期，瑞典病理学教授罗宾·法勒斯（Robin Fåhraeus，1888—1968）和在他实验室工作的内科医生托尔斯滕·林克维斯特（Torsten Lindqvist，1906—2007），用上述原理确定了血液黏度随着血管直径的减小而降低，血液流速增加，剪应力下降[33]。这种现象，今天被称为法 – 林效应（Fåhraeus-Lindqvist effect），它降低了微血管阻力，使组织在相对较低的血压下保持灌注[34]。这一概念统一了红细胞比容（红细胞浓度）、血管直径、红细胞变形性和血流阻力之间的关系。

流体力学在女性盆腔医学领域的应用，使得尿流率、膀胱内压、膀胱和尿道解剖之间的关系建模成为可能。Bush、Petros 和他们的共同作者们根据膀胱尿道图视频确定了尿道的几何形状，然后他们使用伯努利方程（Bernoulli's equation）修正后的计算方法解释了由于尿道湍流导致摩擦造成的能量损失，预测了不同膀胱内压对尿道流速的影响[35]。这一生物力学模型使医生能够通过临床测量尿流参数来检测和治疗排尿功能障碍[36]。

生物力学另一个广泛应用于生物系统的领域是连续体生物力学。其研究重点是建模研究连续质量材料的力学行为，而不是离散材料[37]。结构性能是由载荷 – 伸长曲线决定的，并反映了组织复合物的性质。相反，力学性能用应力 – 应变曲线来描述，它显示应力（单位面积平均回复内力）和应变（相对非应力长度的变形）的关系。机械性能是材料固有的特性，它决定了材料的性能，不受尺寸和几何形状的影响，允许不同材料之间的比较。对连续体生物力学和生物材料的结构与力学分析的研究，让我们更好地理解组织功能，有助于阐明组织损伤的机制[38, 39]。连续体生物力学领域与女性盆腔医学密切相关。人体盆腔器官及其支撑结构的力学行为，包括拉伸强度、弹性、变形和承载能力，对于维持盆底完整性和预防盆底疾病至关重要[40, 41]。

材料的生物相容性是指人工装置、植入物和假体具有与其临床应用部位组织相似的生物力学特性，生物相容性是由机械材料特性所决定的。生物力学最新的分支组织工程学是指利用细胞和胶原支架中生长出的新组织，作为功能性材料，用以植入活体宿主体内。组织工程学研究要求充分了解和理解需要替换或增强的天然组织的机械和材料特性[42, 43]。从临床角度来看，组织工程学的生物力学研究方法至关重要[44]。为了获得替代部位适合的功能性组织，原生组织与植入物必须具有良好的生物力学相似性。

在女性盆底重建手术中，植入物与自然组织生物力学相似性具有极其重要的意义。宿主组织与用于治疗盆腔器官脱垂合成网片的机械不相容性是导致网片相关并发症的主要原因之一，而这些并发症促使食品药品监督管理局发布了关于合成网片治疗阴道壁脱垂的警告[45-47]。有多家公司生产用于治疗盆腔器官脱垂的合成网片，这些网片均由大孔聚丙烯材料制成[48]。根据对不同植入物的生物力学测试结果表明，尽管使用相同的材料制成，但这些合成网片并不具有相同的生物力学性能[48，49]。正相反，各种网片的编织方式、孔径形态、各向异性行为和硬度均具有显著不同，这些特点都具有重要的临床意义[50]。以上研究结果说明了研究盆腔重建所需的植入物和组织工程，跨学科方法的重要性。新研制的植入物在临床应用前，必须充分考虑其生物力学性能。同时，这也便于临床医生为患者做出科学合理的选择，并降低并发症的发生率。

纵观历史，生物力学和生物科学领域的跨学科发展对于预防和治疗人类疾病取得重大进展至关重要。为了促进女性盆腔医学的临床和研究，必须在生物力学工程师和医疗保健提供者之间建立一种通用的语言和方法。我想用马尔科姆·格拉德威尔（Malcolm Gladwell）的一句话来结束这一章，这句话强调了跨学科互动的重要性："外科医生有各种他们没有意识到和无法解决的问题，物理学家或者生物力学工程师则有各种解决这些问题的方法。"

（苗娅莉译、校）

参考文献

[1] American Society of Biomechanics. http: // www.asbweb.org.

[2] M.C. Nussbaum, Aristotle's De Motu Animalium, Princeton University Press, Princeton, NJ, 1986.

[3] A. Galenus, Galen on the Usefulness of the Parts of the Body, Cornell University Press, Ithaca, NY, 1969. 802 pp.

[4] L.d. Vinci, Leonardo da Vinci: The Complete Works, David & Charles, London, 2006.

[5] N. Copernicus, H. Stephen, On the Revolutions of Heavenly Spheres, Running Press, Philadelphia, PA, 2004.

[6] G. Galileo, Two New Sciences. The Essential Galileo (M.A. Finocchiaro, Trans.), Hackett Publishing Company, Inc., Indianapolis, IN, 2008. p. 320.

[7] R. Descartes, Descartes: Discourse on Method, Tuttle Publishing, North Clarendon, VT, 2002.

[8] G. Borelli, Borelli's on the Movement of Animals—On the Natural Motions Resulting from Gravity, 2015 ed., Springer, Cham, 2014.

[9] G. Borelli, The Flight of Birds, Hardpress Publishing, Lenox, MA, 2013.

[10] I. Newton, Philosophiae Naturalis Principia Mathematica, Watchmaker Publishing, Seaside, OR, 2010.

[11] T. Young, A course of Lectures on Natural Philosophy and The Mechanical Arts, Nabu Press, Charleston, SC, 2011.

[12] F. Tice, Diseases of the Circulatory System, Bones and Joints, Muscles, Blood, Kidneys, Practice of Medicine, vol. VI, W.F. Prior Company, Inc., New York, 1927.

[13] H.v. Meyer, Die architektur der spongiosa, Reichert Du Bois-Reymond's Archiv 8 (1867).

[14] J. Wolff, Das Gesetz der Transformation der Knochen, Verlag von August Hirschwald, Berlin, 1892.

[15] S.M. Smith, et al., Fifty years of human space travel: implications for bone and calcium

research, Annu. Rev. Nutr. 34 (2014) 377-400.
[16] S.M. Smith, et al., Benefits for bone from resistance exercise and nutrition in long-duration spaceflight: evidence from biochemistry and densitometry, J. Bone Miner. Res. 27 (9) (2012) 1896-1906.
[17] R. Liang, et al., Vaginal degeneration following implantation of synthetic mesh with increased stiffness, BJOG 120 (2) (2013) 233-243.
[18] A. Feola, et al., Deterioration in biomechanical properties of the vagina following implantation of a high-stiffness prolapse mesh, BJOG 120 (2) (2013) 224-232.
[19] B. Lohff, 1899: the first mathematical description of the pressure-volume diagram by Otto Frank (1865-1944), Sudhoffs Arch. 83 (2) (1999) 131-151.
[20] C. Michel, One hundred years of Starling's hypothesis, Physiology 11 (5) (1996) 229-237.
[21] H.E. Huxley, Fifty years of muscle and the sliding filament hypothesis, Eur. J. Biochem. 271 (8) (2004) 1403-1415.
[22] R.L. Lieber, J. Friden, Functional and clinical significance of skeletal muscle architecture, Muscle Nerve 23 (11) (2000) 1647-1666.
[23] M. Takahashi, S.R. Ward, R.L. Lieber, Intraoperative single-site sarcomere length measurement accurately reflects whole-muscle sarcomere length in the rabbit, J. Hand. Surg. [Am.] 32 (5) (2007) 612-617.
[24] E.G. Lakatta, Length modulation of muscle performance: Frank-Starling law of the heart, in: H.A. Fozzard (Ed.), The Heart and Cardiovascular System, Raven Press Publishers, New York, NY, 1992, pp. 1325-1351.
[25] I. Meyer, H.E. Richter, Impact of fecal incontinence and its treatment on quality of life in women, Women's Health (Lond. Engl.) 11 (2) (2015) 225-238.
[26] E.R. Trowbridge, et al., Sexual function, quality of life, and severity of anal incontinence after anal sphincteroplasty, Am. J. Obstet. Gynecol. 195 (6) (2006) 1753-1757.
[27] M.R. Rajasekaran, et al., Length-tension relationship of the external anal sphincter muscle: implications for the anal canal function, Am. J. Physiol. Gastrointest. Liver Physiol. 295 (2) (2008) G367-G373.
[28] R.K. Mittal, et al., The external anal sphincter operates at short sarcomere length in humans, Neurogastroenterol. Motil. 23 (7) (2011) 643-647. e258.
[29] M.R. Rajasekaran, et al., Novel applications of external anal sphincter muscle sarcomere length to enhance the anal canal function, Neurogastroenterol. Motil. 23 (1) (2011) 70-75. e7.
[30] K.C. Lien, et al., Levator ani muscle stretch induced by simulated vaginal birth, Obstet. Gynecol. 103 (1) (2004) 31-40.
[31] D. Jing, J.A. Ashton-Miller, J.O. DeLancey, A subject-specific anisotropic visco-hyperelastic finite element model of female pelvic floor stress and strain during the second stage of labor, J. Biomech. 45 (3) (2012) 455-460.
[32] O. Darrigol, Worlds of Flow: A History of Hydrodynamics from the Bernoullis to Prandtl, Oxford University Press, Oxford, 2009.
[33] R.L. Fåhraeus, T. Lindqvist, The viscosity of the blood in narrow capillary tubes, Am. J. Physiol. 96 (1931) 562-568.
[34] L.N. Toksvang, R.M. Berg, Using a classic paper by Robin Fahraeus and Torsten Lindqvist to teach basic hemorheology, Adv. Physiol. Educ. 37 (2) (2013) 129-133.
[35] M.B. Bush, P.E. Petros, B.R. Barrett-Lennard, On the flow through the human female urethra, J. Biomech. 30 (9) (1997) 967-969.
[36] P.E. Petros, U.I. Ulmsten, An integral theory and its method for the diagnosis and management of female urinary incontinence, Scand. J. Urol. Nephrol. Suppl. 153 (1993) 1-93.
[37] M. Epstein, The Elements of Continuum Biomechanics, Wiley, Hoboken, NJ, 2012. 392 pp.
[38] J.L. Lowder, et al., Biomechanical adaptations

of the rat vagina and supportive tissues in pregnancy to accommodate delivery, Obstet. Gynecol. 109 (1) (2007) 136-143.

[39] M. Alperin, et al., Collagen scaffold: a treatment for simulated maternal birth injury in the rat model, Am. J. Obstet. Gynecol. 202 (6) (2010) 589.e1-589.e8.

[40] C. Rubod, et al., Biomechanical properties of human pelvic organs, Urology 79 (4) (2012) 968. e17-968.e22.

[41] G. Rivaux, et al., Comparative analysis of pelvic ligaments: a biomechanics study, Int. Urogynecol. J. 24 (1) (2013) 135-139.

[42] N.I. Osman, et al., The effect of ascorbic acid and fluid flow stimulation on the mechanical properties of a tissue engineered pelvic floor repair material, Proc. Inst. Mech. Eng. H 228 (9) (2014) 867-875.

[43] C.M. Kolb, L.M. Pierce, S.B. Roofe, Biocompatibility comparison of novel soft tissue implants vs. commonly used biomaterials in a pig model, Otolaryngol. Head Neck Surg. 147 (3) (2012) 456-461.

[44] S. Gupta, et al., Stiffness-and wettability-dependent myoblast cell compatibility of transparent poly (vinyl alcohol) hydrogels, J. Biomed. Mater. Res. B Appl. Biomater. 101 (2) (2013) 346-354.

[45] J.L. Clemons, et al., Impact of the 2011 FDA transvaginal mesh safety update on AUGS members' use of synthetic mesh and biologic grafts in pelvic reconstructive surgery, Female Pelvic Med. Reconstr. Surg. 19 (4) (2013) 191-198.

[46] FDA public health notification: serious complications associated with transvaginal placement of surgical mesh in repair of pelvic organ prolapse and stress urinary incontinence. http: //www.fda.gov/medicaldevices/safety/alertsandnotices/publichealthnotifications/ucm061976.htm, 2008.

[47] FDA safety communication: UPDATE on serious complications associated with transvaginal placement of surgical mesh for pelvic organ prolapse. http: //www.fda.gov/medicaldevices/safety/alertsandnotices/ucm262435.htm, 2011.

[48] A. Feola, et al., Characterizing the ex vivo textile and structural properties of synthetic prolapse mesh products, Int. Urogynecol. J. 24 (4) (2013) 559-564.

[49] J.P. Shepherd, et al., Uniaxial biomechanical properties of seven different vaginally implanted meshes for pelvic organ prolapse, Int. Urogynecol. J. 23 (5) (2012) 613-620.

[50] A. Feola, et al., Varying degrees of nonlinear mechanical behavior arising from geometric differences of urogynecological meshes, J. Biomech. 47 (11) (2014) 2584-2589.

[51] M. Gladwell, In the air, in: The New Yorker — Archive. http: //www.newyorker.com/magazine/2008/05/12/in-the-air, 2008.

第 2 章　盆底解剖和病理学

2.1　概述

附着于骨盆侧壁的阴道将骨盆腔分为前、后两个腔室（图 2–1）。前盆腔包括膀胱和尿道，固定无弹性的耻骨和盆腔侧壁构成了前盆腔的前、外侧壁，只有构成前盆腔后壁的阴道前壁是具有弹性和活动性的。后盆腔包括直肠和肛门。与前盆腔相比，后盆腔唯一固定的结构是骶骨，而肛提肌、会阴体、阴道后壁均具有弹性和活动性。尿道括约肌和肛门括约肌分别闭合膀胱出口和直肠出口，肛提肌则负责闭合阴道和整个骨盆腔出口。静息状态下，肛提肌张力保持盆腔器官的闭合并支撑腹腔和盆腔器官。此外，肛提肌还可以对抗咳嗽、屏气、跳跃等活动导致的腹压增加，以及腹压

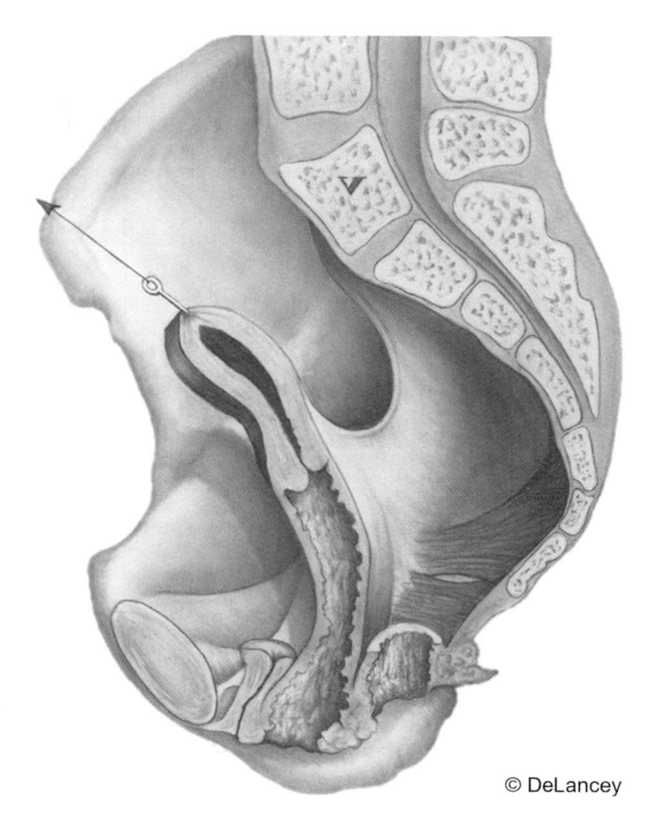

图 2–1　骨盆腔矢状位观，子宫和阴道将骨盆腔分为前、后两个腔室（已去除膀胱和直肠）。（©DeLancey）

和大气压之间的压差。

我们尝试提出一个盆底力学的初步“理论”：支持盆底的肌肉和结缔组织相互依赖，并构成盆腔脏器、盆腔器官与骨性结构之间的连接及神经肌肉系统。这一系统通过调整各个组成部分的状态和功能来适应盆底受力的改变，包括盆腔器官的重量和腹压与大气压之间的压力差（图 2-2）。究竟是肌肉功能失常，还是结缔组织功能异常导致了盆腔器官脱垂，这一古老的世纪之题已经暂被搁置，如今的讨论多围绕这两种类型的组织如何相互作用来支撑盆腔器官及哪个部位发生了缺陷所展开[1]。单一结构缺陷或多种结构缺陷均可导致盆腔器官脱垂的发生。

我们首先讲述盆腔器官正常和脱垂状态下的变化。正常情况下，肛提肌的功能是封闭盆底，并提供向上的托举力以防止盆底下降（图 2-3）[2]。这时前、后盆腔的压力是相等且平衡的，前后压力相互抵消，骨盆腔实质上成为一个等压腔。当肌肉损伤或无力时，肛提肌裂孔被推开，盆腔器官下降，一侧或两侧阴道壁下移，由此导致的错位产生了腹压和大气压之间的压差，并作用于阴道壁和连接子宫阴道和骨盆壁的组织上。因此，肌肉活动和附着于肌肉的结缔组织共同决定了盆腔器官的位置。下面的部分将详细阐述上述现象的细节。

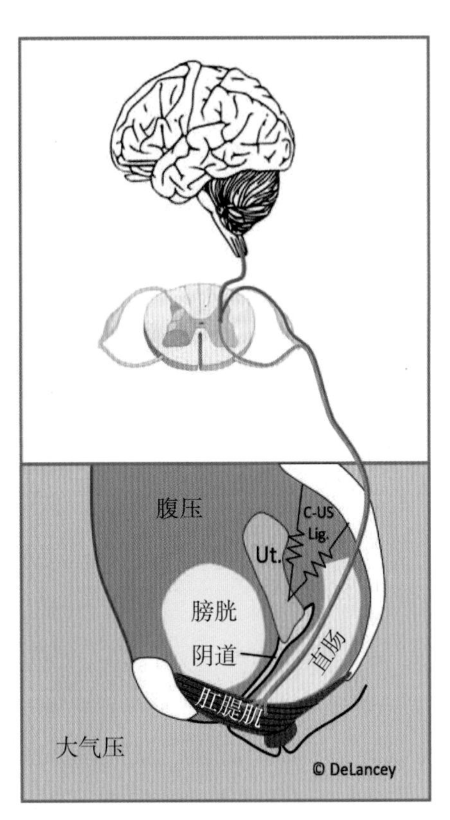

图 2-2　盆底支持结构示意图。包括由大脑皮质、脑干、脊髓和控制肛提肌的外周神经组成的神经控制通路。蓝色区域代表腹压，浅灰色区域代表大气压。注意：阴道与骨盆侧壁之间的附着结构未在图中显示。图示为子宫骶主韧带（C-US Lig.）、子宫（Ut.）。（©DeLancey）

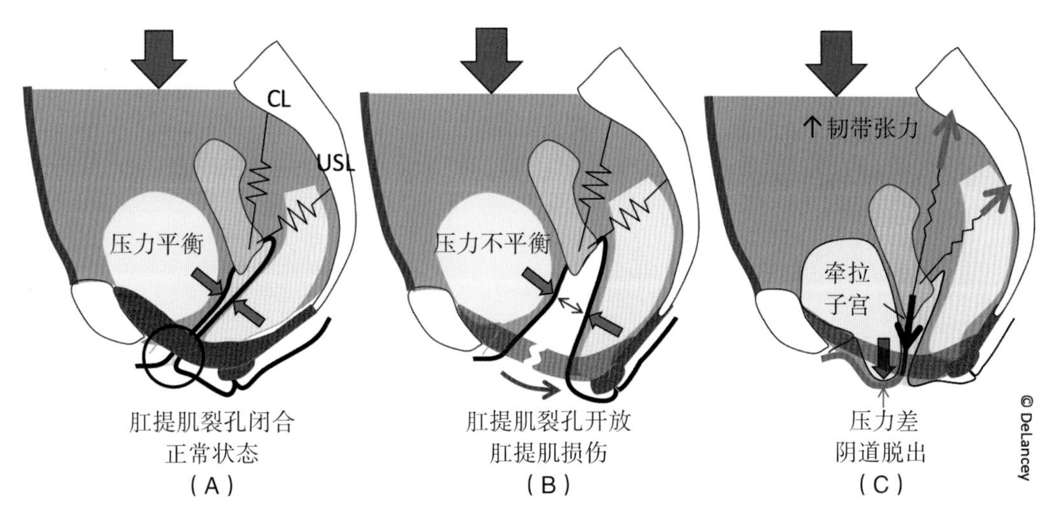

图 2–3　肛提肌、阴道前壁和子宫主韧带 / 骶韧带相互作用示意图。图 A 为肛提肌功能正常时，阴道壁处于正常位置，前、后盆腔压力平衡。图 B 为肛提肌损伤的，肛提肌裂孔开放，阴道暴露于腹压和大气压的压力差中。图 C 为该压差使子宫主韧带（cardinal ligament, CL）和子宫骶韧带（uterosacral ligament, USL）张力增加（绿色箭头）。（图片引自 J.O. Delancey, Surgery for cystocele Ⅲ: do all cystoceles involve apical descent? Observations on cause and effect, Int. Urogynecol.J. 23（6）（2012）665–667.）（©DeLancey）

2.2　肛提肌和肛门括约肌

2.2.1　肛提肌解剖概述

肛提肌包括三个基本的组成部分：耻骨尾骨肌（或耻骨内脏肌）、髂骨尾骨肌和耻骨直肠肌（图 2–4）。耻骨尾骨肌及其同义词耻骨内脏肌在我们既往出版的著作中均有使用，因此本章节会同时使用。耻骨内脏肌同样由三部分构成：耻骨阴道肌、耻骨会阴肌和耻骨肛门肌。基于文献中对上述肌肉的解剖学描述，表 2–1 详细罗列了上述肌肉的起、止点及功能[3]。尽管上述肌肉的起、止点很简单，每一位研究者对其描述也大致统一，但依然存在大量容易混淆的术语，在一定程度上导致文献阅读和理解困难。本章节根据解剖学术语命名法进行肛提肌的命名，我们希望能有助于统一专业名词，加深对盆底解剖结构的理解，而不是争论该用哪一个名词或命名的来源。

耻骨内脏肌（pubovisceral muscle，PVM）起自耻骨，经盆腔器官侧旁，我们更习惯劳森（Lawson）[5] 提出的耻骨直肠肌这一名词，因为其更准确地描述了该组肌肉的起、止点，而更老的名词——耻骨尾骨肌是从进化角度而非人体解剖学的角度进行命名的。根据肌肉终点的不同，耻骨内脏肌分为三部分：①止于会阴体的耻骨会阴肌；②止于肛管和肛周皮肤的耻骨肛门肌；③止于阴道壁、位于耻骨内脏肌内侧缘的耻骨阴道肌。这些肌肉并非完全独立的，而是同一肌肉的三个不同部分。

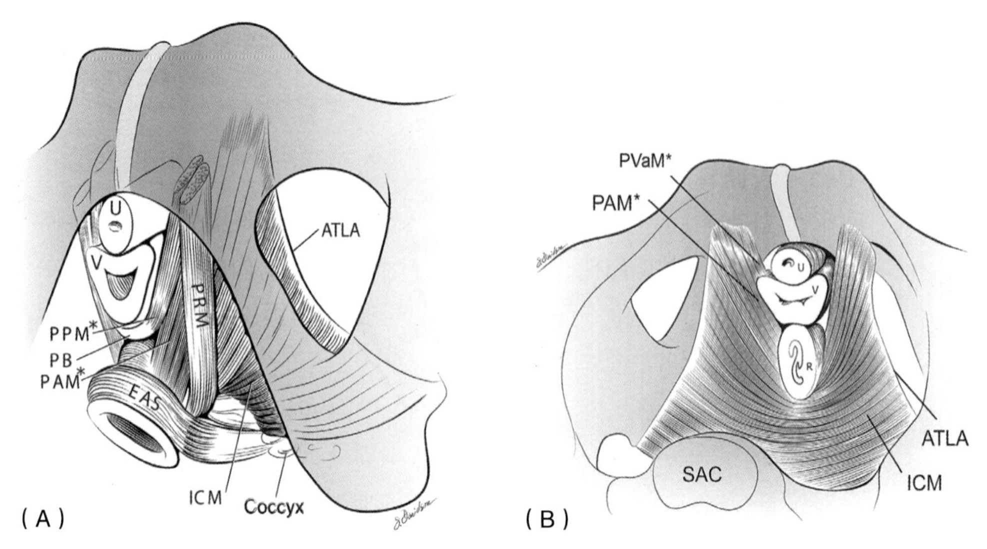

图 2–4　图 A 为肛提肌仰视图。切除外阴结构和会阴膜，处女膜水平横断尿道和阴道，暴露肛提肌腱弓（arcus tendineus levator ani, ATLA）、肛门外括约肌（external anal sphincter, EAS）、耻骨肛门肌（puboanal muscle, PAM）、会阴体（perineal body, PB），以及两端均附着于会阴体的耻骨会阴肌（puboperineal muscle, PPM）、髂骨尾骨肌（iliococcygeal muscle, ICM）、耻骨直肠肌（puborectal muscle, PRM）。图 B 为肛提肌俯视图。自骶岬（sacral promontory, SAC）角度俯瞰肛提肌，于盆底上方横断尿道、阴道和直肠，显示耻骨阴道肌（pubovaginal muscle, PVaM）。图示为尿道（U）、阴道（V）。（图片引自 R. Kearney, R. Sawhney, J.O. DeLancey, Levator ani muscle anatomy evaluated by origin–insertion pairs, Obstet. Gynecol. 104（1）（2004）168–173.）（©DeLancey）

表 2–1　肛提肌解剖学命名及功能概述

肌肉名称	解剖学命名	起点	终点	功能
耻骨尾骨肌（耻骨内脏肌）	耻骨会阴肌	耻骨	会阴体	肌肉强直性收缩将会阴体拉向耻骨
	耻骨阴道肌	耻骨	尿道中段水平的阴道壁	抬升尿道中段水平阴道
	耻骨肛门肌	耻骨	肛门内外括约肌间沟至肛门皮肤	抬升肛门及其附着的肛周皮肤
	耻骨直肠肌	耻骨	直肠后壁结缔组织	形成直肠后方悬吊结构，形成肛直肠角，闭合盆底
	髂骨尾骨肌	肛提肌腱弓	两侧髂骨尾骨肌融合于肛提肌中心腱	两侧髂骨尾骨肌组成盆膈，支撑盆底，尿道、阴道和直肠自此穿过

髂骨尾骨肌（iliococcygeal muscle, ICM）起自耻骨内脏肌外侧缘，向盆侧壁延伸至大约闭孔管的水平。髂骨尾骨肌是一层薄薄的肌肉，横跨骨盆底，自肛提肌腱弓（arcus tendineus levator ani, ATLA）向中线呈扇形，与对侧髂骨尾骨肌在中线处相互融合，并和骶骨、尾骨表面筋膜组织相连接。该部分解剖将在下一节中详细阐述。

耻骨直肠肌（puborectal muscle,

PRM）起自会阴膜（尿生殖膈下筋膜）附近，与肛提肌其他部分的侧面相连接。耻骨直肠肌走行至直肠后方，形成吊索样结构，将直肠牵拉向耻骨，此点区别于耻骨内脏肌。耻骨直肠肌使直肠与肛管形成一个角度——肛直肠角（控便），而耻骨内脏肌抬升肛门、会阴体和阴道。文献中，耻骨内脏肌与耻骨直肠肌经常被混淆和混用，而二者的起点、止点、作用方向和功能均有所不同。

2.2.2　肛提肌和肛门括约肌的作用方向

盆底肌肉的功能取决于其肌纤维束（肌束）的走行方向、肌肉形状及附着点。肛提肌的每部分都有各自的起、止点，这决定了其每部分均具有独特的机械力学效应。因此，当某部分肌肉损伤时，可能会导致与其他部分损伤完全不同的机械效应。在活体女性体内中，各部分肛提肌的走行方向和角度已经确定（图 2–5）[6]，并成为解释肌肉收缩和张力的力学效应基础。如图 2–5A 所示，站立位时耻骨内脏肌肌纤维与水平面形成向上的 41° 角，方向接近髂骨尾骨肌（33°）。相反，耻骨直肠肌与水平面形成向下的角度（即 –19°）；肛门括约肌的作用方向同样也与水平面形成向下的角度。肛门外括约肌皮下部收缩肛门边缘，而浅部向背侧牵拉，对抗耻骨直肠肌的力量。

耻骨内脏肌和耻骨直肠肌与水平面的平均角度相差很大（60°），这说明它们的机械作用完全不同，可通过站立位的图示帮助理解这部分内容（图 2–5B）。肌肉在斜线上的作用力可被分解为水平和垂直两个生理矢量。首先，垂直方向上的矢量具有提升作用，对抗重力，抬升会阴区的结构，与耻骨内脏肌是协同作用。临床上，盆腔器官脱垂女性患者可伴发会阴结构下降。无论有无盆腔器官脱垂，这种下降都与肛提肌的耻骨内脏肌部分损伤有关[7, 8]。第二个水平方向矢量朝向耻骨，耻骨直肠肌和耻骨内脏肌均有该方向的矢量。该矢量有助于闭合盆底，关闭肛提肌裂孔。该水平方向矢量可产生一个阴道内高压力区[9, 10]。如图 2–5B 所示，耻骨直肠肌在垂直方向上的矢量较小，且方向向下（尾端），故没有“提升”作用。

2.2.3　肛门内、外括约肌

肛门外括约肌（external anal sphincter，EAS）与肛提肌紧密相关，且分为三个部分[11,12]。通常所描述的肛门外括约肌是环绕肛管的环形肌肉，然而事实并非如此。肛门外括约肌皮下部是环状的，确实环绕肛门口，在皮肤上形成放射状皱褶。但该肌肉仅皮下部为环形肌，肛门外括约肌浅部则位于皮下部的头端（图 2–6），在会阴体腹侧穿过中线，但背侧并未跨过中线。肛门外括约肌浅部肌纤维为背腹侧走向，通过肛尾韧带附着于尾骨。肛门外括约肌深部由肛门腹侧发出，其走形与耻骨直肠肌肌纤维方向相同。肛门内括约肌（internal anal sphincter，IAS）由直肠壁环形平滑肌增厚形成，由肛门边缘延伸至齿状线。

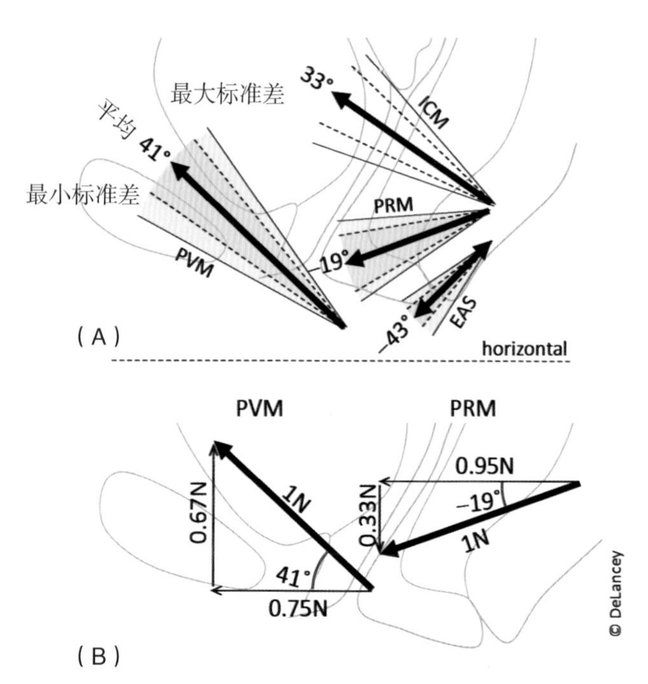

图 2-5　（A）2D 示意图。粗箭头所示为肌纤维与水平面所呈角度的平均值，虚线为自水平线测量角度的实际测量线。在水平线以上的角度标为“+”，水平线以下的角度标为“–”。在磁共振图像（magnetic resonance imaging, MRI）上，耻骨内脏肌（PVM）位于耻骨直肠肌（PRM）内侧，为便于绘图，它们的作用方向绘制在同一平面上。（B）站立位时，耻骨内脏肌和耻骨直肠肌的作用力分解为水平和垂直方向两个矢量。粗箭头所示为耻骨内脏肌和耻骨直肠肌肌肉的作用方向与水平线所成平均角度，在该方向上给予 1N 的受力。细箭头指示该作用力分别在水平和垂直方向的矢量，显示分别具有关闭盆底（水平矢量）和提升盆腔脏器（垂直矢量）的功能。（注意：为避免显示重叠，该矢量大于背景解剖结构。）图示为髂骨尾骨肌（ICM），肛门外括约肌（EAS），水平线（horizontal）。（图片引自 C. Betschart, et al.Comparison of muscle fiber directions between different levator ani muscle subdivisions: in vivo MRI measurements in women, Int. Urogynecol. J. 25（9）（2014）1263-1268.）

2.2.4　肛提肌损伤与盆腔器官脱垂

2.2.4.1　与盆腔器官脱垂相关的肛提肌损伤

肛提肌损伤在盆腔器官脱垂中发挥重要作用的观点已被研究者们讨论了上百年。20 世纪末，在 Halban 和 Tandler 具有里程碑意义的著作中，针对生殖器官脱垂发病原因进行盆腔器官脱垂患者尸体的精准解剖研究，清晰明确地论证了该观点[13]。自那时起，讨论便出现了两极化。一方认为盆腔器官的支持来自结缔组织、韧带和筋膜，而另一方则认为是盆底肌肉的作用[14]。而最终的结果不出意料，二者在盆底器官的支持上都发挥着重要作用且相互作用，也正是这种相互作用使得盆底成为一个十分有趣的生物力学结构。我们关于肌肉韧带相互作用的理解使得独立评估这两者对盆底支持的相对贡献程度成

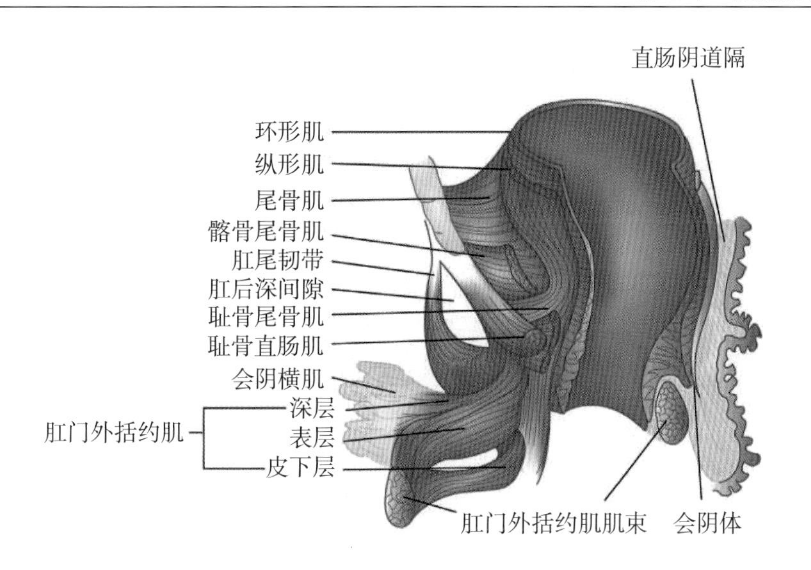

图 2–6　女性肛门直肠区的解剖图解。于前正中矢状面切断肛门外括约肌并向后打开（切除黏膜）。可辨认肛门外括约肌前方肌束起点，其余的前外侧部分与会阴横肌相融合。（图片引自 C. Oh, A.E. Kark, Anatomy of the external anal sphincter, Br. J. Surg. 59（9）（1972）717–723.）

为可能 [1]。

在 55% 的盆腔器官脱垂女性中发现了耻骨内脏肌损伤，而盆腔器官支持功能正常的女性中仅有 16% 发现该损伤，从而证明了肛提肌损伤与盆腔器官脱垂相关 [15]。少数人的髂骨尾骨肌也存在明显的改变 [16]，但该变化的临床意义尚不明确。肛提肌损伤通常发生在耻骨内脏肌部分，而不涉及耻骨直肠肌 [17]。但一些研究者将耻骨直肠肌和耻骨内脏肌两个名词混用，造成了一定程度的混淆和困惑。然而，在针对未合并盆腔器官脱垂的中年压力性尿失禁女性患者的研究中，肛提肌损伤与压力性尿失禁的发生似乎并无关系 [18]。

由于起自耻骨的耻骨内脏肌的损伤属于分娩相关的损伤，所以为了更好地阐释其功能，需要更深入地了解该区域的详细解剖结构。图 2–7 概述了耻骨附近肌肉之间的关系。特别要指出的是，如尸体解剖所示（图 2–8），耻骨内脏肌通过一层薄而透明的腱膜附着于耻骨，该腱膜的另一端呈切线样附着于耻骨骨膜。耻骨内脏肌的形态从内向外发生变化 [20]，内侧部分肌纤维中段较厚，肌纤维集合成束分别附着于多个狭窄的骨性附着点；中央部分肌肉和骨之间存在腱膜相连，肌肉与骨膜之间的距离（3 mm）比内侧部分宽；外侧部分耻骨内脏肌纤维附着于肛提肌腱弓，并移行为髂骨尾骨肌。耻骨内脏肌腱膜较薄，因此在肌纤维走行方向上受到的外力超过肌肉强度时，容易造成腱膜的损伤。

耻骨内脏肌损伤分为两种不同类型：①部分耻骨内脏肌纤维缺失，但肌肉附着状态整体保持完整（Ⅰ型损伤）；②肌肉连同肛提肌腱弓从其起点处即耻骨支撕脱（Ⅱ型损伤）（图 2–9）。后者可导致阴道在轴向发生“结构扭曲”，

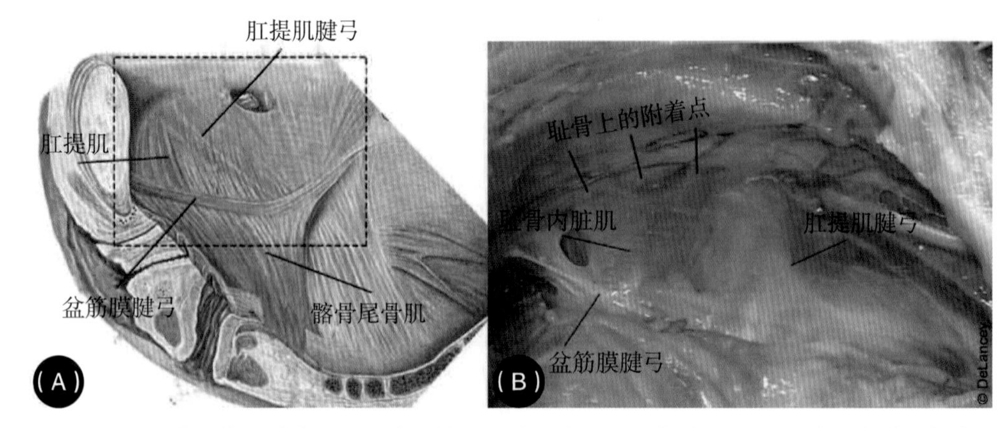

图 2–7　图 A 为骨盆前侧壁的左侧正中矢状面观（已去除盆腔器官），显示耻骨内脏肌起点的特征。虚线四边形为研究解剖区域。图 B 为类似图 A 的右侧骨盆前侧壁正中矢状面观，50 岁未产妇新鲜尸体解剖，显示耻骨内脏肌附着在耻骨上的情况。盆筋膜腱弓横跨耻骨内脏肌，肛提肌腱弓为耻骨内脏肌侧缘，耻骨内脏肌通过肛提肌腱弓附着于骨盆侧壁。（图 A 引自 J. Halban, J.Tandler, Anatomie und Atiologie der Genital prolapse biem Weibe, Wilhelm Braunmuller, Vienna and Leipzig, 1907. Figure 2, p. 34。图 B 引自 J. Kim, et al., Anatomy of the pubovisceral muscle origin: macroscopic and microscopic findings within the injury zone, Neurourol. Urodyn. 33（7）（2014）1073.）

即阴道和骨盆壁的正常空间位置关系发生变化[21, 22]。

正如研究者所预测的，肌肉损伤也可严重影响肌肉数量。机体虽然能够轻松代偿少部分肌束的缺损，不会影响肌肉功能。但是，当肌肉出现大部分缺损时，尤其是肌肉自附着点脱离，就会出现肌肉功能丧失。当肛提肌损伤导致 50% 以上肌肉缺损时（即严重缺损），盆腔器官脱垂发生的概率就会增加。正如前文所提到的，研究表明 55% 的盆腔器官脱垂患者存在肛提肌严重缺损，而同年龄段的正常女性中仅有 16% 出现肛提肌严重缺损[15]。后续一项纳入了 503 名受试者样本（分为脱垂组和无脱垂组）的大样本研究同样指出，盆腔器官脱垂的发生只与肛提肌严重缺损有关[23]。该发现通过超声研究也得到了证实[24]，并确定肛提肌严重缺损与临床盆腔器官脱垂相关。肛提肌严重缺损，会导致肛提肌在盆底肌肉收缩过程中的力量减少 40%[15]。

2.2.4.2　分娩是如何导致盆底损伤的?

现已提出多种理论解释分娩导致盆底损伤的机制，挤压 / 撕裂所造成的肌肉损伤或神经病变均可能导致盆底功能障碍。关于神经功能改变，现已有明确的神经生理学研究证据[25]，血液检测也证实了挤压 / 压迫可导致缺血再灌注损伤[26]。计算机模拟分娩研究发现，在分娩过程中，肛提肌显著拉长，甚至部分肌肉被拉长到原长度的 3 倍以上[27]。这些研究结果证明，肛提肌缺陷与盆腔器官脱垂相关。预防肛提肌损伤必须建立在正确理解和认识肛提肌损伤原因的基础上，所以在这些假说中做出选择和决定非常关键。例如，如果压迫是导致肛提肌损伤的原因，那么正确的预防措施就是减少组织受压的持续时间；如果肌

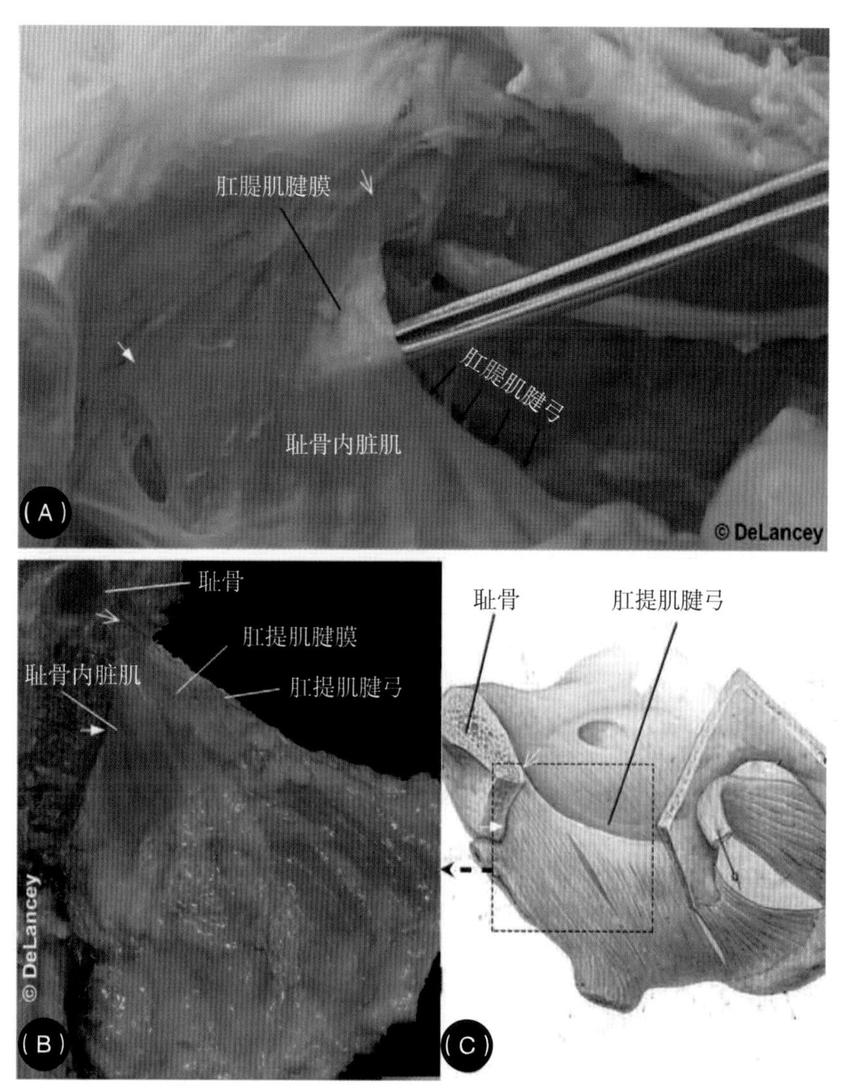

图 2-8　耻骨内脏肌起点解剖。图 A 为右侧耻骨内脏肌在耻骨上起点的内侧面观，方向与图 B 类似。请注意半透明的肛提肌腱膜（levator ani aponeurosis）很薄（可透过其看到后方的镊子），附着于耻骨上支。该腱膜为耻骨内脏肌部分向耻骨骨膜过渡的区域。耻骨内脏肌外侧腱膜更宽，相比之下内侧肌肉更接近耻骨。图 B 和 C 为左侧耻骨内脏肌起点附着部位左外侧观，切除骨盆外侧骨后，暴露肛提肌腱膜外部，从骨盆外侧观察左侧耻骨内脏肌起点区域。请注意左侧耻骨内脏肌内侧延伸至耻骨，而外侧肌肉与骨性结构之间存在较宽的腱膜。矩形框内所示区域见于图 B。在该图中，实心箭头所示为耻骨内脏肌的内侧起点，空心箭头为耻骨内脏肌肛提肌腱弓起点的外侧附着处。
（图 C 引自 Kim, et al., Anatomy of the pubovisceral muscle origin: macroscopic and microscopic findings within the injury zone, Neurourol. Urodyn. 33（7）（2014）1073.）

肉撕裂伤是导致肛提肌损伤的原因，那么缓慢而持续时间较长的分娩过程可能是正确的预防方法。因为这两种理论对应的临床措施选择完全相反，所以了解确切的损伤机制就显得尤为重要。

通过液体敏感磁共振扫描技术记录肌肉解剖结构和组织水肿情况，评估恢复期早期和晚期肛提肌的状态，这可能

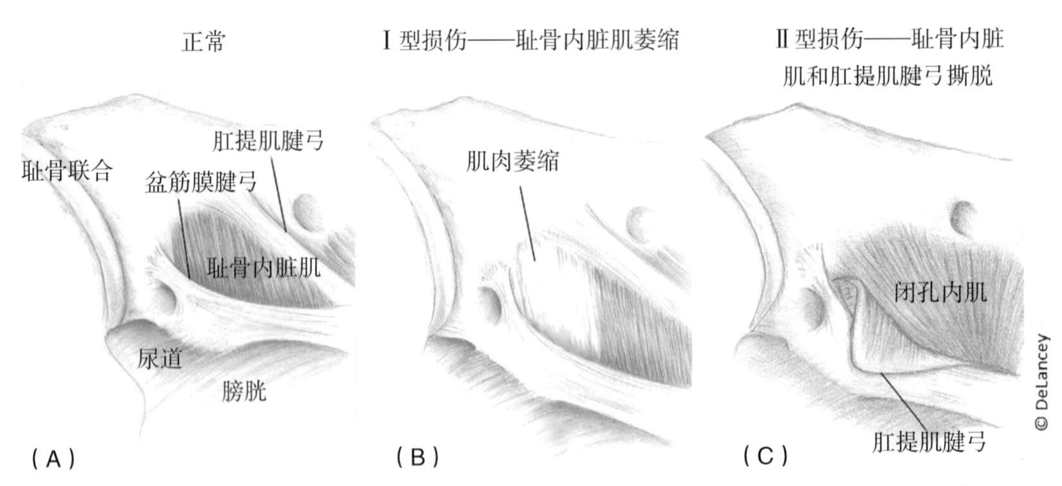

图 2-9　图 A 为右侧骨盆侧壁。显示盆筋膜腱弓（fascial arch，FArch）和肛提肌腱弓（levator ani arch, LArch）起始部均为耻骨。图中可见耻骨内脏肌（PVM），耻骨联合（PS），尿道（U），膀胱（B）。图 B 为耻骨内脏肌部分萎缩，即 I 型损伤。图 C 为肛提肌腱弓和耻骨内脏肌自耻骨附着点撕脱，暴露闭孔内肌（OIM），即 II 型损伤。由于耻骨内脏肌外侧缘在肛提肌腱弓上只有一个点附着于耻骨，因此该点的撕裂可导致耻骨内脏肌从耻骨完全分离。（图片引自 J.O. DeLancey, Fascial and muscular abnormalities in women with urethral hypermobility and anterior vaginal wall prolapse, Am. J. Obstet. Gynecol.187（1）（2002）93-98.）

对验证上述假说有所帮助。肌肉撕裂损伤会即刻显现，且不会消失。另一方面，神经损伤导致的肌肉损伤可能会随着时间推移而逐渐加重。由于闭孔内肌和肛提肌位置毗邻且位于耻骨和婴儿头部之间，受到的压迫是相当的，因此压迫可导致闭孔内肌和肛提肌水肿。故而，如果是由于受到压迫导致肌肉损伤，将会同时发生闭孔内肌和耻骨内脏肌水肿。

为了研究这些损伤机制，研究者在孕早期（1~2 个月）和孕晚期（7 个月）通过影像学观察有危险因素的女性盆底损伤情况[28]。该研究纳入 17 位女性，其中 3 位发生单侧肛提肌重度撕裂（>50% 肌肉受累），3 位发生单侧肛提肌轻度撕裂，1 位发生双侧肛提肌轻度撕裂（图 2-10）。所有肛提肌撕裂伤均位于耻骨端。就压迫假说而言，几乎所有的女性均发生肛提肌水肿，而闭孔内肌从未受累。后期水肿可快速消退。在受试者中未发现肛提肌萎缩，无法证明神经损伤可导致肌肉萎缩。随后的一项研究结果显示，肛提肌损伤在高危女性中可见肛提肌损伤同样发生于耻骨附着处[29]。其中 29%（17/59）的女性发生骨皮质下骨折，66%（39/59）发生耻骨骨髓水肿，且证实是由分娩过程中作用于骨盆上的力所导致。与之前的研究相同，产后 7 周 90%（53/59）的受试者发生肛提肌水肿，41%（28/68）的受试者发生轻度或重度肛提肌撕裂。到产后 8 个月，肛提肌撕裂的程度并没有实质性变化，但肛提肌水肿和骨性结构损伤完全或接近完全消散（$P<0.05$）。未修复的肌肉骨骼损伤程度与肛提肌肌力下降和阴道后壁脱垂程度相关（$P<0.05$）。

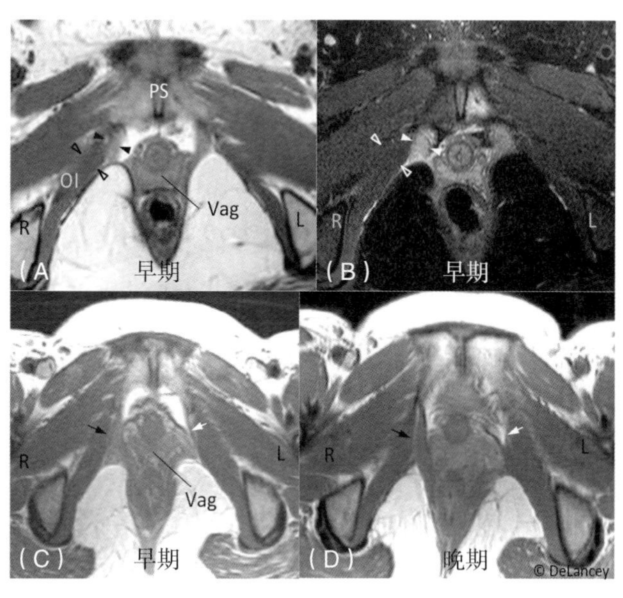

图 2-10　尿道中段平面轴位磁共振图像显示耻骨尾骨肌通常位于阴道外侧。图（A）为质子密度扫描，实心箭头指示耻骨尾骨肌，空心箭头指示闭孔内肌（OIM），耻骨尾骨肌信号强度低于邻近的闭孔内肌。图（B）为液敏磁共振扫描，上述差异更为显著。图（C）为右侧正常的耻骨尾骨肌（黑色箭头）走行于阴道和闭孔内肌（黑色箭头）之间，而左侧耻骨尾骨肌缺如。图（D）为液敏核磁共振扫描模式晚期扫描。图 C 和图 D 显示 II 型损伤可导致“结构扭曲”，阴道壁从侧方（受试者左侧）突出。图示为耻骨联合（PS），右（R），左（L），阴道（Vag）。（©DeLancey）

2.2.4.3　损伤导致的盆腔侧壁解剖变化

需要认真鉴别耻骨内脏肌损伤的类型，不同类型的损伤可导致不同结构的并发症。耻骨内脏肌Ⅰ型损伤，即部分肌肉组织的缺如且肛提肌腱弓完整，Ⅱ型损伤中耻骨内脏肌与肛提肌腱弓从起点部位分离。盆筋膜腱弓（arcus tendineus fascia pelvis，ATFP）和肛提肌腱弓均走行于该区域，且盆筋膜腱弓紧邻耻骨内脏肌的内侧缘（图 2-9）。因此，其位置可能受到耻骨内脏肌与耻骨附着点分离的影响。

利用磁共振 3D 重建技术，能够研究盆底解剖结构非对称性损伤对女性盆底结构形变的影响。例如，一侧肛提肌及其附属结构正常，而对侧存在肛提肌腱弓损伤。这一方法能够比较同一女性正常侧与异常侧的形态学结构改变（图 2-11）[22]。

肛提肌的结构性损伤包括盆筋膜腱弓和肛提肌腱弓的移位，二者最显著的位置差异可在耻骨附近的腹侧区域观察到，位于耻骨内脏肌的头尾端方向（图 2-12）。这些位置上的改变可导致两种后果：①由于肌肉起始部位缺失而损害其闭合尿生殖膈裂孔和肛提肌裂孔的功能；②改变连接盆筋膜腱弓的筋膜结缔组织受力的矢量方向，上述如图 2-12 所示。缺陷一侧近耻骨区域肛提肌腱弓的位置要低于非缺陷侧。盆筋膜腱弓的改变与肛提肌腱弓类似，但程度更轻。在内外侧方向上的移位，肛提肌腱弓在损伤一侧的位置较正常一侧更靠外。

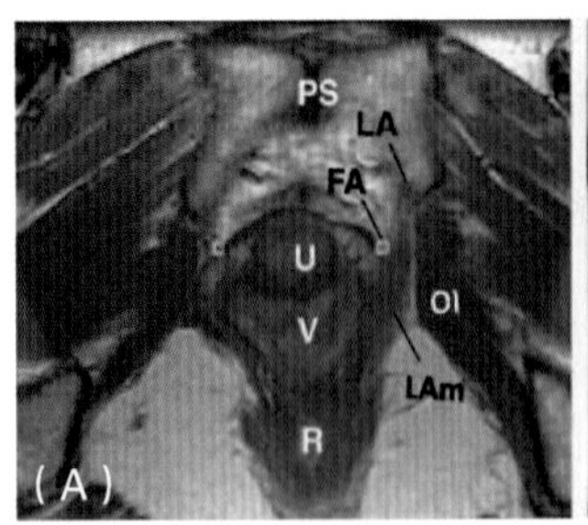

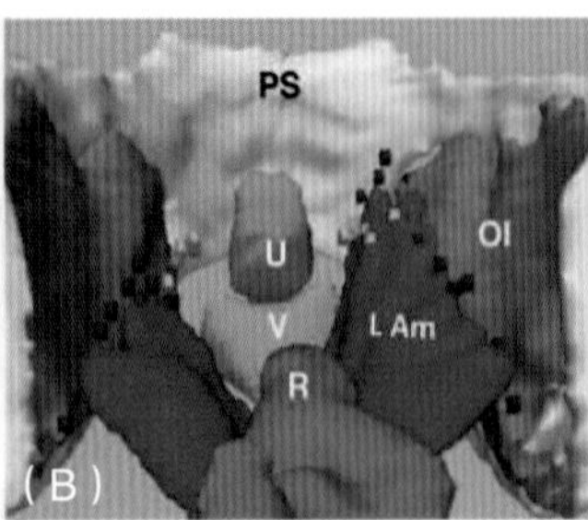

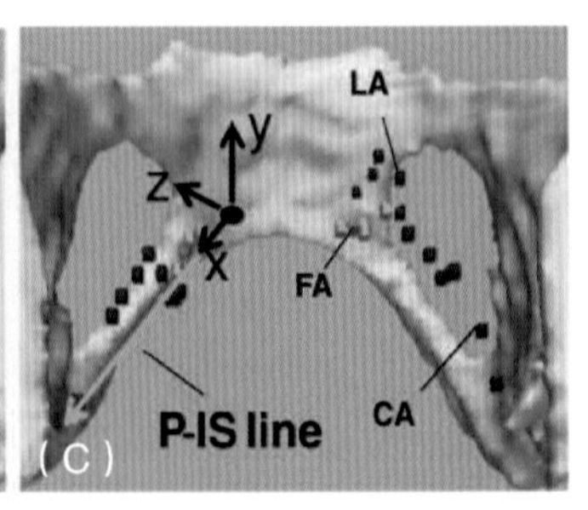

图2–11 构建3D模型：图A为轴面图像显示盆筋膜腱弓和肛提肌腱弓。利用MRI构建腱弓3D模型。图B包含相邻肌肉、脏器等结构。图C无毗邻其他结构。在缺损一侧的盆腔侧壁坐标系中，P–IS参考线为X轴的方向。图示为肛提肌（LAm），闭孔内肌（OI），耻骨联合（PS），直肠（R），尿道（U），阴道（V），肛提肌腱弓（LA），盆筋膜腱弓（FA），P–IS线（P–IS line）。（图片引自K.A.Larson, et al., Measurement of the 3D geometry of the fascial arches in women with a unilateral levator defect and "architectural distortion", Int. Urogynecol. J. 23（1）（2012）57–63; K.A. Larson, et al., 3D analysis of cystoceles using magnetic resonance imaging assessing midline, paravaginal, and apical defects, Int.Urogynecol. J. 23（3）（2012）285–293.）（©DeLancey）

2.3 支持盆腔器官的结缔组织

2.3.1 顶端支撑组织：Ⅰ水平

宫颈和阴道脱垂是盆腔器官脱垂的重要组成部分。了解盆底组织如何将子宫、上段阴道与盆腔侧壁之间连接起来十分重要，同时还要了解子宫/上段阴道的支撑结构，并确定支撑结构的破坏如何与盆腔器官脱垂的病理生理机制联系在一起。这些支撑结构之间存在着十分重要的相互作用，而阴道前壁和阴道后壁的支撑结构也与膀胱脱垂和直肠脱垂有关。

2.3.1.1 概述

图2–1展示了骨盆内连接阴道、子宫与盆壁的结缔组织，分成3个水平（Ⅰ水平、Ⅱ水平、Ⅲ水平，命名按照头尾端的顺序），反映了支撑结构性质的层次变化（图2–13）[30]。Ⅰ水平，阴道上段1/3和宫颈通过系膜样结构附着于盆壁，并起到悬吊器官的作用。Ⅱ水平，阴道中段1/3侧方通过筋膜组织附着于盆筋膜腱弓。最远端，即尾端，是Ⅲ水平，包括肛提肌和会阴体，将阴道下段1/3与邻近结构相互融合起来。接下来的篇幅将详细讨论每个水平的结缔组织支持结构。

2.3.1.2 Ⅰ水平：子宫主韧带和子宫骶韧带

Ⅰ水平包括两部分悬吊和支撑组织：子宫主韧带（cardinal ligaments, CL）和子宫骶韧带（uterosacral ligaments, USL）。此二者不像膝关节韧带，后者为均匀、致密、规则的结缔组织，连接两个骨性结构；相反，子宫主韧带和子宫骶韧带为双侧对称的生殖道系膜样结构，内走行包裹在脂肪组织中的血管、淋巴管和神经，结缔组织嵌于其中（图2–14）。

这些系膜样结构的机械性能可对抗阴道和子宫的下移，并允许阴道和子宫

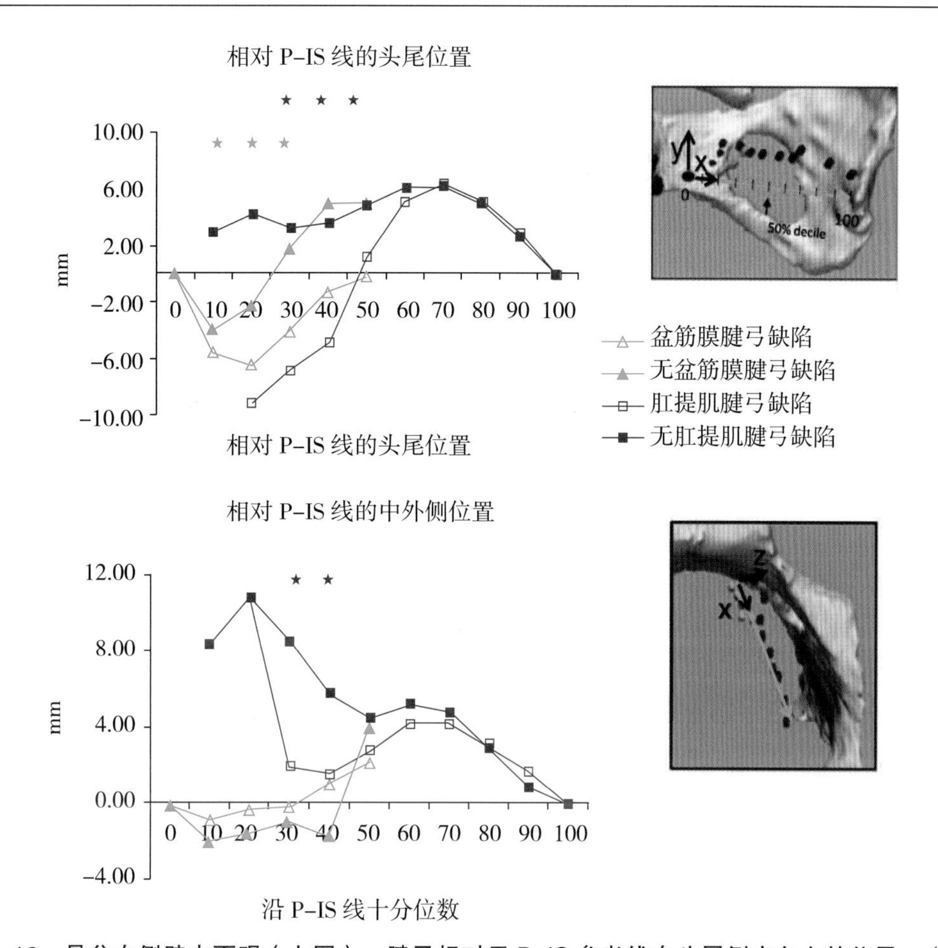

图 2-12　骨盆右侧壁内面观（上图），腱弓相对于 P-IS 参考线在头尾侧方向上的位置。“0”代表耻骨端（pubic end，P），“100”代表坐骨棘（ischial spine，IS），*y* 轴上的正值代表朝向头侧的方向。中外侧部上面观（下图），正值代表更靠外侧的位置。星号代表正常侧和损伤侧的统计学差异显著性。（图片引自 K.A. Larson, et al., Measurement of the 3D geometry of the fascial arches in women with a unilateral levator defect and “architectural distortion”, Int. Urogynecol. J. 23（1）（2012）57-63; K.A. Larson, et al., 3D analysis of cystoceles using magnetic resonance imaging assessing midline, paravaginal, and apical defects, Int. Urogynecol. J. 23（3）（2012）285-293.）（©DeLancey）

较大范围的正常运动。但与身体其他部位传统的“韧带”相比，其拥有独特的生物力学特点。因此，将其与膝关节韧带相类比从根本上是错误的，而且对理解盆腔功能没有帮助。通过对照研究，体内测得子宫主－骶韧带复合体的刚度为 0.49 N/mm[31]，这比膝关节前交叉韧带刚度（200 N/mm）低了 3 个数量级[32]。认识到子宫主韧带和子宫骶韧带组织并非均质且组织学来源不同是很重要的。举例对比，一条橡胶带，其质地均匀、成分一致。盆底支持组织基础组成特性上的差异对盆底组织生物力学建模提供了重要的线索。“韧带”所隐含的高刚度可能导致制定不符合要求的外科手术策略。一小块橡胶的力学测试结果能够

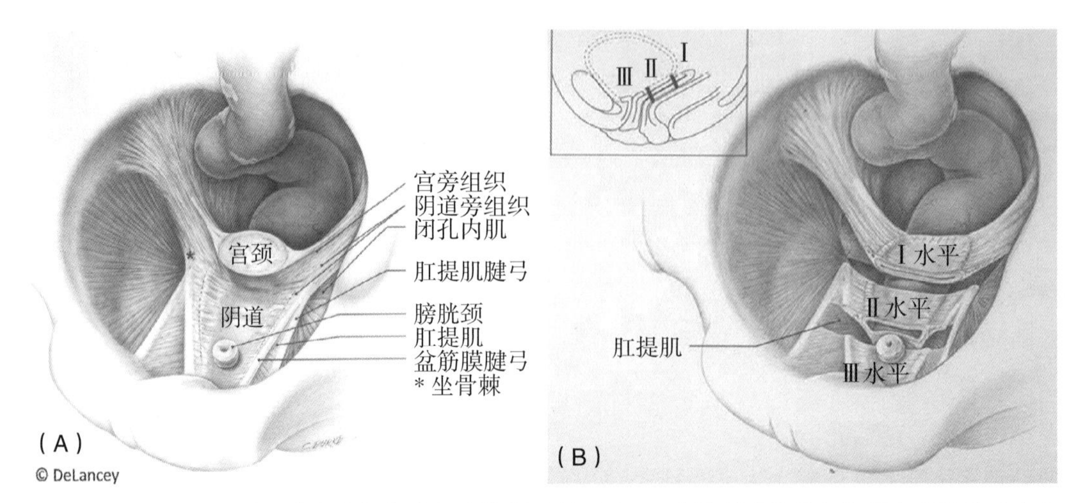

图 2-13　图 A 为自耻骨联合方向盆腔内脏器上面观，显示了盆腔侧壁结构与阴道之间的关系（由点线所标示），已切除膀胱与子宫体。图 B 为一具子宫切除术后尸体解剖所示的不同层次支撑结构。子宫旁组织和阴道旁组织是子宫主韧带的两个组成部分。盆筋膜腱弓和肛提肌腱弓分别是膜性腱弓和肌性腱弓。（图片引自 J.O. DeLancey, Anatomic aspects of vaginal eversion after hysterectomy, Am. J. Obstet.Gynecol. 166（6 Pt. 1）1992 1717–1724; discussion 1724–1728.）

代表相同材料大块橡胶的机械性能；然而，切下的一小部分子宫主韧带和子宫骶韧带组织的力学测试结果并不能反应该区域全部结构的机械特性。

当向下牵拉子宫颈时，子宫主韧带和子宫骶韧带的结构效应最显著，“韧带”的弹性限度允许器官下降 3~5 cm，子宫主 – 骶韧带复合体张力随之逐步增加，并对抗宫颈继续下降。同样地，上述组织也会对抗子宫切除术后阴道顶端的向下移动。我们能够通过观察证实，上述韧带并不能决定正常健康女性子宫的位置，即子宫颈很容易被牵拉至处女膜水平 [33]，或者被推到骶骨水平。

2.3.1.3　子宫主韧带和子宫骶韧带的组织成分

最近的一篇回顾性文献综述指出，关于子宫主 – 骶韧带复合体的结构有以下共识 [34]。子宫主韧带主要由血管、神经、不同成分结缔组织构成的网状结构及脂肪组织构成。子宫主韧带头端血管成分较多，而尾端包含更多的神经成分。血管部分主要是髂内血管走向生殖道的内脏分支，而神经部分则包括下腹下神经丛的一部分。

子宫主韧带起于坐骨大孔上缘，其血管部分固定于骨盆侧壁，臀上动脉自骨盆经坐骨大孔上方出盆腔走向臀部，与子宫主韧带密切相邻。我们通过将骨盆一分为二切开向各个方向牵拉宫颈，进一步确认了既往主韧带结构研究结果 [35]，并能够确定子宫主韧带移动的中心位置（研究尚未发表）。

通常认为子宫骶韧带起自 S_2~S_4 骶椎区域的结缔组织，并不直接附着于骨面。子宫骶韧带与宫颈背侧缘相连接，续于阴道后壁的上 1/3。子宫骶韧带位

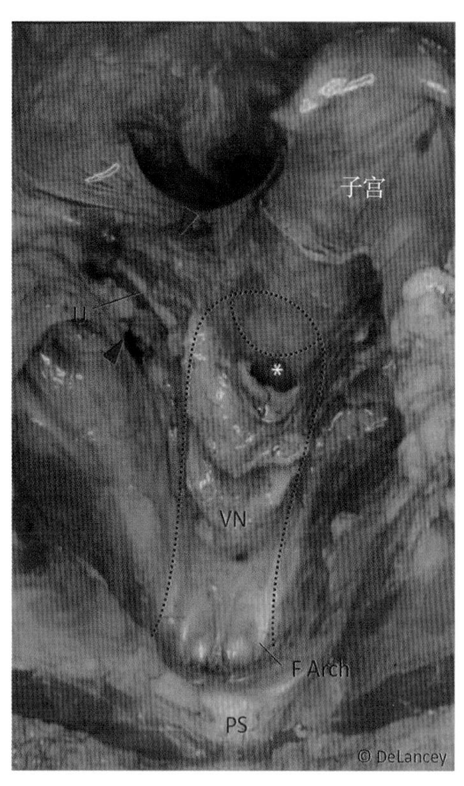

图 2-14　正常 17 岁未生育女性的尸体解剖。图为自耻骨联合方向盆腔内脏器前面观，切除膀胱颈（vesical neck, VN）上方的部分膀胱。图中可见子宫主韧带（箭头之间的部分）和输尿管。在子宫动脉水平切除子宫圆韧带和子宫阔韧带上部腹膜部分。在宫颈与阴道连接处切开阴道前壁（*），点状虚线描绘范围为阴道腔和宫颈位置。注意子宫主韧带同时连接宫颈和上段阴道。盆筋膜腱弓的远端附着于耻骨。图示为输尿管（U），膀胱颈（VN），盆筋膜腱弓（F Arch），耻骨联合（PS）。（©DeLancey）

于直肠外侧、输尿管内侧，是多层次，类似于肠系膜的结构，包括疏松结缔组织、平滑肌、血管和来自下腹下丛的自主神经纤维，同时还有骶神经汇入。腹部手术中常见的典型子宫骶韧带浅部主要由平滑肌组成，附着于宫颈与阴道交界处。这部分解剖内容将在后盆腔的部分予以详细阐述。子宫骶韧带深部附着于宫颈和阴道上段，富含神经成分，这也解释了其起源于 S_2~S_4。

2.3.1.4　韧带立体结构

在站立位观察子宫主韧带和子宫骶韧带十分重要，因为人们的正常日间活动都是在这种体位下完成的，站立位更能反映韧带的力学效应。大多数关于子宫主韧带和子宫骶韧带的临床和解剖研究都是在仰卧位进行的，即人体在门诊检查、手术室和解剖室中的姿势。另外，解剖学绘图时子宫通常处于上升而非下降的状态。上述两种情况都可能导致错误认识其结构力学作用。为了说明这一点，我们或许可以参考一张垂直于常规方向的吊床图片，但这样可能会曲解吊床的功能。

现代影像学技术能够呈现子宫主韧

带和子宫骶韧带的全貌[20, 36]及其走行方向[37]，就像个体站立位一样。尽管直立姿势下获取图像是很理想的，但开放式磁共振设备的低磁场强度和站立时保持受试者静止十分困难等问题限制了这种姿势的常规使用。

幸运的是，直立位和仰卧位之间韧带的位置并没有显著变化[38]，很可能是由于肛提肌根据施加其上的载荷而调整其运动以保持恒定的位置。因此，在仰卧位获取图像，但在直立位评估功能，是合理的、也是最直接的模拟体内实际状态的方法。

直立位时，子宫主韧带处在一个相对垂直的方向上，这是一个用以对抗向下力的合理方向（图 2–15）[39]。子宫骶韧带更靠近背侧，其作用方向能够阻止子宫和阴道上段从倾斜的肛提肌板滑向肛提肌裂孔，从而导致脱垂的发生。

磁共振图像获得的子宫主韧带和子宫骶韧带的作用线在不同女性中存在差异（图 2–16）[37]。从起点到终点，子宫主韧带与头尾体轴的角度为（18.1 ± 6.8）°（SD），略向背侧倾斜，从起点到其附着于生殖道中点的曲线实际长度为（5.7+1.0）cm。子宫骶韧带深部与体轴呈向背侧的（92.5+13.5）°，长度为（2.7+9.5）cm，大约为子宫主韧带长度的一半。利用子宫主韧带和子宫骶韧带的作用线和肛提肌板（即直肠后方中线的肛提肌部分）的倾斜角度，能够对这两个韧带在受到 1 N 的单位载荷时所产生的张力进行理论上的计算（图 2–15）。分析所示子宫主韧带载

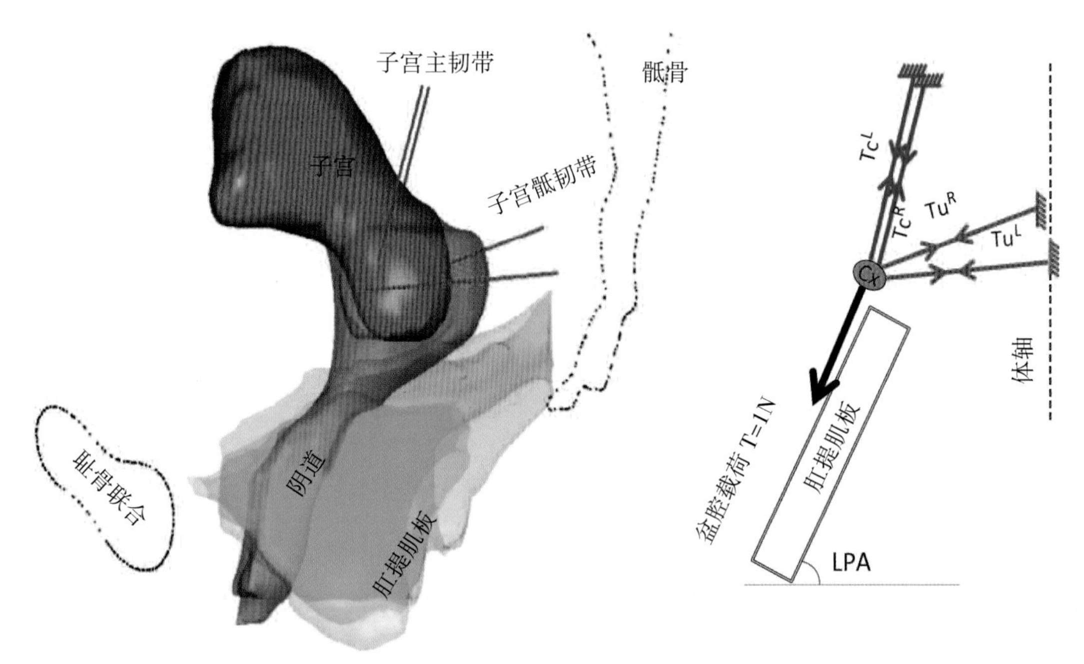

图 2–15　左图为磁共振 3D 模型，显示子宫、阴道和清晰的肛提肌（蓝色所示）。右图为四索悬吊生物力学模型，显示子宫主韧带和子宫骶韧带的作用线参数。图示为左侧主韧带载荷（T_C^L），右侧主韧带载荷（Tc^R），左侧骶韧带载荷（Tu^L），右侧骶韧带载荷（Tu^R），宫颈（Cx），肛提肌板角（LPA）。（图片引自 L. Chen, et al., Cardinal and deep uterosacral ligament lines of action: MRI based 3D technique development and preliminary findings in normal women, Int. Urogynecol. J. 24（1）（2013）37–45.）

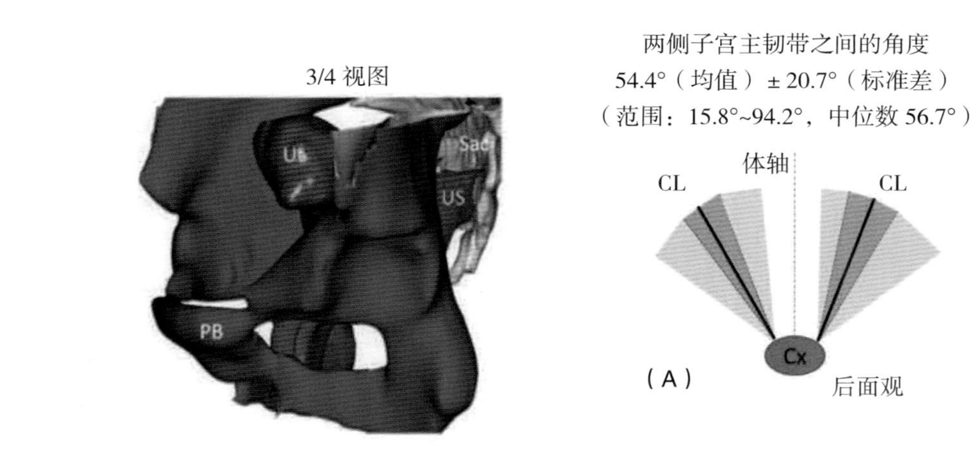

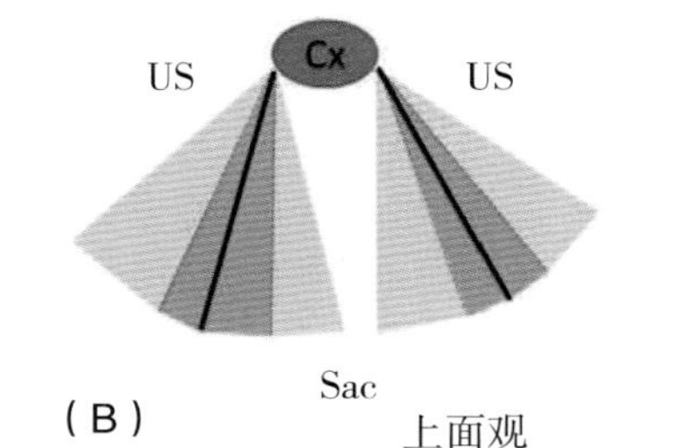

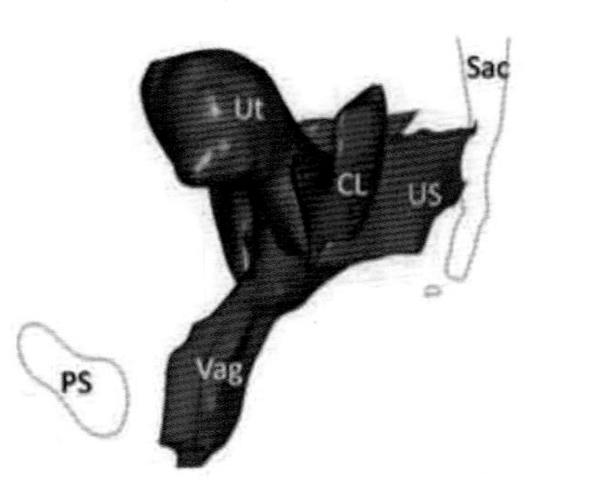

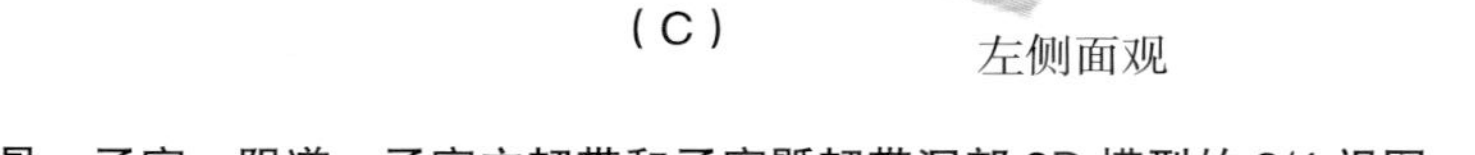

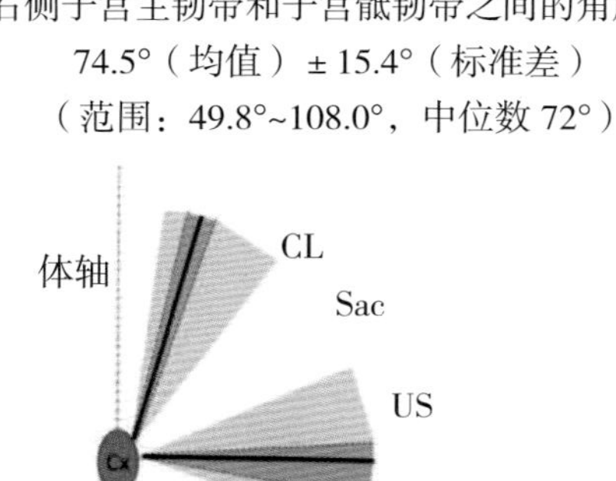

图 2-16　左上图所示为耻骨、骶骨、子宫、阴道、子宫主韧带和子宫骶韧带深部 3D 模型的 3/4 视图。左下图为左上图去除骨性结构的 3/4 视图。右侧四幅图显示了各个韧带作用方向的角度均值，包括子宫主韧带上面观（A）、子宫骶韧带下面观（B）、左侧面观（C）、右侧面观（D）。图示为耻骨联合（PB），子宫（Ut），子宫骶韧带（US），骶骨（Sac），子宫主韧带（CL），阴道（Vag），宫颈（Cx）。（图片引自 L. Chen, et al., Cardinal and deep uterosacral ligament lines of action: MRI based 3D technique development and preliminary findings in normal women. Int. Urogynecol. J. 24（1）（2013）37–45.）（©DeLancey）

荷较子宫骶韧带大52%。

2.3.1.5 盆腔器官脱垂时韧带的变化

可以在术中测量女性宫颈和支撑韧带在静息和受力状态下的长度和变化，并与临床检查结果进行对比。临床评估顶端支撑用最大Valsalva状态下宫颈的位置来表示（即临床POP-Q分度测量C点的位置）。一项研究纳入17名从正常到子宫脱垂的妇女，使用安装在三脚架上的计算机控制线性伺服拖动装置完成术中测量[40]。通过固定钩将宫颈与拖动装置相连接。该装置向尾端以4 mm/s的速度牵拉宫颈，直至达到17.8 N（41 bs）。将静息状态下子宫位置作为评估韧带长度的指标。POP-Q的C点与最大用力（r=+0.68；P=0.003）和静息状态下宫颈位置（r=+0.62；P=0.009）强相关。宫颈位置与韧带刚度也存在一定相关趋势（r=−0.44；P=0.079），但在该样本量下无统计学意义。在静息和最大牵拉力状态下的宫颈位置表明，韧带长度能够预测38%~46%的最大Valsalva状态下宫颈位置。相比之下，只有19%的POP-QC点位置变化是由韧带刚度引起的。

利用这些实验对象3次拉伸－松弛力学试验获得的数据，评估拉伸阶段和松弛阶段的组织刚度和能量吸收情况，同时还利用简化的四索模型分析每个韧带的材料行为特点。从3次连续实验子宫骶韧带的刚度均值依次从（0.49 ± 0.13）N/m（s.d.）增长至（0.61 ± 0.22）N/m和（0.59 ± 0.2）N/m，后两次数据与第1次试验数据有统计学差异。能量吸收从第1次试验[（0.27 ± 0.07）J]减少到第2次试验[（0.23 ± 0.08）J]和第3次试验[（0.22 ± 0.08）J]，但是第2、3次实验结果无统计学差异。第1次试验最终松弛力显著增加。第1次试验的建模结果显示子宫主韧带和子宫骶韧带的刚度分别为（0.20 ± 0.06）N/m和（0.12 ± 0.04）N/m。在本研究中的最大载荷下，子宫主韧带和子宫骶韧带的应变均接近100%。在松弛阶段，60 s后应力峰值减少（44 ± 4）%。这表明子宫主韧带和子宫骶韧带具有黏－超弹性特征。这些发现暗示了日常活动中可发生重复性载荷，并可能有助于解释随着时间的推移而发生的变化。

子宫主韧带和子宫骶韧带通过改变长度和角度以应对腹压增加时施加于盆腔器官上的力量。通过对盆腔器官脱垂和无盆腔器官脱垂女性在静息态和最大应力状态下的磁共振图像进行3D重建，测量韧带的长度和方向（图2-17）[41]。盆腔器官脱垂女性静息态下的子宫主韧带长度比无盆腔器官脱垂女性长[（71 ± 16）mm *VS.*（59 ± 9）mm，P=0.051]；相反，盆腔器官脱垂女性子宫骶韧带深部静息态下的长度与无盆腔器官脱垂女性相似[（38 ± 16）mm *VS.*（36 ± 11）mm，P=0.8]。在最大Valsalva状态下，正常女性（30 ± 16）mm子宫主韧带长度比盆腔器官脱垂女性（15 ± 9）mm长（P=0.03）；子宫骶韧带深部的长度在正常女性和盆腔器官脱垂女性中分别为（15 ± 12）mm和（7 ± 4）mm（P=0.09）。相比之下，子宫主韧带从静息态到最

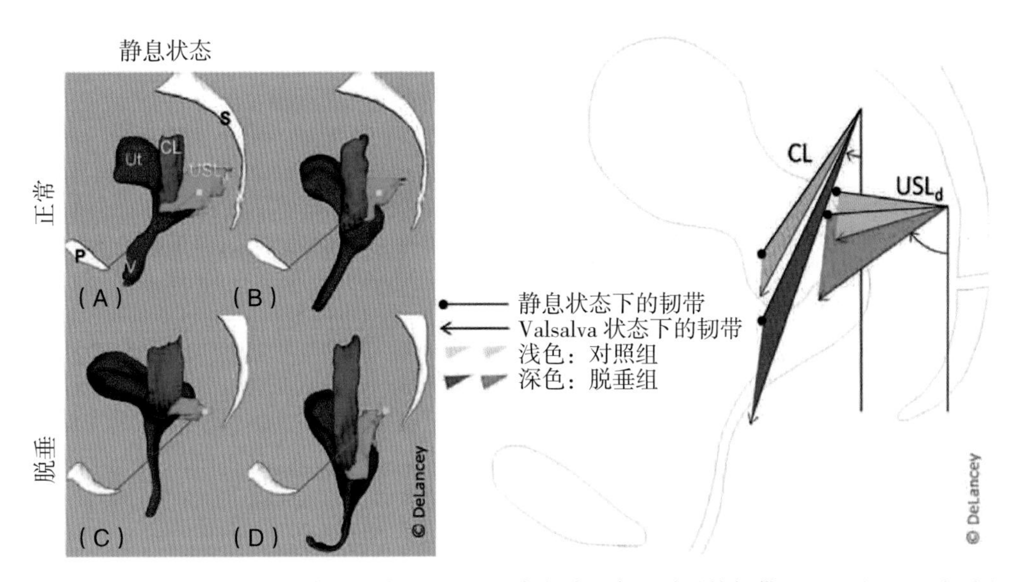

图 2–17　左图为对比静息状态和最大 Valsalva 动作时正常和脱垂的韧带。图 A 和图 B 分别为一位健康女性在静息状态和最大 Valsalva 动作时 3D 模型的左侧面观。图中显示了各结构与标准化的盆筋膜腱弓之间的关系 [蓝绿色线从耻骨联合到坐骨棘（黄色区域）]，空间参考线为耻骨联合到坐骨棘的 P–IS 线。图 C 和图 D 分别为一位盆腔器官脱垂女性在静息状态和最大 Valsalva 动作时 3D 模型的左侧面观，正中矢状面可见耻骨联合和骶骨。右图为韧带在静息状态和最大 Valsalva 动作时的直线长度和角度。图中子宫主韧带和子宫骶韧带深部的平均直线长度和角度是从一位健康女性的正中矢状位图像上得到的，图中显示了子宫、阴道、耻骨联合和骶骨的轮廓。图示为子宫（Ut），子宫主韧带（CL），子宫骶韧带深部（USL_d），耻骨联合（P），骶骨（S）。（图片引自 DeLancey. J. Luo, et al., Using stress MRI to analyze the 3D changes in apical ligament geometry from rest to maximal Valsalva: a pilot study. Int.Urogynecol. J. 25（2）（2014）: 197–203.）

大应力状态的角度保持不变，而子宫骶韧带深部角度在静息态和最大应力状态下显著不同（$P<0.001$）。综上所述，盆腔器官脱垂女性的子宫主韧带在 Valsalva 状态下伸长程度大于正常女性；而在相同条件下，子宫骶韧带深部倾斜角度的变化较子宫主韧带更大。

2.3.2　前盆腔：Ⅱ水平

Ⅱ水平即阴道中段，盆内筋膜通过盆筋膜腱弓将阴道前、后壁附着于骨盆侧壁（图 2–13）。与盆筋膜腱弓附着的盆内筋膜使阴道得以在膀胱和直肠之间横向伸展并具备相应的生理功能。支撑膀胱的结构包括阴道前壁和附着于盆筋膜腱弓的盆内筋膜。阴道壁包含大量间质结缔组织，外科医生在手术中切除的称之为“筋膜”的结构，实际上是阴道的纤维肌层，其构成阴道壁平滑肌层。同样，阴道后壁和盆内筋膜（直肠阴道筋膜）共同支撑直肠前壁，防止直肠向前突出，阻止直肠膨出。在本章节后面的部分将详细讨论这一内容。有观点认为，阴道和膀胱、直肠之间存在独立的组织结构层维持器官位于正常解剖位置，然而这一观点与该区域的组织学结构研究结果不符。

2.3.2.1 盆筋膜腱弓和肛提肌腱弓前部

前盆腔内可见盆筋膜腱弓和肛提肌腱弓位于骨盆侧壁的内侧面（图 2–18）。盆筋膜腱弓以腱性结构附着于距耻骨联合中线 1 cm、耻骨联合底部上方 1 cm 的耻骨内面。该较短（1 cm）的腱性结构也是阴道壁、耻骨阴道肌（耻骨内脏肌的一部分）和盆内筋膜在耻骨端的附着点。从该起点向背侧延续至其终点，位于坐骨棘上方 1~2 cm。盆筋膜腱弓实际上是盆内筋膜延伸至骨盆侧壁并局部增厚形成，而非通常所描述的“条索样”韧带结构。局部结缔组织纤维走行方向与盆筋膜腱弓边缘平行，并非横向走行穿越阴道至盆筋膜腱弓。

肛提肌腱弓起于耻骨降支内侧面，起点位于闭孔管前方，终于坐骨棘，与盆筋膜腱弓的终点位置邻近。在骨盆侧壁靠近背侧的后半部分，两个腱弓的走行相互重叠。尽管肛提肌腱弓在外观上较为薄透，但仍可在耻骨降支至坐骨棘的连线上触摸到带状结构，即为肛提肌腱弓。

为什么存在盆筋膜腱弓和肛提肌腱弓这样的结构？这些结构呈带状覆盖于闭孔内肌上，是局部组织附着于骨盆的关键结构，而闭孔内肌位于骨盆和阴道之间。由于闭孔的存在，阴道无法从侧方直接与骨性结构相连。因此，由这两

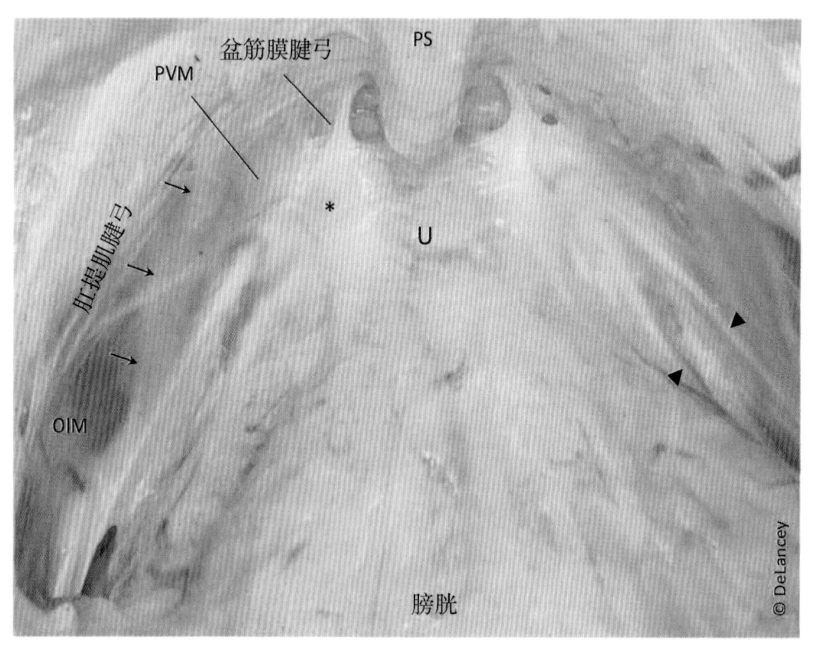

图 2–18　耻骨联合上面观，可见盆腔中线处耻骨后间隙，左侧所示为盆筋膜腱弓和耻骨内脏肌内侧面。向后牵拉膀胱和尿道以充分暴露耻骨内侧。箭头所示为肛提肌腱弓边缘，位于闭孔内肌内侧面。距盆筋膜腱弓起点处约 1 cm “*” 所标识处，尿道段阴道壁在此部位附着于盆筋膜腱弓，也是肛提肌内侧部分（耻骨阴道肌）的附着处。右侧可见较小的阴道旁缺损，其边缘由箭头标示。图示为耻骨联合（PS），尿道（U），耻骨内脏肌（PVM），闭孔内肌（OIM）。（©DeLancey）

个覆盖于闭孔内肌表面、由耻骨走行至坐骨棘的纤维性条带组成了阴道和肛提肌附着于骨盆的重要结构。

2.3.3　前盆腔：Ⅲ水平

在Ⅲ水平，阴道附着于周围的组织，一侧在处女膜环上方与肛提肌相连，即耻骨内脏肌的耻骨阴道肌部分。如前所述，盆筋膜腱弓在此附着形成该水平的腹侧连接，为会阴膜向腹侧的延伸。在背侧，阴道与会阴体的结缔组织相融合。这些结缔组织结构在相关章节中都有所涉及。

2.3.3.1　前盆腔 3D 重建和脱垂后的结构变化

阴道前壁、Ⅰ水平的子宫主韧带和子宫骶韧带，以及Ⅱ水平阴道侧方支撑结构在前盆腔支持中发挥重要作用，充分了解这些结构变化带来的影响和这些结构之间的关系，对于认识阴道前壁脱垂十分关键（图 2–19）。3D 应力磁共振可在活体女性做最大 Valsalva 动作时对相关结构完成直接或间接成像，首次实现活体阴道前壁脱垂女性与非脱垂正常女性之间的空间结构变化的对比研究。

手术中看到的阴道与盆筋膜腱弓的分离通常是从靠近坐骨棘的一端开始并向耻骨端延伸，就像拉链将其两部分从一端分离到另一端一样[42]。图 2–18 中，与左侧相比，右侧阴道旁可见一个较小的缺损，即一小块结构不完整区域。阴道前壁脱垂通常合并阴道旁组织分离 / 缺损，而阴道旁组织分离通常（但非全部）与宫颈脱垂有关[43, 44]。

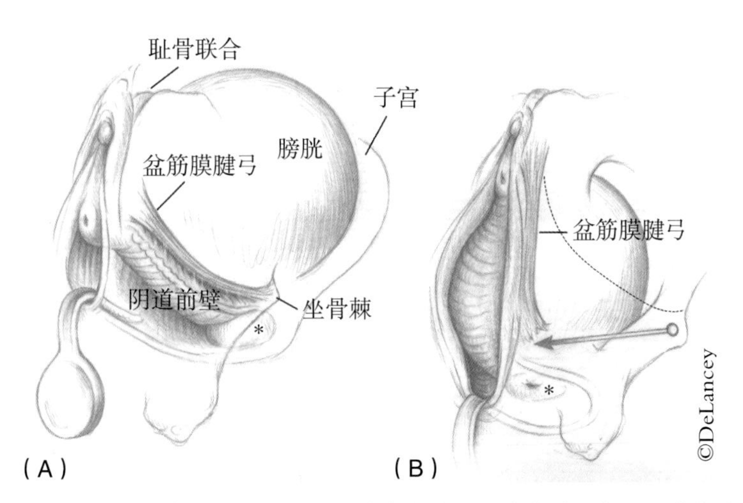

图 2–19　图 A 为正常位置阴道前壁，图 B 为阴道前壁脱垂（膀胱脱垂）时阴道前壁下移并通过阴道口的情况。图为女性膀胱截石位侧面观，阴道后壁放置单叶重力阴道拉钩，图中可见膀胱、子宫、宫颈（*）、坐骨棘和耻骨联合。图中可见阴道顶端（箭头所示）和与之伴随的盆筋膜腱弓向下移动的机械效应，后者的正常位置由虚线所表示。注意不是阴道壁的结构变化导致阴道壁脱垂，而是阴道壁丧失正常附着和支持结构。（图片引自 J.O. DeLancey, Fascial and muscular abnormalities in women with urethral hypermobility and anterior vaginal wall prolapse, Am. J. Obstet. Gynecol. 187（1）（2002）93–98.）（©DeLancey）

女性3D应力磁共振所显示的阴道前壁静息状态与载荷状态下正常结构形态和结构变形与我们之前认为的有所不同[45]（图2-20）。在支持结构正常的女性中，上段阴道通常位于盆筋膜腱弓上方，阴道前壁不与盆筋膜腱弓平行[46]。尽管附着情况如前所述，而肛提肌抬高阴道壁，使阴道壁与盆筋膜腱弓呈成角倾斜位置。膀胱脱垂女性中，阴道前壁整体向下移动，下段阴道壁通过阴道口向外突出形成"杯形"形态。远端阴道以盆筋膜腱弓和耻骨附着点为中心旋转，就像儿童荡秋千时以秋千顶端悬挂点为中心移动。阴道前壁整体向下平移，

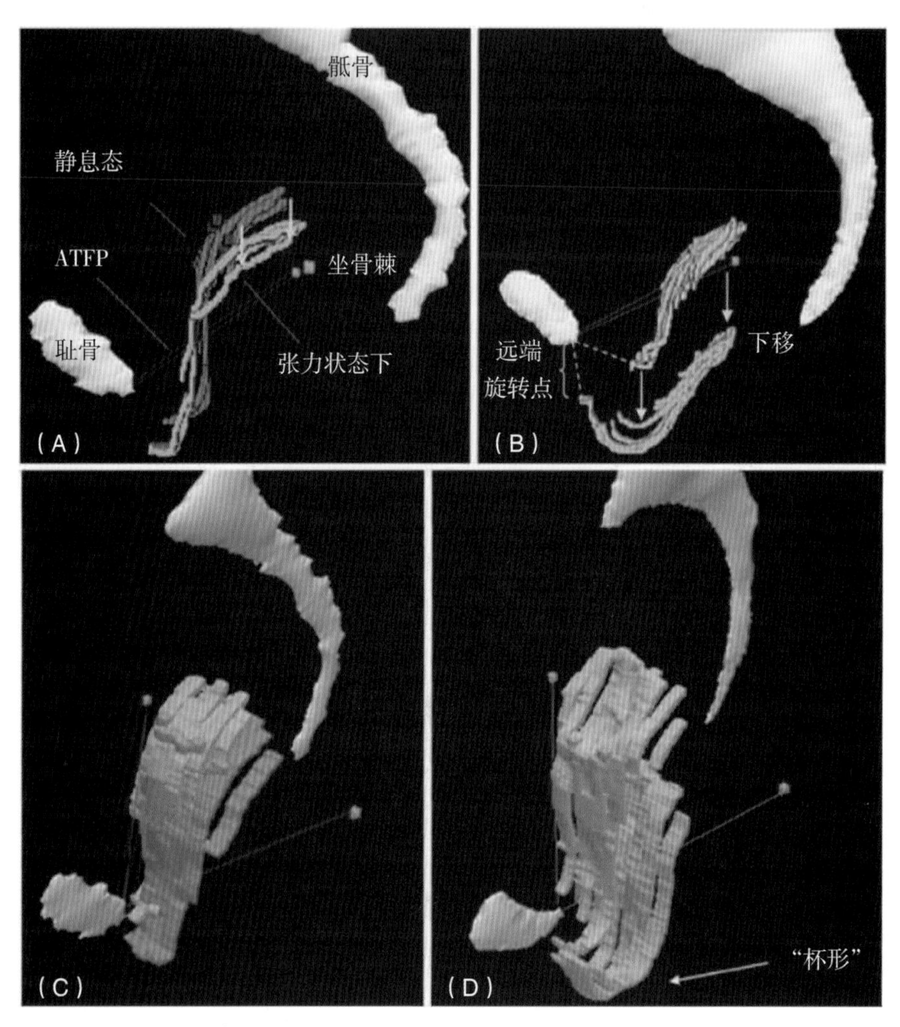

图2-20 正常对照组（A）和病例组（B）的阴道3D模型侧面观。图中可见静息态（粉色）、应力状态（蓝绿色）阴道和盆筋膜腱弓（绿色）的横截面。与正常对照组（A）相比，病例组（B）显示Vasalva动作时沿阴道长轴方向的下移，远端以附着点为轴旋转下降。图C和图D为同一模型的斜视图。注意图D中阴道后壁形成的"杯形"脱垂形态，矢状位和冠状位均可见"杯形"脱垂形态。（图片引自K.A. Larson, et al., Magnetic resonance imaging-based threedimensional model of anterior vaginal wall position at rest and maximal strain in women with and without prolapse, Int. Urogynecol. J. 21（9）（2010）1103-1109.）（©DeLancey）

即属于这种结构变化的一部分。

对阴道前壁脱垂和正常女性进行阴道壁支持结构的定量测量和评估，能够验证脱垂相关结构改变的假说[47]。在该研究中，我们测量了阴道的宽度和长度，以及阴道顶端下移的程度和阴道旁缺损的大小，阴道旁缺陷通过比较正常阴道侧壁的平均位置与个体阴道侧壁之间的差距。阴道宽度和阴道旁距离通过在阴道全长等距分布 5 个位置进行分别测定。其中，膀胱脱垂患者与正常女性之间差异最大的参数是在阴道前壁侧缘（阴道旁间隙）较低位置取得的，而在 5 个等距位置中，阴道中部位置的效应强度为 2.2~2.8（图 2–21）。阴道顶端位置差异较低，该效应强度为 1.7。在阴道中下段，阴道顶端和阴道旁支持组织之间的相关性较强（阴道旁间隙的 5 个位置相关性为 r=0.77~0.93）。脱垂女性的阴道长度相对更长（效应强度为 1.2），但阴道宽度仅在阴道中段的一个位置中表现出差异（效应强度为 1.0）。因此，上述这些重要研究结果表明，脱垂女性阴道与骨盆之间附着结构（包括阴道顶端和阴道旁）的改变要比阴道壁本身的变化（长度或宽度）更显著，体现在受影响的位置数量，以及病例组和对照组之间的差异大小。

由于临床医生肉眼可见突出的阴道前壁，故传统观点认为，膀胱脱垂与阴道前壁筋膜的缺陷有关。既往文献通常认为膀胱脱垂是由于膀胱自阴道前壁缺陷部位疝出所致。现如今的研究证据并不支持这种传统假说。研究数据表明，阴道壁下降、膨出是由于阴道附着结构缺陷和肛提肌功能缺失无法闭合阴道入口闭合所致。

2.3.3.2　膀胱脱垂和阴道前壁脱出长度

膀胱脱垂发生的关键因素是阴道前壁暴露于腹压和大气压之间压力差的长度[48]，即阴道前壁脱出长度。如图 2–3 所示，肌肉损伤和阴道附着结构的作用减弱共同导致阴道前壁向下移动，因而使其暴露于腹压和大气压之间的压力差中。暴露于压力差中的阴道前壁面积越大，施加于阴道与骨盆壁附着结构上的力就越大。仰卧位正中矢状面动态磁共振成像（magnetic resonance imaging，MRI）显示脱垂发生时，暴露于压力差的阴道前壁面积与膀胱及阴道顶端下降程度，以及尿生殖膈裂孔面积之间存在重要相关性（图 2–22）。

阴道前壁脱出长度与膀胱最低点的位置存在强双线性关系（r^2=0.91，$P \leqslant 0.001$）（图 2–23）[48]。当膀胱下降至最低反折点（距其正常位置大约 4 cm）时，阴道前壁几乎没有脱出，即虽然阴道前壁下降但依然与阴道后壁保持接触。下降程度更大时，阴道前壁脱出长度显著增加，膀胱位置每多下降 1 cm 则阴道前壁脱出长度增加 2 cm。阴道顶端位置与阴道前壁脱出长度也存在类似的双线性关系。阴道壁脱出长度与盆膈裂孔直径也有强相关关系（r^2=0.85，P<0.001）。

上述研究观察结果具有重要的临床意义，当膀胱下降小于 4 cm 时，几乎没有阴道脱出；膀胱下降至最低反折点时，阴道前壁仍与阴道后壁保持接触。因此，仅有一小部分阴道壁暴露于压力差中。

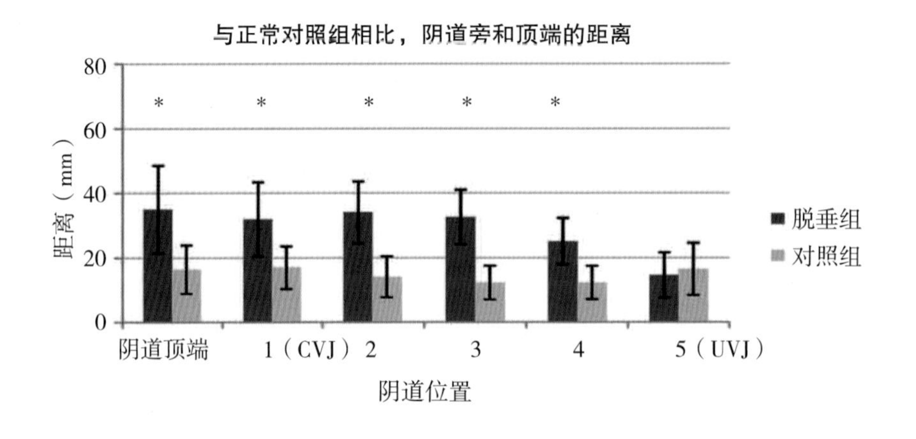

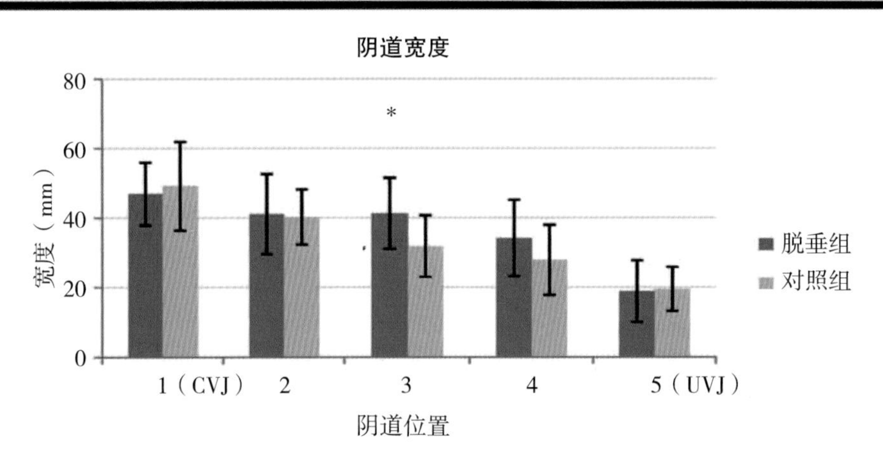

图 2-21 上图对比了脱垂组和正常对照组阴道旁和顶端的距离，下图为阴道宽度的对比。注意"1"代表阴道顶端，即宫颈－阴道连接处（CVJ），而位置"5"代表阴道最远端，即尿道－阴道连接处（UVJ）。星号（*）表示统计学显著性差异（*P*<0.05）。注意：左、右阴道旁距离均值已合并为总体均值。标准差由误差线表示。（图片引自 K.A. Larson, et al., Measurement of the 3D geometry of the fascial arches in women with a unilateral levator defect and "architectural distortion", Int.Urogynecol. J. 23（1）（2012）57–63; K.A. Larson, et al., 3D analysis of cystoceles using magnetic resonance imaging assessing midline, paravaginal, and apical defects, Int. Urogynecol. J. 23（3）（2012）285–293.）（©DeLancey）

当膀胱下降程度更大时，阴道壁脱出长度开始呈线性增加。同样地，阴道顶端的位置和脱出的阴道壁长度同样存在相对较弱的线性关系，具有统计学意义，反折点大约位于阴道顶端正常位置下5 cm。上述结论都说明了存在阈值效应，即一定程度的下降并不会导致阴道前壁暴露于压力差中[48]。

当阴道前壁下降至处女膜残缘的水平时，阴道前壁脱垂患者才会感受到阴道压力，伴有阴道膨胀感[49]。处女膜位于肛提肌下缘，即肛提肌裂孔水平，而脱垂器官正是从此处脱出。阴道壁下降超出处女膜水平则阴道壁将暴露于压力

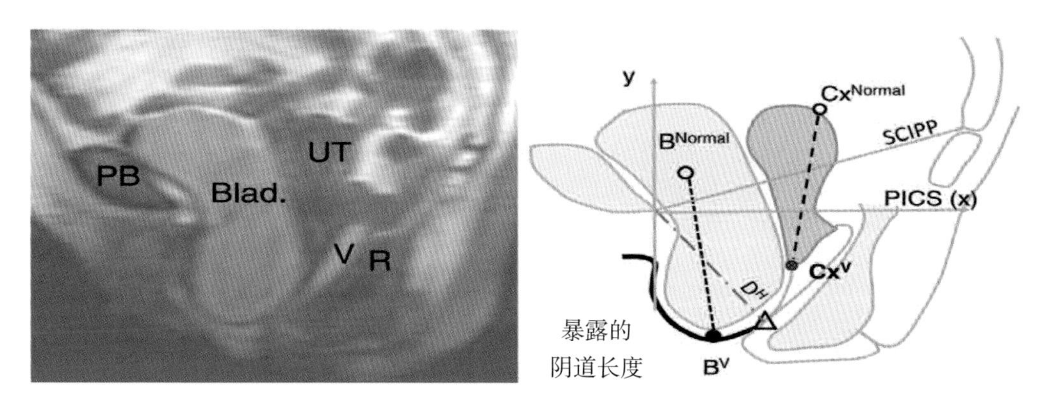

图 2-22　最大应变状态下正中矢状位磁共振图像，测量以骶尾部 - 耻骨下点连线（sacrococcygeal inferior pubic point，SCIPP）为基准轴。最大应变时宫颈位置（Cx^V），最大应变时膀胱最低点位置（B^V），正常宫颈位置（Cx^{Normal}），静息状态下正常膀胱位置（B^{Normal}）。Δ 所示为会阴体区域阴道前壁与阴道后壁失去接触的过渡点。图示为耻骨（PB），膀胱（Blad.），子宫（UT），阴道（V），直肠（R），骨盆倾斜校正系统（PICS）(*x*-*y* 坐标轴)，矢状裂孔直径（D^H）为耻骨联合点与过渡点（D）之间的直线距离。（图片引自 A. Yousuf, et al., The length of anterior vaginal wall exposed to external pressure on maximal straining MRI: relationship to urogenital hiatus diameter, and apical and bladder location, Int.Urogynecol. J. 25（10）（2014）1349–1356.）（©DeLancey）

差中。阴道壁下降 4 cm 恰好使阴道到达处女膜水平。阴道壁下降至处女膜水平以下，则会使暴露于压力差中的阴道壁长度线性增加，解释了为什么当阴道前壁到达这一点时，患者才会感受到阴道胀满感。这一结果支持临床实践中将处女膜作为诊断症状性脱垂和评估手术疗效的标准[50]。一旦阴道壁低于处女膜缘，患者手术疗效不满意度便增大，但如果阴道壁处于处女膜水平或以上，患者手术不满意度便下降[51]，这一现象也与上述结果一致。

2.3.4　后盆腔

2.3.4.1　阴道后壁支撑结构解剖及其在直肠脱垂中的应用

Ⅰ水平，为阴道上 1/3 的支持结构，如前文所述为子宫主 - 骶韧带复合体，阴道后壁与阴道前壁大体相似。然而有一个重要的不同之处，即子宫骶韧带的背侧部分对于后盆腔的支撑具有特别的意义。子宫骶韧带阴道部分附着于阴道后壁上段，并将其拉向背侧。这部分子宫骶韧带走行于腹膜深面，如不切开腹膜则无法肉眼可见。但当阴道顶端移至腹侧时（阴道手术时朝向腹壁），可触及该部分子宫骶韧带。这部分悬吊系统将阴道后壁上段拉向背侧并固定于肛提肌板上方，而子宫主韧带则无垂直方向向量。直肠膨出发生时，阴道和直肠之间的间隙扩张，而上述支撑结构是防止发生直肠膨出的重要机制之一（图 2-24）[52]。

盆腔后壁中段（Ⅱ水平）通过盆内筋膜从侧方与盆筋膜腱弓后部相连[53]，该连接附着方式与阴道前壁相似。盆筋膜腱弓后部走行于坐骨棘和会阴体附着

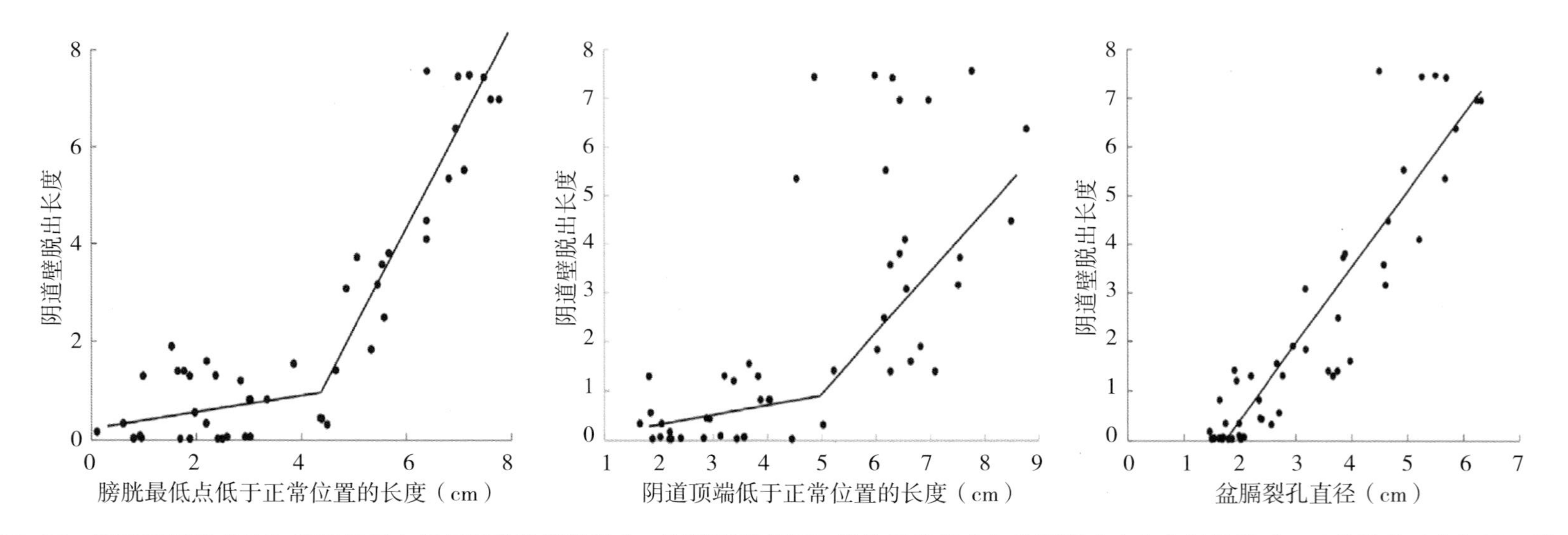

图 2-23 阴道壁脱出长度与膀胱最低点低于正常位置的长度、阴道顶端低于正常位置的长度和盆膈裂孔大小之间的关系。双线性关系分析用于描述阴道壁脱出长度与膀胱最低点低于正常位置的长度之间的关系，相关系数 r^2=0.91，估计的阈值位置为膀胱最低点位于正常位置下 4.4 cm，95% 置信区间为（3.9 cm，4.9 cm）。双线性关系分析同样用于描述阴道壁脱出长度与阴道顶端低于正常位置的长度之间的关系，相关系数 r^2=0.78，估计的阈值位置为阴道顶端位于正常位置下 5.0 cm，95% 置信区间为（3.4 cm，6.5 cm）。盆膈裂孔的直径可反映盆膈裂孔的大小，与阴道壁脱出长度之间呈强线性关系，相关系数 r^2=0.85，但非双线性关系。（图片引自 A. Yousuf, et al., The length of anterior vaginal wall exposed to external pressure on maximal straining MRI: relationship to urogenital hiatus diameter, and apical and bladder location, Int.Urogynecol. J. 25（10）（2014）1349–1356.）（©DeLancey）

点之间。远端附着于可活动的会阴体，而盆筋膜腱弓前部远端附着于固定的耻骨。这些阴道壁侧方附着于盆筋膜腱弓后部的连接结构能够阻止当腹压增加时阴道向腹侧移动。

直肠阴道筋膜，又称 Denonvillier 筋膜，是位于直肠和阴道之间的一层筋膜结构。该结构经常在有关阴道后壁支持结构的论文中被提及。在米勒管发育不全综合征（Mullerian agenesis）的患者中肉眼可见其作为一层独立的结构存在[21]。然而这层肉眼可见的独立结构并不意味着其可在手术中提供足够的支撑力量。

Ⅲ水平为阴道下 1/3 外侧缘与会阴膜融合，内侧缘与肛提肌相连，远端到达会阴体（图 2-25A）。

会阴膜（也称为尿生殖膈）是一层致密的三角形膜性结构，阴道和尿道自其中央开口处穿过，由两个区域构成——背侧区和腹侧区[54]。背侧区包括双侧横行纤维鞘将阴道侧壁和会阴体附着于坐骨耻骨支，该部分无横纹肌。腹侧区是走行众多结构的实性立体组织团块部分，其与尿道膜部括约肌和远端尿道的尿道阴道连接处的括约肌关系密切。在该区域，会阴膜续于盆筋膜腱弓浅部附着点。肛提肌与会阴膜的头端相连，前庭球与阴蒂脚融合于会阴膜的尾端。

2.3.4.2　阴道后壁支撑是如何失效的?

一个世纪以来，人们一直在关注直肠脱垂发生过程中可能涉及的结构

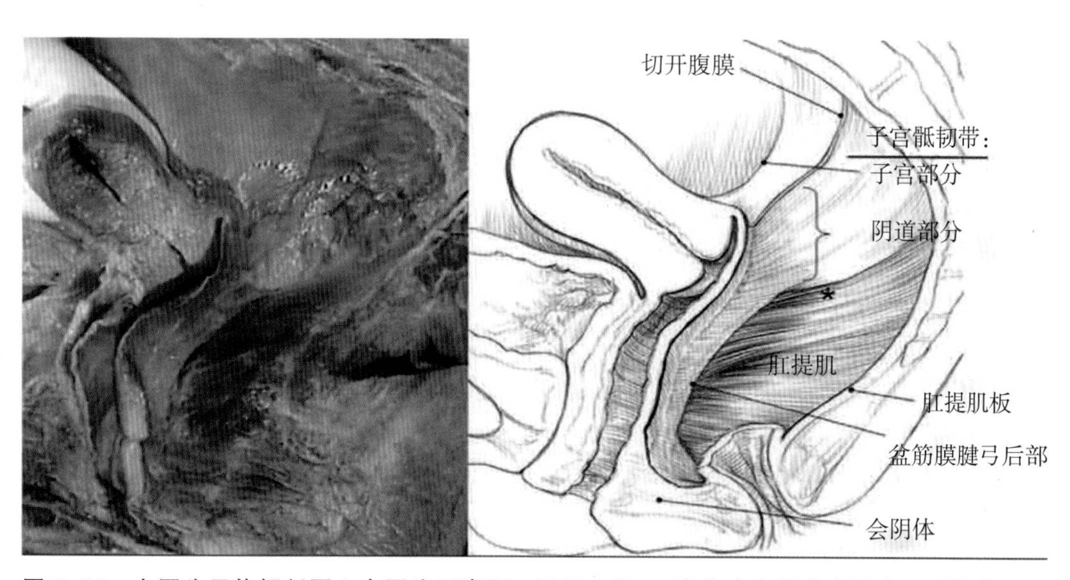

图 2-24　左图为尸体解剖图，右图为示意图，显示一位 56 岁多产女性在去除直肠后的盆腔结构及毗邻关系。注意阴道后壁上段的顶端连接于腹膜后骨盆内侧壁。这些连接结构位于腹膜下，位于传统上称之为子宫骶韧带背侧和尾部。这些结构与盆筋膜腱弓后部相续。在阴道远端，阴道后壁与会阴体顶部相融合。后盆腔的侧缘和背侧缘由肛提肌和肛提肌板构成。星号（*）表示位于尾骨肌深面的骶棘韧带区域。（图片引自 Y. Hsu, C. Lewicky-Gaupp, J.O. DeLancey, Posterior compartment anatomy as seen in magnetic resonance imaging and 3-dimensional reconstruction from asymptomatic nulliparas, Am. J.Obstet. Gynecol. 198（6）（2008）651e1-7.）（©DeLancey）

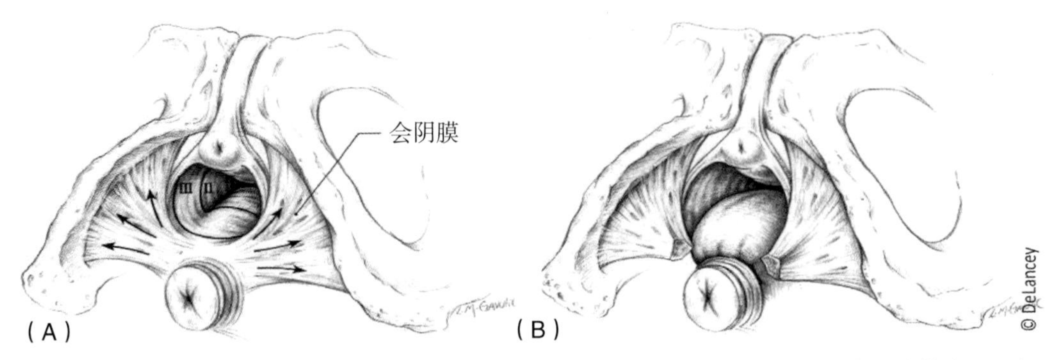

图 2-25　图 A 为会阴膜外侧缘附着于坐骨耻骨支，通过会阴体连接纤维的张力方向（箭头所示）。图中显示了Ⅲ水平阴道后壁的“U”形轮廓和Ⅱ水平阴道后壁的“W”形轮廓。图 B 所示为产科损伤导致会阴体支持结构异常，可能继发远端直肠脱垂。（图片引自 J.O. DeLancey, Structural anatomy of the posterior pelvic compartment as it relates to rectocele, Am. J. Obstet. Gynecol.180（4）（1999）815–823.）（©DeLancey）

缺陷，并提出了许多具有争议性的假说。通常采用直肠排粪造影来研究直肠形态和异常情况。近来，磁共振和 3D 应力磁共振的应用能够更加客观的记录和描述阴道后壁支持结构。目前，对阴道后壁脱垂局部支持结构改变的基础研究不如前盆腔脱垂深入，但随着新技术的快速发展，这种情况正在迅速改变，研究者们能够更客观、更准确地定性和定量记录后盆腔脱垂时相关解剖结构的变化。

最常见的阴道后壁脱垂表现形式是直肠脱垂。3D 应力磁共振重建显示，直肠脱垂包括阴道后壁的向前突出及直肠前壁通过肛提肌的尿生殖膈裂孔膨出（图 2–26）[55]。除此之外，还有阴道后壁和会阴体的整体下降。目前没有证据显示通常人们所认为的直肠形成疝的部位存在局部筋膜层缺损。我们可以推测直肠脱垂与肛提肌损伤有关，但相关程度是否像前盆腔脱垂那么强还不得而知。

两侧会阴膜通过会阴体相互连接。该连接结构限制了会阴体下降的程度。如果连接一侧和另一侧的纤维断裂，那么肠道可能向下突出，导致阴道后壁脱垂。除此之外，由于肛提肌与该区域的其他组织相融合，阴道开口的扩张也与脱垂时肛提肌裂孔的增大有关。

阴道后壁上段悬吊功能障碍与肠疝和阴道穹窿脱垂有关（图 2–27）。与骶骨附着结构的丧失使得阴道后壁向前突出，通常伴随肛提肌板向下倾斜，而肛提肌板的倾斜通常与盆腔器官脱垂有关。这是一个目前研究积极活跃的领域，我们能够像了解前盆腔力学发病机制一样，深刻研究了解后盆腔的支撑结构。

2.4　前、后盆腔的相互作用

到目前为止，我们已经分别阐述了前盆腔和后盆腔的支撑结构。然而我们也要考虑到前、后盆腔之间存在重要的相互

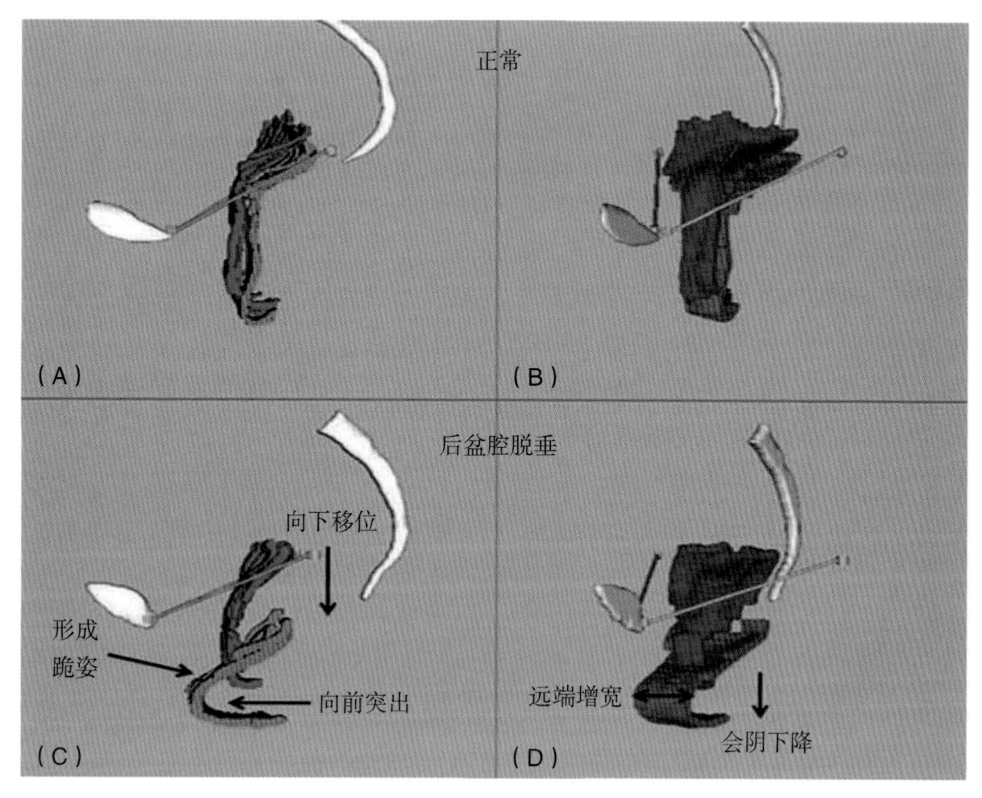

图 2-26　阴道后壁脱垂的形态和位置改变（图 2-3），后盆腔脱垂的特点。对照组为图 A 和图 B，病例组为图 C 和图 D，图 A、C 为侧视图，图 B、D 为斜视图，图 C、D 为后盆腔脱垂静息状态（蓝色）和 Valsalva 状态（粉色）下的 5 种特点：①折叠增加（形成跪姿）；②阴道下 2/3 向下移位；③向前突出；④会阴下降；⑤阴道下 1/3 远端增宽。耻骨和骶骨为白色，P-IS 线为蓝绿色。（图片引自 Luo, et al., Posterior vaginal prolapse shape and position changes at maximal Valsalva seen in 3-D MRI-based models, Int. Urogynecol. J. 23（9）（2012）1301-1306.）（©DeLancey）

作用。由于阴道是一个潜在的腔隙，通常无大量空气或液体填充，所以一侧阴道壁的移动不可能没有另一侧阴道壁的代偿移动。了解阴道移动的方向和程度对于我们全面定量评估脱垂十分重要。

通过分析正中矢状面 2D 动态磁共振图像，可以了解阴道壁移动的方向和程度[56]。移动的角度和方向，以及阴道前、后壁支持系统的顺应性在阴道壁的不同区域不尽相同。据此将阴道壁分为三个部分，接近阴道顶端的顺应性最高，靠近阴道口的则顺应性最低（图 2-28）。膀胱脱垂患者前、后盆腔支持系统的顺应性高于直肠脱垂的患者。膀胱脱垂和直肠脱垂的移动方向也不同（图 2-29）。在大多数膀胱脱垂中，上段阴道的前壁向阴道口移动，但下端阴道前壁则朝腹侧的方向移动。而在直肠脱垂中，阴道后壁的移动方向通常是朝向阴道口。

2.5　结论

我们对于盆腔器官脱垂的了解进展

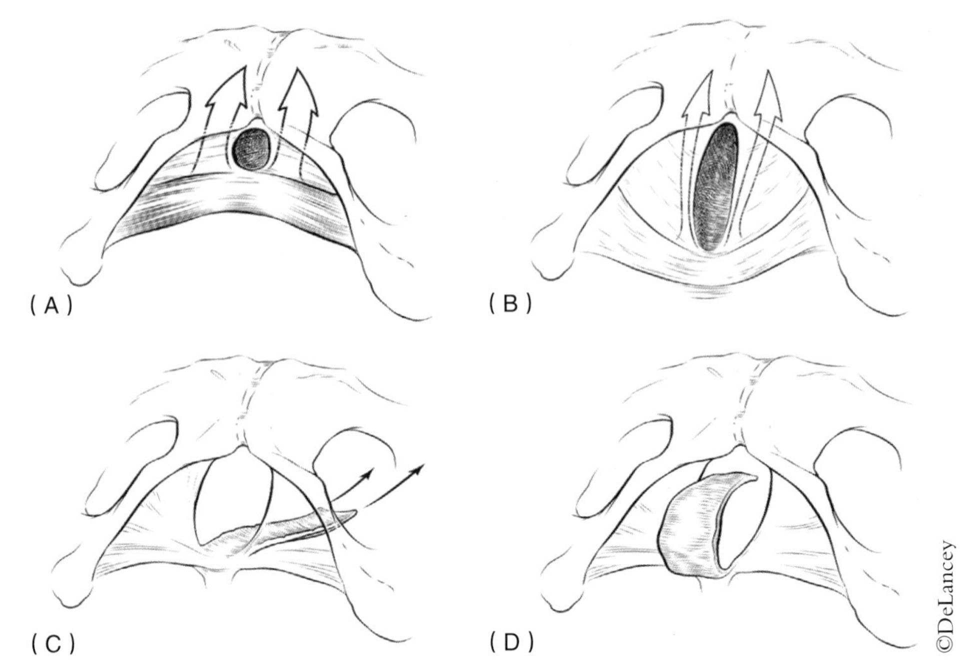

图 2-27 直肠脱垂和肠疝的相关因素。图 A 和 B 显示肛提肌对盆膈裂孔和会阴区结构的影响。肛提肌张力缺失导致肛提肌裂孔扩大。图 C 和 D 所示为阴道顶端支持组织功能丧失的影响，顶端支持结构的损伤可导致像肠疝时一样的阴道穹窿脱垂。（©DeLancey）

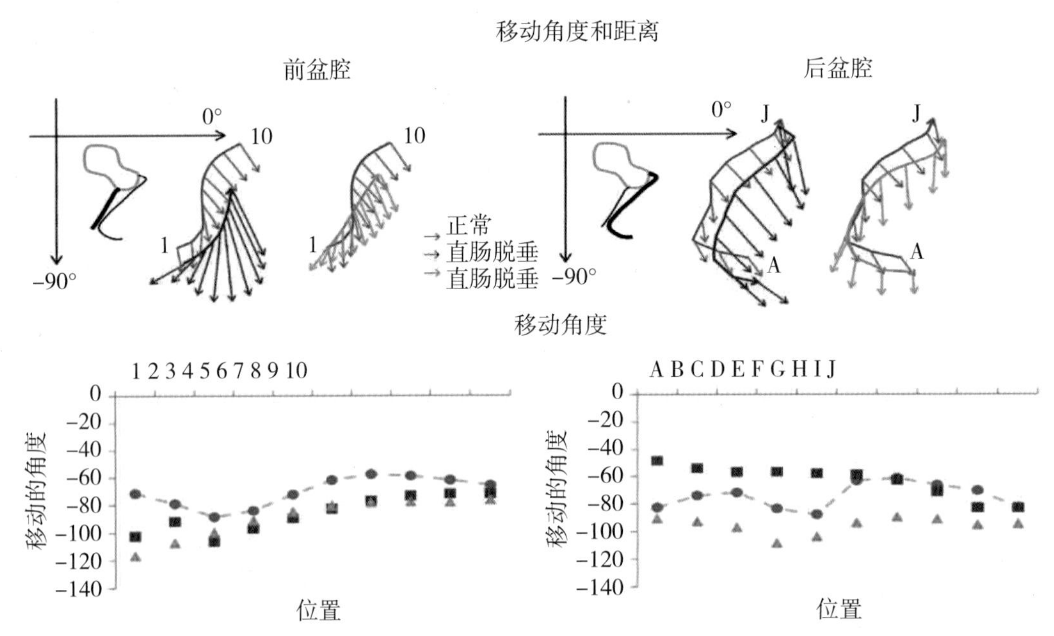

图 2-28 上图为前、后盆腔支持系统的阴道壁移动方向和程度（mm）。下图为正常女性、膀胱脱垂患者和直肠脱垂患者移位的角度（用与水平面所呈夹角表示）。（图片引自 D.M. Spahlinger，et al.，Relationship between intra-abdominal pressure and vaginal wall movements during Valsalva in women with and without pelvic organ prolapse：technique development and early observations，Int. Urogynecol. J. 25（7）（2014）873-881.）

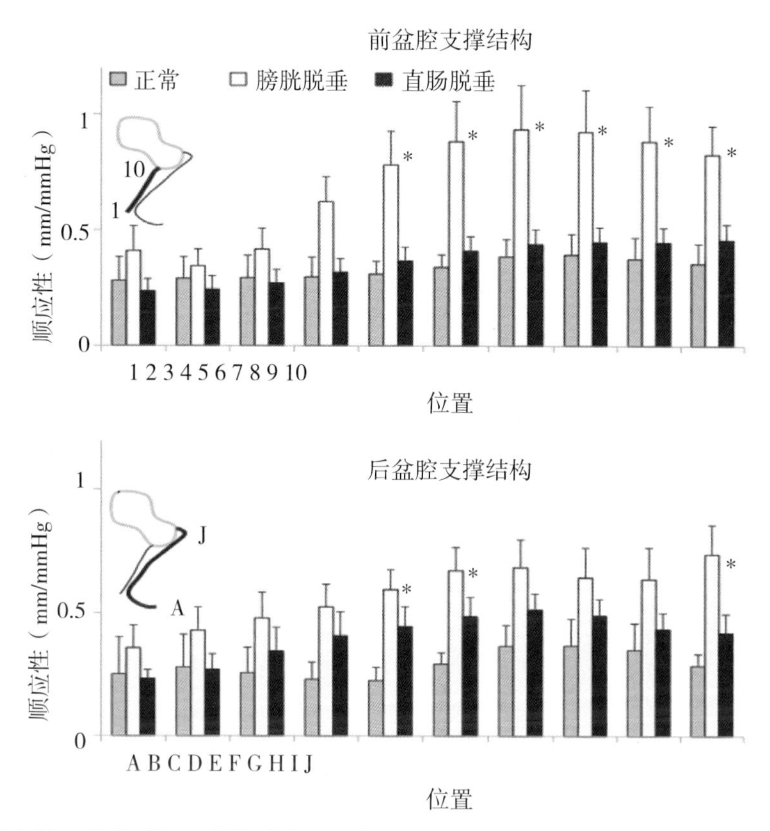

图 2-29　图中所示为分别沿阴道前壁（上图）和阴道后壁（下图）10 个位置测量局部支撑结构平均顺应性。误差线代表标准误。浅灰色代表支持结构正常的女性，白色代表阴道前壁脱垂患者，黑色代表阴道后壁脱垂患者。星号（*）表示该部位组间顺应性具有显著性差异（$P<0.05$）。（图片引自 D.M. Spahlinger, et al., Relationship between intra-abdominal pressure and vaginal wall movements during Valsalva in women with and without pelvic organ prolapse: technique development and early observations, Int. Urogynecol. J. 25（7）（2014）873-881.）

十分迅速，能够用于论证争议性假说及其价值的技术正在出现，也许尚需时日但最终观点将让位于科学。更重要的是，测试个体生物力学的关键因素不久将被用于每个患者的个体化治疗。根据特定生物力学异常给予特异性治疗手段是心脏病学领域的规范，如超声心动图等功能性成像技术自 20 世纪 60 年代提出以来便取得了迅猛发展，在这期间，超过 20 000 篇学术论文的研究是基于此项技术完成而发表的。这些文章描述了用于评估心功能异常的新方法，以及如何针对性地调整治疗方案。我们期待对于盆底功能解剖定量测量方法的认识、掌握和应用也会经历这样的进程。

（杨炎霖、赵志伟译，
赵志伟、苗娅莉校）

参考文献

[1] L. Chen, et al., Interaction among apical support, levator ani impairment, and anterior

vaginal wall prolapse, Obstet. Gynecol. 108 (2) (2006) 324-332.

[2] J.O. DeLancey, Surgery for cystocele III: do all cystoceles involve apical descent? Observations on cause and effect, Int. Urogynecol. J. 23 (6) (2012) 665-667.

[3] R. Kearney, R. Sawhney, J.O. DeLancey, Levator ani muscle anatomy evaluated by origin-insertion pairs, Obstet. Gynecol. 104 (1) (2004) 168-173.

[4] F.C.O.A Terminology, Terminologia Anatomica: International Anatomical Terminology, first ed., Thieme Stuttgart, Stuttgart, 1998. 292.

[5] J.O. Lawson, Pelvic anatomy. I. Pelvic floor muscles, Ann. R. Coll. Surg. Engl. 54 (5) (1974) 244-252.

[6] C. Betschart, et al., Comparison of muscle fiber directions between different levator ani muscle subdivisions: in vivo MRI measurements in women, Int. Urogynecol. J. 25 (9) (2014) 1263-1268.

[7] N.A. Clark, et al., Levator defects affect perineal position independently of prolapse status, Am. J. Obstet. Gynecol. 203 (6) (2010) 595 e17-22.

[8] C. Lewicky-Gaupp, et al., Structural position of the posterior vagina and pelvic floor in women with and without posterior vaginal prolapse, Am. J. Obstet. Gynecol. 202 (5) (2010). 497 e1-6.

[9] S.A. Jung, et al., Vaginal high-pressure zone assessed by dynamic 3-dimensional ultrasound images of the pelvic floor, Am. J. Obstet. Gynecol. 197 (1) (2007). 52 e1-7.

[10] N.M. Guaderrama, et al., The vaginal pressure profile, Neurourol. Urodyn. 24 (3) (2005) 243-247.

[11] C. Oh, A.E. Kark, Anatomy of the external anal sphincter, Br. J. Surg. 59 (9) (1972) 717-723.

[12] Y. Hsu, et al., Magnetic resonance imaging and 3-dimensional analysis of external anal sphincter anatomy, Obstet. Gynecol. 106 (6) (2005) 1259-1265.

[13] J. Halban, J. Tandler, Anatomie und Atiologie der Genital prolapse biem Weibe, Wilhelm Braunmuller, Vienna and Leipzig, 1907.

[14] R.H. Paramore, The supports-in-chief of the female pelvic viscera, Proc. R. Soc. Med. 1 (Obstet. Gynaecol. Sect.) (1908) 195-214.

[15] J.O. DeLancey, et al., Comparison of levator ani muscle defects and function in women with and without pelvic organ prolapse, Obstet. Gynecol. 109 (2 Pt. 1) (2007) 295-302.

[16] J.O. DeLancey, et al., The appearance of levator ani muscle abnormalities in magnetic resonance images after vaginal delivery, Obstet. Gynecol. 101 (1) (2003) 46-53.

[17] J.O. DeLancey, et al., Comparison of the puborectal muscle on MRI in women with POP and levator ani defects with those with normal support and no defect, Int. Urogynecol. J. 23 (1) (2012) 73-77.

[18] J.O. DeLancey, et al., Stress urinary incontinence: relative importance of urethral support and urethral closure pressure, J. Urol. 179 (6) (2008) 2286-2290. discussion 2290.

[19] R.U. Margulies, et al., Appearance of the levator ani muscle subdivisions in magnetic resonance images, Obstet. Gynecol. 107 (5) (2006) 1064-1069.

[20] J. Kim, et al., Anatomy of the pubovisceral muscle origin: macroscopic and microscopic findings within the injury zone, Neurourol. Urodyn. 34 (8) (2015) 774-780.

[21] M. Huebner, R.U. Margulies, J.O. DeLancey, Pelvic architectural distortion is associated with pelvic organ prolapse, Int. Urogynecol. J. Pelvic Floor Dysfunct. 19 (6) (2008) 863-867.

[22] K.A. Larson, et al., Measurement of the 3D geometry of the fascial arches in women with a unilateral levator defect and "architectural distortion, " Int. Urogynecol. J. 23 (1) (2012) 57-63.

[23] M.B. Berger, D.M. Morgan, J.O. DeLancey, Levator ani defect scores and pelvic organ prolapse: is there a threshold effect? Int. Urogynecol. J. 25 (10) (2014) 1375-1379.

[24] H.P. Dietz, J.M. Simpson, Levator trauma is

associated with pelvic organ prolapse, BJOG 115 (8) (2008) 979-984.

[25] A.C. Weidner, et al., Neuropathic injury to the levator ani occurs in 1 in 4 primiparous women, Am. J. Obstet. Gynecol. 195 (6) (2006) 1851-1856.

[26] E. Conner, et al., Vaginal delivery and serum markers of ischemia/reperfusion injury, Int. J. Gynaecol. Obstet. 94 (2) (2006) 96-102.

[27] K.C. Lien, et al., Levator ani muscle stretch induced by simulated vaginal birth, Obstet. Gynecol. 103 (1) (2004) 31-40.

[28] J.M. Miller, et al., Evaluating maternal recovery from labor and delivery: bone and levator ani injuries, Am. J. Obstet. Gynecol. 213 (2) (2015). 188 e1-188 e11.

[29] J.M. Miller, et al., MRI findings in patients considered high risk for pelvic floor injury studied serially after vaginal childbirth, AJR Am. J. Roentgenol. 195 (3) (2010) 786-791.

[30] J.O. DeLancey, Anatomic aspects of vaginal eversion after hysterectomy, Am. J. Obstet. Gynecol. 166 (6 Pt. 1) (1992) 1717-1724. discussion 1724-8.

[31] J. Luo, et al., In vivo properties of uterine suspensory tissue in pelvic organ prolapse, J. Biomech. Eng. 136 (2) (2014) 021016.

[32] S.L. Woo, et al., Tensile properties of the human femur-anterior cruciate ligament-tibia complex. The effects of specimen age and orientation, Am. J. Sports Med. 19 (3) (1991) 217-225.

[33] K.D. Bartscht, J.O. DeLancey, A technique to study the passive supports of the uterus, Obstet. Gynecol. 72 (6) (1988) 940-943.

[34] R. Ramanah, et al., Anatomy and histology of apical support: a literature review concerning cardinal and uterosacral ligaments, Int. Urogynecol. J. 23 (11) (2012) 1483-1494.

[35] R.L. Range, R.T. Woodburne, The gross and microscopic anatomy of the transverse cervical ligament, Am. J. Obstet. Gynecol. 90 (1964) 460-467.

[36] W.H. Umek, et al., Quantitative analysis of uterosacral ligament origin and insertion points by magnetic resonance imaging, Obstet. Gynecol. 103 (3) (2004) 447-451.

[37] L. Chen, et al., Cardinal and deep uterosacral ligament lines of action: MRI based 3D technique development and preliminary findings in normal women, Int. Urogynecol. J. 24 (1) (2013) 37-45.

[38] J.R. Fielding, et al., MR imaging of the female pelvic floor in the supine and upright positions, J. Magn. Reson. Imaging 6 (6) (1996) 961-963.

[39] J.O. DeLancey, Structural anatomy of the posterior pelvic compartment as it relates to rectocele, Am. J. Obstet. Gynecol. 180 (4) (1999) 815-823.

[40] T.M. Smith, et al., A novel technique to measure in vivo uterine suspensory ligament stiffness, Am. J. Obstet. Gynecol. 209 (5) (2013). 484 e1-7.

[41] J. Luo, et al., Using stress MRI to analyze the 3D changes in apical ligament geometry from rest to maximal Valsalva: a pilot study, Int. Urogynecol. J. 25 (2) (2014) 197-203.

[42] J.O. DeLancey, Fascial and muscular abnormalities in women with urethral hypermobility and anterior vaginal wall prolapse, Am. J. Obstet. Gynecol. 187 (1) (2002) 93-98.

[43] K. Rooney, et al., Advanced anterior vaginal wall prolapse is highly correlated with apical prolapse, Am. J. Obstet. Gynecol. 195 (6) (2006) 1837-1840.

[44] A. Summers, et al., The relationship between anterior and apical compartment support, Am. J. Obstet. Gynecol. 194 (5) (2006) 1438-1443.

[45] K.A. Larson, et al., Magnetic resonance imaging-based three-dimensional model of anterior vaginal wall position at rest and maximal strain in women with and without prolapse, Int. Urogynecol. J. 21 (9) (2010) 1103-1109.

[46] K.A. Larson, Y. Hsu, J.O. DeLancey, The

relationship between superior attachment points for anterior wall mesh operations and the upper vagina using a 3-dimensional magnetic resonance model in women with normal support, Am. J. Obstet. Gynecol. 200 (5) (2009). 554 e1-6.

[47] K.A. Larson, et al., 3D analysis of cystoceles using magnetic resonance imaging assessing midline, paravaginal, and apical defects, Int. Urogynecol. J. 23 (3) (2012) 285-293.

[48] A. Yousuf, et al., The length of anterior vaginal wall exposed to external pressure on maximal straining MRI: relationship to urogenital hiatus diameter, and apical and bladder location, Int.Urogynecol. J. 25 (10) (2014) 1349-1356.

[49] S.E. Swift, S.B. Tate, J. Nicholas, Correlation of symptoms with degree of pelvic organ support in a general population of women: what is pelvic organ prolapse? Am. J. Obstet. Gynecol. 189 (2) (2003) 372-377. discussion 377-9.

[50] M.D. Barber, et al., Defining success after surgery for pelvic organ prolapse, Obstet. Gynecol. 114 (3) (2009) 600-609.

[51] K.A. Larson, et al., Long-term patient satisfaction with michigan four-wall sacrospinous ligament suspension for prolapse, Obstet. Gynecol. 122 (5) (2013) 967-975.

[52] Y. Hsu, C. Lewicky-Gaupp, J.O. DeLancey, Posterior compartment anatomy as seen in magnetic resonance imaging and 3-dimensional reconstruction from asymptomatic nulliparas, Am. J. Obstet. Gynecol. 198 (6) (2008) 651 e1-7.

[53] K.S. Leffler, et al., Attachment of the rectovaginal septum to the pelvic sidewall, Am. J. Obstet. Gynecol. 185 (1) (2001) 41-43.

[54] T.A. Stein, J.O. DeLancey, Structure of the perineal membrane in females: gross and microscopic anatomy, Obstet. Gynecol. 111 (3) (2008) 686-693.

[55] J. Luo, et al., Posterior vaginal prolapse shape and position changes at maximal Valsalva seen in 3-D MRI-based models, Int. Urogynecol. J. 23 (9) (2012) 1301-1306.

[56] D.M. Spahlinger, et al., Relationship between intra-abdominal pressure and vaginal wall movements during Valsalva in women with and without pelvic organ prolapse: technique development and early observations, Int. Urogynecol. J. 25 (7) (2014) 873-881.

第 3 章　骨盆骨骼肌肉解剖

3.1　骨盆及其关节

女性骨盆主要由两侧镜像对称的髋骨和骶骨组成，每块髋骨由髂骨、坐骨和耻骨组成。从青少年时期，3 块骨逐渐发生融合，成年后不能将其完全分开。骨盆后方，骶骨通过骶髂关节与左右髋骨相连；骨盆前方，两髋骨通过耻骨联合相连接，由此组成骨盆环（pelvic ring）。尾骨通过骶尾关节与骶骨相连，形成了骶骨下部的尖端部分。详见图 3–1。

3.1.1　骶骨

骶骨位于脊柱的末端，桥接两侧髋骨，有时被称为“骨盆环的楔石”。这种排列促进了脊柱 – 双腿 – 地面之间负荷或压力的传导和转移[1]（图 3–2）。骶骨上端为底，与第 5 腰椎相连，下端与尾骨相连。第 1 骶椎前表面的突出称为骶骨岬。5 块骶椎融合在一起形成骶

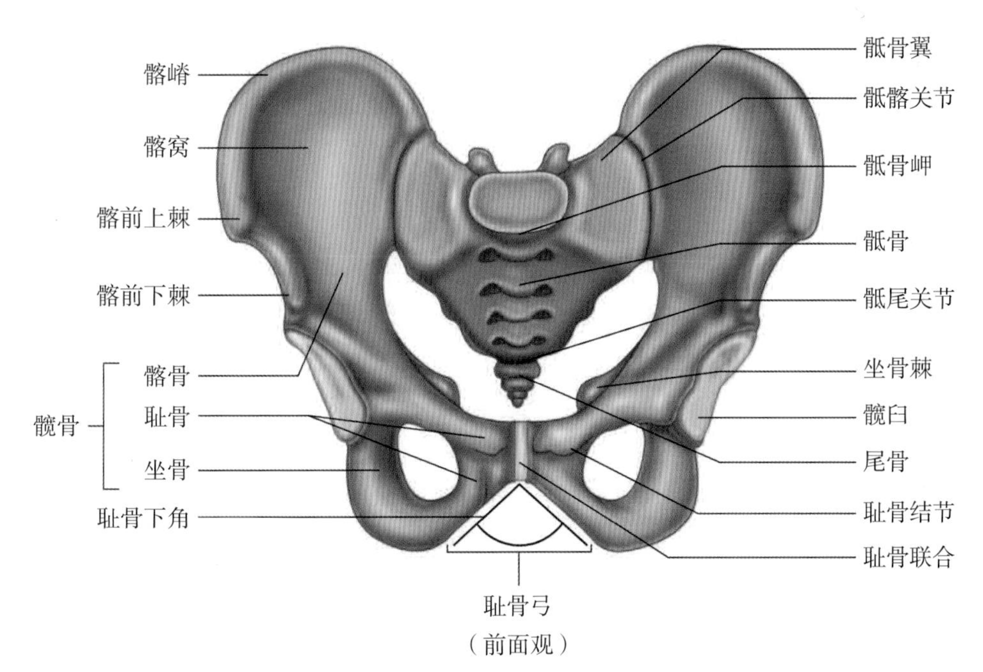

图 3–1　骨盆前面观：耻骨、坐骨和髂骨。（图片引自 A.M.R. Agur, A.F. Dalley, Grant’s Atlas of Anatomy, Lippincott Williams & Wilkins, 2005.）

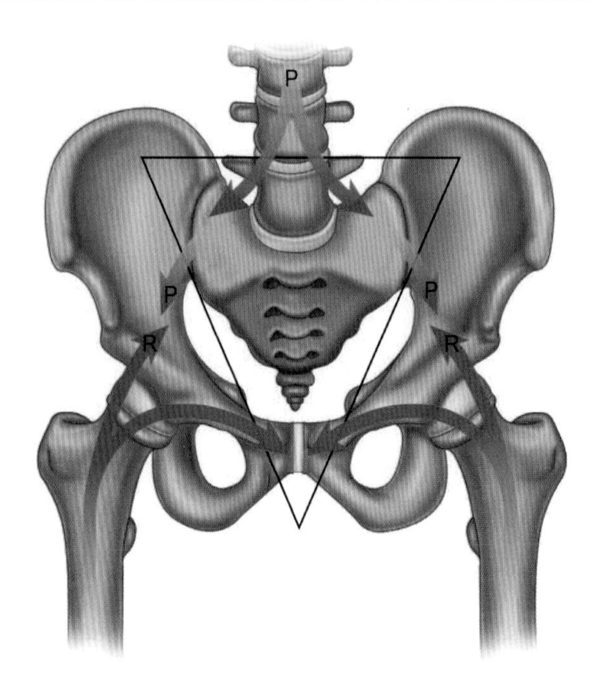

图 3–2 躯干重力（P）自上而下、地面支撑力（R）自下而上均传导至骶髂区。（图片引自 I.A.apandji, The Physiology of Joints, Vol.3: The Vertebral Column, Pelvic Girdle and Head, Churchill Livingston, 2008.）

骨。骶骨盆腔面光滑呈凹形，其背面凸出，极不规则且粗糙。盆腔面的 4 条横向脊状突起是骶椎骨融合部位，骶孔位于横脊两侧末端，4 条骶神经、骶动脉和静脉从中通过。骶正中嵴位于骶骨背侧的中线处，由骶椎棘突融合而成。在骶正中嵴的外侧，椎板融合而成骶中间嵴。骶骨裂孔是第 5 骶椎椎板或第 4 骶椎椎板未能融合而形成。骶中间嵴的外侧依次排列 4 个骶后孔。骶椎横突融合成了具有肋骨特征的骶骨外侧面，骶骨外侧面的上部形成耳状区域，称为耳状面（auricular surface），与髂骨以骶髂关节相连。详见图 3–3。

3.1.2 尾骨

尾骨通常由 4~5 块尾椎椎节形成，其中第 2~5 尾椎可融合成一体，偶尔可能由 5 个或更多椎节形成，但罕见 3 块椎节的情况。与骶骨相似，尾骨盆腔面也呈凹形且表面光滑。骶尾关节至尾骨尖的走行方向为前下方。尽管在出生时尾椎可能是相互分离的，但随着年龄的增长，它们彼此间融合，老年时可能与骶骨相融合。

3.1.3 髋骨

髋骨是骨盆和下肢的组成部分。股骨头与髋骨的髋臼相连处冠状面示意图见图 3–4。髋骨组成骨盆的前壁和侧壁，骶骨组成骨盆的后壁。

3.1.4 髂骨

髂骨分为上部的髂骨翼和下部的髂骨体，详见图 3–3。髂骨的重要骨性标

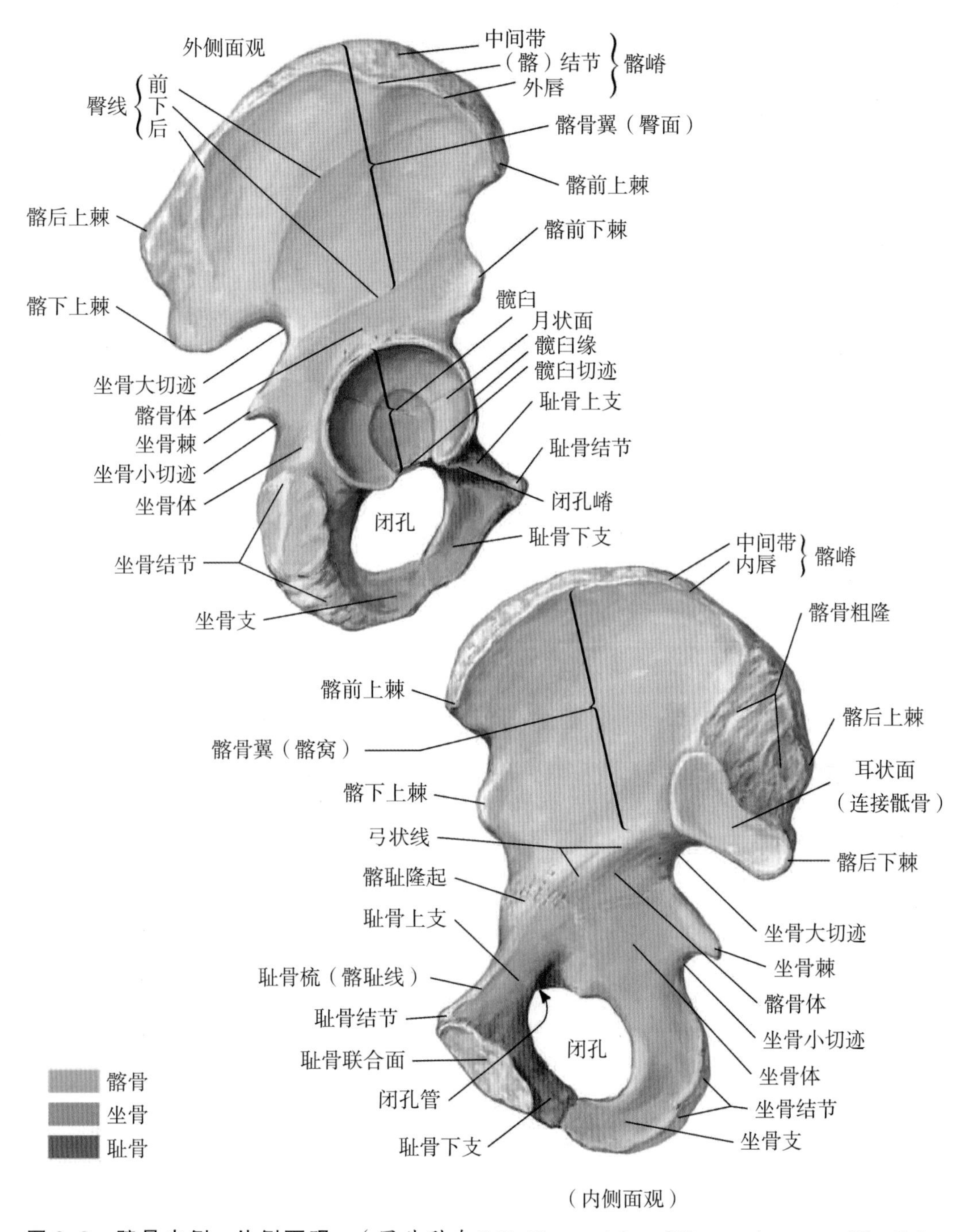

图 3–3　髋骨内侧、外侧面观。（图片引自 F.H. Netter, Atlas of Human Anatomy, Ciba-Geigy Corporation, 1989.）

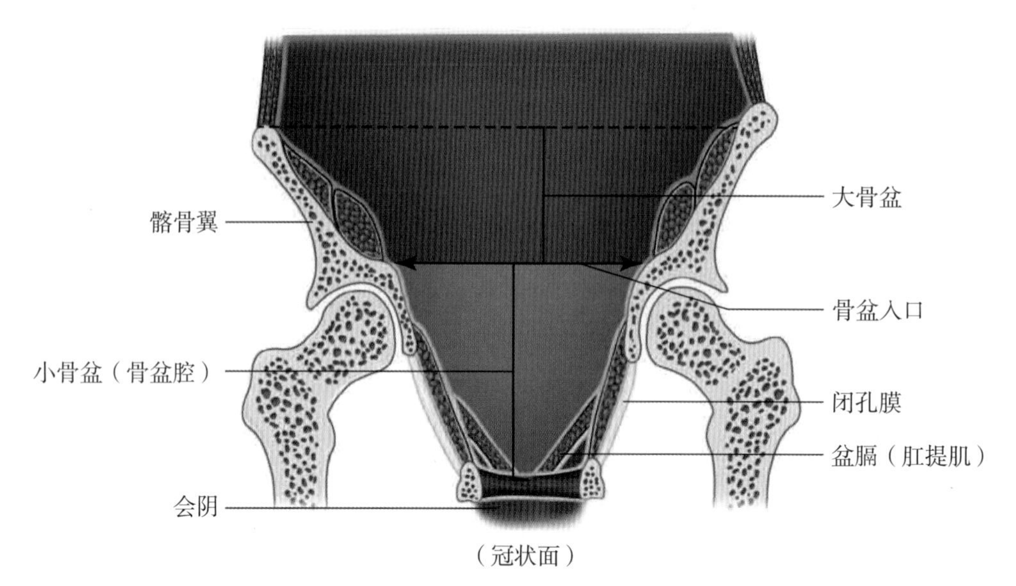

图 3-4 骨盆冠状面观，骨盆入口将骨盆分为大骨盆（假骨盆）和小骨盆（真骨盆）。（图片引自 A.M.R. Agur, A.F. Dalley, Grant's Atlas of Anatomy, Lippincott Williams & Wilkins, 2005.）

志是髂嵴，为髂骨上缘，腰部下缘，为腹壁外侧肌肉、下肢及背部肌肉筋膜附着部位。髂嵴前、后端的突出部位即髂前上棘（anterior superior iliac spine，ASIS）和髂后上棘（posterior superior iliac spine，PSIS）。缝匠肌和腹股沟韧带附着于髂前上棘，骶结节韧带、骶髂后韧带和多裂肌附着于髂后上棘。髂后下棘（posterior inferior iliac spine，PIIS）是一个较宽、较低的突出部位，其后缘呈锐角弯曲，并延续至坐骨，形成坐骨大切迹。髂前下棘（anterior inferior iliac spine，AIIS）位于髂前上棘的下方，股直肌附着其上。

髂骨的外表面或背面呈后凸前凹状，并有供臀肌附着的 3 条臀线。髂骨翼内面的前凹部分称为髂窝，终止于髂骨与耻骨交界处的髂耻粗隆。髂窝是髂骨上 2/3 的光滑内凹面，为髂肌的起始端。在髂窝的后方，髂骨耳状面与骶骨相连。髂骨内面的内侧缘将髂窝与骶盆腔面分开。髂窝的后下缘为髂骨弓状线，为大小骨盆分界线。

3.1.5 坐骨

髂骨的后下部为“V”字形的坐骨，详见图 3-3。坐骨由坐骨体和坐骨支组成，坐骨体由于其具有承重功能，因而较重。坐骨体有 3 个边界：外界、内界和后界。外界形成髋臼后下 1/3，内界锋利，形成闭孔外侧缘，后界与髂骨后缘相延续，共同组成坐骨大切迹。骶棘韧带位于骶结节韧带前方，将坐骨切迹分为坐骨大孔和坐骨小孔。梨状肌和臀上血管神经走行穿过坐骨大孔。臀下血管神经、坐骨神经、股后皮神经、阴部内血管、阴部神经，以及走向闭孔内肌和股方肌的神经走行于梨状肌下方。目前文献记录的坐骨神经走行路径包括如下 4 种：第 1 种即如前所述的常规走行路径；第 2 种，坐骨神经分支腓总神经穿过梨状肌，胫神经自梨状肌下方穿过；第 3 种，腓总神经自梨状肌上方穿过，胫神经自梨状肌下方穿过；第 4 种，坐骨神经未发出分支，其直接穿过梨状肌[2]。坐骨棘作为坐骨的一个重要骨性标志物，是位于坐骨大切迹后内侧的一个钝性突起，其上有连接骶骨与坐骨棘的骶棘韧带附着。坐骨棘的内表面附着肛提肌和尾骨肌，外表面附着上孖肌。骶棘韧带和尾骨肌的起止点相同，肛提肌通过肛提肌腱弓（arcus tendineus levator ani，ATLA）与坐骨棘相连。盆内筋膜中的耻骨宫颈筋膜和直肠阴道隔与坐骨棘相连[3]。

坐骨支分为上、下两个部分[4]。大收肌和闭孔外肌起自坐骨支的外表面[3]。作为骨盆出口边界的组成部分，坐骨支内表面为阴蒂提供支持，并为坐骨海绵体肌和闭孔内肌的起始点[3]。坐骨支下部还有会阴浅筋膜（Colles 筋膜）和会阴浅横肌附着。坐骨支的上界构成部分闭孔。坐骨支下部内侧缘与耻骨下支的内侧缘组成了耻骨下角和耻骨弓的一部分（图 3-3）。

不同的解剖学文献和书籍对于坐骨结节的位置描述存在差异。Schaeffer 将坐骨结节描述为与坐骨下支相连的坐骨上支后表面局部增厚的突出部分[3]。最近的解剖学文献将坐骨结节的位置定位于坐骨体。因为坐骨结节下端的内侧面是坐姿的承重面，因而通常被称为“坐骨”，而站姿时坐骨结节被臀大肌所覆盖。坐骨结节上内侧的后表面有一条宽浅的沟，是闭孔内肌肌腱的走行通道。闭孔内肌肌腱通过位于骶棘韧带和坐骨棘下方的坐骨小孔离开骨盆。与坐骨结节相连的肌肉有腘绳肌和大收肌，坐骨结节内表面为骶结节韧带附着部位。详见图 3-5。

3.1.6 耻骨

耻骨位于髋骨的前方，左、右耻骨在中线汇合形成耻骨联合。每个耻骨都由耻骨体、耻骨上支和耻骨下支组成。耻骨体位于耻骨前方，耻骨上支位于髋臼前上方，耻骨下支走向后下方，与闭孔内侧的坐骨支连接。

耻骨体有 3 个面：前面、后面和内侧面。耻骨体前面为大腿内侧肌肉的附着部位，后面为小骨盆的前壁，为肛提肌和闭孔内肌起点附着部位。耻骨嵴是耻骨体的上缘。耻骨结节是在耻骨嵴外侧缘的一个骨性突起，为腹股沟韧带附着点。耻骨体内侧面，又称为联合面，为细长椭圆形面，与对侧相连，形成耻骨联合（图 3-6）。

耻骨上支起自耻骨体的上外侧，它有 3 个面：耻骨面、骨盆面和闭孔面。耻骨面上的重要结构为一个骨性嵴，称为耻骨梳（pectineal line），是盆腔手术中的重要标志物。耻骨梳是耻骨梳韧带（pectineal ligament）所在的位置，又称 Cooper 韧带。闭孔血管与耻骨梳韧带毗邻，耻骨后手术中需要明确其定位以避免意外损伤。耻骨上支骨盆面除了一些闭孔内肌肌束附着于此外，没有特别的重要的结构特征。闭孔管位于耻骨上支下方的闭孔面，为闭孔血管神经走

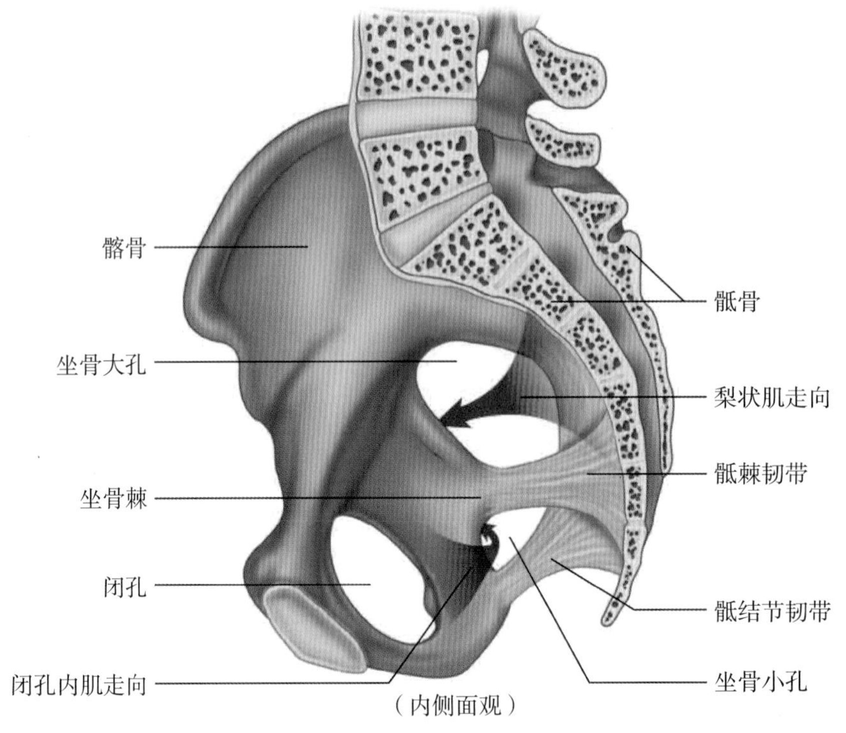

图 3–5　髂骨和骶骨内侧面观：骶骨结节及附属结构。（图片引自 A.M.R. Agur, A.F. Dalley, Grant's Atlas of Anatomy, Lippincott Williams & Wilkins, 2005.）

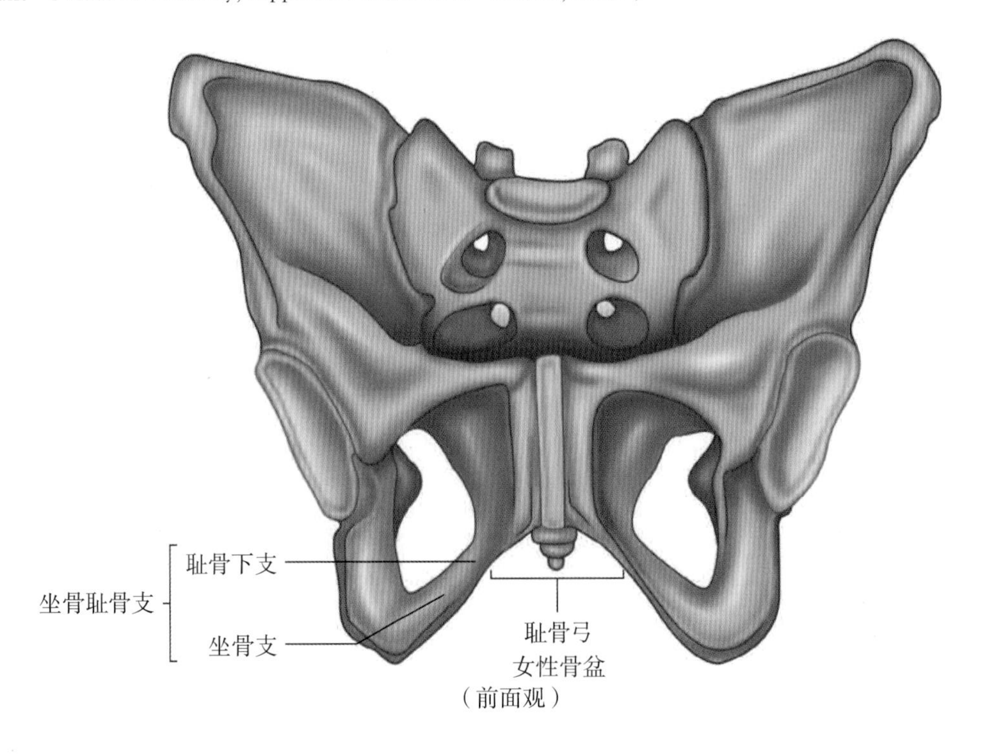

图3–6　耻骨联合前面观（引自 A.M.R. Agur, A.F. Dalley, Grant's Atlas of Anatomy, Lippincott Williams & Wilkins, 2005.）

行的位置。闭孔是一个由坐骨、耻骨体和耻骨支形成的孔隙，闭孔边缘为闭孔膜附着处。与男性椭圆形的闭孔相比，女性的闭孔更小，且呈三角形。

耻骨下支起源于耻骨体的下外侧，并与坐骨支于闭孔内侧相连。耻骨下支有两个面：前面或外侧面、后面或内侧面。附着于耻骨下支外侧面的肌肉包括短收肌、大收肌和闭孔外肌。耻骨下支内侧缘与坐骨支相连的嵴，为尿生殖膈下筋膜和会阴皮下结缔组织的膜层附着部位。闭孔内肌和尿道括约肌附着于耻骨下支后面。

3.2　骨盆的整体观

整体上看，骨盆分为两部分：大骨盆或假骨盆、小骨盆或真骨盆，由一个通过骶骨岬、髂骨弓状线、耻骨梳和耻骨联合上缘的斜平面将二者分开。上述结构连接成为大小骨盆的分界线，或称骨盆入口。大骨盆主要由两侧的髂窝和后方的骶骨组成，与腹腔的关系更为密切（图 3–7）。

小骨盆位于分界线下方，容纳盆腔脏器，因其拥有完整的骨壁，更符合“盆”的形态。小骨盆有上下两个开口：骨盆上口或骨盆入口、骨盆下口或骨盆出口。如上所述，骨盆入口的边界即骨盆边缘。骨盆入口平面有 3 条重要的产科学径线：前后径、横径和斜径（图 3–8）。骨盆出口比骨盆入口复杂得多，其后面由尾骨、骶骨和坐骨结节构成，同时 3 个切迹构成其周界的一部分。前切迹是耻骨角，由两侧坐骨耻骨支构成的耻骨弓形成。另两个切迹是坐骨大切迹和坐骨小切迹，它们均由骶结节韧带和骶棘韧带

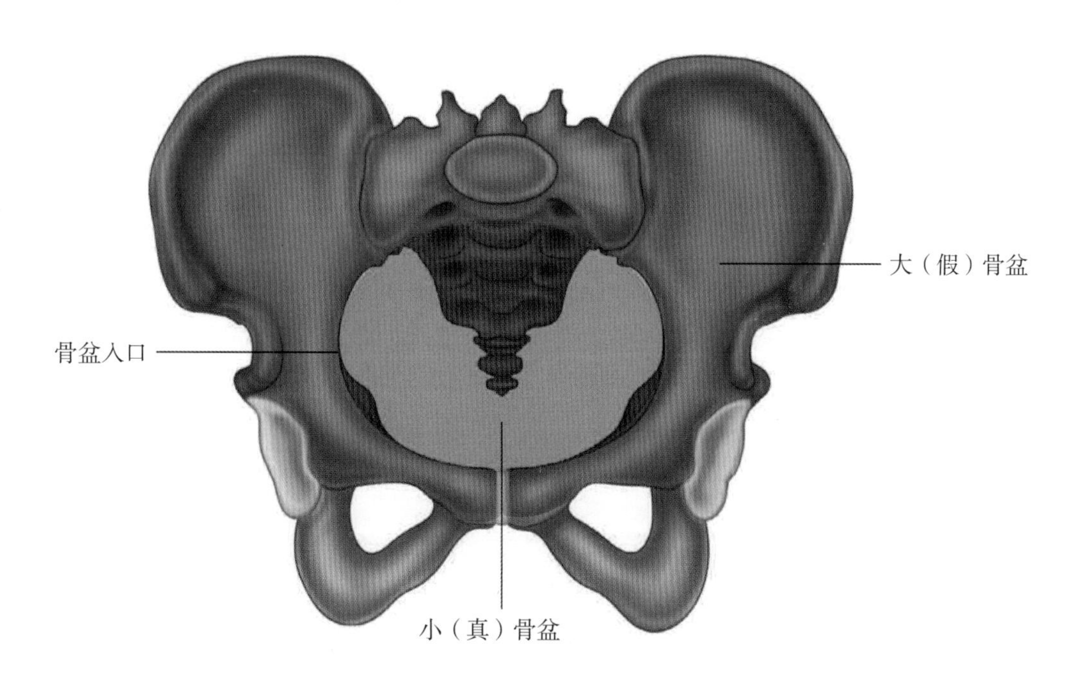

图 3–7　骨盆腔分为位于骨盆入口上方的大（假）骨盆和位于骨盆入口下方的小（真）骨盆。（图片引自 http: //teachmeanatomy.com）

分离局部空间形成孔样的结构，其内侧由骶骨构成边界。骨盆出口为菱形，前界为耻骨联合，前外侧界为坐骨耻骨支，后界为骶结节韧带和位于中线的尾骨。小骨盆骨盆出口的径线包括前后径、横径和斜径（图 3–9）。

小骨盆腔短而弯曲，其前壁浅后壁长。前界由耻骨体、耻骨支和耻骨联合构成，后界由尾骨和骶骨凹面构成，外侧界由髂骨和坐骨融合而成，由此构成的骨盆腔，容纳消化系统和泌尿系统末端。

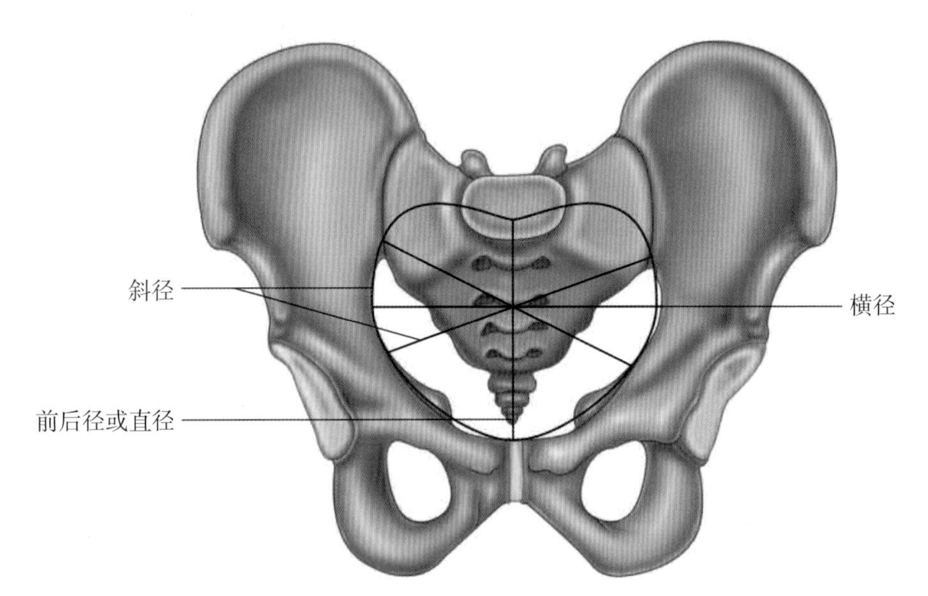

图 3–8　小（真）骨盆入口径线。（图片引自 J.P. Schaeffer, Morris' Human Anatomy, 11th ed., The Blakiston Division, 1953, p. 246.）

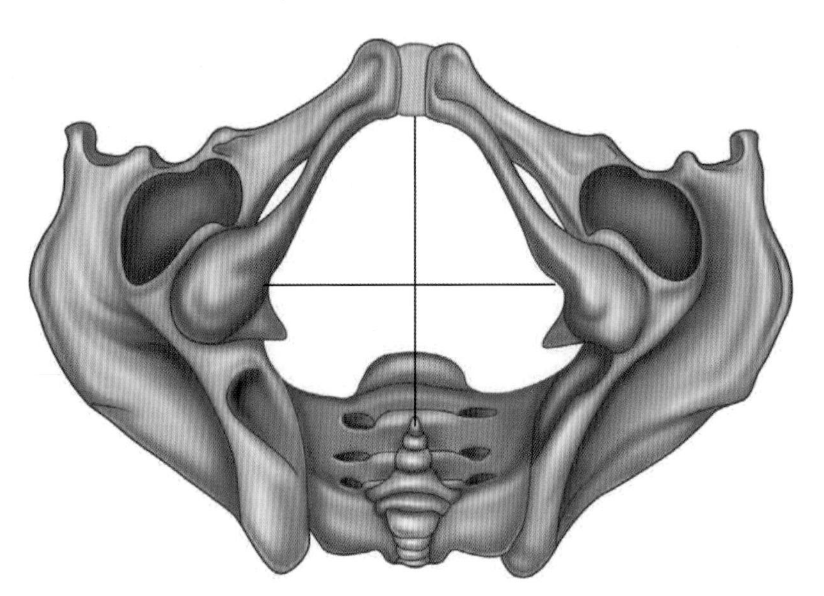

图 3–9　小（真）骨盆出口径线。（图片引自 P.J. Williams, R. Warwick, Gray's Anatomy, 36th British ed., W.B. Saunders Company, Churchill Livingston, 1980, p. 386.）

3.2.1　骨盆环及其关节

骨性盆腔用于支持和保护它所容纳的脏器。各个骨之间不仅彼此相连，也与下肢相连。骨盆的表面为盆腔、躯干和下肢的肌肉附着，共有 28 块肌肉附着于骨盆，大部分肌肉起源于髂骨 [6]，分别为腹直肌、腹内斜肌、腹外斜肌、腹横肌、阔筋膜张肌、臀大肌、臀中肌、臀小肌、腘绳肌、梨状肌、股方肌、大收肌、长收肌、短收肌、股薄肌、股四头肌群的股直肌、缝匠肌、闭孔外肌、闭孔内肌、上孖肌、下孖肌、腰方肌和髂肌。这些肌肉主要与直立运动有关。肛提肌、尾骨肌、坐骨海绵体肌、球海绵体肌和会阴浅横肌，与上述肌肉共同组成了附着于骨盆的 28 块肌肉。骨盆环的另一个重要功能是通过股骨将上半身的重量传递到下半身 [1]。

骨盆的主要关节包括骶髂关节和耻骨联合。这些关节以最低幅度的运动提供了躯干和骨盆环之间力传递所必须的稳定性 [7]。骨盆其他关节还包括腰骶关节和骶尾关节。

3.2.2　骶髂关节

由骶骨和髂骨的耳状面构成的 1 对骶髂关节是中轴骨与下肢之间的桥梁。正常情况下，该关节位于骶骨 S_1~S_3 水平，女性中完全包含 S_3 的情况并不常见 [8]。骶髂关节可分为一个头侧短支和一个尾侧长支，其两支下端为滑膜状，头侧上端为纤维状 [9]。关节呈“L”形，关节面可分为三部分：头部、中部和尾部，除了在直立姿势下骶骨向前倾外，用腹侧、中间、背侧描述更准确 [8]。成对的关节面上交错着不规则的隆起或凹陷，因此具备了运动关节中最大的摩擦系数，有助于骨盆环的稳定。骶髂关节不规则的关节面是在应力的作用下形成的，且因人而异 [10]。尽管该关节的功能是充当骨盆环的主要稳定结构，但有研究证实，此关节存在矢状面上同时旋转和平移的螺旋轴运动 [11]。女性的骶髂关节活动度比男性大 40%[8]，人们认为是由于女性骶髂关节弯曲度较小有利于更大程度的活动 [8]。这种结构上的差异，加上妊娠期间激素的变化，使得女性骶髂关节的活动度显著增加 [5]。

骶髂关节的稳定有赖于具有强大黏弹性的韧带、筋膜和肌肉。稳定并影响骶髂关节运动的肌肉包括贯穿胸腰筋膜的背阔肌，臀大肌和梨状肌 [12]。Pel 等发现腹横肌和盆底肌肉的横向收缩通过减少垂直切力而增加了骶髂关节的稳定性。横跨关节时，腹横肌将骶骨固定于髋骨和盆底之间，防止髋骨的横向移动 [11]。

与骶髂关节相关的韧带是人体内最大、最结实的韧带 [7]。骶髂关节附属韧带包括髂腰韧带、骶结节韧带和骶棘韧带。骶髂关节的核心韧带包括腹侧韧带、背侧韧带和骨间韧带。关节囊的前部和下部局部增厚形成骶髂腹侧韧带。该韧带将骶骨底部和侧面与髂骨相连，并在弓状线水平较为发达，向下到达髂后下嵴水平 [3]。

骶髂骨间韧带是骶骨与髂骨之间的主要连接结构，其数量多且被认为是骶髂关节中最结实的韧带。在所有骶髂韧带中，它具有最大的骨附着且总体积最大，具有多向结构稳定性功能[8]。女性的骨间韧带较大[13]。

填充骶骨与坐骨结节之间的凹陷且覆盖于骨间韧带之上的韧带是骶髂背侧韧带。该韧带分为浅层韧带和深层韧带，也称为短背侧韧带和长背侧韧带。背侧韧带分层排列形成了多向交叉的纤维走向，加强骶骨与髂骨间的纤维连接[8]。

3.2.3 耻骨联合

耻骨联合是两侧耻骨上支在中线处汇合形成的软骨关节。与骶髂关节一样，耻骨联合的关节面也呈嵴状和沟槽状，使关节紧密连接在一起。女性耻骨联合短而宽，且关节活动度最小，可能呈现小幅度角度变化、旋转和位移。大多数解剖学教科书均列出了与该关节相关的韧带，包括耻骨上韧带、耻骨弓状韧带和耻骨间盘。最近的研究将耻骨联合韧带分为上、下（也称弓状韧带）、前、后韧带[14, 15]。耻骨上韧带沿耻骨上支方向与耻骨支相连，向外延续至耻骨结节，形成腹直肌的起点。在下方，弓状韧带是一个由紧密排列的纤维形成的厚的、呈弓状的韧带，连接耻骨支并填充耻骨角。在上方其与耻骨间盘相融合，外侧附着于耻骨支上，基底部游离。耻骨前韧带在前方连接耻骨，其外侧缘与骨膜相融合，在稳定耻骨联合的作用中仅次于耻骨间盘[16]。关于耻骨后韧带知之甚少，但对其构成和附着有多种描述[16]。据报道，该韧带在多胎妊娠妇女中更大[17]。

耻骨间盘的大小可有不同，女性更为肥厚。耻骨间盘的每个面都覆盖着一层薄薄的透明软骨，并与骨紧密附着。透明软骨的表面通过一层纤维软骨连接，其通常具有一个细长的狭窄裂隙或空腔，该空腔在女性中发育得更好。一项最新的断层显像研究表明，女性耻骨联合的前部和中部更宽，耻骨间盘更厚，以增强活动性[16]。腹直肌和腹外斜肌的肌纤维在耻骨间盘的前方交叉以巩固该关节。

3.2.4 腰骶关节

腰骶关节连接第 5 腰椎和第 1 骶椎。与其他脊椎关节一样，该关节由椎间盘、前纵韧带、后纵韧带、关节突处的滑膜关节、黄韧带、棘间韧带和棘上韧带组成。腰骶关节的独特之处在于，其椎间盘大而厚，呈楔形。由于椎间盘这种结构的变化，该关节的活动度比其他腰椎大。骶髂关节的稳定性部分由髂腰韧带维系。髂腰韧带附着于第 5 腰椎的横突上，有时与第 4 腰椎的附着较弱。髂腰韧带分为两束走向骨盆方向：下方的一束也称为腰骶韧带，与骶髂韧带腹侧相连；上方的一束在骶髂关节前方附着于髂嵴，并与胸腰筋膜相连。

3.2.5 骶尾关节

连接尾骨底与骶骨尖的关节即骶尾关节，包括椎间盘、骶尾前韧带、骶尾后韧带和骶尾侧韧带，骶尾后韧带可分为浅层和深层。儿童期骶尾关节可自由活动，成年后逐渐融合，40 岁以内的女性中有 24% 发生骶尾关节融合，50~79 岁人群中有 44% 发生融合 [8]。在骶尾关节融合的女性中，有 50% 的女性后矢状径减小，若同时伴有耻骨下弓狭窄，则可能造成难产 [18]。

3.3 与盆腔相关的胸腹部肌肉

当讨论盆腔肌肉时，通常我们关注的焦点是盆底肌肉。然而，一定要认识到盆腔是胸腹腔的一部分，仅仅是位于其下部；因此，胸腹腔肌肉是维持骨盆整体正常功能的重要组成部分。肋骨、胸骨、脊柱和骨盆为胸腹部肌肉提供骨性支撑 [2]。胸腹腔肌群包括腹前外侧壁和腹后壁肌及膈肌。膈肌是腹腔的上界，将胸腔与腹腔分隔开。膈肌的主要功能为呼吸肌，当诸如打喷嚏、大笑、咳嗽、哭泣、呕吐、排尿、排便和分娩时，膈肌与腹肌一同收缩，以增加腹压 [3]。

盆底与膈肌功能密切相关。Talasz 等运用实时动态 MRI 演示了在正常呼吸或咳嗽时，膈肌的生理性变化与盆底肌同步运动的情况 [19]。因此，有理由假设当一个系统发生功能障碍时，可能导致另一个系统功能障碍或二者具有相关性。例如，据观察盆腔疼痛患者可以通过非常浅的呼吸以减少盆底的运动 [20]。Bordoni 将盆底与膈肌的相互关系总结为“病人从来不仅仅是某个局部的症状，而是一个适应躯体功能障碍的系统性表现” [21]。

3.4 腹前外侧壁肌肉

膈肌以下的区域统称腹部，其中上部分称为固有腹部，下部分称为盆部 [3]。固有腹部的腹前壁由腹直肌、锥状肌和由腹外侧肌腱膜形成的腹直肌鞘组成。腹外侧壁由腹外斜肌、腹内斜肌、髂肌和髂骨组成。腰椎、横膈脚、腰大肌、腰方肌和髂骨的后面组成了固有腹部的腹后壁。膈肌是固有腹部的顶，下端固有腹部与盆部相接。腹部广阔平坦的腹壁肌肉将胸廓下缘和部分脊柱与骨盆环强有力的连接起来。腹部肌肉纤维的不同走向使得肌肉在各种状态和姿势下均可发挥功能，为腹壁和躯干的稳定提供力量 [1, 4, 6]（图 3–10）。

腹部依赖肌肉组织的张力和完整性来维持腹部和盆腔脏器处于正常位置 [3]。腹壁肌由 4 对肌群组成：腹直肌、腹外斜肌、腹内斜肌和腹横肌。腹直肌起自耻骨嵴和耻骨联合，止于第 5~7 肋软骨和剑突。由腹外斜肌、腹内斜肌和腹横肌的腱膜形成的腹直肌鞘包绕腹直肌。腹内斜肌腱膜在弓状线以上分开，前层与腹外斜肌腱膜相融合，形成腹直肌鞘的腹层；后层与腹横肌腱膜相融合，形成腹直肌鞘的背层。弓状线以下，所有的腱膜相融合，形成腹直肌鞘的腹层（图 3–11）。腱膜在腹直肌中线上相互交织形成白线。腱划将腹直肌水平分开，其腹侧比背侧发达。腹前外侧壁肌肉的作用是使脊柱屈曲，当骨盆固定时使胸向骨盆移动，当胸腔固定时使骨盆向胸部移动（图 3–12）。

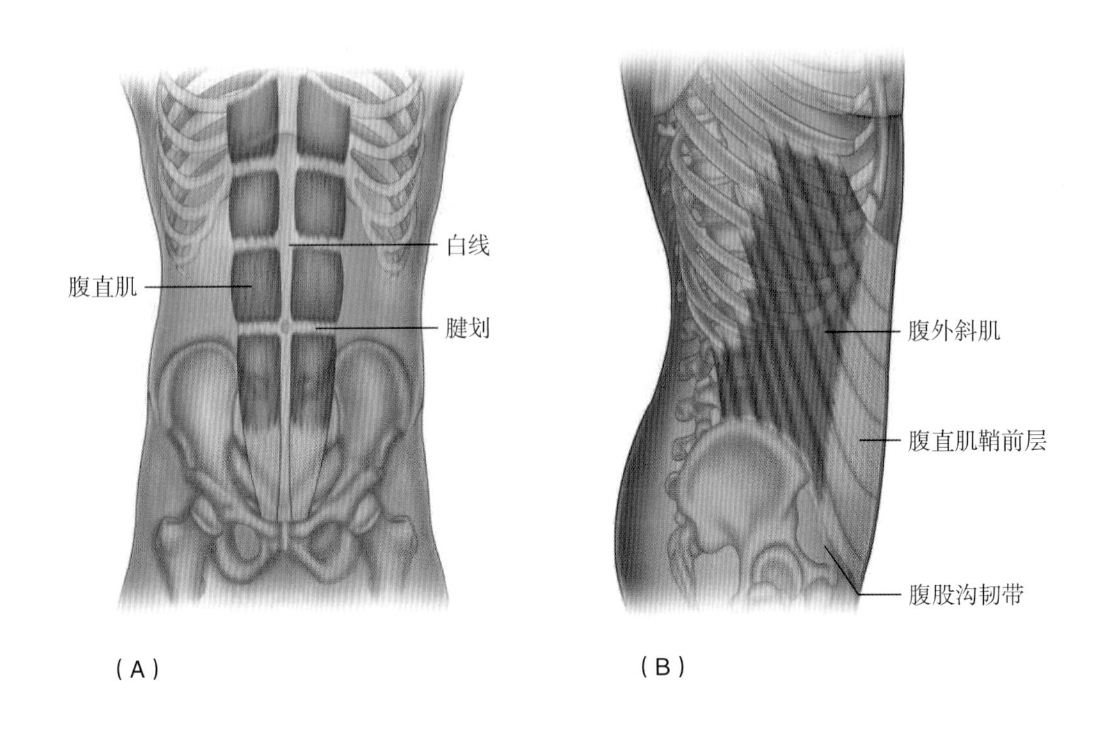

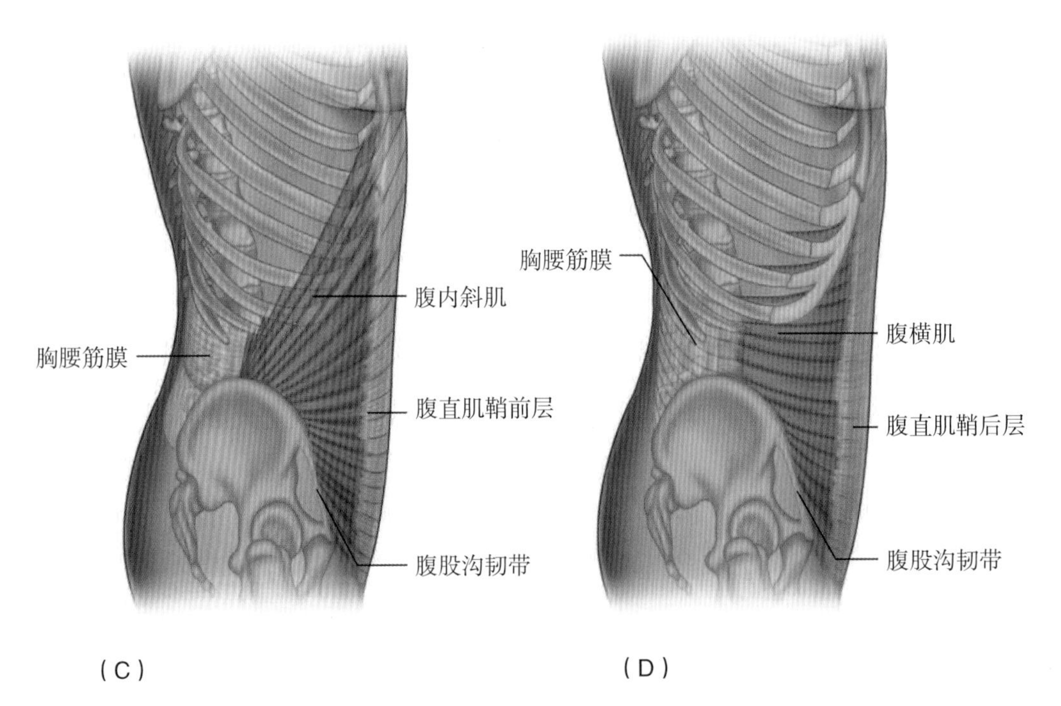

图 3-10　前外侧躯干的腹部肌肉：（A）腹直肌，（B）腹外斜肌，（C）腹内斜肌，（D）腹横肌。

弓状线以上横断面

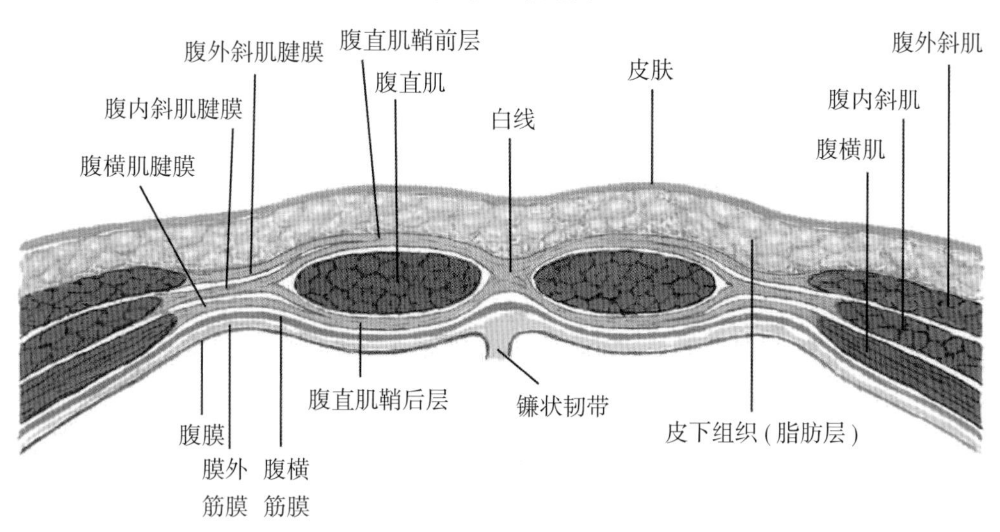

腹内斜肌腱膜分开，形成腹直肌鞘的前、后层。腹外斜肌腱膜汇入腹直肌鞘前层，腹横肌腱膜汇入后层。腹直肌鞘前、后层在内侧交织形成白线。

弓状线以下横断面

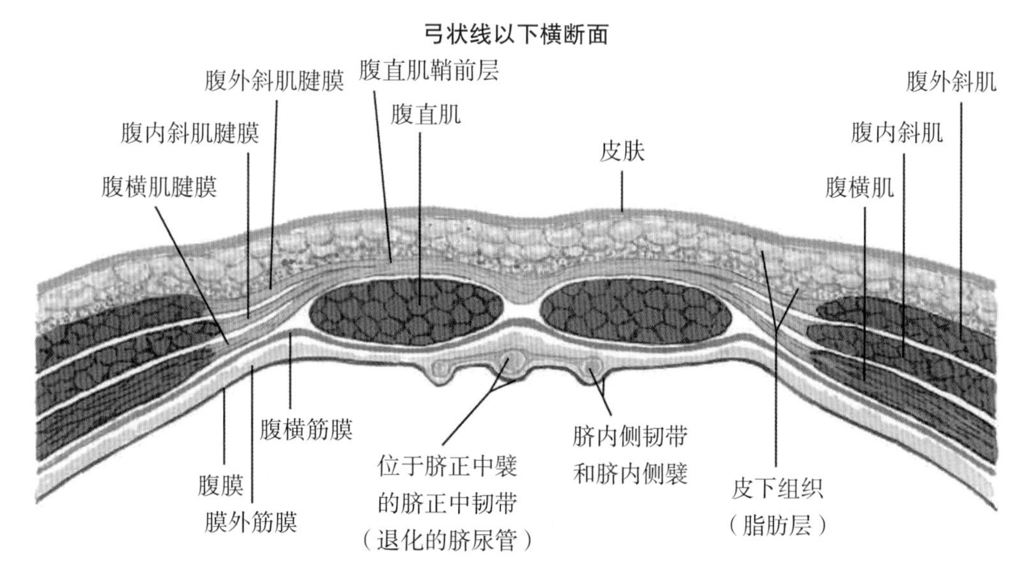

腹内斜肌腱膜在该水平并不分开，而是全部行于腹直肌的前方，并与腹外斜肌腱膜和腹横肌腱膜相融合。因此，弓状线以下没有腹直肌鞘后层，只有腹横筋膜。

图 3–11　腹直肌鞘弓状线以上横断面：腹外斜肌腱膜行于腹直肌前方，腹内斜肌腱膜分为前、后两层包绕腹直肌，腹横肌腱膜行于腹直肌后方。腹直肌鞘前、后两层在中线相遇形成白线。腹直肌鞘弓状线以下横断面：腹外斜肌腱膜、腹内斜肌腱膜和腹横肌腱膜均行于腹直肌前方。弓状线以下无腹直肌鞘后层，腹直肌位于腹横筋膜内。

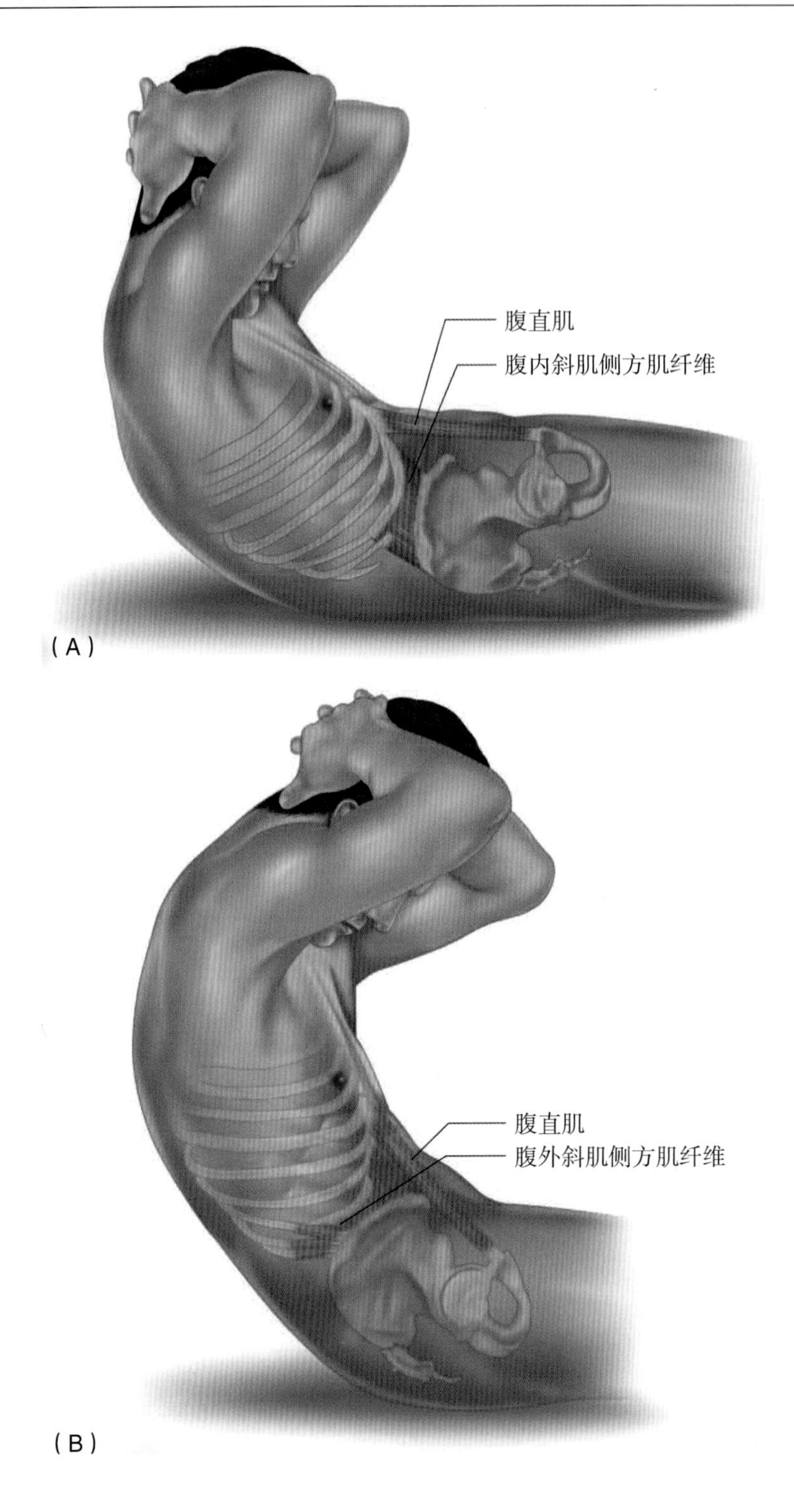
腹直肌
腹内斜肌侧方肌纤维
(A)
腹直肌
腹外斜肌侧方肌纤维
(B)

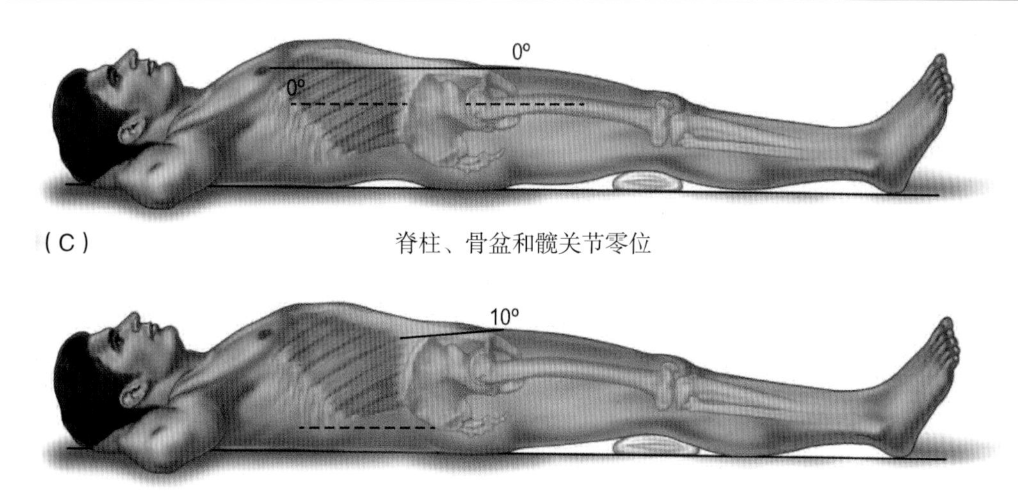

图 3–12　图 A 为躯干抬高时，腹直肌、腹外斜肌前部纤维和腹内斜肌的上前外部纤维缩短。图 B 为腹外斜肌后外部纤维延长。图 C 为仰卧位时，脊柱、骨盆和髋关节处于水平位或零位。图 D 为躯干开始抬高前，骨盆后倾 10°，此时髋屈肌已经延长，以协助稳定骨盆，防止骨盆继续后倾。（图片引自 F.P. Kendall, E.K. McCreary, P.G. Provance, Muscles Testing and Function, fourth ed., Williams and Wilkins, 1983,（A）p. 152,（B）p. 153,（C & D）p. 172.）

根据腹外斜肌肌纤维走向将腹外斜肌分为前部和侧部。前部肌纤维起自第 5~8 肋外表面，通过扁平的腱膜止于白线。两侧前部肌纤维的作用是屈曲脊柱，支撑和挤压腹腔脏器，按压胸腔和辅助呼吸。单侧前部肌纤维收缩时，与对侧腹内斜肌前部肌纤维共同作用以旋转脊柱。侧部肌纤维起自第 9~12 肋外表面，止于腹股沟韧带、髂前上棘、耻骨结节和髂嵴上半外侧缘。两侧腹外斜肌侧部肌纤维的活动影响腰椎，使骨盆后倾。单侧腹外斜肌侧部肌纤维收缩时，与同侧腹内斜肌侧部肌纤维共同作用屈曲脊柱。

根据腹内斜肌肌纤维走向将腹内斜肌分为前下部、前上部和侧部。前下部肌纤维起自腹股沟韧带外 2/3 和邻近髂前上棘的髂嵴，止于耻骨嵴和耻骨梳的内侧面，通过腱膜止于白线。前下部肌纤维的主要作用是与腹横肌共同作用，挤压和支撑下腹部器官。前上部肌纤维起自髂嵴中间线的前 1/3，通过腱膜止于白线。两侧腹内斜肌前上部肌纤维的作用是屈曲脊柱，支持和挤压腹腔脏器，按压胸腔和辅助呼吸。单侧腹内斜肌前上部肌纤维收缩时，与对侧腹外斜肌前部肌纤维共同作用以旋转脊柱，根据固定其中一个结构使胸向骨盆移动（固定骨盆）或骨盆向胸部移动（固定胸部）。侧部肌纤维起自髂嵴中间线的中 1/3 和胸腰筋膜，止于第 10~12 肋的下缘，通过腱膜止于白线。

腹横肌起自下 6 根肋骨的内面、胸腰筋膜、髂嵴内侧缘前 3/4 和腹股沟韧带外 1/3，通过腱膜止于白线、耻骨嵴和耻骨梳。腹横肌的主要功能是像一条活的腰带一样支撑和挤压腹腔脏器，促进脏器排出内容物[2]。腹横肌上部的呼吸功能是在呼气，特别是用力呼吸时减小胸骨下角。

腹后壁肌肉

腹后壁肌肉包括腰大肌、腰小肌、髂肌和腰方肌。腰大肌和髂肌是位于腹腔内的肌肉，通常与下肢功能相关。腰大肌起自最后 1 个胸椎和 5 个腰椎，止于股骨小转子。40% 的人可能存在腰小肌缺失，通常情况下腰小肌起自最后 1 个胸椎和第 1 腰椎，止于耻骨梳、髂耻粗隆和髂筋膜[3]。腰小肌不跨过髋关节，因此其并不能被视作为下肢肌肉。髂肌起自髂窝、髂嵴内侧缘、髂腰韧带、骶腹韧带和骶骨翼，止于股骨小转子、腰大肌外侧。髂肌和腰大肌共同作用，也称为髂腰肌，在髋关节处起屈肌的作用。当起点固定时，髂腰肌使股骨向躯干屈曲；当两侧止点固定时，其使躯干向股骨屈曲。如果没有髂肌，当两侧腰大肌收缩时，其止点处屈曲会增大腰椎前凸程度。与骨盆相连的腹壁前后肌肉之间的平衡能使骨盆得到适当的支撑。腹前壁肌肉提供向上的拉力，而髂腰肌、阔筋膜张肌和腹直肌作为髋屈肌提供向下的拉力。后面背部伸肌提供向上的拉力，髋屈肌、臀大肌和腘绳肌提供向下的拉力。这些肌肉收缩力降低或处于挛缩状态时，将严重影响人体的姿势。

腰方肌起自髂腰韧带和髂肌，止于最后 1 根肋骨和前 4 个腰椎的横突。腰方肌的活动包括两种：脊椎运动和呼吸运动。双侧髂腰肌收缩可伸展腰椎，单侧收缩时使腰椎向外侧弯曲。同时，双侧髂腰肌收缩与膈肌相配合可稳定最后两根肋骨以协助呼吸[1]。

梨状肌完全附着于骶骨，闭孔内肌主要与下肢运动有关，同时也构成骨盆侧壁。此外，尾骨肌上表面与骶骨相连。梨状肌起自第 2 至第 4 骶椎的骨盆面、坐骨大切迹的后方和骶结节韧带的骨盆面，止于股骨大转子，其主要作用为外旋髋关节，当髋关节屈曲 90° 时外展髋关节。闭孔内肌起自闭孔的骨缘，闭孔膜内表面和坐骨后侧的骨盆面，止于大转子的内侧面。与梨状肌类似，其可外旋股骨并当髋关节屈曲 90° 时外展髋关节（图 3–13）。与骨盆相连的主要肌肉发生功能障碍、减弱或肌肉挛缩时，可能会促使与盆底功能障碍相关的姿势功能障碍发生[22–27]。

3.5 盆底肌

骨盆出口即胸腹腔下端出口。胸腹盆腔下界为盆底肌肉组织，其包括两个膈：盆膈和尿生殖膈。盆膈由肛提肌和尾骨肌组成。

尾骨肌与肛提肌位于同一组织平面，在肛提肌的后上方[3]。尾骨肌起自坐骨棘和骶棘韧带的骨盆面，呈三角形，向内侧止于尾骨和第 5 骶椎。尾骨肌从肌肉到结缔组织的组成是有变化的。尾骨肌位于骶棘韧带的骨盆面，骶棘韧带常被认为是尾骨肌的腱膜[4]。尾骨肌可

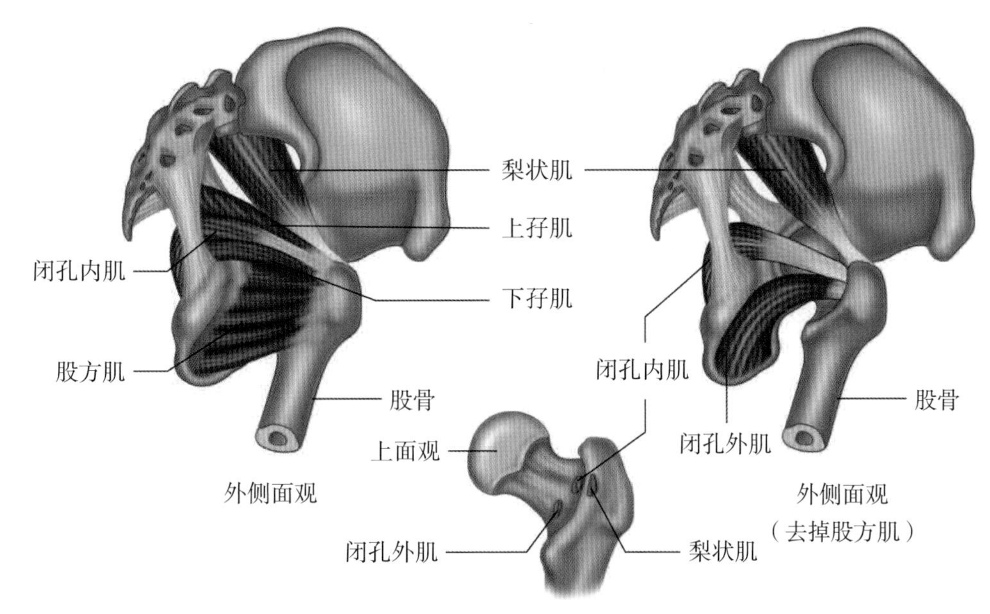

图 3-13　当髋关节屈曲 90° 时，梨状肌和闭孔内肌外展股骨

屈曲尾骨，抬高和外展盆膈。双侧尾骨肌活动有助于支撑腹腔和盆腔脏器，稳定尾骨，并在排便和分娩后回到静止位置。尾骨肌与肛提肌和梨状肌一起关闭骨盆出口的后部。与尾骨相关的不稳定的肌肉是骶尾腹肌和骶尾前肌，它们通常只在胎儿时期存在人体内，其位于尾骨肌内侧，至第 12 周形成，发育至第 18 周，最终与肛提肌背部相融合 [28]。在动物中，其充分发育以控制尾巴，但偶尔也可存在于成年人中 [29]。

肛提肌在盆腔器官的支持中起重要作用，需要对其结构和功能具有一个全面的了解。Kearney 等对已发表的关于该肌肉起止点描述的文献进行了研究 [30]，归纳总结标准化解剖术语来描述肛提肌的三个主要组成部分：耻骨内脏肌（耻骨尾骨肌）、耻骨直肠肌和髂骨尾骨肌 [31]。这些肌肉的分布、纤维束的活动及其正常和病理状态功能的其他内容已于上一章节详细阐述。

会阴：骨盆出口

会阴呈菱形，其边界前方为耻骨联合，前外侧为耻骨下支、坐骨结节和坐骨支，后方为尾骨，后外侧为骶结节韧带（图 3-14）。两侧坐骨结节前方连线将会阴分为两个三角：后方的肛三角和前方的尿生殖三角。两个三角的肌肉和筋膜于中线处汇合形成会阴体，将阴道与肛管分开。尿生殖三角的软组织结构过去被称为尿生殖膈，现在称为会阴膜 [32]。按照 Barber 的观点，尿生殖三角被会阴膜分为会阴浅隙和会阴深隙 [33]。

会阴浅隙内的肌肉包括坐骨海绵体肌、球海绵体肌和会阴浅横肌。坐骨海绵体肌起于坐骨结节内侧、坐骨耻骨支和阴蒂脚的后方，其肌纤维通过腱

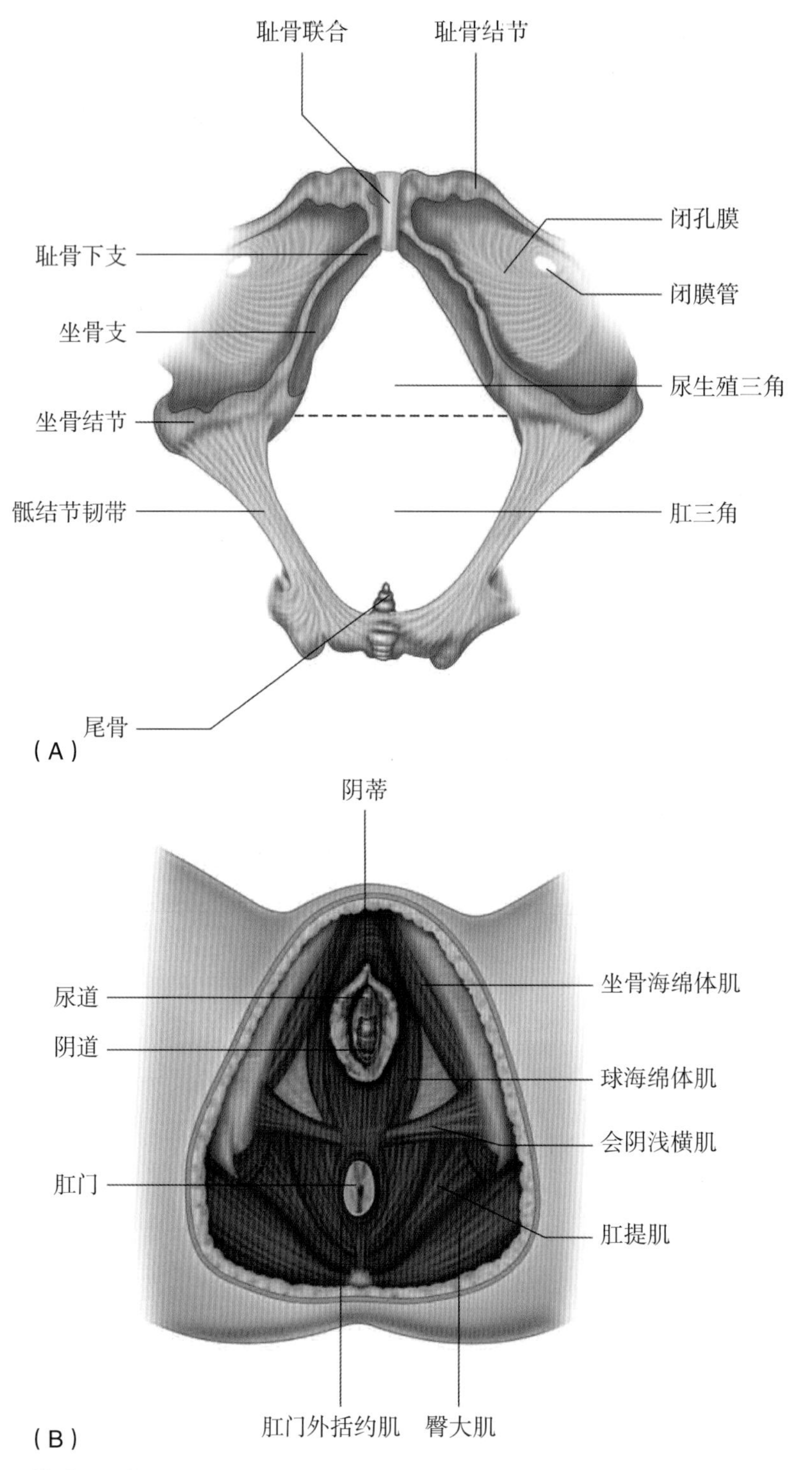

图 3–14 女性会阴的边界、分区和肌肉。（图 A 引自 R. Woodburne, Essentials of Human Anatomy, fourth ed., Oxford University Press, 1969, p. 460；图 B 引自 P.J. Williams, R. Warwick, Gray's Anatomy, 36th British ed., W.B. Saunders Company, Churchill Livingston, 1980, p. 564.）

膜止于阴蒂脚的两侧和后表面。该肌的功能为压迫阴蒂脚，限制静脉回流以维持阴蒂勃起[5]。根据解剖学文献，球海绵体肌（bulbospongiosus）也曾写作bulbocavernosus[4]，其纤维起于阴蒂后方的纤维组织、海绵体的纤维膜和阴蒂脚夹角内的尿生殖膈组织表面。球海绵体肌纤维环绕阴道口，向后移行，形成会阴中心腱，止于会阴体内，最后与肛门外括约肌纤维相融合。该肌作为阴道括约肌，其前部肌纤维可通过压迫背深静脉以促进阴蒂勃起。会阴浅横肌起于坐骨结节的前内侧，向内侧横向走行，最终止于会阴体的会阴中心腱。双侧会阴浅横肌收缩可稳定会阴体。

纤维肌肉性质的会阴膜由前、后两部分组成[34]。会阴膜呈三角形，向前附着于耻骨，在会阴体水平斜行至坐骨耻骨支的后下缘[34]。女性的尿道和阴道穿过会阴膜，会阴膜与阴道壁相连接，而男性的会阴膜是连续的。Brandon 等报道女性会阴膜前部的肌肉样组织结构具有压迫尿道和尿道阴道括约肌功能[34]。此区域曾被称为会阴深横肌。Barber 认为会阴深隙位于会阴膜深处，其肌性结构包括尿道外括约肌、尿道阴道肌和尿道收缩肌[35]。由于这些肌肉是一个整体，Oelrich 将这 3 块肌统称为尿生殖道横纹括约肌[31]。该肌环形包绕从膀胱颈下方至会阴膜处的尿道中段，为其提供 1/3 的静息张力，并负责其反射，同时可以随意增加尿道内压，这是控制排尿所必须的[35]。在尿道的上 4/5 处，有一层环形平滑肌，也具有收缩尿道和维持控尿的作用[36]。

在阴道口，会阴膜后部为一种更加纤维化的结构，向外侧延伸至耻骨下支[34]。直肠上窝的脂肪和会阴下部的脂肪通过会阴膜于会阴体水平分开。由于肌肉和结缔组织相互连接，会阴膜被认为是盆底的重要支持结构[34]。

关于会阴体的结构众说纷纭，仍存在很多争议，乃至《格氏解剖学》也讨论过该结构，称其常被称为中心腱，并描述为“不合适的；会阴体并不是一个无形的中心，也不是腱性的”[4]。最近的一项关于会阴体的 MRI 研究将其分为三个不同的部分：浅层、中层和深层。浅层与球海绵体肌、会阴浅横肌和肛门外括约肌相附着[38]。中层，耻骨会阴肌附于会阴体的外缘，也包含肛门内括约肌的远端。同样，中层也包括耻骨肛门肌，其附于肛门内、外括约肌的括约肌间沟[38]。MRI 的研究表明，在尿道中段水平，耻骨肛门肌和肛门内括约肌是会阴体深层的不可分割的组成部分。该研究还发现来自耻骨阴道肌的纤维，构成了会阴体深层的一部分。在矢状面的图像上，会阴体通常被描述为锥形的纤维肌肉结构[38]。

肛三角由后方的尾骨、前方的尿生殖膈后缘，后外侧的骶结节韧带围成。肛三角内的结构有肛门、肛门括约肌和坐骨直肠窝。肛门括约肌复合体的正常和病理状态功能已于上一章节详细描述。

3.6 筋膜：一般结构和女性骨盆特有结构

关于筋膜的统称有很多的困惑和

争议。到目前为止，关于筋膜在全身及器官系统中的作用还没有得到全面的研究[34]。筋膜可以被认为是一个连续的3D且具有黏弹性的基质，为整个身体提供结构上的支持[35]。筋膜组织由胶原结缔组织构成，其包绕并贯穿骨骼肌、关节、器官、神经和血管床[39]。感觉小体，如环层小体（Pacini corpuscle）和鲁菲尼小体（Ruffini corpuscle），散布在筋膜中，为筋膜提供本体感觉，传递重要的外周信息和可能的伤害感受功能[20]。筋膜组织也含有可收缩的结构，其可产生痉挛，并导致疼痛和功能障碍[20]。

人的筋膜系统包括从皮肤到包裹肌肉的最深层组织层：浅筋膜和深筋膜[40]。皮下浅筋膜可分为两个纤维脂肪层：浅层和深层。深筋膜包裹肌肉，根据其在人体内位置的变化而变化。全身浅筋膜的排列和厚度会根据其在身体的区域、层次和性别而有所不同。其在女性、下肢和身体后方更厚[37]。在皮下组织中发现的膜性结缔组织，即浅筋膜，分为浅层和深层脂肪组织[37]。浅筋膜由胶原纤维、弹性纤维和颈部、面部、肛区、阴囊和乳晕处的部分肌肉纤维相互交织而成。浅筋膜的功能是提供皮肤的完整性和支撑皮下结构[37]。

作为一种纤维膜，深筋膜包绕并分隔肌肉，形成血管和神经组织的鞘，并加强韧带。简单来说，就是将所有结构黏附在一起。这个致密的深筋膜由一层波状胶原纤维和弹性蛋白纤维组成，独立于肌肉，并覆盖其上[36]。由于肌外膜表面结缔组织层的作用，肌肉可以在深筋膜下方自由滑动[36, 37]。深筋膜遍布全身，依靠肌肉体积维持其基本张力。根据Stecco所述，肌肉收缩产生的张力通过筋膜扩张而传递到周围区域，从而刺激该区域本体感受器[41]。

综上所述，筋膜组织包含收缩结构，在力的传递和应力感觉调节中发挥调节作用[36]。建立一个更健康的筋膜系统将有助于研究和改善病人的临床治疗。Klinger等说：“……理解筋膜的局部特点和动态解剖的细节将有助于改善可能影响筋膜系统的手法治疗和物理治疗的效果，也有助于改善每天都要进行切割和缝合筋膜以成形筋膜皮瓣或在深部结构中进行外科手术操作的结果。”[36]

女性盆腔筋膜

女性盆腔内筋膜可以分为三群：盆壁筋膜、内脏盆腔筋膜和腹膜外盆腔筋膜[38]。每群可根据其位置、空间走行方向、质地和功能再分为不同部分[35]。

盆壁筋膜是覆盖盆腔边界结构的致密筋膜，其可进一步分为盆膈上筋膜、闭孔筋膜和梨状肌筋膜。

盆膈上筋膜覆盖肛提肌和尾骨肌。两侧可见3种显著增厚的组织结构：盆筋膜腱弓、肛提肌腱弓和直肠阴道肌腱弓[42]。这些增厚的结缔组织将阴道和肛提肌悬吊固定在中线上。盆筋膜腱弓是一条紧绷的线，从坐骨棘附近延伸至耻骨的后方。Albright等发现盆筋膜腱弓的长度随个体身高的增加而增加[43]。肛提肌腱弓从坐骨棘延伸至耻骨联合旁的耻骨后方。在耻骨的附着处，肛提肌腱弓为肛提肌的耻骨内脏肌和耻骨直肠肌纤维提供附着。直肠阴道肌腱弓从会阴体行至阴道的中 1/3，并与盆筋膜腱弓在此相融合。

内脏盆腔筋膜实际上是一种混合的结缔组织层，其包绕盆腔脏器，并将它们附于盆腔侧壁。若忽略其命名，它与腹直肌鞘同样不被认为是筋膜。相反，这种组织由胶原纤维、肌纤维、神经和血管组成。内脏盆腔筋膜包括耻骨颈筋膜、直肠阴道筋膜、子宫骶韧带和子宫主韧带。这些组织的正常和病理状态的解剖、结构和功能已于上一章节详细描述。

盆腔器官被大量致密的结缔组织所包绕，这些组织位于盆壁筋膜和内脏盆腔筋膜之间，称为腹膜外盆腔筋膜（extraserosal pelvic fascia）。腹膜外盆腔筋膜有两种功能：一种是肠系膜功能，提供血管和神经结构支持；另一种是允许盆腔脏器生理体积的变化及每个脏器相对于其他脏器自由运动的功能[35]。腹膜外脏器包括子宫旁组织、子宫颈旁组织、膀胱上韧带、直肠外侧韧带和骶前筋膜。骶前筋膜是内脏腹膜的延续，其外侧覆盖盆腔侧壁，背侧覆盖骶骨，腹侧与子宫旁组织和子宫颈旁组织相连，背外侧延伸至子宫骶韧带、直肠阴道韧带和直肠壶腹部，尾侧与直肠阴道筋膜相连。骶前筋膜为直肠、附件血管、输尿管、腹下神经、骶内脏神经、下腹下神经丛及其传出支提供支持[35]。

3.7 女性盆腔神经解剖

人类神经系统分为中枢神经系统（central nervous system, CNS）和周围神经系统（peripheral nervous system, PNS）。中枢神经系统由脑和脊髓组成，包括传出（运动）和传入（感觉）神经核及其神经通路。周围神经系统由神经纤维组成，其传递中枢神经系统与躯体组织之间的信息。周围神经系统的神经纤维分为传入和传出两部分。传入纤维将信息从外周组织传至中枢，传出纤维将信息从中枢传至外周组织。传出纤维可进一步分为躯体神经系统（somatic nervous systems，SNS）和自主神经系统（autonomic nervous system，ANS）。来自自主神经系统的纤维支配平滑肌、心肌和腺体。自主神经系统可进一步分为交感和副交感神经系统，支配自主神经系统的各个器官。在盆腔内，周围神经系统负责控制盆底和会阴的肌肉。

3.7.1 女性盆腔自主神经系统

盆腔自主神经系统的功能是调控盆腔器官功能。副交感神经系统主要控制盆腔器官的排空功能，交感神经系统则控制盆腔器官的储存功能。由于排空过程可随意控制，故躯体神经系统与交感神经系统共同作用以促进肠道和膀胱的储存功能。

下丘脑的上运动神经元控制交感和副交感神经系统[44]。下丘脑神经纤维形成下丘脑脊髓束：前纤维形成副交感神经系统，后纤维形成交感神经系统。与交感神经系统相关的下丘脑脊髓束纤维行于脊髓后角后外侧的白质中，止于位于第 1 胸椎和第 2 腰椎之间的中间外侧角内的细胞体中。来自这些细胞体的神经纤维通过白质交通支进入交感干。进入交感干后，轴突可在交感神经节上、下或入口水平处形成突触。形成突触后，节后纤维可离开交感干到达效应器官，通常与体腔内血管伴行。白质交通支传递盆腔内脏的传入信息。

交感干神经节最下面的部分是奇神经节，其位于尾骨前方，连接两个交感干。交感干神经节的腰节和骶节在两侧各有 4 个。下腹下丛接纳来自交感干骶神经节的几个骶内脏神经分支。腰内脏神经和骶内脏神经在交感干中均为节前纤维，不形成突触。肠系膜间丛、肠系膜下丛和上腹下丛均有来自腰内脏神经和骶内脏神经的分支。

副交感神经系统的细胞体位于脑干和骶髓。迷走神经是一种脑神经，将副交感纤维延续至腹部。在腹部，迷走副交感纤维和交感纤维交织在一起。迷走神经纤维在交感神经节内不形成突触，但与效应器官的肠壁神经节相突触。

副交感神经系统的骶部位于骶髓第 2 至第 4 节段。相关的细胞体位于胸髓和腰髓的中间外侧角。盆内脏神经是节后神经纤维，支配盆腔和腹部。它们在第 2 至第 4 骶前孔离开骶髓，其中第 3 骶神经占纤维的大多数。

脊神经由来自背侧角和腹侧角的根丝形成。背侧根丝包含躯体和内脏感觉神经成分，腹侧根丝包含躯体和自主运动神经成分[38]。混合脊神经由背侧根和腹侧根融合而成。脊神经短，分为背侧支和腹侧支。背侧支仅支配背部深层肌、背部皮肤和脊柱小关节，腹侧支支配不受脑神经支配的身体的其他部分。

3.7.2 女性盆腔躯体神经系统

腰丛和腰骶丛是腹部与盆腔区域的躯体神经丛。腰丛由来自第 1 至第 4 腰椎平面脊神经的腹侧支组成。腰丛神经包括髂腹下神经、髂腹股沟神经、股外侧皮神经、生殖股神经、股神经和闭孔神经。髂腹下神经支配耻骨上部的皮肤，当锥状肌存在时，其也支配锥状肌。髂腹股沟神经支配大阴唇的皮肤、大腿内侧皮肤和腹横肌、腹内斜肌区域的皮肤。与妇科手术第二大相关的神经损伤就是与髂腹股沟神经和髂腹下神经相关[45]。股外侧皮神经支配大腿外侧皮肤，也是腰丛唯一不含躯体运动成分的神经。生殖股神经的股支支配近端大腿前侧皮肤，生殖支支配大阴唇和大腿内侧的皮肤。有文献报道称，生殖股神经在经闭孔无张力尿道中段悬吊术(transobturator midurethral sling，TOT)中有损伤的风险，会引起会阴神经痛[46]。股神经支配大腿前群肌、大腿前侧皮肤、小腿内侧、髋关节和膝关节。腹部妇科手术中使用的固定开腹器可能造成股神经病变[38]。闭孔神经为大腿内侧内收肌群、髋关节和膝关节的运动神经支配。内收肌群负责将下肢从外展姿势移向中线。关于在经阴道无张力尿道中段悬吊术（tension-free vaginal tape，TVT）和 TOT 的抗尿失禁手术过程中闭孔神经的损伤已有若干报道[39，47]。由内而外的穿刺方式由于其可能最接近闭膜管而存在最大的神经损伤风险[48]。

第 4 腰神经腹侧支的一部分和第 5 腰神经的整个腹侧支构成腰骶干。腰骶干为骶神经丛提供腰神经纤维，形成腰骶神经丛。在所有进入骶神经丛的神经中，第 3 骶神经是唯一没有分为腹侧支和背侧支的神经[38]。骶神经丛的神经包括坐骨神经，其分为胫神经和腓总神经。第 4、5 腰神经和第 1 骶神经腹侧支有股方肌和下孖肌的神经分支，两者都有外旋髋关节的功能。支配闭孔内肌和上孖肌的神经由第 5 腰神经、第 1 和第 2 骶神经的腹侧支组成，它们也有外旋髋关节的功能。臀神经分为上支和下支，由第 4、5 腰神经和第 1 骶神经的分支组成。上支止于臀小肌，其主要作用是外展和内旋髋关节；下支分布于臀中肌，其主要作用是外展髋关节，与有内旋作用的前纤维共同配合，并协助髋关节屈曲。臀中肌和臀小肌都止于股骨大转子。支配梨状肌的神经可只源于第 2 骶神经或源于第 1、2 骶神经。梨状肌的主要作用是外旋髋关节。

尾骨肌和肛提肌由骶神经腹侧支支配。经过多年的争论，最近的研究确定由第 3 至第 5 骶神经腹侧支组成的肛提肌神经是支配肛提肌的主要神经[49–51]。Wallner 等也报道了在其研究的盆腔标本中，有 50%~60% 可观察到一个连接肛提肌神经和阴部神经的交通支[47]。

股后皮神经起自第 1 至第 3 骶神经，支配会阴、大腿后面、小腿上部分和外阴后外侧部分皮肤。股后皮神经的分支包括臀支和会阴支。臀下神经支配覆盖臀大肌下部的皮肤，会阴支支配阴唇。一项最近的解剖学研究发现，股后皮神经的会阴支和阴部神经的会阴支之间存在交通支[52]。对股后皮神经的认识有助于了解其在某些盆腔疼痛综合征中可能发挥的潜在作用。与股后皮神经及其分支相关的疼痛特征为坐位疼痛感增加，包括臀部内侧、大腿后侧褶皱（坐骨痛）、肛周组织和阴唇[53]。臀肌肌肉注射或局部压迫可能导致股后皮神经或其分支损伤[54]。压迫性损伤可能是急性血肿所致[55]，也可能是久坐导致慢性缺血的结果[56]。临床经验表明，内衣松紧带对该部位微血管的压迫导致的慢性缺血可能是导致神经病变的原因之一。导致股后皮神经病变相关的慢性缺血的另一个原因可能是与一种内脏 – 躯体 / 躯体 – 内脏反射有关的盆腔器官功能障碍的血管收缩反射[57, 58]。最近的一项研究发现了一种与股后皮神经有关的躯体抑制反射[58]。Tai 等发现电刺激或机械刺激股后皮神经支配区域的皮肤可以抑制膀胱活动[58]。一个迫切的问题可能是，如果股后皮神经与膀胱存在相互作用，慢性缺血这样的病理过程是否可能是导致一些常见膀胱刺激征的原因呢？在两项针对泌尿系统盆腔疼痛综合征患者治疗的随机对照实验中，采用对膀胱内脏 – 躯体移行带和股后皮神经支配皮肤等软组织治疗方法[59, 60]。到目前为止，这两项研究获得了所有该类患者群相关治疗研究中最高的阳性反应率。该类研究的物理治疗方式包括对肌肉筋膜触发点的软组织手法治疗、限制结缔组织摄入和加强盆底功能的运动治疗。

第 5 骶神经、第 4 骶神经的一个小分支和尾神经组成了尾丛。肛尾神经从尾丛出发，穿过骶结节韧带，支配覆盖于尾骨区域的皮肤[5]。

阴部神经起自第2、3、4脊神经的腹侧支。阴部神经穿过坐骨棘，经坐骨大孔离开骨盆。阴部神经与阴部内血管相伴走行于骶棘韧带和骶结节韧带之间，穿坐骨小孔进入阴部管（Alcock's canal）。阴部管由闭孔内肌筋膜裂隙形成，其沿着坐骨直肠窝的外侧壁穿过闭孔内肌。阴部管位于肛提肌腱弓下方，沿坐骨耻骨支的上缘行至尿生殖膈的后外侧，该处也是阴部管的出口。直肠下神经、会阴神经和阴蒂背神经是阴部神经的三个分支。阴部神经分支走行的多样性在前面章节已有相应描述[61-63]。直肠下神经起自第3、4骶神经，可能与股后皮神经和阴唇后神经相互交通，其为横纹肌肛门外括约肌提供运动和感觉神经支配。肛门内括约肌的内脏感觉神经源于副交感神经。会阴神经有浅支和深支。浅支亦称为阴唇后神经，支配阴唇后部的皮肤。会阴神经的深支对以下会阴膜肌肉起运动支配作用：会阴浅横肌、坐骨海绵体肌、球海绵体肌、尿道外括约肌和会阴深横肌。阴部神经的神经末梢是阴蒂背神经，为感觉神经[47, 48]。

3.8 腹壁、盆底功能障碍与计算机建模的前景

腹壁肌与盆底的相互作用是19世纪和20世纪初妇产科常规教学训练的基石[64]。对这种相互作用的关注已经消失了几十年，现在又回到了我们的视野中。近年来，盆底与腹壁肌之间相互关系的研究数量显著增加[64-68]。历史视角有助于展示这种关系是如何被认识的，并支持继续研究这种相互作用。

20世纪早期，术语肠下垂或内脏下垂用于描述现在所说的盆腔器官脱垂。1907年，Webster说[69]：“腹腔与盆腔内容物正常关系的性质及其变化方式是一个有点复杂的问题，涉及解剖学、生理学和物理因素，到现在对这些因素也还没有清晰的认识和理解。我的目的不是要详细的探讨上述因素，而是要特别注意其中一个因素，就是腹壁。这个结构由多种组织组成，其中最重要的是筋膜和肌肉，通常具有一定程度的张力以帮助维持躯干的姿势，并对腹部内容物施加压力，腹壁与膈和盆底共同发挥后一种功能。”

腹压的控制通过盆底、腹壁和膈共同作用实现[70]。此外，长期腹压升高（如慢性阻塞性肺疾病、用力排便等）是盆腔器官脱垂的危险因素。目前，研究人员试图通过计算机方法研究盆腔器官在正常和极端刺激下的生物力学反应，他们需要腹壁和膈的模型来制造刺激，以反映盆腔器官周围真实的解剖环境。

这种设计恰当的计算机模型可以对腹壁力量下降、持续紧张和腹直肌分离等情况进行假设检验，以最终确定它们对盆底支持和功能的影响。

（赵丰年、赵志伟译，
赵志伟、苗娅莉校）

参考文献

[1] R.T. Woodburne, Essentials of Human Anatomy, fourth ed., Oxford University Press, New York, 1971.

[2] J.G. Travel, D.G. Simons, Myofascial Pain and Dysfunction: The Trigger Point Manual, Vol. 2. The Lower Extremities, Williams & Wilkins, Baltimore, 1992.

[3] S.S. Retzky, R.M. Rogers, A.C. Richardson, Anatomy of female pelvic support, in: L.T. Brubaker, T.J. Saclarides (Eds.), The Female Pelvic Floor: Disorders of Function and Support, F.A. Davis Company, Philadelphia, 1996.

[4] J.P. Schaeffer (Ed.), Morris' Human Anatomy: A Complete Systematic Treatise, 11th ed., The McGraw-Hill Book Company, Inc., New York, 1953.

[5] P.L. Williams, R. Warwick (Eds.), Gray's Anatomy, 36th ed., W.B. Saunders Company, Philadelphia, 1980.

[6] F.L. Mitchell, P.S. Moran, N.A. Pruzzo, An Evaluation and Treatment Manual of Osteopathic Muscle Energy Procedures, first ed., Mitchell Moran and Pruzzo Associates, Valley Park, MO, 1979.

[7] J.A. Porterfield, C. DeRosa, Articulations of the Lumbo-Pelvic Region in Mechanical Low Back Pain: Perspectives in Functional Anatomy, second ed., W.B. Saunders Company, London, 1998.

[8] A. Vleeming, R. Stoeckart, The role of the pelvic girdle in coupling the spine and the legs a clinicalanatomical perspective on pelvic stability, in: A. Vleeming, V. Mooney, R. Stoeckart (Eds.), Movement, Stability and Lumbopelvic Pain: Integration and Research, Churchill Livingstone, Edinburgh, 2007, pp. 113–137.

[9] J.D. Cole, D.A. Blum, L.J. Ansel, Outcome after fixation of unstable posterior pelvic ring injuries, Clin. Orthop. Relat. Res. 16 (1996) 160–179.

[10] S.L. Forst, M.T. Wheeler, J.D. Fortin, J.A. Vilensky, The sacroiliac joint: anatomy, physiology and clinical significance, Pain Physician 9 (2006) 61–68.

[11] J.J.M. Pel, C.W. Spoor, A.L. Pool-Goudzwaard, A. Hoek van Dijke, C.J. Snijders, Biomechanical analysis of reducing sacroiliac joint shear load by optimization of pelvic muscle and ligament forces, Ann. Biomed. Eng. 36 (3) (2008) 415–424.

[12] A. Vleeming, A.L. Pool-Goudzwaard, E. Stoeckart, The posterior layer of the thoracolumbar fascia, Spine 20 (1995) 753–758.

[13] H. Steinke, N. Hammer, V. Slowik, et al., Novel insights into the sacroiliac joint ligaments, Spine 35 (2010) 257–263.

[14] M.J. Budak, T.B. Oliver, There's a hole in my symphysis — a review of disorders causing widening, erosion, and destruction of the symphysis pubis, Clin. Radiol. 68 (2013) 173–180.

[15] I. Becker, S.J. Woodley, M.D. Stringer, The adult human pubic symphysis: a systematic review, J. Anat. 217 (2010) 475–487.

[16] B. Alicioglu, O. Kartal, H. Gurbuz, N. Sut, Symphysis pubis distance in adults: a retrospective tomography study, Surg. Radiol. Anat. 30 (2008) 153–157.

[17] W.G.J. Putschar, The structure of the human symphysis pubis with special consideration of parturition and its sequelae, Am. J. Phys. Anthropol. 45 (1976) 589–594.

[18] R.G. Tague, Fusion of coccyx to sacrum in humans: prevalence, correlates, and effect on pelvic size, with obstetric and evolutionary implications, Am. J. Phys. Anthropol. 145 (2011) 426–437.

[19] H. Talasz, C. Kremser, M. Kofler, E. Kalchschmid, M. Lechleitner, A. Rudisch, Phase-locked parallel movement of diaphragm and pelvic floor during breathing and coughing — a dynamic MRI investigation in healthy females, Int. Urogynecol. J. 22 (2011) 61–68.

[20] P. Hodges, The abdominal canister and low back and pelvic pain: relationship between pelvic floor muscle dysfunction, breathing disorders and poor lumbopelvic control, in: B. Carriere, C.M. Feldt (Eds.), The Pelvic Floor, Georg Thieme Verlag, Stuttgart, 2006.

[21] B. Bordoni, E. Zanier, Anatomic connections of the diaphragm: influence of respiration on the body system, J. Multidiscip. Healthc. 6 (2013) 281–291.

[22] J.E. Goldthwaite, The relationship of posture to human efficiency and the influence of poise upon the support and function of the viscera, Boston Med. Surg. J. 161 (2) (1909) 839–849.

[23] T.F. Mattox, V. Lucente, P. McIntyre, J.R. Miklos, J. Tomezsko, Abnormal spinal curvature and its relationship to pelvic organ prolapse, Am. J. Obstet. Gynecol. 183 (2000) 1381–1384.

[24] J.K. Nguyen, L.R. Lind, J.Y. Choe, F. McKindsey, R. Sinow, N. Bhatia, Lumbosacral spine and pelvic inlet changes associated with pelvic organ prolapse, Obstet. Gynecol. 95 (2000) 332–336.

[25] M. Schimpf, P. Tulikangas, Evolution of the female pelvis and its relationships to pelvic organ prolapse, Int. Urogynecol. J. Pelvic Floor Dysfunct. 16 (4) (2005) 315–320.

[26] L.R. Lind, V. Lucente, N. Kohn, Thoracic kyphosis and the prevalence of advanced uterine prolapse, Obstet. Gynecol. 87 (4) (1996) 605–609.

[27] T. Sahinkanat, D.C. Arikan, E. Turgut, C. Ozkurkcugil, H. Yilmaz, H. Ekerbicer, Effects of lumbar lordosis and pelvic inlet orientation on the outcome of the transobturator tape sling operation in women, Arch. Gynecol. 284 (2011) 125–130.

[28] H. Niikura, Z.W. Jin, B.H. Cho, G. Murakami, N. Yaegashi, J.K. Lee, N.H. Lee, C.A. Li, Human fetal anatomy of the coccygeal attachments of the levator ani muscle, Clin. Anat. 23 (2010) 566–574.

[29] V. Nair, R.V. Nair, R.V. Mookambika, K.G. Mohandes Rao, S. Krishnaraja Somayaji, Persistent sacrococcygeus ventralis in an adult human pelvic wall: a variation for surgeons to note, J. Chin. Med. Assoc. 74 (12) (2011) 567–569.

[30] R. Kearney, R. Sawhney, J.O. Delancey, Levator ani muscle anatomy evaluated by origin-insertion pairs, Obstet. Gynecol. 104 (2004) 168–173.

[31] T.M. Oelrich, The striated urogenital sphincter muscle in the female, Anat. Rec. 205 (1983) 223–232.

[32] J.B. Brandon, C. Lewicky-Gaupp, K.A. Larson, J.P. DeLancey, Anatomy of the perineal membrane as seen in magnetic resonance images of nulliparous women, Am. J. Obstet. Gynecol. 200 (2009) 583. e1–583.e6.

[33] M.D. Barber, Contemporary views on female pelvic anatomy, Cleve. Clin. J. Med. 72 (Suppl. 4) (2005) S3–S11.

[34] E.H. Kwong, T.W. Findley, Fascia—current knowledge and future directions in physiatry: narrative review, J. Rehabil. Res. Dev. 51 (2014) 875–884.

[35] W. Klingler, M. Velders, K. Hoppe, M. Pedro, R. Schleip, Clinical relevance of fascial tissue and dysfunctions, Curr. Pain Headache Rep. 18 (2014) 439.

[36] J.A. Ashton-Miller, J.O. Delancey, Functional anatomy of the female pelvic floor, Ann. N. Y. Acad. Sci. 1101 (2007) 266–296.

[37] K.A. Larson, A. Yousuf, C. Lewicky-Gaupp, D.E. Fenner, J.O. DeLancey, Perineal body anatomy in living women: 3-dimensional analysis using thin-slice magnetic resonance imaging, Am. J. Obstet. Gynecol. 203 (2010) 494.e15–494.e21.

[38] A. Ercoli, V. Delmas, F. Fanfani, P. Gadonneix, M. Ceccaroni, A. Fagotti, S. Mancuso, G. Scambia, Terminologia Anatomica versus unofficial descriptions and nomenclature of the fascia and ligaments of the female pelvis:

a dissection-based comparative study, Am. J. Obstet. Gynecol. 193 (2005) 1565–1573.

[39] R. Corona, C. De Cicco, R. Schonman, J. Verguts, A. Ussia, P.R. Koninckx, Tension-free vaginal tapes and pelvic nerve neuropathy, J. Minim. Invasive Gynecol. 15 (3) (2008) 262–267.

[40] C. Stecco, V. Macchi, A. Poorzionato, F. Duparc, R. De Caro, The fascia: the forgotten structure, Ital. J. Anat. Embryol. 116 (3) (2011) 127–138.

[41] C. Stecco, O. Gagey, A. Belloni, A. Pozzuoli, A. Porzionato, V. Macchi, R. Aldegheri, R. De Caro, V. Delmas, Anatomy of the deep fascia of the upper limb. Second part; study of innervation, Morphologie 91 (2007) 38–43.

[42] K.S. Leffler, J.R. Thompson, G.W. Cundiff, J.L. Buller, L.J. Burrows, M.A. Schon Ybarra, Attachment of the rectovaginal septum to the pelvic sidewall, Am. J. Obstet. Gynecol. 185 (2001) 41–43.

[43] T.S. Albright, A.P. Gehrich, G.D. Davis, F.L. Sabi, J.L. Buller, Arcus tendineus fascia pelvis: a further understanding, Am. J. Obstet. Gynecol. 193 (2005) 677–681.

[44] M. Shoja, A. Sharma, N. Mirzayan, C. Groat, K. Watanabe, M. Loukas, R.S. Tubb, Neuroanatomy of the female abdominopelvic region: a review with application to pelvic pain syndromes, Clin. Anat. 26 (2013) 66–76.

[45] J.L. Whiteside, M.D. Barber, M.D. Walters, T. Falcone, Anatomy of ilioinguinal and iliohypogastric nerves in relation to trocar placement and low transverse incisions, Am. J. Obstet. Gynecol. 189 (2003) 1574–1578.

[46] B.A. Parnell, E.A. Johnson, D.A. Zolnoun, Genitofemoral and perineal neuralgia after transobturator midurethral sling, Obstet. Gynecol. 119 (2012) 428–431.

[47] Z. Atassi, A. Reich, A. Rudge, R. Kreiienberg, F. Flock, Haemorrhage and nerve damage as complications of TVT-O procedure: case report and literature review, Arch. Gynecol. Obstet. 277 (2008) 161–164.

[48] C. Achtari, B.J. McKenzie, R. Hiscock, A. Tosamillia, L. Schierlitz, C.A. Briggs, P.L. Dwyer, Anatomical study of the obturator foramen and dorsal nerve of the clitoris and their relationship to minimally invasive slings, Int. Urogynecol. J. Pelvic Floor Dysfunct. 17 (4) (2006) 330–334.

[49] M.D. Barber, R.E. Bremer, K.B. Thor, P.C. Dolber, T.J. Kuehl, K.W. Coates, Innervation of the female levator ani muscles, Am. J. Obstet. Gynecol. 187 (2002) 64–71.

[50] C. Wallner, J. van Wissen, C.P. Maas, N.F. Dabhoiwala, M.C. DeRuiter, W.H. Lamers, The contribution of the levator ani nerve and the pudendal nerve to the innervation of the levator ani muscles; a study in human fetuses, Eur. Urol. 54 (2008) 1136–1144.

[51] S.A. Shobeiri, R.R. Chesson, R.F. Gasser, The internal innervation and morphology of the human female levator ani muscle, Am. J. Obstet. Gynecol. 199 (2008) 686.e1–686.e6.

[52] R.S. Tubbs, J. Miller, M. Loukas, M.M. Shoja, G. Shohouhi, A.A. Cohen-Gadol, Surgical and anatomical landmarks for the perineal branch of the posterior femoral cutaneous nerve: implications in perineal pain syndromes, J. Neurosurg. 111 (2009) 332–335.

[53] B. Darnis, R. Robert, J.J. Labat, T. Riant, C. Gaudin, A. Hamel, O. Hamel, Perineal and inferior cluneal nerves: anatomy and surgery, Surg. Radiol. Anat. 30 (2008) 177–183.

[54] V.G. Iyer, C.B. Shields, Isolation injection injury to the posterior femoral cutaneous nerve, Neurosurgery 25 (1989) 835–838.

[55] Y.B. Gomceli, A. Kapukiran, G. Kutlu, S. Kurt, A.l. Baysal, A case report of an uncommon neuropathy: posterior femoral cutaneous neuropathy, Acta Neurol. Belg. 105 (1) (2005) 43–45.

[56] W.J. Arnoldussen, J.J. Korten, Pressure neuropathy of the posterior femoral cutaneous nerve, Clin. Neurol. Neurosurg. 82 (1980) 57–60.

[57] H. Head, On disturbances of sensation with especial reference to the pain of visceral disease, Brain 16 (1893) 1–133.

[58] C. Tai, B. Shen, D.M. Abhijith, F. Zhang, S. Zhao, J. Wang, J.R. Roppolo, W.C. de Groat, Inhibition of the micturition reflex by activation of somatic afferents in posterior femoral cutaneous nerve, J. Physiol. 590 (19) (2012) 4945–4955.

[59] M.P. Fitzgerald, R.U. Anderson, J. Potts, et al., Randomized multicenter feasibility trial of myofascial physical therapy for the treatment of urological chronic pelvic pain syndromes, J. Urol. 182 (2) (2009) 570–580.

[60] M.P. Fitzgerald, C.K. Payne, E.S. Lukacz, et al., Randomized multicenter clinical trial of myofascial physical therapy in women with interstitial cystitis/painful bladder syndrome and pelvic floor tenderness, J. Urol. 187 (6) (2012) 2113–2118.

[61] G. Lazarou, B.A. Grigorescu, T.R. Olson, S.A. Downie, K. Powers, M.S. Mikhail, Anatomic variations of the pelvic floor nerves adjacent to the sacrospinous ligament: a female cadaver study, Int. Urogynecol. J. 19 (2008) 649–654.

[62] G.J. Furtmueller, C.A. McKenna, J. Ebmer, A.L. Dellon, Pudendal nerve 3-dimensional illustration gives insight into surgical approaches, Ann. Plast. Surg. 73 (2014) 670–678.

[63] T.I. Montoya, L. Calver, K.S. Carrick, J. Prats, M.M. Corton, Anatomic relationships of the pudendal nerve branches, Am. J. Obstet. Gynecol. 205 (2011) 504.e1–504.e5.

[64] H. Talasz, C. Kremser, M. Kofler, E. Kalchschmid, M. Lechleitner, R. Rudisch, Proof of concept: differential effects of Valsalva and straining maneuvers on the pelvic floor, Eur. J. Obstet. Gynecol. Reprod. Biol. 164 (2012) 227–233.

[65] P. Neumann, V.V. Gill, Pelvic floor and abdominal muscle interaction: EMG activity and intraabdominal pressure, Int. Urogynecol. J. 13 (2002) 125–132.

[66] S.J. Madill, L. Mclean, Relationship between abdominal and pelvic floor muscle activation and intravaginal pressure during pelvic floor muscle contractions in healthy continent women, Neurourol. Urodyn. 25 (2006) 722–730.

[67] M.D. Smith, M.W. Coppieters, P.W. Hodges, Postural response of the pelvic floor and abdominal muscles in women with and without incontinence, Neurourol. Urodyn. 26 (2007) 377–385.

[68] B. Junginger, K. Baessler, R. Sapsford, P.W. Hodges, Effect of abdominal and pelvic floor tasks on muscle activity, abdominal pressure and bladder neck, Int. Urogynecol. J. 21 (2010) 69–77.

[69] J.C. Webster, A Textbook of Diseases of Women, W.B. Saunders Company, Philadelphia, 1907.

[70] G.D. Goldish, J.E. Quast, J.J. Blow, M.A. Kuskowski, Postural effects on intraabdominal pressure during Valsalva maneuver, Arch. Phys. Med. Rehabil. 75 (1994) 324–327.

第 4 章　经典力学概论

4.1　引言

材料力学是研究材料在物理作用下产生反应的学科。一般来说，材料力学研究材料如何失效的规律，但是，也可以用于非故障实验和分析[1]。科学家对力学特性的定义是物体响应物理作用的过程。这种反应与材料特点的预期功能直接相关。例如，传统的造船材料需要具有可加工性，密度相对较低，并且坚固耐用。自古以来，人们都偏好使用木材造船，因为木材密度低可在水中漂浮，且足够坚固，可以承受在海上遇到的各种载荷。关键是，木材还有一个特别的优点——多孔，当放入水中时会膨胀，在船的内部和外部之间形成一个密封舱。正如木材被证明是造船的好材料一样，每种材料都应经过专门的选择或设计，更好地发挥其预期功能。通过全面了解材料的预期用途和大量不同材料的力学性质，科学家和工程师可以选择最适合的、满足特定需求的材料。

传统上，力学特性是通过对物体进行受控力学测试而获得的，施加在物体上的力或变形（形状和 / 或大小的变化）都可受到控制[2]。然后，力和变形可以通过一个数学方程式或一系列数学方程式相互关联。这种数学关系的形式及其最终的解释，取决于被测试的对象、被测试的条件及对每个对象所做的假设。

通常，设计或选择工程材料的目的，是为了满足一组特定的预定义要求。同样地，生物材料也是根据特定的功能需求来优化提升，因此可以适应力学环境进行“微调”改进。即使力学环境发生变化，对于健康的承重组织和器官，它们的结构和组成经过优化以匹配其力学环境，它们的细胞也会持续工作以保持优化的性能。例如，股骨是专门为支撑身体的重量而设计的，但也需要重量轻，以便快速和灵活的移动。肌肉组织也是身体如何适应变化的一个典型例子。举重的人经常锻炼肌肉，重复使用会使肌肉增强。然而，当手臂骨折时，肌肉不能规律地收缩，则发生肌肉萎缩。这是一个完美的例子，说明了细胞处于一种恒定状态，既能维持代谢成本，又能实现承重组织平衡功能。从材料研究的角度来看，这是非常令人兴奋的领域，主动重塑和修复损伤的能力使组织变得非常独特。

本章将重点介绍材料的基本力学，并提供一些生物应用方面的参考。它将描述结构和力学特性之间的差异，以及如何测量这些特性。本章最后将重点介绍黏弹性特性和相关的实验方法。

4.2　结构与力学性能

力学测试提供有关样品物理行为的重要信息。一般而言，这些测试是通过施加力来进行的，力会导致变形（即样品的大小或形状发生变化），然后进行测量。或者，可以施加变形并测量力。所获得的与力和变形相关的数学方程参数，直接用于统计分析的组间比较（例如，识别疾病或失调的影响），并可作为计算模型的输入参数，使研究人员能够模拟在实验室中难以再现的情况。最后，如上所述，以这些参数为特点选择合适的材料。

从力学试验中可以获得两大类信息。这两类信息既相互关联，又各不相同。

（1）结构特性，描述材料或材料集合如何响应施加的力或变形。这些特性不仅取决于每种材料的固有力学特性，还取决于每种材料的数量、形状，如何约束和/或连接到其他材料，以及所施加力的方向。这可以用汽车碰撞试验来说明。汽车是由许多不同的部件组成的，每个部件都有其固有的力学性能。它们以各种方式排列和组合，实现汽车的形状和功能。将汽车迎头撞向一堵墙，可以测量施加在这辆车上的力，以及这辆车形状的改变情况。在这次测试中，通过加/减材料，改变其部件的布置方式等来直接影响汽车的性能。这是对汽车的一次结构测试。顾名思义，它提供了结构（即汽车）对这组特定加载条件的物理响应的总体评估。仅这一点就是非常有价值的信息。但是，仅凭此测试可能是不够的，事实上这很难确定汽车在侧倾、侧面碰撞或追尾碰撞测试中的性能。这是因为结构属性不仅仅是内在的，相反，还取决于上面提到的所有特征。

（2）力学特性，用来描述单一材料的固有力学行为。这里使用“固有”这个词是因为它的力学行为是原子和分子相互作用的直接结果。这种行为是材料的基础，只有在材料本身（即化学、键合结构等）改变的情况下才能改变。因此，许多人将这些称为“材料属性”。虽然不是错误的，但这个术语包括材料的力学属性，也包括其与力学无关的属性（如电、磁、辐射等）。因此，术语“力学特性”更准确。与结构特性不同，这些力学特性与材料的大小和形状无关。表4–1提供结构特性和力学特性的汇总表。

表4–1　结构特性与力学特性的概念比较

结构特性及相关参数	力学特性及相关参数
描述材料或材料集合如何对施加的力或变形作出反应	材料的固有力学行为→原子和/或分子相互作用的直接结果
负荷或力	应力
伸长或位移	应变
极限荷载	极限应力或极限拉伸强度
极限伸长	极限应变或极限拉伸应变
刚度	切线模量
吸收的能量	应变能量密度

4.3　结构特性

结构和力学特性经常被混淆，因为用来描述它们的参数听起来很相似。图 4-1A 为单轴试验的典型载荷（拉力）-伸长曲线。

术语“单轴（uniaxial）”简单地表示沿着样品的一个轴进行拉或推。“载荷”可与“力”互换，并以力为单位测量。这里是牛顿，N（*y* 轴）。“伸长（elongation）”是变形的非标准化度量，以长度（位移）为测量单位。在这里，测量单位为毫米（mm）（*x* 轴）。曲线本身代表样本的结构属性。注意它的非线性形状并带有一个最初的趾端区域（toe region），通常与较大的伸长量相关联，以减小力的变化；线性区域（linear region），曲线中载荷与伸长之间的关系或多或少呈线性关系的区域；样品开始遭受永久性结构破坏的失效区域（failure region）。为了描述这些结构特性，通常使用以下参数：极限载荷（ultimate load），是结构在失效前所能承受的最高载荷，这里的失效可以定义为样本开始发生断裂解体前

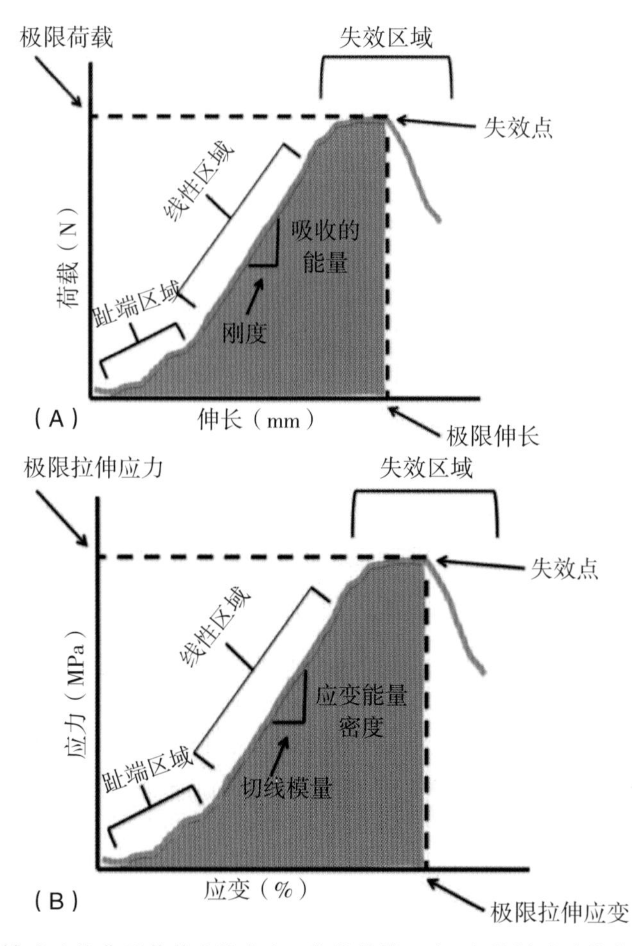

图 4-1　（A）单轴试验的典型载荷（拉力）-伸长曲线。（B）单轴试验的典型应力 - 应变曲线。

的极限；极限（断裂）伸长（ultimate elongation），是结构在断裂 / 失效前的最大长度（位移）值；刚度（stiffness），简单地定义为曲线线性区域的斜率，是结构抗伸长能力的量度。伸长过程中吸收的能量由曲线下面的面积表示。

4.4 力学性能

描述组织力学特性的参数与描述结构特性的参数相似，但解释却不相同。首先，重要的是要认识到这些属性与大小和形状无关。因此，如果我们有一块很大的材料和一块很小的同种材料，尽管它们的结构特性不同，但是这两块材料应该具有相同的力学特性。例如，较大的样品将能够承受比较小的样品更强的力和更大的伸长（位移）。为了解释这些差异，我们引入了应力（stress）和应变（strain）的概念。这些归一量化说明了样品大小和形状的差异。事实上，每个量都有很多不同的定义，我们在这里要介绍的定义是工程应力和应变的概念。工程应力（engineering stress）是施加到系统上的力或载荷，按原始（施加任何载荷之前）样品的横截面积（F/A_0）进行缩放。工程应力通常用于描述经历小变形的材料。柯西应力（Cauchy stress）也称为真应力，或载荷除以变形的横截面积。柯西应力用于计算大变形材料的应力。导致这种区别的原因是，对于发生大变形的材料，横截面积往往会发生显著变化。而对于小变形，横截面积变化一般较小，使得工程应力和柯西应力大致相等。工程应变（engineering strain）是按其初始长度（$\Delta L/L_0$）归一化的样品长度的变化。应变是一个无单位参数，通常以百分比（%）表示，如 $\Delta L/L_0 \times 100$。大多数工程材料都经历小变形（即小于 5% 的应变）；然而，如上所述，许多生物材料经常经历极大的变形（即 >100%）[3-5]。变形的另一种测量方法是拉伸。拉伸仅仅是样本的当前长度（L）除以其初始长度（L_0）。如果没有变形，则其值为 1，而工程应变的值为 0。事实上，可以很容易地证明工程应变确实等于拉伸减 1。

在图 4-1B 中，显示了组织单轴试验的典型应力 - 应变曲线。同样，曲线本身可表示组织的力学特性。y 轴以兆帕（MPa）为单位表示工程应力，x 轴以百分号（%）为单位表示工程应变的变形程度。应力 - 应变曲线一般包括 / 分为趾端区域、线性区域和失效区域。对于大多数胶原组织，趾端区域反映了弹性蛋白的作用，胶原沿加载方向的重新排列，以及使胶原蛋白从其自然的波浪状非应力状态解开[6, 7]。如图 4-2 所示，随着应变的增加，每个单独的纤维开始解卷并抵抗牵拉，胶原蛋白逐渐聚集。这类似于将一根松弛的弦拉到被设定的位置。随着越来越多的纤维聚集，应力亦增加。一旦所有的纤维都聚集起来，纤维本身就开始伸长，曲线就延伸至线性区域。如果我们继续施加载荷，最终会有一根纤维断裂。当这种情况发生时，先前由断裂的纤维承载的载荷将转移到周围的纤维，这些纤维已经接近其自身的断点。通常，这会触发多米诺骨牌效

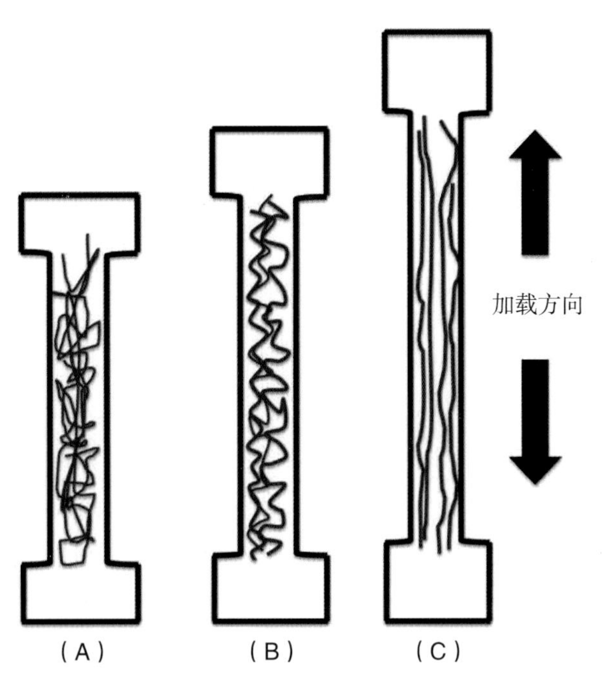

图 4-2　哑铃状标本内胶原纤维的模式图。图 A 为胶原纤维的初始构型。图 B 为当标本加载时，胶原开始解卷并沿加载方向排列。图 C 为胶原纤维聚集。

应，导致所有纤维在相对较小的应变范围内发生断裂[8-10]。根据胶原蛋白在特定样本中的取向，它与其他纤维的连接，以及它沿着加载方向重新排列的自由度，失效区域可能或多或少会突然出现的。

为了描述这些力学特性，通常使用以下参数：极限应力强度（ultimate tensile strength），是组织在失效前所能承受的最大应力；极限拉伸应变（ultimate tensile strain），是失效时达到的最大应变。假设最大应变越大，表明材料更具“弹性”。然而，这是不正确的。术语“弹性（elasticity）”是指材料在变形并消除应力后恢复其初始形状的能力。将最大应变较高的材料描述为“高度变形（highly deformable）”更为合适。切线模量（tangent modulus）定义为曲线线性区域的斜率，是材料抵抗变形的能力。通常，具有较高切线模量的组织将被描述为“较硬的（stiffer）”组织。这往往会导致与结构属性定义的“刚度（stiffness）”混淆。从这个意义上说，“刚度”是指“材料刚度”，而不是“结构刚度”。因此，考虑使用术语“刚度”的上下文通常是很重要的。

另一个混淆之处是，许多作者将应力 - 应变曲线线性区域的斜率称为“杨氏模量（Young's modulus）”或“弹性模量（modulus of elasticity）”[11]。这些术语通常用于特定类别的材料，这些材料是线性的、弹性的、各向同性的、均质的或简单的、弹性的。当提到组织时，使用这些术语意味着该组织具有这些性质，这很少（如果有的话）是合理的假设。因此，组织力学领域的许多人更喜欢使用术语“切线模量”，因为它并不意味着任何关于材料的东西。应变能量密度(strain energy density)参数由应力-应变曲线下的面积表示，是材料失效所需能量的量度。

4.5 力学测试的类型

许多力学试验已有标准化方法，用于测试材料的力学性能。本章将简要介绍几种最常见的检测方法，着重介绍用于测试女性骨盆内组织力学性能的方法。

4.5.1 单轴拉伸试验

单轴拉伸试验是表征材料力学性能最常用的检测方法，可用于金属等常见材料，也可用于生物组织的力学测试。如图 4-3A 所示，本试验的目的是沿材料的主轴线施加拉伸力，并测量其响应[1]。样品以恒定的拉伸速率加载，通常加载至材料失效（断裂），采集载荷和伸长（位移）数据。然后对载荷数据进行归一化处理，以获得应力测量结果，并且通常使用视频测量来获得应变结果，下一章将对此进行更深入的描述。

科学家在对生物材料进行拉伸测试时遇到的首要挑战之一就是如何保护样品。标准方法是夹住样品的两端，但是这可能会造成样品损害，而且混淆测量边界[12, 13]。研究人员最大限度地减少夹持作用的重要策略是将样品切成哑铃状，两个较宽的末端用于夹持，而较薄的中间区域用于测试。通过使中间区域的长度远长于其宽度（长宽比），科学家可以确保应变的测量位置，即在样品的中间区域，以使样品中的拉应力是均匀一致的。在力学测试中，长宽比达到 10 或

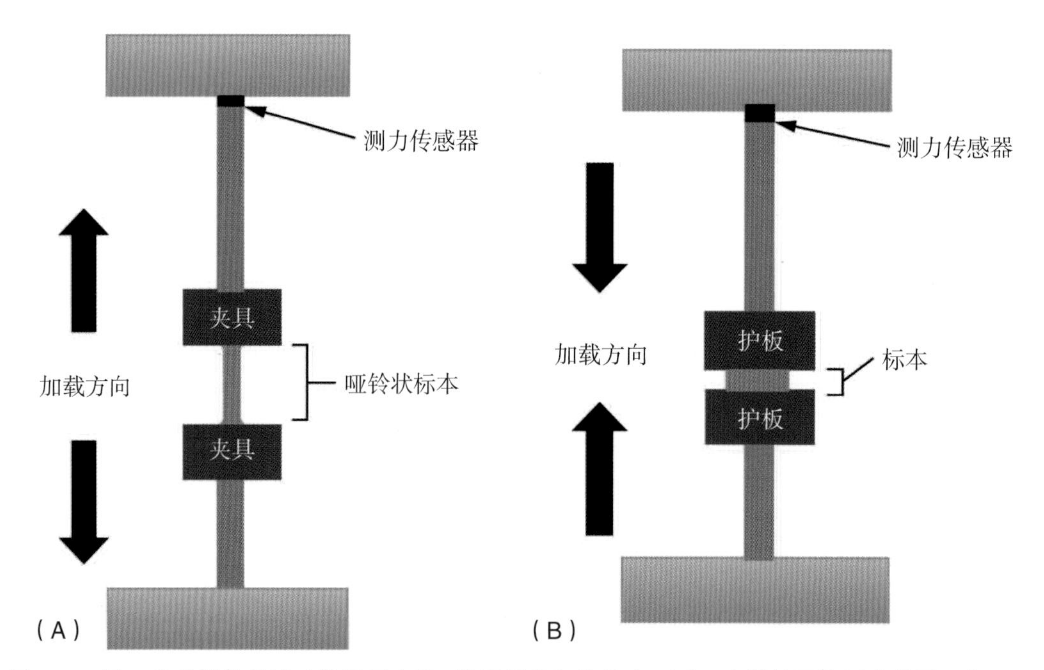

图 4-3 图 A 为单轴拉伸试验装置示意图。沿纵轴施加拉伸力。图 B 为单轴压缩测试装置示意图。样品正被压在两个板之间。注：测试之间的主要区别在于它们的加载方向。

更高的情况并不少见，这是理想的情况。然而，软组织样品的整体尺寸通常使较大长宽比的实现变得困难，而将样品放在测试机上时，不会增加其意外损坏的风险。因此，软组织测试中长宽比低至 5 的情况并不少见 [14]。应该注意，由于测量应变的区域开始接近夹具，较低的长宽比将显著增加计算力学性能的误差。尽管这是单轴测试，除了担心在应变测量中样品遭受冲击损坏外，人工边界还会导致应力从一个夹具的一个角转移到另一个夹具的相对角，从而导致测试不再是仅仅施加拉伸力的测试。

使用哑铃状样品的另一个好处是它允许在测量应变和横截面积的样品中间发生失效。否则，样品很可能在紧邻夹具的位置过早失效。出现这种情况的原因还在于夹紧样品的夹具施加的人为边界会导致靠近夹具的应力比远离夹具的应力上升得更快。在样品中，当夹具施加的人为边界与钳夹引起的高概率局部损伤结合在一起时，降低了该区域的抗张强度，它很可能成为组织断裂 / 失效的位置，不能反映组织的实际抗张强度。为避免夹具附近过早失效，相对于样品中间的宽度，增加该区域的样品宽度。由于应力等于力除以横截面积，并且沿样品长度的所有点的力总是相等的，因此可以通过改变横截面积来控制试件中的区域应力。增加夹具附近的横截面积会降低该区域的应力，补偿区域内增加的应力。样品中间的横截面积越小，导致该区域的应力比夹具附近的应力高，从而增加了在那里发生断裂 / 失效的可能性。因此，该方法可获得更准确地测量组织样品的抗张强度。

4.5.2　压缩试验

压缩试验用于表征承载重量材料的力学性能，如建筑物中的支撑梁、膝关节中的软骨或脊柱中的脊椎 [1, 15, 16]。载荷是轴向施加的，但与拉伸测试的方向不同，载荷以相反的方向压缩试样，如图 4-3B 所示。由于施加的方向与拉伸试验相反，压缩试验中测量的应力和应变通常报告为负值。在大多数情况下，压缩测试的测试装置与拉伸测试相似，主要区别在于施加载荷的方向不同，且使用板材代替夹具。根据测试的具体目标，这些测试可以是受限的（样品的所有边界都封闭在一个受限空间中，其中一个或多个边界的壁上有允许流体流动的孔隙），也可以是非受限的（只限制样品的顶部和底部）[1]。

4.5.3　剪切试验

剪切载荷被定义为施加在与加载轴相切的样品上的力，而不是通过样品中心的力。例如，将两只手放在一起以使每个手指对齐，然后上下滑动一只手以产生剪切运动。

如图 4-4A 所示 [17]，滑动的手相互滑过时的初始运动会产生静摩擦，这可以用剪切应力来测量。剪切试验通常使用单圈或双圈剪切试验。单圈剪切试验通常用来确定胶黏剂的原位强度，方法是将胶黏剂放在两个板之间，然后施加载荷直到失效。双圈剪切试验非常相似，

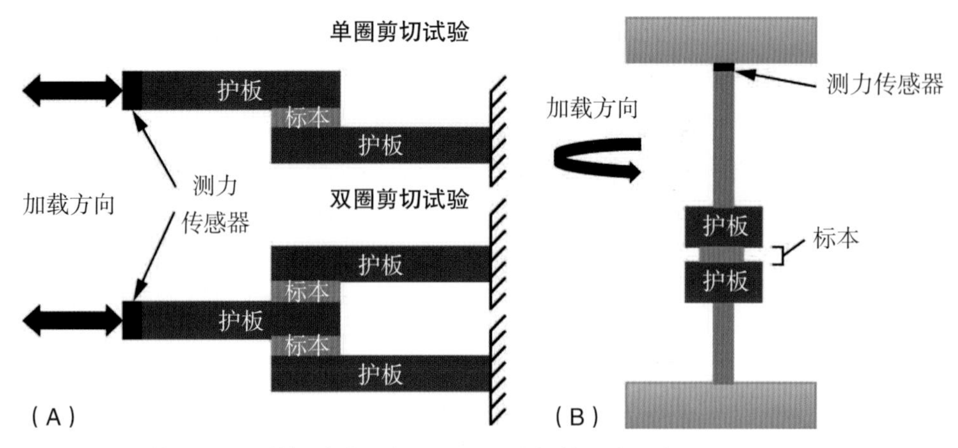

图 4-4　图 A 为单圈和双圈剪切试验示意图。图 B 为扭转测试示意图。

但使用三个板和两个黏合区来说明偏心加载，如图 4-4A 所示。这些测试方法在处理黏合剂时尤其常见，作为测试黏合剂强度或评估人体内关节功能的一种方式[18]。扭转也是剪切应力的一个例子，其中相对于样品的长轴施加旋转运动，如图 4-4B 所示。虽然扭转测试的常见应用是轴和传动轴，但该测试也可以独特地适用于生物组织[19]。

4.5.4　弯曲试验

许多建筑材料，如梁，需要承受持续的重载荷而不会失效。但是，如果施加过多载荷，梁将变得不稳定、弯曲并最终失效。因此如图 4-5 所示的三点弯曲试验，对于理解这些故障是如何发生的就很重要。弯曲试验也可用于生物学应用，如测试长骨（股骨、肱骨等）、颅骨，甚至脊柱以了解力学稳定性[20]。

虽然本节以简单概念的方式重点介绍了几种类型的力学试验，但应该理解的是，这些试验中的每一步步骤都有大量的工程理论作为基础。对于想要进行这些试验的个人来说，要想正确地完成试验并提取有意义的数据，了解并掌握相关理论知识是至关重要的。

4.6　材料变形的分类

材料通常要经历两种类型的变形：弹性变形和塑性变形。从根本上讲，弹性变形是指材料可以恢复其初始尺寸和形状的变形，而塑性变形是指由于材料微观结构的变化而导致样品大小和形状发生永久性变化的变形。

4.6.1　弹性变形

弹性被定义为材料在施加和移除载荷后瞬间恢复其原始形状的能力。例如，当对弹簧施加载荷时，材料会变形，材料上的应力会增加。但是，当移除载荷时，弹簧会恢复到其原始形状，并且系统中的所有能量都是守恒的。大多数经典材料的弹性区域通常由应力－应变曲线的初始线性部分表示，如图 4–1B 所示。对于可以假设为线性弹性的材料，称为线弹性响应（linear elastic response）、弹性模量或杨氏模量。这种关系可以用以下线性方程表示：$\sigma = E\varepsilon$，其中 σ 表示工程应力，E 表示杨氏模量或斜率，ε 表示工程应变。

当应力和应变之间不再存在线性比例关系时，就会出现非线性弹性行为。大多数组织在一定程度上表现出非线性行为。虽然许多人认为这些组织是弹性的，但它们通常不是弹性的。因此，描述应力 – 应变曲线斜率的术语经常被不当使用。图 4–6 是一种组织的非线性响应示意图。

4.6.2 塑性变形

塑性变形是永久性的，因为在移除载荷后，材料无法恢复到其原始大小和形状。一些材料瞬间塑性变形后会突然失效，而另一些材料则在失效前缓慢变形。进行与单轴拉伸试验相关的载荷失效试验，不仅可以了解材料是如何变形的，还可以寻找失效机制。在图 4–1B 中，可以在曲线的弹性线性区域之外的区域看到塑性行为。当样品发生塑性变形时，随着微观结构发生不可逆性的变化，能量被消耗并从系统中释放[1]。因此，当样品卸载时，其形状或体积会保持永久

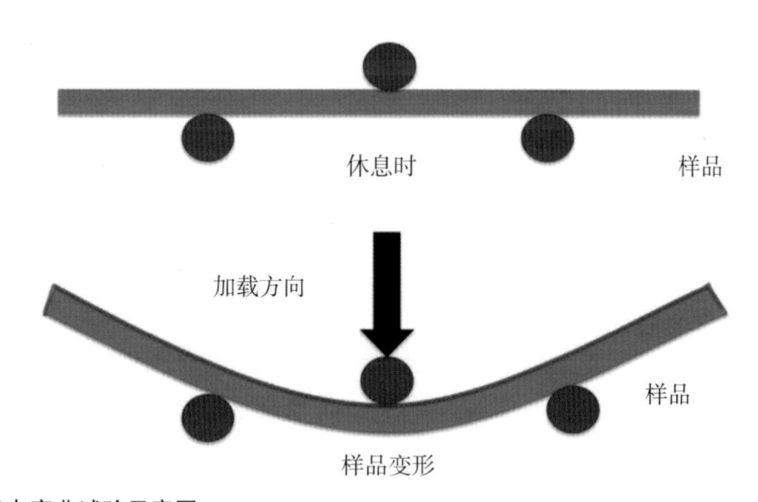

图 4–5 三点弯曲试验示意图。

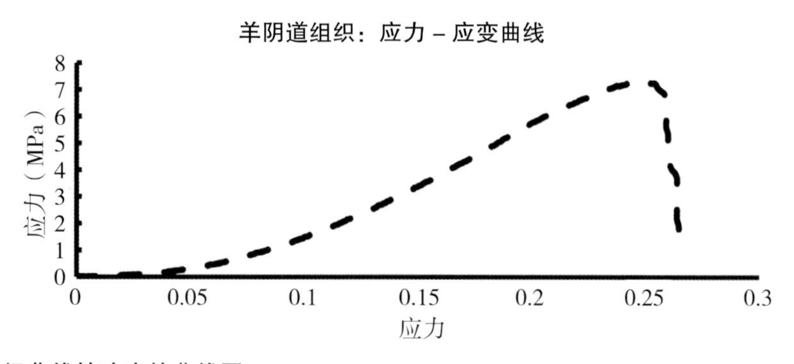

图 4–6 组织非线性响应的曲线图。

改变。

在几乎没有任何警告的情况下非常迅速地失效的材料被称为脆性材料（brittle materials）。如图 4–7 所示，我们可以观察到，断裂点的边缘呈锯齿状，这是突发性故障的常见特征。与脆性材料相对的韧性材料（ductile materials）则会在断裂的断端呈现颈缩现象（necking occurs）。当向韧性材料施加拉伸载荷时会发生颈缩现象，材料会拉长和拉伸以实现大变形。样品的中心部分在失效前会明显变薄。经历颈缩现象的材料通常会被描述为具有延展性（图 4–8）。

4.7 黏弹性

严格地说，弹性材料的应力与该材料所经历的变形量成正比。事实上，应力和变形之间的关系是瞬时的。材料变形的瞬间就是该材料承受应力的准确时刻。相反，应力消除的瞬间正好是材料恢复到其初始未变形形状的瞬间。这就是橡胶比口香糖更有弹性的原因。如果拉它们，两个都会变形。但是，当停止拉动时，只有一个（橡胶）将恢复其原始形状。这就是为什么反冲能力使材料有弹性。

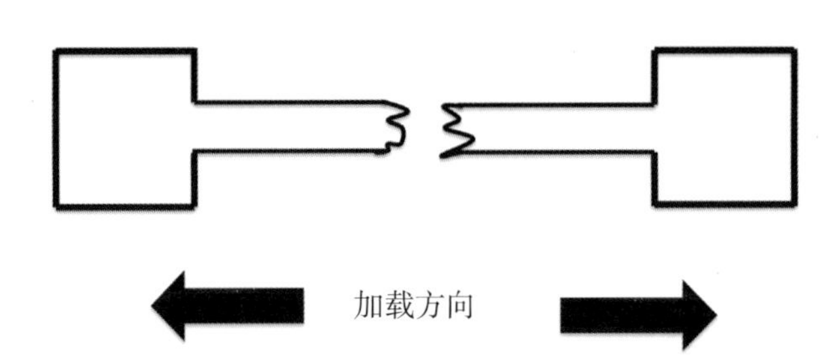

图 4–7 所示为脆性断裂。观察到断裂点的边缘呈锯齿状，这是突发故障的常见特征。

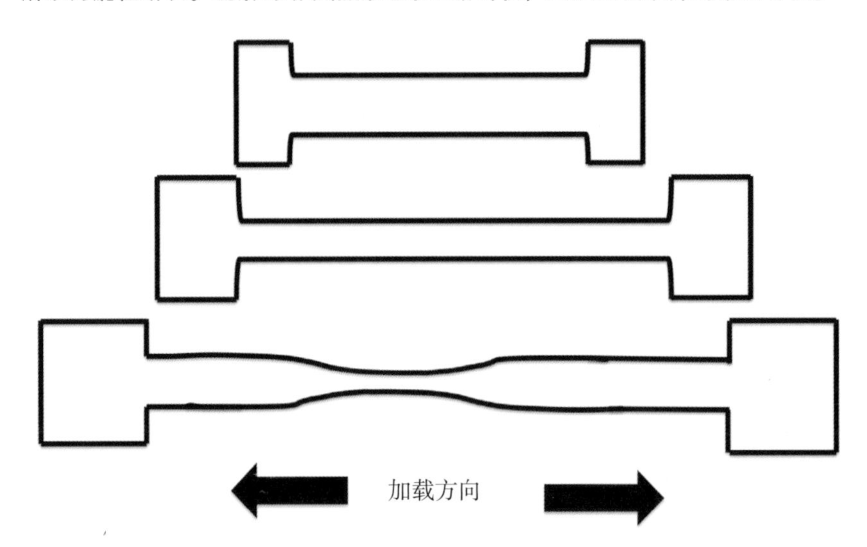

图 4–8 典型哑铃状样品塑性变形。加载的样品出现颈缩现象。

虽然术语“黏度（viscosity）”通常与液体联系在一起，但它一般被定义为流动的阻力。如果一种材料的黏度很低，它可以非常容易地流动，就像水一样。另一方面，高黏度的物质，如糖浆，流动较慢。弹性材料的应力与变形量成正比，而与弹性材料不同，黏性材料中的应力与材料变形的速度成正比，变形量并不重要。如拉伸橡胶和咀嚼口香糖，考虑以下几点：如果用手拉一根橡皮筋，双手分开一定距离，那么双手保持该距离所需的力就永远不会改变。橡皮筋的张力总是与你双手之间的距离成正比，这是弹性材料的另一个特点。但是，如果现在对口香糖做同样的事情，则应该首先注意到，它需要更多的力才能使其快速变形，但要使其缓慢变形，需要的力就较小，且双手之间的距离并不重要。一旦手停止移动，应该会感觉到它并没有明显的张力，且很可能由于重力的作用，口香糖的中间垂向地面方向。

在连续力学行为谱中，弹性和黏度代表了力学行为的两个极端。事实上，大多数材料都位于这两种力学行为的中间。也就是说，它们兼具弹性和黏性材料的特性。事实上，橡皮筋和口香糖为黏弹性材料。橡皮筋的力学行为更偏向弹性材料，而口香糖的力学行为更偏向黏性材料，其黏弹性取决于聚合物中混合的唾液量，但二者中均具有弹性材料和黏性材料成分。

黏弹性行为对于生物组织来说，特别是对女性骨盆组织具有重要的功能意义。例如，在第二产程中，当胎儿进入产道时，阴道和其他盆腔支持组织发生变形，导致力量增加[21]。在某些时候，阴道和周围组织中的力比子宫收缩和母体产生的主动推力更大，从而阻止婴儿进一步进入阴道。随着时间的推移和反复收缩，阴道和其他支持组织会像黏性物质一样软化，使胎头进一步扩张阴道，从而使分娩得以进行[22]。这类似于塑性变形的概念，但在没有损伤的情况下，组织可以在足够的时间内恢复其初始形状。如果组织缺乏这种能力，阴道分娩将不能进行。

4.8　黏弹性实验

在黏弹性材料上进行实验时，有许多重要因素需要考虑。

4.8.1　应变率的影响

应变率（strain rate）通常以百分比（%）或秒为单位进行测量，指的是施加在样品上的变形速度。应变率是处理黏弹性材料时要考虑的一个重要参数，因为变形施加到黏弹性材料上的速度会改变该材料的行为方式。例如，口香糖是一种黏弹性材料，由于其黏性成分较大，根据其被拉开的速度不同，其反应也不同。当快速拉开时，口香糖只需少量变形就会断裂。但是当慢慢拉开时，它只有在经历了较大的变形后才会断裂。一般说来，组织之所以会表现出类似的方式，是因为它们在承受较高应变率时会表现出更僵硬的反应[15]。但是，这种效果在不同的组织之间可能有很大的不同。工程师可以利用这一特性，通过提高应变率来隔离组织的弹性属性，从而将时间依赖性黏性属性的组织影响降至最低。

4.8.2 应力松弛

组织和其他黏弹性材料在承受恒定变形时具有逐渐释放应力的独特能力[23]，这种现象称为应力松弛（stress relaxation）。组织中存在的成分的具体比率是决定应力松弛程度的关键。蛋白聚糖和/或平滑肌含量较高的器官，如膀胱，比主要由胶原组成的肌腱更松弛[6, 9, 15, 24, 25]。在长时间变形时降低应力的能力可使组织和其他黏弹性材料能够承受较大的变形而不会造成损伤。

应力松弛试验是一种用来测试材料黏弹性行为特征的方法。从理论上讲，材料将被瞬间加载到预定的应变后，并在该应变下保持一段时间。随时间记录保持材料处于恒定应变所需的载荷变化。此信息对于垫圈中使用的材料特别有用，可以观察垫圈的密封性是如何随着时间的推移而降低的。应力松弛试验取决于初始应变率和材料保持的时间长度。然而，考虑到加载永远不可能是真正瞬时的，这些试验高度依赖于测试装置的速度和精度。这些试验可以在拉伸和压缩、弯曲和扭转下进行。图 4-9A 说明了应力松弛试验的初始测试条件，而图 4-9B 说明了一般的力学响应。

如果有足够的时间使材料在卸载后恢复正常，则该试验应该能够重复进行，并得到来自样品相同的响应。如果不是，那么很可能是由于试验导致样本发生了永久性的变化（假设恢复过程没有受到样本周围环境条件的影响，如脱水）。

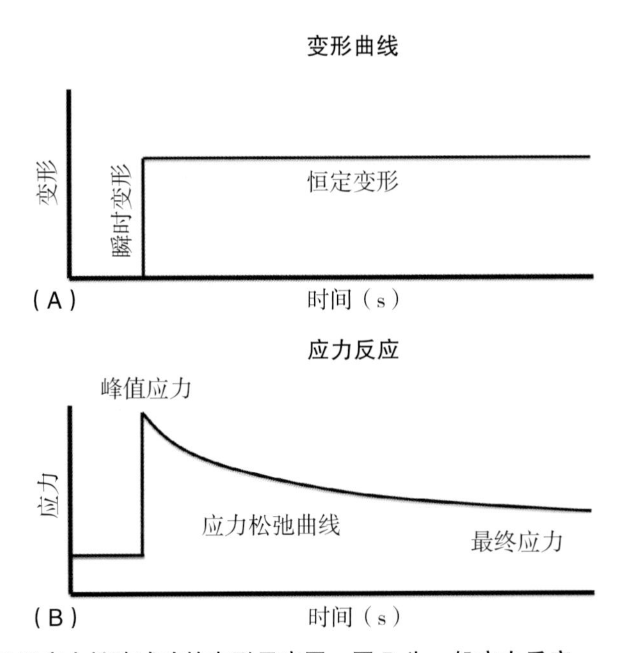

图 4-9　图 A 为应用于应力松弛试验的变形示意图。图 B 为一般应力反应。

4.8.3　蠕变

蠕变（creep）是在低于材料屈服点的应力水平下，材料随时间变化而变形（图 4-10A），即开始发生塑性变形。一旦对试件施加恒定的载荷并保持不变，应变就会继续增加。更高的载荷通常会导致更快的蠕变。

进行蠕变试验的一种非常简单的方法是将一种材料悬挂在固定的平面上，然后在材料的另一端施加一个重物，让它悬挂起来，然后在较长的时间内测量材料长度的变化。如图 4-10B 所示，测试蠕变的一种更正式的方法还需要一个量规来测量应变，或者使用光学跟踪样品的表面标记。

对于黏弹性材料，去除载荷应该允许样品最终恢复其初始长度。然而，与纯弹性材料不同的是，这不会瞬间发生。如果不能恢复初始长度，则该材料很可能是粘塑性（viscoplastic）的。如果观察到的塑性变形量与施加载荷的时间有关，这一点将得到证实。也有可能恢复部分初始长度，但不是全部。这将是既表现出黏弹性行为又表现出粘塑性行为的样品特征。

4.8.4　滞后

滞后（hysteresis）是用来描述黏弹性材料的热能随时间的耗散[26]。它测量的是加载与卸载时应力 - 应变曲线下的面积之差。滞后的特定值不仅是施加载荷的函数，还是所有先前施加的载荷和施加载荷速率的函数。虽然以下内容并非在所有情况下都完全准确，但该示例对于理解概念很有用。在加载过程中，当分子彼此滑动时，材料经常会经历内耗。这种内耗会产生热量，其中一些会流失到环境中。因此，加载过程中的应力 - 应变曲线，在曲线下有一个比卸载时更大的面积，因为该面积代表

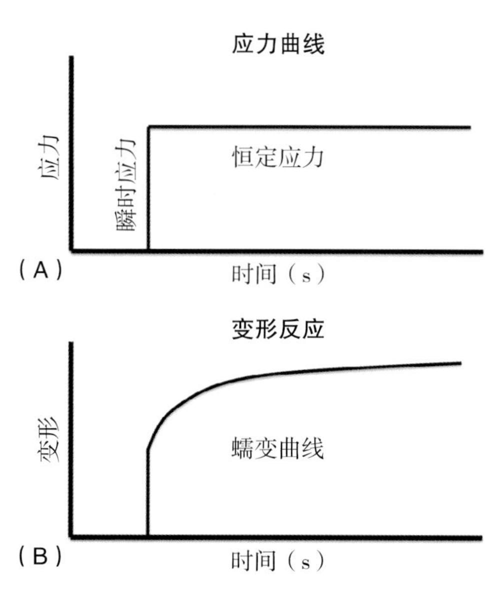

图 4-10　图 A 为蠕变试验应用的载荷剖面。图 B 为一般变形响应。

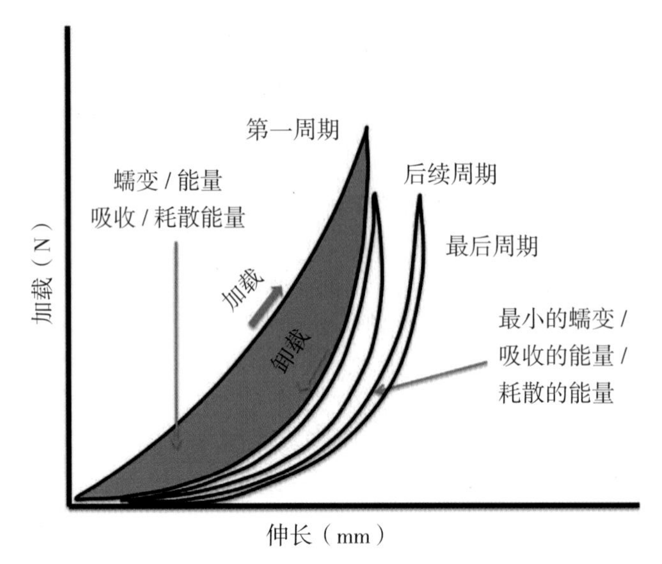

图 4-11　滞后区域通过随后的循环达到稳定状态。

了样品中变形产生的能量，其中一部分以热的形式释放出来。滞后曲线（the hysteresis loop）提供关于材料内部状态的信息，因为该曲线随每个周期的循环加载而改变[27]。如果峰值应力增加，材料将呈现循环硬化，这表明材料正变得更加坚硬。如果峰值应力降低，材料将呈现循环软化[27-29]。滞后，以及实际上所有前述的黏弹性行为，都可以认为是一个反馈回路，其中对任何输入的响应也是先前输出的函数。随着时间的推移，滞后效应会减小到一个平衡值。事实上，黏弹性系统的循环加载最终会导致该系统的黏性响应达到稳定状态[30]，如图 4-11 所示。观察滞后的过程通常与标准的力学测试结合进行。对于组织来说，循环加载以达到滞后平衡的过程称为预处理，将在下一章详细讨论。对于大多数组织来说，滞后通常在 10~20 个循环后达到平台期，但永远无法消除。

4.9　结论

通过力学测试可以了解和表征材料的力学性能。本章概述了基本力学性能和相关测试。本章描述的测试方法特别适用于简单材料，但需要进行适当调整，以可靠地表征更复杂的材料，如盆底组织和周围器官。

（王领、吴江译，
吴江、苗娅莉校）

参考文献

[1] W.D. Callister, D.G. Rethwisch, Materials Science and Engineering: An Introduction, seventh ed., John Wiley & Sons, New York, 2007.
[2] N.E. Dowling, Mechanical Behavior of Materials: Engineering Methods for Deformation, Fracture, and Fatigue, third ed., Pearson Prentice Hall, New Jersey, 2007.

[3] M.S. Sacks, W. Sun, Multiaxial mechanical behavior of biological materials, Annu. Rev. Biomed. Eng. 5 (2003) 251–284.

[4] F. Guilak, D.L. Butler, S.A. Goldstein, D. Mooney, Functional Tissue Engineering, Springer, New York, 2003.

[5] H. Demiray, Large deformation analysis of some soft biological tissues, J. Biomech. Eng. 103 (2) (1981) 73–78.

[6] Y.C. Fung, Biomechanics: Mechanical Properties of Living Tissues, Springer-Verlag, New York, 1993.

[7] M.R. Hill, et al., A theoretical and non-destructive experimental approach for direct inclusion of measured collagen orientation and recruitment into mechanical models of the artery wall, J. Biomech. 45 (5) (2012) 762–771.

[8] S.C. Cowin, S.B. Doty, Tissue Mechanics, Springer, New York, 2007.

[9] R. Einat, L. Yoram, Recruitment viscoelasticity of the tendon, J. Biomech. Eng. 131 (11) (2009) 111008.

[10] M.F. Hadi, E.A. Sander, V.H. Barocas, Multiscale model predicts tissue-level failure from collagen fiber-level damage, J. Biomech. Eng. 134 (9) (2012) 091005.

[11] C. Hartsuijker, J.W. Welleman, Engineering Mechanics, vol. 2, Springer, Dordrecht, 2007. ISBN 978-1-4020-5763-2.

[12] J.A. Weiss, J.C. Gardiner, Computational modeling of ligament mechanics, Crit. Rev. Biomed. Eng. 29 (4) (2001) 1–70.

[13] K.M. Quapp, J.A. Weiss, Material characterization of human medial collateral ligament, ASME J. Biomech. Eng. 120 (1998) 757–763.

[14] J.P. Shepherd, et al., Uniaxial biomechanical properties of seven different vaginally implanted meshes for pelvic organ prolapse, Int. Urogynecol. J. 23 (5) (2012) 613–620.

[15] V.C. Mow, R. Huiskes, Basic Orthopaedic Biomechanics and Mechano-Biology, third ed., Lippincott Williams & Wilkins, Philadelphia, 2005.

[16] The Composite Materials Handbook-MIL 17: Guidelines for Characterization of Structural Materials, vol. 1, Technomic Publishing Co., Inc. & Materials Sciences Corporation, 1999. ISBN: 9781566768269.

[17] F.C. Campbell, Structural Composite Materials, ASM International, Ohio, 2010.

[18] G. Silber, C. Then, Preventive Biomechanics: Optimizing Support Systems for the Human Body in the Lying and Sitting Position, Springer-Verlag, Berlin, Heidelberg, 2013.

[19] D. Valtorta, Dynamic torsion test for the mechanical characterization of soft biological tissues, Doctoral Thesis, Cuvillier, Göttingen, 2007. ISBN 978-3-86727-184-4.

[20] J.A. Motherway, P. Verschueren, G. Van der Perre, J. Vander Sloten, M.D. Gilchrist, The mechanical properties of cranial bone, in: C.H. James Goh, Chwee Teck Lim (Eds.), World Congress of Biomechanics, Springer Science & Business Media, Singapore, 2010, pp. 776–779.

[21] J.A. Ashton-Miller, J.O. Delancey, On the biomechanics of vaginal birth and common sequelae, Annu. Rev. Biomed. Eng. 11 (2009) 163–176.

[22] D. Jing, J.A. Ashton-Miller, J.O. DeLancey, A subject-specific anisotropic visco-hyperelastic finite element model of female pelvic floor stress and strain during the second stage of labor, J. Biomech. 45 (3) (2012) 455–460.

[23] S.E. Duenwald, R. Vanderby Jr., R.S. Lakes, Viscoelastic relaxation and recovery of tendon, Ann. Biomed. Eng. 37 (6) (2009) 1131–1140.

[24] R.N. Miftahof, H.G. Nam, Biomechanics of the Human Urinary Bladder, Springer-Verlag, Heidelberg, 2013. ISBN: 978-3-642-36145-6.

[25] J.J.M. Pel, E. van Asselt, R. van Mastrigt, Contractile properties of the proximal urethra and bladder in female pig: morphology and function, Neurourol. Urodyn. 25 (2006) 70–77.

[26] N. Özkaya, M. Nordin, Fundamentals of Biomechanics: Equilibrium, Motion, and Deformation, second ed., Springer, New York, 1999.

[27] G. Frunza, E.N. Diaconescu, Hysteresis and

mechanical fatigue, Ann. Univ. "Dunarea de jos" galati 8 (7) (2006) 62–66.

[28] E.N. Diaconescu, M. Glovnea, G.H. Frunza, Can metals subjected to mechanical fatigue exhibit a smart feature, in: The Seconds Seminar on Smart Materials and Structures, Suceava, 1996, pp. 105–116.

[29] G.H. Frunza, Elemente de Plasticitate şi Mecanica Ruperii, EDP, Bucuresti, 2005. pp. 256–270.

[30] M.A. Meyers, K.K. Chawla, Mechanical Behavior of Materials, Cambridge University Press, Cambridge, England, 2009. ISBN: 978-0521866750.

第5章　天然盆底组织和器官的生物力学特征

5.1　引言

生物力学是指在自然界中包括由氨基酸残基构成的多肽或者蛋白质、细胞、组织、器官及整个生命体所具有的力学特性[1]。虽然关于生命体基本结构和工程材料的测试及表征已经标准化，但由于生命体组成的独特性，对其进行力学测试研究的方法仍需进一步完善。在一些情况下，所制定的标准可以直接或经过简单调整后便可为生物材料提供有用的信息，但在另外一些情况下则需要发展全新的技术、理论和分析方法。

本章将重点介绍女性盆底器官和组织相关软组织的生物力学特征，同时探究结构和组成部分与已知力学功能之间的关系。然而，由于泌尿妇科尚处于起步阶段，对女性盆底组织的力学研究资料有限，所以本章重点提供一些对盆底组织和器官典型力学测试的方法及其注意事项。评述与女性盆底器官及支撑附属组织相关的已有报道数据，提供阴道和盆底结构与力学测试相关的具体实例，并突出未来工作的一些研究方向。

5.2　盆底组织的组成及特点

组织包括被动组织和主动组织两种。不能产生力的部分为被动组织，如细胞外基质（extracellular matrix, ECM），为驻留的细胞提供生化分子和力学网络支撑[2]。这类组织只有被其他物体拉伸或者挤压时才会感受到力。能够独立产生力的组织被称为主动组织，如肌肉。女性盆底的主动组织有肛提肌中的横纹肌和许多盆腔中的平滑肌两种组织[3]。

组织的主要组成成分包括胶原蛋白、弹性蛋白、水和蛋白聚糖。每种组分（或其亚型）的相对含量和组成形式决定特定器官的不同承载能力。一般来说，这些“精细调试”使组织或器官能够满足其特定的功能需求[4]。类似肌肉，被动组织也可以通过改变组分或其组成形式来适应微小力学环境的变化，这一过程被称为重塑（remodeling）[1]，但是它们所能适应的变化速度和程度通常不如肌肉组织强[1]。

在各种主要组分中，胶原蛋白主要负责承重。例如，盆底组织中的盆筋膜腱弓，其胶原蛋白的含量达到84%[5, 6]。阴道组织富含胶原蛋白，这使阴道能够承受负荷。此外，阴道在结缔组织附着物的帮助下也可以为其他盆腔器官提供支撑作用[7, 8]。阴道组织还含有约16%的弹性蛋白，这些弹性蛋白使阴道具有从变形中恢复的功能，这类似于橡胶的反冲能力。这一特性，与平滑肌的类似作用一起，使阴道在经受较大形变后能恢复原有形状[8, 9]。女性生殖系统中的弹性蛋白被认为是独特的，因为它在妊娠期间会明显重塑，能够使子宫发生极限扩张、支持胎儿生长、降低宫颈硬度和软化阴道和盆底，这些都是为分娩做准备[10, 11]。其余3%的组分主要由蛋白聚糖和水组成。蛋白聚糖是一种高度亲水性的蛋白质，能够使水分进入组织，也在胶原蛋白包装和组装中发挥重要的作用，对观察到的妊娠期间明显的力学变化有重要贡献[7, 12]。水具有水合、润滑和减震等一系列力学功能，对组织的功能和寿命都至关重要[8, 13, 14]。

女性盆腔的两种肌肉类型为骨骼肌和平滑肌。骨骼肌为随意肌，需要有意识思维或反射动作来激活。例如，如果一个人想要微笑，他们必须有意识地移动脸上的肌肉才能产生这种表情。盆底骨骼肌有控制排尿的耻骨尾骨肌和尿道外括约肌，以及控制排便的肛门括约肌等。这些肌肉可以有意识地收缩或舒张，但也保持一定程度的自主或反射控制（即不经思维就被激活）。

平滑肌为完全自主的不随意肌。例如，在消化食物的过程中，胃部肌肉的运动是不需要受思维控制的。像膀胱、阴道和直肠等中空性器官主要由平滑肌构成，平滑肌与骨骼肌的收缩比较相似，但通常要慢得多。由于肌动蛋白和肌球蛋白丝更多，骨骼肌收缩和舒张的速度比平滑肌快30倍[15, 16]。由于平滑肌细胞之间存在缝隙连接，动作电位可以在纤维之间传递，因此平滑肌可以协同收缩。骨骼肌和平滑肌都是由肌动蛋白和肌球蛋白丝组成，当受到刺激时，肌动蛋白和肌球蛋白丝相互滑动，导致肌肉收缩[15]。

生物组织不同于传统工程材料（如金属、橡胶、陶瓷或聚合物）的原因在于生物组织的组成是一些基本组分和细胞等。首先最重要的是，生物组织可以生长和收缩，并且随着时间的推移也可以进行适当调整来适应力学环境的变化。在力学中，时间效应通常体现在黏弹性和粘塑性上，这一部分在前一章节已做介绍。然而，随着时间的推移，组织对力学环境的适应能力可不仅仅表现为这种行为。组织可以进行重塑，根据周围环境的变化改变其结构和组成[17]。

其次，组织在损伤后可以进行修复[18]。所以，用传统工程材料学方法对组织进行体内或体外力学疲劳测试（即对组织施加反复循环加载力，直到组织无法承受外力为止）来测试其耐久性是不可行的。同样的测试可以根据已发布的标准来进行，但上述两个因素（即重塑和愈合）是生物组织所特有的，这使得对测试结果的解释是不同的，甚至可能完全无效。毕竟，人类心脏在一生当中平均要跳动25亿次，而不发生严重的力学失效，目前非生命材料还做不到这么高的耐用性。所以在对生物材料进行测试之前要对其有足够的了解，以工程材料的测试标准去衡量生物组织的力学性能不具有普遍性。而且，这也是生物力学工程师与传统力学工程师的主要区别，生物力学工程师经培训后更能理解生物材料的特殊性。

生物组织的基本成分使其力学行为通常不同于大多数标准工程材料。在前面章节提到的工程材料的线性、弹性、匀质和各向同性的假设在组织中是不成立的。组织一般是弹 – 黏塑性、非线性、非匀质和各向异性的，且抵抗拉伸改变的能力取决于它们被拉伸的程度（非线性）[19, 20]。组织拉伸的越多则使组织趋向越能抵抗拉伸。同时，由于组织内部的组成和结构发生变化，所以组织通常是不均匀的。例如，阴道由 4 个不同的亚层组成：上皮、上皮下膜、肌层和外膜 [8]。虽然所有亚层组织都有不同的功能和表现不同的特点，但它们都是同一器官的一部分。此外，组织往往是各向异性的，这意味着组织的力学行为是方向依赖的。例如，阴道组织沿着纵向拉伸与沿着周向拉伸所表现出的行为是不同的 [21]。所有这些特性使充分描述组织的力学行为充满挑战。

5.3　盆底器官功能

女性生殖器官可以说是人体中力学适应能力最强的器官。例如，阴道在孕期发挥着许多不同的力学作用。在大多数情况下，在分娩后它能够恢复到接近孕前的功能水平。在女性的一生中，阴道的主要功能之一是为直肠、尿道、子宫和膀胱提供力学支撑。这一功能可直接通过其自身被动的机械完整性和平滑肌张力实现，也可间接地通过其与骨盆和肛提肌的附着实现 [7]。此外，阴道作为性器官，平滑肌松弛可以扩大阴道的直径和长度以适应性交。并且，在女性一生中的几个小时或几天时间里，阴道的直径可以扩大到原有的 8 倍以上使胎儿娩出，并在胎儿娩出后很快地恢复到分娩之前的功能和形状 [22]。

子宫和子宫颈也都具有优良的力学性能。子宫颈的主要作用是作为子宫骶韧带和子宫主韧带的附着点，以及作为通道允许液体（如精液和经血）在阴道与子宫之间流动。在孕期，子宫颈的机械完整性保证胎儿在分娩之前保存在子宫内。在分娩时，子宫颈失去原有的机械完整性，并扩张到原有直径 5 倍以上 [10, 23, 24]。在分娩后，子宫颈迅速恢复其先前的功能。人体没有其他组织器官能在如此短时间内完成这种力学变化。子宫的主要功能是在受孕后容纳着床的囊胚，它的平滑肌成分允许其在孕期伸展和显著增长，以适应胎儿的生长。不像骨骼肌在拉伸时失去产生张力的能力，平滑肌产生张力的能力则不会发生显著变化。它的机械可塑性，连同它的表型可塑性，使子宫得以伸展和变薄，同时保证其在分娩时可产生巨大的收缩力 [11, 25]。与子宫颈和阴道一样，子宫在分娩过程中都经历了急剧变化，之后又可以快速恢复到怀孕之前的形状。

直肠和膀胱的平滑肌具有扩张能力以储存粪便和尿液。膀胱的收缩用来排尿，而直肠收缩可以进行排便。尿道为排尿通道，在尿液排出之前，尿液在膀胱储存，导致膀胱内压力增加，而尿道平滑肌（尿道内括约肌）与尿道外括约肌共同保持恒定的张力以维持尿道中管状结构的关闭[26]。有趣的是，膀胱平滑肌和尿道平滑肌是相互配合的，在膀胱平滑肌收缩的同时，尿道平滑肌必须舒张才能成功排尿[1, 27]。

直肠和肛门是肠道的末端，是固体食物在经过消化道后形成粪便的贮存场所。直肠平滑肌很独特，因为它能够膨胀，以响应不同程度的“腔内容积物”[28]。当直肠充满粪便时，便会产生排便的冲动。直肠内压力增加与直肠平滑肌收缩才能一起导致蠕动波的形成，促使粪便排出体外。

5.4 常用测试条件和注意事项

若想建立可靠的组织测试方法，必须考虑组织的特性，基本了解组织在体功能，评估组织结构和成分。本节主要介绍测试生物组织材料中的基本测试条件和注意事项，使测试结果具有可重复性。

5.4.1 预处理

预处理（preconditioning）是在应力 - 应变曲线的趾端区域进行循环加载。这种方法对于黏弹性材料的测试是至关重要的，因为这类材料特性具有历史依赖性。这意味着，由于组织微结构的改变，组织对外力的响应变化是基于之前的预载荷条件或预处理的方法[1]，即组织样品的处理和制备直接影响测试时所测得的结构性能，这种敏感性会使成功重复测试结果变得困难。预处理的过程是将组织先前的负载因素最小化，破坏组织在力卸载过程中形成的瞬时氢键，并对溶液进行重新分配。因此，研究者可以在样品之间通过减少滞后误差来建立通用参照。这类似于在充气之前反复拉伸一个气球，给予足够的预处理周期使滞后量最终达到稳态（图 5-1）。预处理可以提高组织力学检测结果的可重复性[29]。由于推荐使用的预处理方案适用于大多数的生物材料[1, 30-32]，最佳的方法就是进行初步测试，以确定每种组织达到稳态反应所需的预处理周期数。

预处理方案的具体参数应该取决于对组织的自然生理环境的仔细考察，以及其载荷 - 伸长曲线对循环载荷的响应。当预处理发生在力学测试之前，则必须将载荷限制在趾端区域，或者是刚刚超过载荷 - 伸长曲线的趾端区域，以避免组织负荷超过生理极限，影响后续的力学测试[4]。

5.4.2 水合作用

人体约 75% 由水组成，水合作用（hydration）是人体内的细胞和组织吸收并保留这些水分的过程。这一过程与组织力学直接相关，因为细胞和细胞外基质通过水合作用调节它们细胞内外的压力，这一作用反过来又成为大部分组

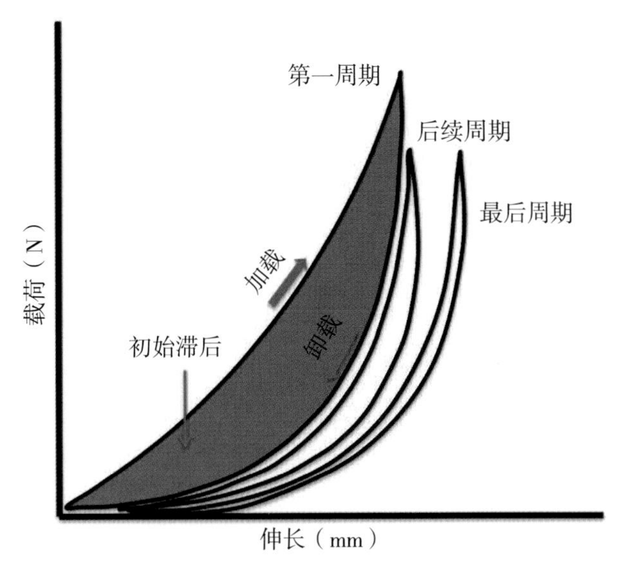

图 5-1　生物样品的典型加载和卸载曲线。在预处理过程中，每个循环后滞后面积减小。

织结构行为的基础[33]。适当的吸收和保留水有助于能量的消耗和组织黏弹性的维持。水合不足或过度（高渗或低渗状态）对于组织的力学行为有显著的影响。例如，正常的行走需要膝关节适当润滑，以减少胫骨和股骨之间的摩擦。如果膝关节炎症致使关节内压力增加，那么关节将变硬并影响正常活动范围。而由于退变和蛋白多糖的流失导致的膝关节水合作用不足，将引起骨表面之间的接触和摩擦增加，最终引起运动受限[1, 34]。

组织水分的过多或完全流失会改变细胞外基质的力学性质。例如，当组织脱水时，弹性蛋白会变硬且变脆，缺乏韧性，此外胶原蛋白的聚集和滑动也会发生改变，最终改变组织的黏弹性[33]。另一个例子是，当软骨在低渗溶液中过度水合时，细胞外基质的相对比例随组织湿重的变化而变化[4, 34–37]。此外，众多研究已证明，当组织浸泡在溶质浓度不适宜组织保存的溶液中时，力学性能会变差[34–36, 38, 39]。因此，对组织进行力学测试时，应使组织保持适当的水分，以保持其力学性质与在体力学状态保持一致[16]。典型的水合方法包括短期测试的预饱和法和长时间测试的完全浸泡法。盐溶液是被动力学试验中最常用的水合介质，Rubod 等发现生理盐水不仅可以为阴道组织提供水分，还可以预防湿度变化[40]。在力学测试中，NaCl 的浓度可以调节到与体内浓度最匹配的水平。通常情况下，绝大多数组织在力学测试中，所需 NaCl 的浓度为 0.9%[41]。在主动力学试验中，通常使用 Krebs 液、CO_2 和 O_2 混合浴，用来使肌肉组织保持活性并能产生收缩力。

5.4.3　温度

为维持正常的代谢功能，人体大多数保持体核温度在 37 ℃。然而，体温对维持组织的天然力学性能也至关重要。黏弹性材料（如组织）对温度是敏感的，当机体的内部温度稍升高1℃或2℃，会引起组织明显变软。当温度高于正常范围5℃以上，则会引起蛋白质变性，永久地影响组织的结构和力学行为[42, 43]。当然，同量级降低体温会引起组织变硬。与水合作用一样，必须精确控制温度来保持组织力学性能与体内水平一样，通常将组织在盐溶液中加热维持温度，也使其发生水合作用。然而，Rubod等在研究绵羊的阴道组织时发现，在18℃到37℃范围内，阴道组织的力学性能的改变较低，在盐溶液中保存24小时后所受到的影响也较小[40]。

5.4.4 组织保存

从体内取出或安乐死后立即测试组织是最理想的，但这一选择通常不可行。因此，为能保持组织力学性能到测试时，测试前要对组织进行仔细保存。冷冻保存是常用的方法，因为其不会或极少影响组织解冻后的被动力学性能[40, 44, 45]。需要过夜保存的样品通常是在4℃进行保存或解冻，称为保鲜储存法[34]。否则，组织需要用浸泡盐溶液的纱布包裹以保证组织的含水量，然后在-20℃下进行保存，防止组织发生退化[34]。盐水浸泡的纱布可以防止冻伤，延长组织样品的保存时间[40]。此外，有研究表明冷冻可能损害组织的黏弹性，所以在对组织进行应力松弛或蠕变试验时，应谨慎使用低温保存法[8, 44-49]。然而，Rubod等研究了冷冻对阴道组织的影响，发现与新鲜阴道组织相比，冷冻对阴道组织的力学性能并没有影响[40]。

5.5 横截面积与应变的测量

组织力学性质的准确测量依赖于对横截面积和应变的测量。在软组织测量中这两者均有挑战性。因为软组织形状通常不规则，且在接触时容易变形。因此，组织横截面积和应变的测量方法常分为接触式和非接触式两种。

接触式测量组织横截面积的工具包括卡尺和面积测微计。将样品制成可测量的形状来进行测试，并制作测试样品的模具。但由于软组织的可变形性，这些测量方法都会产生显著误差。对于易于保持形状且较硬的组织来讲，如果其形状可以切割成规整的几何形状，如正方体或长方体等，那么利用卡尺来测量其横截面积就可达到合理的精度且具有可重复性[50]。非接触式测量组织横截面积的方法包括阴影振幅法、轮廓法、校准成像法和激光测量法[50]。激光测量法精度高且重复性较好，主要用到两种激光。准直激光测量样品的宽度，如图5-2所示，这种装置可以发射宽而薄的激光条带，样品被放置在这个条带的宽度内，此时样品会阻挡一部分激光到达接收器，被阻挡激光的部分（即阴影）表示样品的宽度。当激光围绕样品旋转时，每隔固定的时间记录下宽度，这样就可以对样品的形状进行重建并计算出面积。此种激光的主要缺陷就是无法检测样本的凹面。因此，此种激光最好用

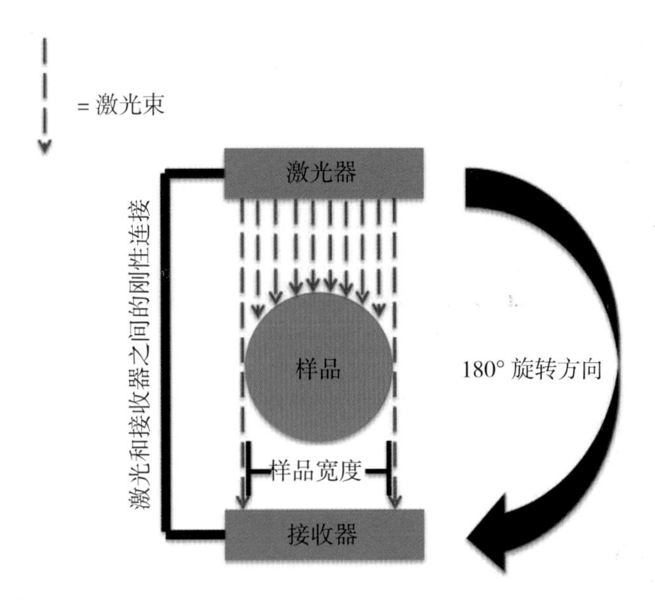

图 5-2 准直激光的鸟瞰示意图。激光发射出宽条带的激光，样品阻挡部分光到达接收器，被阻挡的激光部分表示样品的宽度。激光围绕样品旋转，以固定的时间间隔收集信息以计算样品的面积。

于测量凸起几何形状的样本。

反射激光测微计测量法是相对灵活的，可以测量凹面几何形状的样品。激光从样品的表面反射回来，并记录与样品之间的距离。当激光围绕样品旋转时，可以得到表面轮廓从而计算得到面积。此外，这种激光也可用于测量具有平面几何形状的样品的厚度[50]。样品平铺在载物台表面，之后将载物台表面相对于光源移动，反之亦然。当激光在样品上移动时，测量的距离会随着激光反射从表面到样品上的转变而减小，从而显示出样品的厚度，具体测量过程见图 5-3。该技术的潜在局限性是激光在反射回激光器之前，可以轻微穿透到样品中，这取决于多种因素，包括组织类型及其水合状态。但是，可在样品被测量的位置放置墨汁克服这一缺陷。

类似于横截面积的接触测量，用接触法测量应变（如将应变传感器放置在样品中或样品里）时，会因为这种方法改变组织的变形能力，也可能在样品中导致局部缺陷。因此，光学非接触方法被证明是组织应变测量的最普遍和准确的方法[50]。视频录像可用于追踪样品上的标记，标记确定样品的初始长度，根据测试中标记之间距离的变化可计算样品表面的应变，然后使用运动追踪软件来追踪标记的移动。当然，必须要注意如何将标记黏附到组织样品上，因为通过黏合剂等放置标记物可以改变结缔组织薄膜的表面应变测量。此外，标记必须与被测组织有对比，以实现最佳的视觉跟踪。如图 5-4 所示，该方法可进行 2D 测量应变，通过跟踪多个标记来更准确地量化不均匀的应变[50]，也可以使用多个摄像头来实现 3D 测量应变。最近，有研究者根据样品表面纹理的自然特征开发了无标记追踪算法[51]。随着科学界对这些方法越来越有信心，应变追

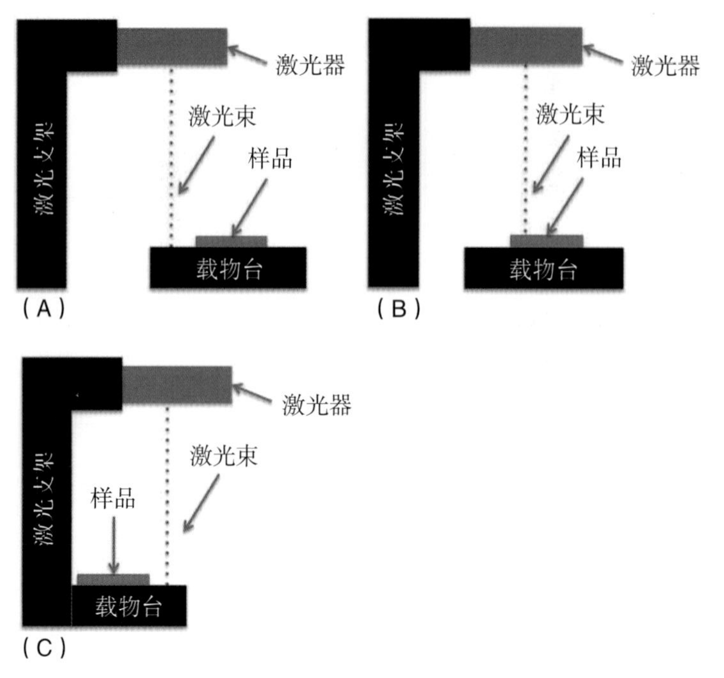

图 5-3　反射激光装置侧视图。图 A 为样品的起始位置。图 B 为将样品移到激光器的范围内，改变激光器与载物台表面之间的距离。图 C 为样品通过激光范围后。样品的厚度由初始距离和从图 B 记录的距离之间的差值确定。

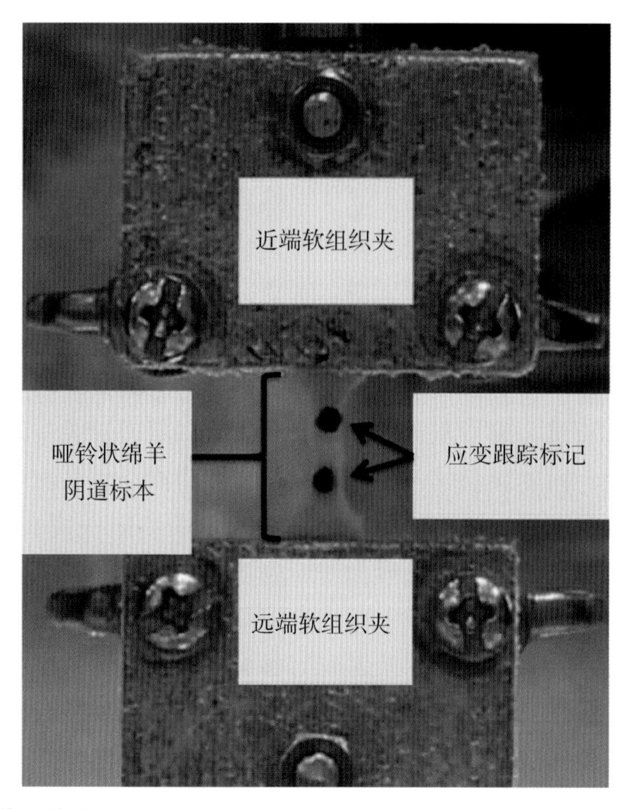

图 5-4　哑铃状绵羊阴道试样的标记位置。标记提供了视觉对比以实现最佳的视觉跟踪。

踪很可能不再使用人工标记法。

文献中经常报道的对于评估组织应变的一种测试方法为“夹 – 对 – 夹”法。由于应变的定义为变化的长度除以初始长度，一些研究者选择在预加载（少量张力来消除松弛）时测量样品中夹具到夹具之间的初始距离。此时试验机的伸长测量设定为零。当样品在测试中被拉长时，试验机测量一个夹具相对另一个夹具之间的运动，从而得到长度的变化[50, 52]。通过试验机测试的长度变化值除以夹具到夹具的初始距离，可获得应变的预测值。

虽然文献经常报道“夹 – 对 – 夹”法用于测量组织应变，但通常会显著高估实际应变。也就是说，应变来源于样品的中间部位。造成这种现象的原因为单轴拉伸测试组织应变在整个长度上是不均匀的[50, 53]。夹具在组织上施加人为边界条件，防止其在沿长轴拉伸时减小宽度。此外，夹具本身在组织样品内产生局部损坏区域。这两个因素结合在一起导致在夹具附近发生了更高的应变，这就不能反映实际组织的行为。在样品中部附近且远离夹具的位置，应变分布更均匀，这能更好地反映样品对单轴张力的响应。事实上，“夹 – 对 – 夹”法应变测量方法比样品中间标记测量所得的应变高出超过 200％[50]。由于切线模量、极限应变和应变能量密度的计算都基于应变的精确测量，因此这些值也会出现这种误差。此外，“夹 – 对 – 夹”法测量应变极可能在测试中受到样品在夹具内缓慢滑动的影响。除非滑动很明显，否则它可能会被忽视，并成为测量误差的重要来源。

应变和横截面积的测量恰恰是不同实验室报道相同组织的力学特性具有很大差异的两个原因[50, 54–56]。因此，研究者必须仔细阅读论文采用的方法，而不是仅仅表面上去看所报道的力学性能。

5.6　盆底组织相关力学测试实例

对于生物材料有效的力学测试要比普通材料考虑的因素更多。盆底器官具有独特的特性使其能够适应女性一生多种功能需求，往往这类组织力学测试具有挑战性，同时测试亦更加复杂。有时研究人员会分离特定器官，如阴道或膀胱，以进一步了解其特性。其他时候，研究人员希望收集全部盆底结构的信息，以便了解所有组分如何对整体支撑所做的贡献。本节将重点介绍妇科泌尿学所涉及的一些结构测试和力学测试。

5.6.1　结构测试

临床上，盆腔器官脱垂的女性患者常有阴道附着结缔组织受损的表现[7, 57, 58]。然而，为了验证这一假设，研究人员需要找到一个适当的动物模型和测试方法以了解盆底的结构特性。这主要是由于难以控制人类中存在的混杂变量，以及难以收集足够大的尸体样本以获得具有显著统计性的结果。Moalli 等证明，大鼠模型可用于研究阴道支持组织复合体（vaginal supportive tissue complex, VSTC）的结构特性[59]。结构测试的实验装置如图 5-5 所示。解剖分离大鼠盆腔内器官和肌肉，并使其附着在腰椎上，然后将脊柱浸泡于聚甲基丙烯酸甲酯中以保持结构一致对齐。将组织样品用特殊的夹具固定在单轴测试装置内，盆腔底端固定在下方，阴道固定在顶部夹具中，进行载荷破坏试验以确定大鼠盆底的结构特性。

这种大鼠模型方法是特别有用的，因为研究者可以通过控制一些基本风险因素（如年龄、胎次和体重）而获得可重复性结果。大鼠模型结构测试表明，施加载荷后，首先破坏的是Ⅱ水平结缔组织，随后是Ⅰ和Ⅲ水平[59]。该结果与盆腔器官脱垂患者常见的阴道旁受损现象一致。这种可重复方法的建立使得后续研究得以进行，可进一步理解阴道支持组织复合体的复杂性。

Lowder 等利用这一新建立的结构测试方法来了解妊娠期、分娩期和产后恢复期的结构变化，发现组织硬度和极限载荷在妊娠期间降低而在产后 4 周恢复[60]。这些研究结果引发了人们对大鼠产伤模型的兴趣，以此帮助我们深刻了解大鼠分娩恢复的规律[8, 61, 62]。该报道也进一步显示了盆底组织的独特复杂性，因为它们在细胞水平上经历剧烈变化以适应胎儿的生长和通过。

在第二项研究中，Moalli 等利用相同的结构测试方法来研究激素缺乏（一种更年期的标志）对盆底组织力学的影响[63]。更年期是盆腔器官脱垂发生发展的一个危险因素，该研究发现年龄是决定大鼠模型中盆底功能的另一个混杂变量[63]。

当然，还有很多问题需要进一步探索，包括组织成分如何变化以及为什么这些变化会产生截然不同的生物力学特

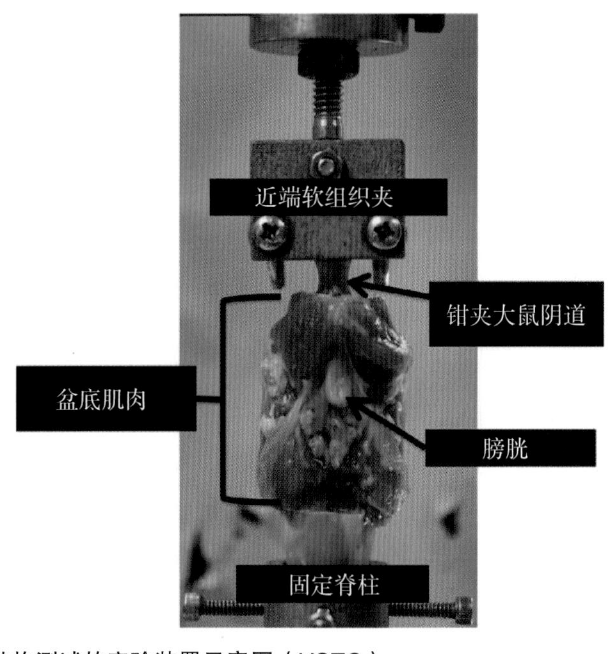

图 5-5　大鼠盆底结构测试的实验装置示意图（VSTC）。

性。结构测试在理解盆底组织如何响应大量不同条件的改变中起到了十分重要的作用。尽管上述发现并未直接应用于人体，也无法告诉我们关于组织正在经历哪些关键变化的具体信息，但是为我们更全面地理解骨盆解剖结构和功能的形成提供了有价值的资料，亦为其他研究假设提供了很好的灵感。

5.6.2　被动组织力学性能测试

临床上观察发现，孕期女性盆腔内组织发生显著的生物力学变化，以便适应胎儿的生长、分娩和产后恢复 [8, 12, 60]。被动组织通常控制着组织的扩张和承重，在组织重塑中发挥重要的作用 [8]。Feola 等在探索妊娠的被动力学性能时，对妊娠期大鼠阴道组织进行了单轴拉伸试验 [64]。虽然在临床水平已经意识到妊娠期盆腔内组织会发生生物力学变化，但该研究为阴道分娩力学性能的动态变化及可能发生的组分重塑提供了实验证据。研究发现，在妊娠期间，切线模量降低且极限应力增加，但是应变能量密度或阴道组织韧性保持不变 [64]。这些变化会增加阴道的扩张性，可减少产妇和新生儿产伤。

产伤是发生盆腔器官脱垂的另一个已知危险因素 [8, 59, 65–67]。因此，减轻产伤的方法有助于预防盆腔器官脱垂的发生。Alperin 等研究利用胶原支架进行大鼠产伤的治疗 [68]。支架材料可促进产伤愈合，有助于减少瘢痕形成和改善较差的力学性能，因为较差的力学性能会增加盆腔器官脱垂发生的可能性。该研究发现，未经治疗的受损阴道表现出非常差的力学性能，而胶原支架治疗组的大鼠则保持了与未损伤对照组相当的力学性能，表明胶原支架通过改变愈合反应而改善了组织结构质量 [68]。尽管这些结果不能直接转化为人体临床应用，但它提供了应用于阴道和盆底领域的新技术思路，这些技术在其他领域（如整形外科）显示出一定的应用前景。

虽然大鼠是可接受的动物模型，但非人类灵长类动物才是人类的黄金标准动物模型。因为它们具有半直立行走姿势，类似的女性骨盆生理解剖结构，妊娠周期和分娩导致的阴道伸展程度等特点 [8, 69–71]。因此，研究灵长类动物可能有助于阐明未产妇和经产妇之间在盆腔器官脱垂发生发展方面的差异。为此，Feola 等研究了生育次数对恒河猕猴阴道力学性能的影响 [72]。该研究发现，未产恒河猕猴阴道的切线模量明显高于经产恒河猕猴。此外，三色染色结果显示胶原蛋白的排列随着胎次而降低 [72]。胶原蛋白排列和力学性能的相关性是该研究的重要发现。

Rubod 等开展了大量的单轴拉伸试验，以探索不同实验条件对绵羊阴道的影响 [40, 73]。除了本章前面提到的许多条件外，该研究小组还探讨了组织取向对力学性能的影响。结果发现，阴道组织是各向异性的，沿周向或纵向加载时呈现出不同的力学性能，证实纵向加载的组织硬度高于周向加载 [40, 73]。提示，组织软化与分娩过程有关，有助于胎儿娩出。阴道组织的各向异性突显了单轴力学加载试验的主要局限性。

对于大多数组织而言，特别是针对盆腔器官及其支撑相关组织而言，简单的单轴拉伸试验通常不足以完全描述样品的力学性能，它只适用于线性、弹性、各向同性和匀质性的组织材料。例如，如果从患者身上取下纵向条状的阴道组织，进行单轴拉伸试验，那么就只能在该方向上的获得信息。我们可以假设这些性质在周向上可能是相同的，但很可能不是。事实上，更复杂的是，纵向单轴拉伸试验可能无法完全精确提供纵向力学性能。这是由于将组织从患者体内移除时，已经人为地切断了胶原纤维之间的连接，使得它们沿着加载轴线“更自由”的旋转，而不是以其他方式旋转。这并不是说得到的数据没有用，它代表了样品真实力学性能的一次合理近似值。然而则只是近似值，务必要在相应的条件下给予解释。

5.6.3 主动组织力学性能测试

女性盆腔中许多器官的活动机制取决于平滑肌收缩，其响应也受许多因素的调节[74]。为了测试整个妊娠期阴道组织的收缩活性，Feola 等使用 Kreds 液、O_2 和 CO_2 混合浴来维持大鼠阴道组织的活性和收缩能力[64]。该研究的重要发现是，妊娠期间主动组织力学性能发生了明显变化[64]。更具体地说，相当大一部分的平滑肌细胞在妊娠期间其表型发生了改变，即在妊娠期间收缩能力降低，分娩前收缩能力升高（可能为分娩后的恢复做准备）[64]。这支持了一种观点，主动和被动力学均在妊娠期和分娩过程中发挥作用，但它们在产后阶段的作用可能是最为关键的。

此外，研究表明，盆腔器官脱垂女性与无脱垂女性的平滑肌存在组织形态差异[73, 75–79]。有趣的是，一种负责平滑肌松弛的蛋白——钙调素，成为人们理解不同女性群体间组织响应差异的研究热点。研究发现，发生盆腔器官脱垂的女性组织中的钙调素蛋白水平降低，这反而会增加肌肉的收缩能力来弥补细胞数量减少的缺陷。Northington 等进一步研究发现，盆腔器官脱垂女性与无脱垂女性，阴道前壁肌层的收缩能力存在差异；而盆腔器官脱垂女性和未脱垂女性的阴道前壁肌层对 KCl 的响应相似，表明肌层能够在一定程度上得到弥补。但是，盆腔器官脱垂女性对 α-1 肾上腺素能受体没有响应，表明其受体表达下降[74]。这些发现具有重要意义，说明机体是如何适应异常情况，同时又能保持整体功能稳态的。理解机体的补偿机制可帮助研究者找到女性盆底疾病的治疗方案。

5.7 双轴拉伸试验

双轴拉伸试验能更好地反映在体组织的加载条件，可更为详细和全面地描述各向异性组织的力学特性[80]。然而，组织的双轴拉伸试验尤其复杂，其难点包括：采集均匀样品，控制样品大小和厚度，固定组织边界而使其不受损伤和引起非生理加载条件，沿组织边界施加恒定力，将固定样品引起的应力降至最低，以及适当的估计和计算材料轴[80]。

考虑到组织双轴拉伸试验的复杂性，样品间存在的高可变性并不罕见。因此，很难从双轴拉伸试验数据中得出可靠性结论。然而，基于这些数据开发的数学模型，尤其将双轴拉伸试验与样品纤维方向测量技术相结合，通常就比单轴拉伸试验获得的结果更加精确、更具有说服力且更有意义[80, 81]。

边界条件是样品双轴拉伸试验的关键难点之一（图 5–6）。研究人员必须确保在感兴趣区域应力和应变是均匀的，这一区域通常位于样品的中心。为此，样品的边缘必须能够横向移动，并且这些限制必须距离中心区域足够远，以便尽量减少对所述区域内测得的应力和应变的影响。这不是一个小问题，研究者已经探索了许多组织几何形状和样品固定技术来降低这些影响。目前许多研究者通过沿着边缘使用 4 个或更多夹具来均匀分布样品周围的载荷力，同时允许样品横向运动和平面剪切[1, 80, 82]。

平面双轴拉伸试验对于相对扁平并且较薄的组织来说，其检测更具有生理准确性[80, 83]。管状双轴拉伸试验通常在血管和可近似为薄壁管的其他组织上进行[84–89]。不同于在平面双轴拉伸试验中，张力是沿样品的两个轴变化，管状双轴拉伸试验是使用管腔压力和纵向张力的变化来探索组织各向异性。当然，任何管状结构都可以纵向切开来呈现平面结构。但迫使一个“想要”处于管状的组织变成平面，会使样品产生非自然边缘，导致人为产生的应力状态。因此，对整个管状器官进行双轴拉伸试验更适合阴道组织。但值得注意的是，尿道与大部分阴道前壁相连，难以在不破坏阴道力

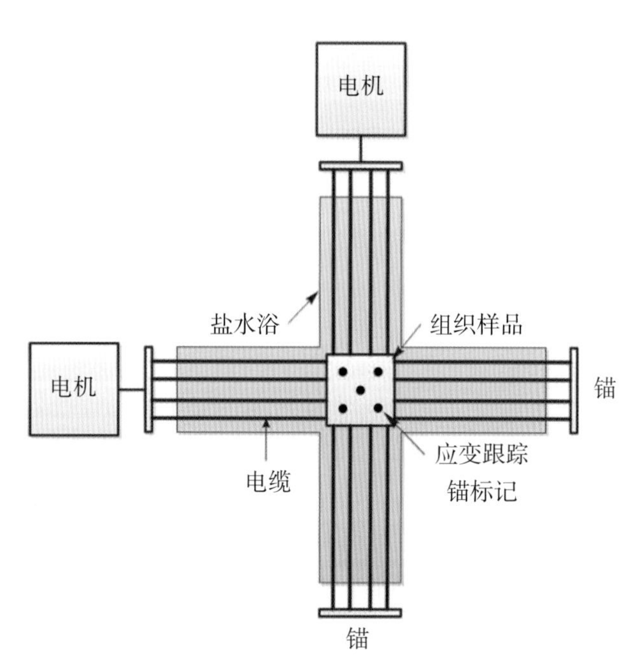

图 5–6　双轴拉伸试验示意图。样品的边缘通过锚点横向移动，4 个或更多个锚钩通过绳连接到锚点，这不仅有助于在样品周围均匀分布载荷力，而且可以进行横向运动和平面剪切。应变跟踪标记法可以用于非接触式应变测量。

学性能完整的前提下，将尿道与阴道前壁分开。另一种替代方法是，沿尿道切开，将阴道打开为非自然状态的平面结构。显然，对于在体状态的阴道而言，这种方法需要权衡利弊。此外，需要注意的是，阴道远端1/3与近端2/3组织具有不同的胚胎起源，组成和微观结构略有差异[90]。

最近Becker等测试了猪的子宫骶韧带和子宫主韧带[91]，发现这些韧带是正交各向异性的，并且在生理加载方向刚度更高，且韧带能够承受较大的变形，这与它们支持盆腔器官的功能密切相关。应力松弛试验结果显示，拉伸增加会使韧带变得更硬，这主要是由于纤维的重组及细胞外基质中水分的减少。

5.8 结论

本章讨论了盆底器官和组织生物力学特征的重要性，并分享了一些重要的发现，这些发现有助于解释在人类患者中观察到的生理现象。虽然，这一领域的研究在过去十年中得到了很大程度地发展，但仍有许多问题需要解答，并需要做深入地研究。与矫形外科和心血管研究领域相比，妇科泌尿领域的结构力学研究仍处于起步阶段，这还需要加深对盆底组织的了解。盆底组织是人体中最独特的组织之一，因为它们具有快速适应从妊娠到分娩的恢复能力。无论如何，盆底结构和力学性质研究尽管是一项艰巨的任务，但是若我们沿着这条路继续走下去，必将有助于盆底相关疾病的建模、预测和治疗。

（吕永钢、陈振银、赵博渊译，
吴江、苗娅莉校）

参考文献

[1] Y.C. Fung, Biomechanics: Mechanical Properties of Living Tissues, Springer-Verlag, New York, 1993.
[2] S.C. Cowin, S.B. Doty, Tissue Mechanics, Springer, New York, 2007.
[3] S. Herschorn, Female pelvic floor anatomy the pelvic floor, supporting structures, and pelvic organs, Rev. Urol. 6 (5) (2004).
[4] F. Guilak, D.L. Butler, S.A. Goldstein, D. Mooney, Functional Tissue Engineering, Springer, New York, 2003.
[5] I. Sridharan, et al., Structural and mechanical profiles of native collagen fibers in vaginal wall connective tissues, Biomaterials 33 (5) (2012) 1520–1527.
[6] P.A. Moalli, et al., Impact of menopause on collagen subtypes in the arcus tendineous fasciae pelvis, Am. J. Obstet. Gynecol. 190 (3) (2004) 620–627.
[7] J.O. DeLancey, Anatomy and biomechanics of genital prolapse, Clin. Obstet. Gynecol. 36 (4) (1993) 897–909.
[8] S.D. Abramowitch, et al., Tissue mechanics, animal models, and pelvic organ prolapse: a review, Eur. J. Obstet. Gynecol. Reprod. Biol. 144 (Suppl. 1) (2009) S146–S158.
[9] T. Mizuno, D.A.G. Mickle, C.G. Kiani, R. Li, Overexpression of elastin fragments in infarcted myocardium attenuates scar expansion and heart dysfunction, Am. J. Physiol. Heart Circ. Physiol. 288 (6) (2005).
[10] W.R. Barone, et al., The effect of pregnancy and postpartum recovery on the viscoelastic

behavior of the rat cervix, J. Mech. Med. Biol. 12 (1) (2012) 12500091–125000917.

[11] L. Zhao, Collagen studies in late pregnant relaxin null mice, Biol. Reprod. 63 (3) (2000) 697–703.

[12] M. Yanagishita, Proteoglycans and hyaluronan in female reproductive organs, EXS 70 (1994) 14–23.

[13] U. Ulmsten, C. Falconer, Connective tissue in female urinary incontinence, Curr. Opin. Obstet. Gynecol. 11 (5) (1999) 509–515.

[14] Y. Nakashima, T.N. Wight, K. Sueishi, Early atherosclerosis in humans: role of diffuse intimal thickening and extracellular matrix proteoglycans, Cardiovasc. Res. 79 (1) (2008) 14–23.

[15] E.M. Marieb, K. Hoehn, Human Anatomy & Physiology, eighth ed., Pearson, San Francisco, CA, 2010.

[16] D. Shier, J.L. Butler, R. Lewis, Hole's Human Anatomy and Physiology, tenth ed., McGraw-Hill Higher Education, Boston, MA, 2009.

[17] L. Sandra, C. Obbink-Huizer, F.T. Baaijens, A physically motivated constitutive model for cellmediated compaction and collagen remodeling in soft tissues, Biomech. Model. Mechanobiol. 13 (5) (2014) 985–1001.

[18] W. Prentice, Principles of Athletic Training: A Contemporary-Based Approach, fifteenth ed., McGraw Hill, New York, 2013.

[19] G.A. Holzapfel, R. Eberlein, P. Wriggers, H.W. Weizacker, A new axisymmetrical membrane element for anisotropic, finite strain analysis of arteries, Commun. Numer. Meth. Eng. 12 (8) (1996) 507–517.

[20] R. Akhtar, M.J. Sherratt, J.K. Cruickshank, B. Derby, Characterizing the elastic properties of tissues, Mater. Today 14 (3) (2011) 96–105.

[21] A.J. Feola, Impact of vaginal synthetic prolapse meshes on the mechanics of the host tissue response, Doctoral dissertation, University of Pittsburgh, 2011.

[22] J.A. Ashton-Miller, J.O. Delancey, On the biomechanics of vaginal birth and common sequelae, Annu. Rev. Biomed. Eng. 11 (2009) 163–176.

[23] P.C. Leppert, Anatomy and physiology of cervical ripening, Clin. Obstet. Gynecol. 38 (2) (1995) 267–279.

[24] B.S. Oxlund, et al., Collagen concentration and biomechanical properties of samples from the lower uterine cervix in relation to age and parity in non-pregnant women, Reprod. Biol. Endocrinol. 8 (2010) 82.

[25] R.N. Miftahof, H.G. Nam, Biomechanics of the Gravid Human Uterus, Springer-Verlag, New York, 2011.

[26] J.J.M. Pel, E. van Asselt, R. van Mastrigt, Contractile properties of the proximal urethra and bladder in female pig: morphology and function, Neurourol. Urodyn. 25 (2006) 70–77.

[27] R.N. Miftahof, H.G. Nam, Biomechanics of the Human Urinary Bladder, Springer, 2013. ISBN: 978-3-642-36145-6.

[28] F.H. Dall, C.S. Jorgensen, J.C. Djurhuus, H. Gregersen, Biomechanical wall properties of the porcine rectum: a study using impedance planimetry, Dig. Dis. 9 (6) (1991).

[29] N. Conza, Part 3: tissue preconditioning, Exp. Tech. 29 (2005) 43–46.

[30] K.S. Miller, et al., Effect of preconditioning and stress relaxation on local collagen fiber re-alignment: inhomogeneous properties of rat supraspinatus tendon, J. Biomech. Eng. 134 (3) (2012) 031007.

[31] T.T. Tower, M.R. Neidert, R.T. Tranquillo, Fiber alignment imaging during mechanical testing of soft tissues, Ann. Biomed. Eng. 30 (10) (2002) 1221–1233.

[32] E.O. Carew, J.E. Barber, I. Vesely, Role of preconditioning and recovery time in repeated testing of aortic valve tissues: validation through quasilinear viscoelastic theory, Ann. Biomed. Eng. 28 (9) (2000) 1093–1100.

[33] D. Shahmirzadi, A.H. Hsieh, An efficient technique for adjusting and maintaining

specific hydration levels in soft biological tissues in vitro, Med. Eng. Phys. 32 (7) (2010) 795–801.

[34] V.C. Mow, R. Huiskes, Basic Orthopaedic Biomechanics and Mechano-Biology, third ed., Lippincott Williams & Wilkins, Philadelphia, PA, 2005.

[35] W.M. Lai, V.C. Mow, A triphasic theory for the swelling and deformation behaviors of articular cartilage, J. Biomech. Eng. 113 (1991) 245–258.

[36] W.M. Lai, V.C. Mow, D.D. Sun, et al., On the electric potentials inside a charged soft hydrated biological tissue: streaming potential vs. diffusion potential, J. Biomech. Eng. 122 (2000) 336–346.

[37] A.I. Maroudas, Balance between swelling pressure and collagen tension in normal and degenerate cartilage, Nature 260 (1976) 808–809.

[38] V.C. Mow, A. Ratcliffe, M.P. Rosenwasser, et al., Experimental studies on the repair of large osteochondral defects at a high weight bearing area of the knee joint: a tissue engineering study, Trans. Am. Soc. Mech. Eng. 113 (1991) 198–207.

[39] V.C. Mow, X.E. Guo, Mechano-electrochemical properties of articular cartilage: their inhomogeneities and anisotropics, Annu. Rev. Biomed. Eng. 4 (2002) 175–209.

[40] C. Rubod, et al., Biomechanical properties of vaginal tissue. Part 1: new experimental protocol, J. Urol. 178 (1) (2007) 320–325, discussion 325.

[41] R.B. Martin, D.B. Burr, N.A. Sharkey, Skeletal Tissue Mechanics, Springer, New York, 1998.

[42] G.A. Holzapfel, Biomechanics of soft tissue, Comput. Biomech. 7 (2000).

[43] A. Wineman, Nonlinear viscoelastic solids — a review, Math. Mech. Solids 14 (3) (2009) 300–366.

[44] D.K. Moon, et al., The effects of refreezing on the viscoelastic and tensile properties of ligaments, J. Biomech. 39 (6) (2006) 1153–1157.

[45] S.L. Woo, C.A. Orlando, J.F. Camp, W.H. Akeson, Effects of postmortem storage by freezing on ligament tensile behavior, J. Biomech. 19 (1986) 399–404.

[46] A. Viidik, L. Sandqvist, M. Mägi, Influence of postmortal storage on tensile strength characteristics and histology of rabbit ligaments, Acta Orthop. 36 (S79) (1965) 3–38.

[47] P. Clavert, J.F. Kempf, F. Bonnomet, P. Boutemy, L. Marcelin, J.L. Kahn, Effects of freezing thawing on the biomechanical properties of human tendons, Surg. Radiol. Anat. 23 (4) (2001) 259–262.

[48] P.H. Leitschuh, T.J. Doherty, D.C. Taylor, D.E. Brooks, J.B. Ryan, Effects of postmortem freezing on tensile failure properties of rabbit extensor digitorum longus muscle tendon complex, J. Orthop. Res. 14 (5) (1996) 830–833.

[49] C. Rubod, et al., Biomechanical properties of vaginal tissue: preliminary results, Int. Urogynecol. J. Pelvic Floor Dysfunct. 19 (6) (2008) 811–816.

[50] J.A. Weiss, J.C. Gardiner, Computational modeling of ligament mechanics, Crit. Rev. Biomed. Eng. 29 (4) (2001) 1–70.

[51] T.C. Doehring, M. Kahelin, I. Vesely, Direct measurement of nonuniform large deformations in soft tissues during uniaxial extension, J. Biomech. Eng. 131 (6) (2009) 061001.

[52] D.L. Butler, M.D. Kay, D.C. Stouffer, Comparison of material properties in fascicle-bone units from human patellar tendon and knee ligaments, J. Biomech. 19 (1986) 425–432.

[53] K.M. Quapp, J.A. Weiss, Material characterization of human medial collateral ligament, J. Biomech. Eng. 120 (1998) 757–763.

[54] P. Allard, P.S. Thirty, A. Bourgault, G. Drouin, Pressure dependence of the area micrometer method in evaluation of cruciate ligament cross-section, J. Orthop. Res. 1 (1979) 265–267.

[55] T.Q. Lee, S.L.-Y. Woo, A new method for determining cross-sectional shape and area of soft tissues, J. Biomech. Eng. 110 (1988) 110–114.

[56] F. Iaconis, R. Steindler, G. Marinozzi, Measurements of cross-sectional area of collagen structures (knee ligaments) by means of an optical method, J. Biomech. 20 (10) (1987) 1003–1010.

[57] J.O. DeLancey, Anatomic aspects of vaginal eversion after hysterectomy, Am. J. Obstet. Gynecol. 166 (1992) 1717–1724.

[58] P.A. Norton, Pelvic floor disorders: the role of fascia and ligaments, Clin. Obstet. Gynecol. 36 (4) (1993) 926–938.

[59] P.A. Moalli, et al., A rat model to study the structural properties of the vagina and its supportive tissues, Am. J. Obstet. Gynecol. 192 (1) (2005) 80–88.

[60] J.L. Lowder, K. Debes, D.K. Moon, N. Howden, S.D. Abramowitch, P.A. Moalli, Biomechanical adaptations of the rat vagina and supportive tissues in pregnancy to accommodate delivery, Obstet. Gynecol. 109 (1) (2007) 136–143.

[61] M.S. Damaser, C. Whitbeck, P. Chichester, R.M. Levin, Effect of vaginal distension on blood flow and hypoxia of urogenital organs of the female rat, J. Appl. Physiol. 98 (2005) 1884–1890.

[62] Y.H. Lin, G. Liu, F. Daneshgari, A mouse model of simulated birth trauma induced stress urinary incontinence, Neurourol. Urodyn. 27 (2008) 353–358.

[63] P.A. Moalli, et al., Hormones restore biomec-hanical properties of the vagina and supportive tissues after surgical menopause in young rats, Am. J. Obstet. Gynecol. 199 (2) (2008) 161.e1–161.e8.

[64] A. Feola, et al., Impact of pregnancy and vaginal delivery on the passive and active mechanics of the rat vagina, Ann. Biomed. Eng. 39 (1) (2011) 549–558.

[65] H. Gurel, S.A. Gurel, Pelvic relaxation and associated risk factors the results of logistic regression analysis, Acta Obstet. Gynecol. Scand. 78 (4) (1999) 290–293.

[66] S.L. Hendrix, S.A. Gürel, et al., Pelvic organ prolapse in the women's health initiative: gravity and gravidity, Am. J. Obstet. Gynecol. 186 (6) (2002) 1160–1166.

[67] E.S. Lukacz, J. Lawrence, R. Contreras, C.W. Nager, K.M. Luber, Parity, mode of delivery, and pelvic floor disorders, Obstet. Gynecol. 107 (6) (2006) 1253–1260.

[68] M. Alperin, et al., Collagen scaffold: a treatment for simulated maternal birth injury in the rat model, Am. J. Obstet. Gynecol. 202 (6) (2010) 589.e1–589.e8.

[69] M. Schimpf, P. Tulikangas, Evolution of the female pelvis and relationships to pelvic organ prolapse, Int. Urogynecol. J. Pelvic Floor Dysfunct. 16 (4) (2005) 315–320.

[70] L.N. Otto, et al., The rhesus macaque as an animal model for pelvic organ prolapse, Am. J. Obstet. Gynecol. 186 (3) (2002) 416–421.

[71] K.W. Coates, H.L. Galan, B.L. Shull, T.J. Kuehl, The squirrel monkey: an animal model of pelvic relaxation, Am. J. Obstet. Gynecol. 103 (1995) 31–40.

[72] A. Feola, et al., Parity negatively impacts vaginal mechanical properties and collagen structure in rhesus macaques, Am. J. Obstet. Gynecol. 203 (6) (2010) 595.e1–595.e8.

[73] P. Takacs, et al., Caldesmon expression is decreased in women with anterior vaginal wall prolapse: a pilot study, Int. Urogynecol. J. Pelvic Floor Dysfunct. 20 (8) (2009) 985–990.

[74] G.M. Northington, et al., Contractile response of human anterior vaginal muscularis in women with and without pelvic organ prolapse, Reprod. Sci. 18 (3) (2011) 296–303.

[75] M.K. Boreham, R.T. Miller, J.I. Schaffer, R.A. Word, Smooth muscle myosin heavy chain and caldesmon expression in the anterior vaginal wall of women with and without

pelvic organ prolapse, Am. J. Obstet. Gynecol. 185 (2001) 944–952.

[76] M.K. Boreham, C.Y. Wai, R.T. Miller, J.I. Schaffer, R.A. Word, Morphometric analysis of smooth muscle in the anterior vaginal wall of women with pelvic organ prolapse, Am. J. Obstet. Gynecol. 187 (2002) 56–63.

[77] M.K. Boreham, C.Y. Wai, R.T. Miller, J.I. Schaffer, R.A. Word, Morphometric properties of the posterior vaginal wall in women with pelvic organ prolapse, Am. J. Obstet. Gynecol. 187 (2002) 1501–1509.

[78] B. Gabriel, et al., Uterosacral ligament in postmenopausal women with or without pelvic organ prolapse, Int. Urogynecol. J. Pelvic Floor Dysfunct. 16 (2005) 475–479.

[79] O. Ozdegirmenci, et al., Smoothmuscle fraction of the round ligament inwomenwith pelvic organ prolapse: a computer-basedmorphometric analysis, Int. Urogynecol. J. Pelvic Floor Dysfunct. 16 (2005) 39–43.

[80] M.S. Sacks, Biaxial mechanical evaluation of planar biological materials, J. Elast. 61 (2000) 1990246.

[81] M.S. Sacks, D.B. Smith, E.D. Hiester, A small angle light scattering device for planar connective tissue microstructural analysis, Ann. Biomed. Eng. 25 (4) (1997) 678–689.

[82] Y. Lanir, Structure-strength relations in mammalian tendon, Biophys. J. 24 (1978) 541–554.

[83] M.S. Sacks, W. Sun, Multiaxial mechanical behavior of biological materials, Annu. Rev. Biomed. Eng. 5 (2003) 251–284.

[84] J.T. Keyes, et al., Comparisons of planar and tubular biaxial tensile testing protocols of the same porcine coronary arteries, Ann. Biomed. Eng. 41 (7) (2013) 1579–1591.

[85] J. Kim, S. Baek, Circumferential variations of mechanical behavior of the porcine thoracic aorta during the inflation test, J. Biomech. 44 (10) (2011) 1941–1947.

[86] J.P. Vande Geest, M.S. Sacks, D.A. Vorp, The effects of aneurysm on the biaxial mechanical behavior of human abdominal aorta, J. Biomech. 39 (7) (2006) 1324–1334.

[87] W. Wan, H. Yanagisawa, R.L. Gleason Jr., Biomechanical and microstructural properties of common carotid arteries from fibulin-5 null mice, Ann. Biomed. Eng. 38 (12) (2010) 3605–3617.

[88] L. Hansen, W. Wan, R.L. Gleason, Microstructurally motivated constitutive modeling of mouse arteries cultured under altered axial stretch, J. Biomech. 131 (10) (2009) 101015.

[89] J.T. Keyes, et al., Adaptation of a planar microbiaxial optomechanical device for the tubular biaxial microstructural and macroscopic characterization of small vascular tissues, J. Biomech. Eng. 133 (7) (2011) 075001.

[90] Y. Cai, Revisiting old vaginal topics: conversion of the Mullerian vagina and origin of the ‘sinus’ vagina, Int. J. Dev. Biol. 53 (2009) 925–934.

[91] W.R. Becker, R. De Vita, Biaxial mechanical properties of swine uterosacral and cardinal ligaments, Biomech. Model. Mechanobiol. 14 (3) (2015) 549–560.

第 6 章　动物模型盆底生物力学

6.1　现有的动物模型及其应用

直立姿势是人类进化史上重要的一个里程碑式行为，它使人们能够直立行走，但也使分娩困难[1]。人体盆底的解剖结构包括盆底肌肉和结缔组织，具有支持盆腔器官的功能[2]，在分娩过程中发挥着重要作用[3]。为适应直立姿势，我们祖先的髋关节与骶髂关节之间的距离大大减小，致使骨盆前后径缩短，骨盆入口处横径增宽[4]，因而人类骶骨结构整体趋于耻骨联合。与四足动物相比，这一骨骼结构的转变给人类分娩带来了显著影响[5]。人类的盆腔虽狭窄但胎儿却比较大，然而四足动物的盆腔更宽，胎儿却较小[3]，这使人类比四足动物更容易发生某些罕见疾病（如产科瘘）。因此，很多科学家认为四足动物并不易患盆底功能障碍疾病（pelvic floor disorders, PFDs）。尽管如此，阴道脱垂或者盆腔器官脱垂（pelvic organ prolapse, POP）是四足动物和人类与生俱来的一种组织表现。

盆底功能障碍疾病（包括盆腔器官脱垂），是由盆腔器官（如直肠、肠、膀胱等）支持结构缺陷或损伤造成的疾病，且阴道脱垂（前部和后部）是其最常见的表现[6]。盆腔器官脱垂的病因具有多样性，但常发生在分娩后[7]。盆腔器官脱垂在女性中非常普遍，据估计，近 13% 的女性一生中会为盆腔器官脱垂而经历某种形式的手术[8]。女性身体的一个显著特征就是女性盆腔肌肉可以伸展到其原尺寸的 3 倍来适应分娩过程[9]。然而，分娩时的某些风险因素（包括遗传和进化倾向）可导致盆底支持结构损伤[3, 10]，会进一步削弱肛提肌和其他结缔组织的功能，使其控制力学性能和支持神经 / 结构的功能受损[11]。

动物模型有助于加深我们理解 PFDs 的病理生理学机制。虽然导致人类发生盆腔器官脱垂风险增加的原因很有可能是人类独特的直立姿势，但是许多四足动物包括绵羊、牛、猪、狗、鹿，甚至马也会发生盆腔器官脱垂[12]。而且，动物和人类发生盆腔器官脱垂的特征和诱因非常类似[12]。这一基于病理分子机制的发现，与当前严格的解剖学或者生物力学观点相反，这是因为盆腔器官脱垂在四足动物身上的发生并不完全依赖于重力对盆底的特殊作用。

6.2　小动物模型

与较大的动物相比，包括大鼠、小

鼠和兔子在内的小动物具有易于操作、寿命短、成本相对较低的优点。这些优势能够满足大样本量的需求，也能开展群体样本调查研究。

6.2.1 啮齿类动物模型

利用大鼠和小鼠模型已开展生物相容性测试（即网片支架或者其他生物材料的临床前评估）和其他盆腔器官脱垂相关研究。这些模型的优势在于它们的有效性、成本效益、遗传多样性，包括基因敲除和敲入种系建立，以及与衰老相关的研究。这些模型的劣势在于它们修复损伤快，在盆底支持结构上存在差异（与人类相比是水平方向的），背部的肌肉控制尾巴的方向，每胎多仔及胎头与产道的比例较低[13]。尽管如此，啮齿动物的遗传可控性使其可能会成为研究疾病分子机制最可靠和可行的模型[12]。因此，啮齿动物成为研究盆腔器官脱垂最常见的动物模型[12]。此外，啮齿动物还广泛用于尿失禁和盆底生理变化的研究中[14]。

虽然啮齿类动物的盆腔肌肉组织在解剖学上与人类相似，但因为其盆腔骨骼肌（如肛提肌）不支撑盆腔，所以功能明显不同。与人类肛提肌相似的啮齿动物有耻骨尾骨肌、髂骨尾骨肌和尾骨肌，人类利用这些肌肉支撑盆腔器官；而啮齿动物的这些肌肉附着在骨盆骨的内侧表面，通过肌腱与尾椎骨相连，主要用于移动尾巴[15]。雄性小鼠的肛提肌通过增加阴茎球的压力，参与性功能[16]。研究认为，雌性大鼠的肛提肌在发育过程中发生了退化[17]，而服用睾酮可以阻止这种退化[18]。尽管无法用肉眼看到这些肌肉，但是人们能够确定它们的存在[19]。

生物力学研究结果表明，啮齿动物盆腔器官的主要支撑结构是附着在盆腔侧壁和肌肉上的结缔组织[20, 21]。这些发现认为啮齿动物盆底肌的主要功能是负责尾巴运动。因此，啮齿动物作为一种独特的动物模型，用于盆腔结缔组织支撑结构的定向研究[21]。正因为骨盆腔的肌肉并不是用于支撑盆腔器官的，所以可推断结缔组织结构在其中起着更为突出的作用。

6.2.1.1 大鼠模型

Bremer 等发现，雌性大鼠盆腔肌肉组织的解剖结构与人类相类似，具有明显可识别的肛提肌[22]。大鼠和人类骨盆肌肉组织之间的主要差异包括髂骨尾骨肌和尾骨肌的起始点，以及耻骨尾骨肌和髂骨尾骨肌的附着部位。大鼠的髂骨尾骨肌起始于髂骨，女性的髂骨尾骨肌起始于肛提肌腱弓，大鼠尾骨肌起始于耻骨，而女性尾骨肌起始于坐骨棘和骶棘韧带。大鼠的耻骨尾骨肌和髂骨尾骨肌附着尾椎骨，而女性与之相对应的肌肉（耻骨尾骨肌和髂骨尾骨肌）与周围的筋膜相连，筋膜最终与尾骨相连。此外，他们发现大鼠和人类的盆腔肌肉组织的神经支配方式是相似的[22]。

虽然啮齿类动物和人类在骨盆结构的肌肉成分上有一些相似之处，但在支撑骨盆的结缔组织成分上却有更多的相似之处。Moalli 等在雌性大鼠中发现了类似于人类结缔组织的支撑结构[20]。具体来说，他们发现了位于阴道上段和脊柱下段之间的子宫骶韧带样结构（Ⅰ水平），阴道到侧骨盆的阴道旁结缔组织样结构（Ⅱ水平），以及阴道远端和坐骨耻骨支之间的结缔组织样结构（Ⅲ水平）。通过组织学评估，观察到了类似于人类盆筋膜腱弓的阴道旁附着结构，该结构分布有序且紧凑[20]。

由于伦理学的原因，骨盆底生物力学和妊娠期结缔组织成分的研究很难在人类中进行。因此，动物模型可以提供有价值的参考。Daucher 等利用 Long Evans 大鼠，按孕周及产后时间进行分组，研究了妊娠对盆底生物力学的作用[23]。他们对胶原纤维面积分数和平滑肌特征（合成表型、中间表型或者收缩表型）进行了定量组织学分析，发现妊娠期胶原蛋白的面积减少，并在产后后期（分娩后 3 周）恢复到正常水平，平滑肌细胞从收缩表型转变为合成表型，在产后后期又回到收缩表型[23]。这项研究有关胶原蛋白密度的结果与 Manabe 和 Yoshida 的研究相似。Manabe 和 Yoshida 通过对 3 组（未妊娠组、妊娠组和阴道分娩组）女性的部分阴道组织切片的组织变化研究发现[24]，在妊娠期间和分娩后，胶原蛋白的密度低于非妊娠状态[24]，这与 Daucher 等在大鼠上获得的结果相似。这些结果可以解释阴道组织在妊娠期的生物力学性能变化，如妊娠期阴道硬度降低或松弛度增加，可帮助我们了解盆腔器官脱垂和其他盆底功能障碍疾病的病理生理学机制。

Lowder 等将 Long Evans 大鼠分为未交配组、妊娠中晚期组、阴道分娩组（产后 4 周内）和剖宫产组（产后 4 周内）进行研究，发现产后阴道及其支撑组织的生物力学性能在围产期是动态变化的，证实了 Daucher 等的研究结果。尽管分娩方式（剖宫产或者阴道分娩）与生物力学性能的变化无关，但妊娠可导致阴道组织硬度降低，以降低组织破坏负荷。他们还发现分娩后（剖宫产或者阴道分娩）阴道组织比未交配或者妊娠状态时更容易扩张。最重要的是，他们发现在产后 4 周，其生物力学性能够恢复到非妊娠状态[25]。

上述研究描述了大鼠的一种适应性，这种适应性允许以一种有利于胎儿和母体的方式进行非创伤性的分娩[23, 25]。Lowder 等的研究富有新意，因为它说明了动物盆腔组织的生物力学适应性，没有盆腔器官脱垂的发展，也没有难产或者创伤性分娩。正如作者所讨论的，一些女性盆腔组织对妊娠和分娩的适应性可能是不足的、不完整的或者过度的[25]。这可能有助于解释产科创伤的高发病率及经产妇盆腔器官脱垂的发生。

6.2.1.2　小鼠模型

小鼠是唯一已被证明能够自发盆腔器官脱垂的啮齿类动物[12]。已知有 4 种小鼠可发生盆腔器官脱垂，但其中通常只有两种用于盆底研究。缺乏子宫骶韧带的小鼠不会发生盆腔器官脱垂[26]。因此，可能是由于支撑骨盆的阴道和阴道旁结缔组织成分减弱导致了小鼠盆腔器官脱垂。通常采用的小鼠盆腔器官脱垂模型是通过基因敲除（knockouts, KOs）获得的，这些基因对维持结缔组织稳态非常重要。

盆腔器官脱垂研究中最常用的是 *Fbln5* 和 *Loxl1* 基因敲除小鼠模型 [12]。*Fbln5* 基因敲除小鼠在生命早期（12^+ 周）出现盆腔器官脱垂，大多数动物即使未产也会出现盆腔器官脱垂 [27]。结果表明，*Fbln5* 基因上的保守基因序列调控基质金属蛋白酶（matrix metallopro-teases，MMPs）的表达 [28]。有趣的是，当这个基因序列被破坏时，小鼠表现出基质金属蛋白酶活性的改变 [28]，提示 *Fbln5* 基因通过调节弹性纤维组装和抑制 MMP 来调控盆腔结缔组织。同时缺少 *Fbln5* 和 *Mmp9* 基因的小鼠（*Fbln5* 和 *Mmp9* 双敲除）显著降低了盆腔器官脱垂的发生，这表明 *Mmp9* 缺少可能阻止 60% 以上的 *Fbln5* 基因敲除小鼠盆腔器官脱垂的发生。虽然 *Fbln5* 模型对盆腔器官脱垂的病理生理学研究很有帮助，但该模型的一个主要局限性是盆腔器官脱垂不依赖于胎次，而胎次是人类盆腔器官脱垂发生最重要的风险因素 [27]。

与 *Fbln5* 基因敲除小鼠不同，未产的 *Loxl1* 基因敲除小鼠很少发生盆腔器官脱垂。这些动物盆腔器官脱垂的发生与产次高度相关 [29]。除了主要在阴道分娩后发生盆腔器官脱垂的发展外，*Loxl1* 基因敲除小鼠还表现出与压力性尿失禁（stress urinary incontinence，SUI）相关的表现 [29]。同样，盆腔器官脱垂女性患者也经常伴发压力性尿失禁 [30]。发生盆腔器官脱垂的 *Loxl1* 基因敲除小鼠盆腔组织弹性蛋白 von Gieson 染色显示，其弹性纤维簇增多，提示盆腔器官脱垂与异常的弹性纤维修复有关。与人类一样，小鼠脱垂通常包含膀胱，阴道也有明显的变化（图 6–1）。

利用已验证的小鼠器官脱垂定量系统可对小鼠盆腔器官脱垂进行定量测试（图 6–2），该系统已用于 *Fbln5* 和 *Loxl1* 基因敲除小鼠 [29–32]。小鼠和人类所呈现的盆腔器官脱垂表现略有不同。小鼠盆腔器官脱垂表现为会阴外部隆起，而人类盆腔器官脱垂则表现为阴道腔室的隆起或者下降。

值得注意的是，小鼠的盆腔器官脱垂更类似于人类的膀胱膨出，而不是会阴膨出。相对罕见的会阴疝，通常是由于手术（如腹会阴切除术或盆腔廓清术）造成的单独缺损所致。此外，会阴疝患者通常不存在盆腔器官脱垂，阴道结构正常 [33]，而膀胱膨出则更为常见，其原因是阴道失去了结构支撑而造成的。

6.2.2 兔模型

兔模型已广泛应用于腹腔、疝气和妇科网片的检测 [34, 35]。兔模型的优点包括易于操作、成本相对较低、体积较大而手术更灵活，以及比啮齿动物模型的成像精度更高。其缺点包括生殖道的位置变化，不同的胶原代谢系统，与人类的解剖结构差异大，存在两种不同的阴道组成部分（内部和外部），对其免疫系统知之甚少，阴道前壁存在外部结缔组织层，以及生殖道蛋白水解活性高 [35, 36]。此外，兔自发性阴道脱垂很少见，偶有个案报道（Van herck）等 [37]。

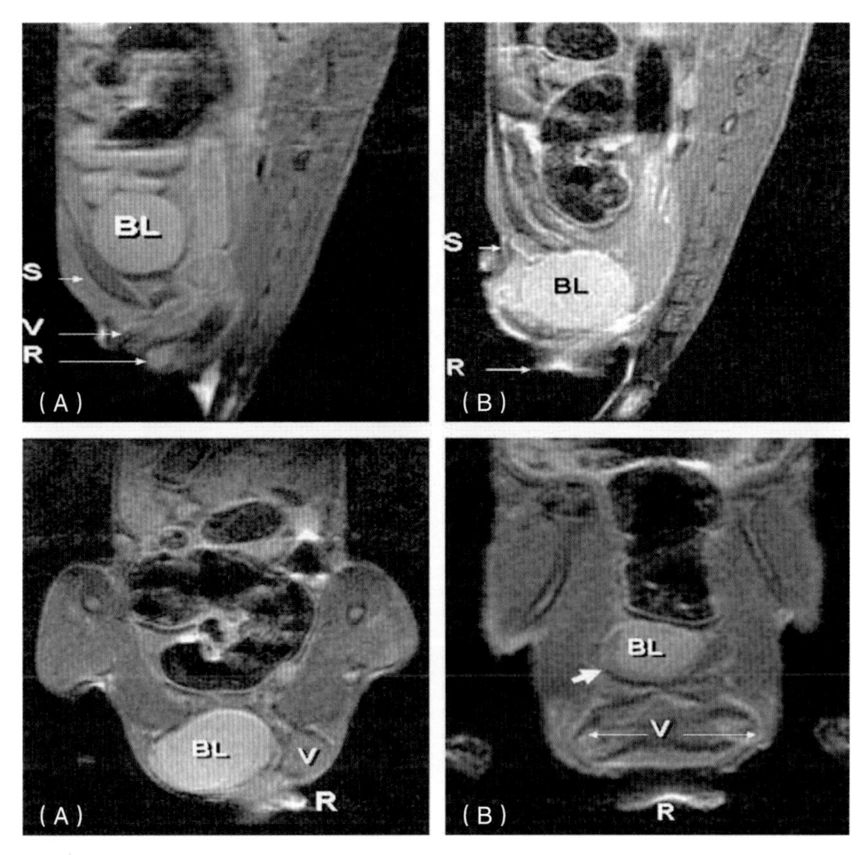

图 6–1　未发生盆腔器官脱垂的 *Loxl1* 基因敲除小鼠。图 A 为无盆腔器官脱垂的 *LOXL* 基因敲除小鼠矢状位图像。图 B~D 为盆腔器官脱垂小鼠矢状位和冠状位图像。在小鼠（图 A）中，膀胱和直肠没有脱垂，很容易观察到阴道。患有盆腔器官脱垂（图 B~D）的小鼠显示膀胱脱垂和直肠脱垂。图 A 中的膀胱在耻骨联合下方。图 D 中的阴道外观变宽。在 C 组小鼠中，膀胱脱垂导致阴道侧移。采用 3D 重建图像计算阴道容积，无盆腔器官脱垂组为 0.013 mL，盆腔器官脱垂组为 0.161 mL。图示为膀胱（BL），阴道（V），直肠（R），耻骨联合（S）。（图片引自 U.J. Lee, et al., Lower urogenital tract anatomical and functional phenotype in lysyl oxidase like−1 knockout mice resembles female pelvic floor dysfunction in humans, Am. J. Physiol. Renal. Physiol. 295（2）（2008）F545−F555。）

6.3　大动物模型

上述对于小动物模型的研究大多规模较小，既没有统一标准的手术条件，也没有足够的组织样本做进一步的生物力学检测。因此，更大的动物模型有利于外科手术和成像，使测试各种网片成为可能，并提供足够大的移植样本做生物力学测试。大型动物（如绵羊）可能有助于研究生物力学及激素对盆底的影响。然而，这些模型并不适合进行大规模试验，而且很难控制遗传因素。

人类是唯一的严格意义上的两足哺乳动物，与人类最接近的物种是非人类灵长类动物。除了骨盆解剖学上的差异外，非人类灵长类动物与人类的不同之处在于，它们的大部分时间处在四足姿势的状态[38]。盆腔结构的功能差异在分娩期间尤为明显。非人类灵长类的新

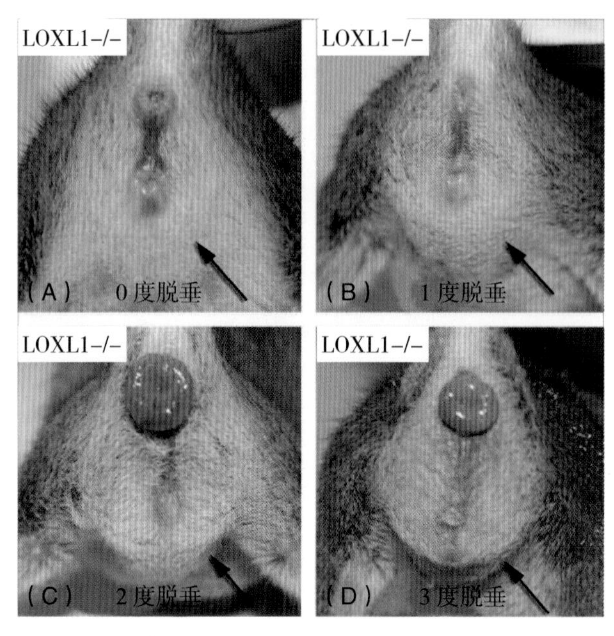

图 6-2 图 A 为无脱垂，会阴正常（0 底）。图 B 为轻度脱垂和会阴隆起（1 度）。图 C 为中度脱垂和会阴隆起（2 度）。图 D 为严重脱垂，会阴明显隆起（3 级）。图 C 和图 D 的小鼠也出现直肠脱垂，这在 *Loxl1* 基因敲除小鼠中很常见。（图片引自 U.J. Lee, et al., Lower urogenital tract anatomical and functional phenotype in lysyl oxidase like-1 knockout mice resembles female pelvic floor dysfunction in humans, Am. J. Physiol. Renal. Physiol. 295（2）（2008）F545-F555。）

生动物娩出的位置是颏前位（脸朝向母体），而人类新生儿的最佳娩出位置是枕前位（脸背向母亲）[38-40]。

灵长类动物也有类似于人类的激素系统，而胎儿的比例与人类最为相似。灵长类动物模型由于体型较大，也便于进行阴道手术[40, 41]。尽管如此，没有任何动物，甚至非人类灵长类动物，会像人类一样，以一种创伤性的方式分娩。灵长类动物也比其他动物模型更昂贵（单个灵长类动物的成本为 7 000~9 000 美元或更高），并且存在更多法律和伦理相关问题。此外，正如前面所讨论的，灵长类动物并不是严格的两足动物，它们的大部分时间都是四足动物的姿势[12, 40]。灵长类动物模型的其他缺点还有生殖道较短，阴道微生物环境（微生物组）亦与人类非常不同[40]。然而，现有研究主要集中在非脱垂动物身上，这可能是因为这些动物需要很多年才能形成盆腔器官脱垂[12]。

鉴于众多动物模型之间上述存在的问题和考量因素，我们认为绵羊可能是研究妇科网片植入失败病因及开发和评估新型生物材料和重建策略的一个很好的候选对象。最近，科学家们预测绵羊是一种理想的用于生物医学研究的大型动物模型，因为它们易于处理、经济优势明显、与胎儿的大小相似、解剖结构特征更接近人类及最适合外科手术等特点[13, 43-45]。

从时间顺序来看，绵羊已用于农业研究、营养研究、绵羊毛生产、药理研究、外科研究（骨科、导尿等）[46]、循环研究（心脏移植、血液学、血管移植等）[47–50]、免疫学（免疫测定等）和病理学（糖尿病、哮喘等）的研究[51–54]。利用妊娠绵羊开展胎儿发育、妊娠等生殖研究[55–65]。作为大型动物模型，绵羊应用于胚胎植入[66]、胎盘生理学[63]、妊娠时的侵入性或非侵入性手术[63]、妊娠早期免疫系统的作用[61]、胎盘相关研究[63, 67]，以及基于干细胞和生物材料的潜在治疗应用技术研究等[68–71]。

绵羊虽然是四足动物，但其胎儿大小和解剖结构与人类相似[13, 43–45]。此外，它们比非人类灵长类动物更便宜，这赋予了它们经济优势[13]。值得注意的是，绵羊表现出的自发性阴道脱垂，阴道长度、直径和微观结构特征与人类相似[12, 35, 72]。绵羊胎比例失调会导致难产[73]和早期产后阴道脱垂[74]。此外，绵羊体型较大，可用于妇科网片的临床前评估[35, 75–78]。妊娠绵羊也用于胎儿发育、妊娠等生殖研究[55, 63]。因此，有必要探索绵羊的解剖相似性，了解其与人类盆腔类似的盆腔组织 / 器官的生物力学特征。

6.3.1　两足动物骨盆力学与四足动物骨盆力学

与四足动物相比，人类随着从爬行到直立姿势的进化，腹压的升高导致盆底解剖结构的改变[79, 80]。骨盆底的进化经历了从四足行走到现代的两足行走的历程，曾经支撑着尾巴的肌肉现在却支撑着人类的骨盆内脏[81]。人类盆底的肌肉和韧带与骨盆腔周缘相连，有尿道、阴道和直肠的开口[80]。人类骨盆是一个略凹的碗状结构，底部呈漏斗状。

此外，与四足动物相比，人类骨骼的比例是不同的。人体脊柱腰骶部弯曲推动盆腔脏器向前运动，由此产生的盆腔脏器压力被耻骨和腹壁吸收[80]。残留压力会进一步集中在脊柱骶部和盆底器官（肛提肌、尿道、阴道和肛管）[79]。尿道开口是最小的，因此盆腔器官下降的大多数病理表现是通过另外两个开口——阴道和肛门。阴道开口（或生殖器裂孔）是盆底最大的开口，是人类盆腔器官脱垂最关键的解剖学因素。

仰卧位时，人体阴道与人体长轴对齐；然而，在直立状态下，阴道的下 1/3 保持不变，而阴道和子宫的其余部分几乎垂直于身体的长轴[80]。这种位置的改变归因于阴道的结构支撑，即前支撑、后支撑、顶支撑和侧支撑[80]。阴道的前支撑由肌肉和筋膜尿道支撑（耻骨尿道韧带及尿道骨盆韧带）提供，而子宫骶韧带与子宫主韧带一起为阴道提供后支撑。腱弓与子宫骶韧带一起构成阴道顶端支撑，腱弓与子宫主韧带一起构成外侧支撑。

由于重力作用，盆底器官的重量对盆底出口施加向下的力，盆底肌肉连同韧带（包括筋膜）抵消了这一作用[82]。因此，从结构和功能的角度来看，与四足动物相比，盆底肌肉在人类和非人类灵长类动物模型中发育良好。此外，四足动物的腹部内容物与地面平行，因此，人体盆腔器官受重力的影响更大。

与绵羊相比，尽管人类的盆底肌肉组织、盆腔负荷状况和分娩过程更类似于非人类灵长类动物[83]，但绵羊（四足动物体位）阴道和其他支撑结构的解剖结构却与人类相似[12, 35]。绵羊和人类一样，分娩时间较长，骨盆松弛[84]，并在妊娠期间表现出自发性脱垂[74]。然而，由于四足动物的自然体位，腹腔内盆腔脏器运动朝向更多的是腹腔，而人类的盆腔脏器运动朝向更多的是阴道口[82]。人类盆膈由肛提肌和尾骨肌组成，承受盆腔的负荷和压力[85]。四足动物骶棘韧带的缺失使尾骨肌负责尾巴的运动[85]。然而，绵羊交配导致骨盆带的尾骨支撑受损，这与阴道脱垂的发生有关[86]。此外，四足动物的四足体位未导致绵羊盆腔结缔组织相对于血管蒂的增厚[79]。

正常绵羊阴道与骨盆的连接可以防止阴道外翻，而在阴道脱垂的情况下，骶髂关节和骶结节关节通常过度伸展[87]。骶髂关节（连接骨盆和脊柱）和耻骨联合（连接骨盆底）的伸展使产道变得更宽，以便在分娩期间使胎儿顺利通过[88]。如前所述，由于盆腔扩张，妊娠期绵羊常常出现阴道脱垂。在绵羊妊娠的过程中，子宫的长度和宽度增加，成纤维细胞和平滑肌细胞含量增加，而胶原蛋白和纤维细胞含量显著降低[89]。与人类相似，绵羊骨盆韧带松弛，滑膜和筋膜松弛，引起骨盆器官活动性增强[84, 88, 90]。分娩或者生产时，绵羊的耻骨联合或者耻骨间关节不像啮齿动物、小鼠[91]和人类[92]那样会松弛[88]。

人的膀胱是盆腔远端器官，在妊娠期间向近端移动；而四足动物的膀胱不是盆腔远端器官，在妊娠过程中其在近端是上升的[93]。绵羊的膀胱是可高度伸缩的，膀胱充盈时对阴道施加更大的压力。当胎儿生长（或者子宫增大）时，这种压力会进一步加剧。正常情况下，绵羊盆腔脏器因重力作用导致在其盆腔入口处有腹腔负压（约 –5 cm 的水柱压力），并且依靠腹壁来支撑[94]。过度进食后对呼吸的要求变高，绵羊通常躺在地上或者倾斜的表面，来放松腹部的压力（约 +30 cm 的水柱压力）。这些行为连同其他危险因素（营养、激素和饮食），可以极大地影响腹压的分布。众所周知，盆腔内的腹压平衡对动物和人类至关重要。伴随着腹压的改变，妊娠期骨盆支撑组织软化（与其他混杂的危险因素相结合）增加了绵羊脱垂的可能性[79]。

6.3.2 绵羊盆底器官的排列

人类阴道的胚胎起源可追溯到 Mullerian 管的融合和泌尿生殖道窦的扩张[95, 96]。类似地，绵羊阴道的背侧部分来自 Mullerian 管，阴道下段由泌尿生殖道窦的上部突起形成[97]。绵羊的生殖道从后 / 尾侧的阴道口开始，到前 / 头侧的子宫角结束（图 6-3A）。阴道的结构也与人类相似，最窄的部分在阴道口，最宽的部分也位于阴道的近端/头侧[72]。

从阴道口至绵羊生殖道的前端，外阴是第一个解剖学部位，其次是阴道、子宫颈、子宫、子宫角、输卵管，最后是卵巢[98]。正对子宫观察到生殖道几乎呈 S 形曲线，向下延伸至宫颈。由于子宫是双腔的或者双角的，所以生殖道形状是分叉的，在每个角的末端，输卵管与卵巢相连[99]。在离阴道口最近的部位是外阴，基尾部是肛门的腹侧。类似的，

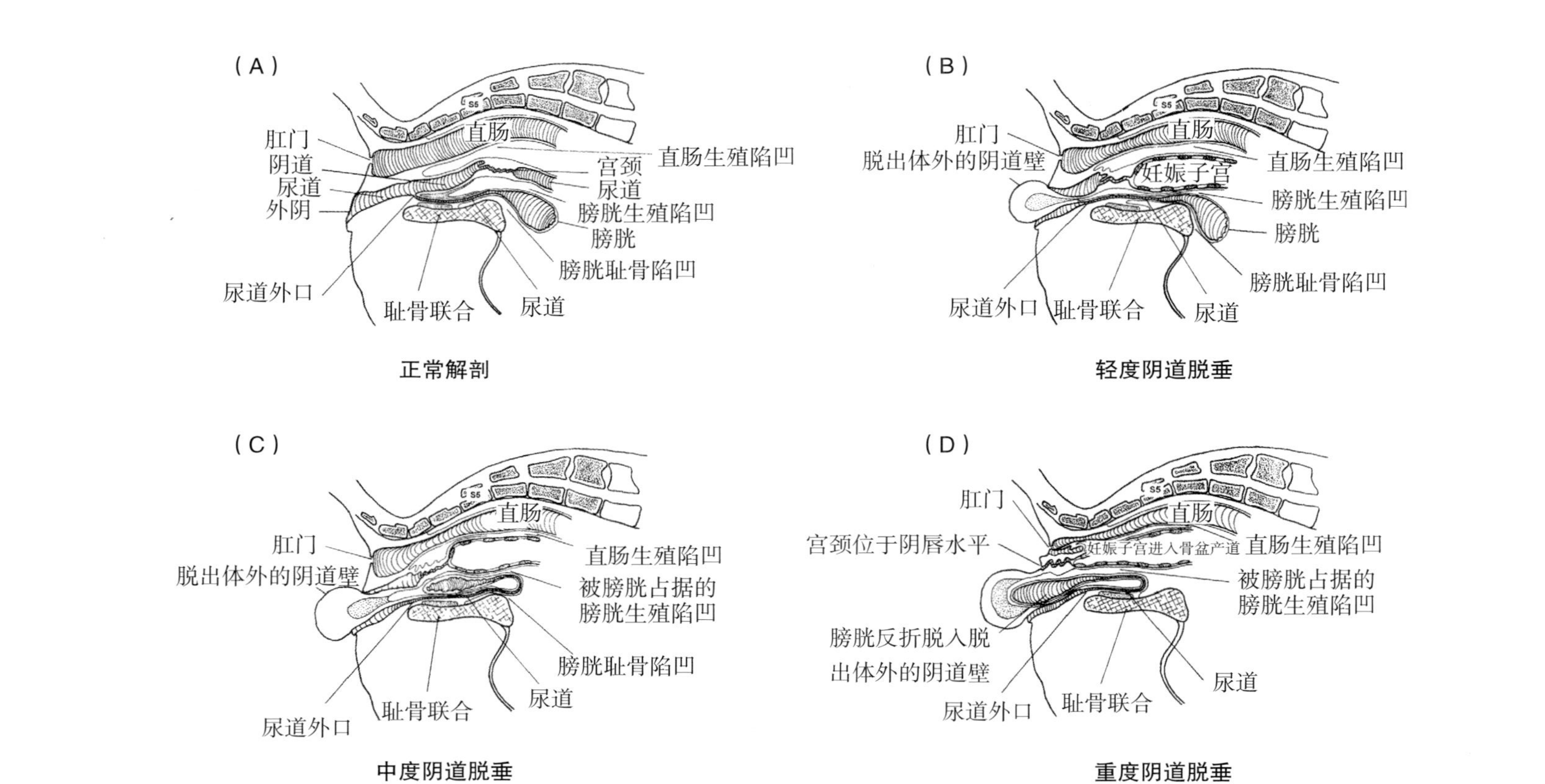

图 6-3 绵羊阴道脱垂。图中显示的是正常绵羊的解剖结构(A),其次是轻度阴道脱垂(B),中度阴道脱垂(C)和严重阴道脱垂(D)。(图片改自 J.E. Cox, Surgery of the Reproductive Tract in Large Animals, Liverpool University Press, Liverpool, 1982.)

在盆腔中部，直肠位于直肠生殖陌凹、阴道、尿道（包括尿道口）和耻骨联合部的腹侧。最后，在头端，膀胱和卵巢（包括输卵管）位于膀胱生殖陷凹、子宫体、直肠生殖陷凹和直肠的腹侧。

6.3.3 绵羊盆底的支撑结构

绵羊与人类相似，有 3 水平盆底支撑结构 [2, 13]。除了背侧和腹侧（短和长）的骶髂韧带，雌性绵羊的会阴盆腔区域与人类相似 [100]。阴道和子宫由盆腔内筋膜和肛提肌连接在一起，阔韧带是覆盖在盆腔器官（宫颈、子宫体和部分膀胱）上并固定卵巢的一层薄薄的结缔组织膜 [79, 101]。筋膜、阔韧带或肌肉的任何损伤都会导致阴道或者子宫脱垂。绵羊阴道脱垂通常累及膀胱，也可能累及子宫角、子宫、小肠等 [102]。因为绵羊盆底组织和人类一样，由胶原蛋白、弹性蛋白和平滑肌细胞组成，所以绵羊阴道脱垂可能与人相似。

6.3.4 绵羊阴道脱垂的特点及危险因素

绵羊依靠其盆腔脏器来支撑腹压的升高 [103]。在妊娠过程中，绵羊盆底组织变得较弱，盆腔内器官移动性增强 [83, 104]。在生殖激素影响下，妊娠绵羊的胶原蛋白含量明显降低，妊娠绵羊阴道壁的顺应性增加 [83, 90, 104]。在发情期和妊娠期均可观察到雌性绵羊盆腔器官的位移和阴道壁的顺应性会显著增加 [84, 90, 105]。随着胎儿在盆腔内体积的增大，妊娠绵羊的腹压高于正常值，会进一步导致阴道壁拉伤。一条列这样的生理因素，再加上其他潜在的危险因素，可能会导致分娩前绵羊阴道脱垂 [106]。

雌性绵羊阴道脱垂的特征是产道出现一个红色的球状突起，由 8~20 cm 的外翻阴道上皮组成。与人类相似，阴道壁外翻是由于盆腔组织松弛，胶原蛋白和平滑肌细胞明显减少 [74, 107]。根据病情的严重程度，绵羊阴道脱垂可分为轻度脱垂、中度脱垂和重度脱垂（图 6–3）[98]。轻度阴道脱垂包括阴道壁向腹侧膨出，而其他盆腔器官没有移位（图 6–3B）。中度阴道脱垂时，膀胱、宫颈或者肠道可能参与其中，外阴水肿现象明显（图 6–3C）。在严重的阴道脱垂中，子宫和宫颈向其原始位置尾端移位，宫颈脱出清晰可见（图 6–3D）。膀胱和直肠也可能是这种情况的一部分，也可能会并发创伤、感染或者坏死 [83]。与阴道脱垂（5%~20%）相比，绵羊子宫脱垂现象更为偶发或者不常见（0.2%~0.4%）[86]。

与人类一样，雌性绵羊阴道脱垂的风险随着年龄和产次的增加而增加。怀双胞胎或者三胞胎的雌性绵羊患盆腔器官脱垂的风险分别会增加 5 倍和 12 倍 [108]。此外，有阴道脱垂病史的雌性绵羊更容易出现复发性脱垂，并且在随后生产中进行剖宫产的可能性会增加 10 倍 [83]。

体况评分（body condition score, BCS）为 4~5 的肥绵羊极有可能出现阴道脱垂，建议牧民将雌性绵羊体况评分保持在 2[109]。体况评分升高相当于人类肥胖，这会增加腹压，从而将腹压分布到盆底。运动量少或者运动受限制、妊娠后半期体重增加、粗粮摄入量增加、过度紧张、维生素 D 缺乏、遗传特性和劣质饲料等也是造成绵羊阴道脱垂的可能危险因素[108, 110]。

6.3.5 绵羊模型在泌尿妇科领域的应用现状

绵羊是用作研究盆腔器官脱垂和妇科支架材料临床前评价的大动物模型[12, 13]。Rezapour 等[77]最早报道了一个关于比较无张力阴道吊带术的研究，该手术在绵羊模型中使用的聚丙烯网片和较短的乙烯－聚丙烯网片材料。他们发现这些网片的生物力学强度相似，能够与阴道旁组织发生整合，没有胶原蛋白的沉积[77]。De Tayrac 等将网片植入绵羊体内并比较了胶原蛋白涂层对聚丙烯网片的影响，发现胶原蛋白可能会延缓网片的侵蚀[75]。在 Krause 和 Goh[35]的一项类似研究中，将 Monarc 网片（American Medical System）和 Gynemesh 网片（Ethicon）材料通过阴道和腹部植入兔子和绵羊体内。绵羊的解剖结构更接近人类，并有助于外科手术[35]。Alcalay 等以绵羊为实验动物比较了 3 种网片从组织中拔出的试验结果后发现，使用 Endofast Reliant™ 系统套件比使用套管针的方法提供了更强的附着力。然而，该研究采用大腿筋膜作为材料植入部位而不是阴道或者阴道旁组织。

参照 De Tayrac 等的方法[75]，Deprest 与同事将绵羊作为大型动物模型，对各种妇科网片（涂层、无涂层或者交联材料）进行临床前评估[76, 78, 112]。结果发现，人体移植材料相关并发症可以在绵羊模型中重现，而且这种大动物模型有利于对网片组织移植物进行术后的在体生物力学评估[76]。组织生物力学在盆腔器官脱垂发展过程中起着重要作用，因此可用来表征绵羊盆腔器官和支撑结构组织特性。

6.4 结论

在本章中我们总结了盆腔器官脱垂的各种动物模型，并对大动物绵羊模型进行了深入分析，以供妇科研究参考。每种动物模型都有其优缺点。啮齿类动物模型的主要优点是易于操作、寿命短和成本相对较低，被广泛用于与盆腔器官脱垂相关结缔组织的病理生理学研究中。绵羊盆腔器官的结构和力学性能更接近人类，绵羊盆腔器官脱垂的许多危险因素与人类相似，包括胎儿体重高、肥胖、难产、产次和脱垂家族史。此外，大动物模型（如绵羊）可能更适合于评估临床新技术。未来，使用绵羊和其他动物模型将有助于阐明盆腔器官脱垂的病理生理学机制，并提供关于盆底生物力学和治疗效果的重要信息。

（吕永钢、姚东东、赵博渊译，
吴江、苗娅莉校）

参考文献

[1] T. Hogervorst, H.W. Bouma, J. de Vos, Evolution of the hip and pelvis, Acta Orthop. Suppl. 80 (336) (2009) 1–39.

[2] J.O. DeLancey, The anatomy of the pelvic floor, Curr. Opin. Obstet. Gynecol. 6 (4) (1994) 313–316.

[3] M.M. Abitbol, Growth of the fetus in the abdominal cavity, Am. J. Phys. Anthropol. 91 (3) (1993) 367–378.

[4] M.M. Abitbol, Ontogeny and evolution of pelvic diameters in anthropoid primates and in Australopithecus afarensis (AL 288-1), Am. J. Phys. Anthropol. 85 (2) (1991) 135–148.

[5] K.R. Rosenberg, The evolution of modern human childbirth, Am. J. Phys. Anthropol. 35 (S15) (1992) 89–124.

[6] J.E. Jelovsek, C. Maher, M.D. Barber, Pelvic organ prolapse, Lancet 369 (9566) (2007) 1027–1038.

[7] S.L. Hendrix, et al., Pelvic organ prolapse in the Women's Health Initiative: gravity and gravidity, Am. J. Obstet. Gynecol. 186 (6) (2002) 1160–1166.

[8] J.M. Wu, et al., Lifetime risk of stress urinary incontinence or pelvic organ prolapse surgery, Obstet. Gynecol. 123 (6) (2014) 1201–1206.

[9] J.A. Ashton-Miller, J.O.L. DeLancey, Functional anatomy of the female pelvic floor, Ann. N. Y. Acad. Sci. 1101 (1) (2007) 266–296.

[10] C.M. Kim, et al., Risk factors for pelvic organ prolapse, Int. J. Gynecol. Obstet. 98 (3) (2007) 248–251.

[11] J.O. DeLancey, R.A. Starr, Histology of the connection between the vagina and levator ani muscles. Implications for urinary tract function, J. Reprod. Med. 35 (8) (1990) 765–771.

[12] B.M. Couri, et al., Animal models of female pelvic organ prolapse: lessons learned, Expert Rev. Obstet. Gynecol. 7 (3) (2012) 249–260.

[13] S.D. Abramowitch, et al., Tissue mechanics, animal models, and pelvic organ prolapse: a review, Eur. J. Obstet. Gynecol. Reprod. Biol. 144 (Suppl. 1) (2009) S146–S158.

[14] A. Hijaz, et al., Animal models of female stress urinary incontinence, J. Urol. 179 (6) (2008) 2103–2110.

[15] W. Pradidarcheep, et al., Anatomy and histology of the lower urinary tract, in: K.-E. Andersson, M.C. Michel (Eds.), Urinary Tract, Springer, Berlin, 2011, pp. 117–148.

[16] G.M. Holmes, B.D. Sachs, Physiology and mechanics of rat levator ani muscle: evidence for a sexual function, Physiol. Behav. 55 (2) (1994) 255–266.

[17] A. Poortmans, J. Wyndaele, M. levator ani in the rat: does it really lift the anus? Anat. Rec. 251 (1) (1998) 20–27.

[18] R. Cihak, E. Gutmann, V. Hanzlikova, Involution and hormone-induced persistence of the M. sphincter (levator) ani in female rats, J. Anat. 106 (Pt 1) (1970) 93.

[19] Y. Joubert, C. Tobin, Satellite cell proliferation and increase in the number of myonuclei induced by testosterone in the levator ani muscle of the adult female rat, Dev. Biol. 131 (2) (1989) 550–557.

[20] P.A. Moalli, et al., A rat model to study the structural properties of the vagina and its supportive tissues, Am. J. Obstet. Gynecol. 192 (1) (2005) 80–88.

[21] M. Alperin, et al., LOXL1 deficiency negatively impacts the biomechanical properties of the mouse vagina and supportive tissues, Int. Urogynecol. J. 19 (7) (2008) 977–986.

[22] R.E. Bremer, et al., Innervation of the levator ani and coccygeus muscles of the female rat, Anat. Rec. A: Discov. Mol. Cell. Evol. Biol. 275 (1) (2003) 1031–1041.

[23] J.A. Daucher, et al., Adaptations of the rat vagina in pregnancy to accommodate delivery, Obstet. Gynecol. 109 (1) (2007) 128–135.

[24] Y. Manabe, Y. Yoshida, Collagenolysis in human vaginal tissue during pregnancy and delivery: a light and electron microscopic study, Am. J. Obstet. Gynecol. 155 (5) (1986) 1060–1066.

[25] J.L. Lowder, et al., Biomechanical adaptations of the rat vagina and supportive tissues in pregnancy to accommodate delivery, Obstet. Gynecol. 109 (1) (2007) 136–143.

[26] K.A. Connell, et al., HOXA11 is critical for

development and maintenance of uterosacral ligaments and deficient in pelvic prolapse, J. Clin. Invest. 118 (3) (2008) 1050.

[27] P.G. Drewes, et al., Pelvic organ prolapse in fibulin-5 knockout mice: pregnancy-induced changes in elastic fiber homeostasis in mouse vagina, Am. J. Pathol. 170 (2) (2007) 578–589.

[28] M. Budatha, et al., Extracellular matrix proteases contribute to progression of pelvic organ prolapse in mice and humans, J. Clin. Invest. 121 (5) (2011) 2048.

[29] U.J. Lee, et al., Lower urogenital tract anatomical and functional phenotype in lysyl oxidase like-1 knockout mice resembles female pelvic floor dysfunction in humans, Am. J. Physiol. Ren. Physiol. 295 (2) (2008) F545–F555.

[30] S. Bai, et al., Relationship between stress urinary incontinence and pelvic organ prolapse, Int. Urogynecol. J. 13 (4) (2002) 256–260.

[31] C.K. Wieslander, et al., Quantification of pelvic organ prolapse in mice: vaginal protease activity precedes increased MOPQ scores in fibulin 5 knockout mice, Biol. Reprod. 80 (3) (2009) 407–414.

[32] A.M. Gustilo-Ashby, et al., The impact of cesarean delivery on pelvic floor dysfunction in lysyl oxidase like-1 knockout mice, Female Pelvic Med. Reconstr. Surg. 16 (1) (2010) 21–30.

[33] K.S. Eilber, et al., Perineocele: symptom complex, description of anatomic defect, and surgical technique for repair, Urology 67 (2) (2006) 265–268.

[34] L.M. Pierce, et al., Biomechanical properties of synthetic and biologic graft materials following longterm implantation in the rabbit abdomen and vagina, Am. J. Obstet. Gynecol. 200 (5) (2009) 549. e1–549.e8.

[35] H. Krause, J. Goh, Sheep and rabbit genital tracts and abdominal wall as an implantation model for the study of surgical mesh, J. Obstet. Gynaecol. Res. 35 (2) (2009) 219–224.

[36] M. Jacques, et al., The normal microflora of the female rabbit's genital tract, Can. J. Vet. Res. 50 (2) (1986) 272–274.

[37] H. Van Herck, et al., Prolapsus vaginae in the IIIVO/JU rabbit, Lab. Anim. 23 (4) (1989) 333–336.

[38] K. Rosenberg, W. Trevathan, Birth, obstetrics and human evolution, BJOG 109 (11) (2002) 1199–1206.

[39] A. Feola, et al., Parity negatively impacts vaginal mechanical properties and collagen structure in rhesus macaques, Am. J. Obstet. Gynecol. 203 (6) (2010) 595.e1–595.e8.

[40] J.A. Mattson, et al., Evaluation of the aged female baboon as a model of pelvic organ prolapse and pelvic reconstructive surgery, Am. J. Obstet. Gynecol. 192 (5) (2005) 1395–1398.

[41] L.N. Otto, et al., The rhesus macaque as an animal model for pelvic organ prolapse, Am. J. Obstet. Gynecol. 186 (3) (2002) 416–421.

[42] W. Trevathan, Human Birth: An Evolutionary Perspective, Aldine De Gruyter, New York, 1987.

[43] W.A. Kues, H. Niemann, The contribution of farm animals to human health, Trends Biotechnol. 22 (6) (2004) 286–294.

[44] A. Mortell, S. Montedonico, P. Puri, Animal models in pediatric surgery, Pediatr. Surg. Int. 22 (2) (2006) 111–128.

[45] A. Bähr, E. Wolf, Domestic animal models for biomedical research, Reprod. Domest. Anim. 47 (s4) (2012) 59–71.

[46] Y.H. An, R.J. Freidman, Animal Models in Orthopaedic Research, CRC Press, Boca Raton, FL, 1998.

[47] P.K. Chow, R.T. Ng, B.E. Ogden, Using Animal Models in Biomedical Research: A Primer for the Investigator, World Scientific, Singapore, 2008.

[48] M. Ali, et al., The sheep as an animal model for heart valve research, Vascular 4 (4) (1996) 543–549.

[49] A. Kónya, et al., Animal models for atherosclerosis, restenosis, and endovascular

aneurysm repair, in: P.M. Conn (Ed.), Sourcebook of Models for Biomedical Research, Springer, New York, 2008, pp. 369–384.

[50] A. Trollope, et al., Animal models of abdominal aortic aneurysm and their role in furthering management of human disease, Cardiovasc. Pathol. 20 (2) (2011) 114–123.

[51] K. Srinivasan, P. Ramarao, Animal models in type 2 diabetes research: an overview, Indian J. Med. Res. 125 (3) (2007) 451–472.

[52] J.-P.Y. Scheerlinck, et al., Biomedical applications of sheep models: from asthma to vaccines, Trends Biotechnol. 26 (5) (2008) 259–266.

[53] P.J. Psaltis, et al., An ovine model of toxic, nonischemic cardiomyopathy — assessment by cardiac magnetic resonance imaging, J. Card. Fail. 14 (9) (2008) 785–795.

[54] G. Matute-Bello, C.W. Frevert, T.R. Martin, Animal models of acute lung injury, Am. J. Physiol. Lung Cell. Mol. Physiol. 295 (3) (2008) L379.

[55] M. Dreyfus, et al., The pregnant ewe: an animal model for fetoscopic surgery, Eur. J. Obstet. Gynecol. Reprod. Biol. 71 (1) (1997) 91–94.

[56] B. Mandon-Pépin, et al., Expression profiles and chromosomal localization of genes controlling meiosis and follicular development in the sheep ovary, Biol. Reprod. 68 (3) (2003) 985–995.

[57] S. Fabre, et al., Regulation of ovulation rate in mammals: contribution of sheep genetic models, Reprod. Biol. Endocrinol. 4 (2006) 20.

[58] R.J. Scaramuzzi, et al., A review of the effects of supplementary nutrition in the ewe on the concentrations of reproductive and metabolic hormones and the mechanisms that regulate folliculogenesis and ovulation rate, Reprod. Nutr. Dev. 46 (4) (2006) 339–354.

[59] C. Viñoles, et al., The use of a 'first-wave' model to study the effect of nutrition on ovarian follicular dynamics and ovulation rate in the sheep, Reproduction 140 (6) (2010) 865–874.

[60] G.C. Liggins, Premature delivery of foetal lambs infused with glucocorticoids, J. Endocrinol. 45 (4) (1969) 515–523.

[61] O. Sandra, N. Mansouri-Attia, P. Chavatte-Palmer, Towards a better understanding of immunology of early pregnancy using alternative animal models: the contribution of ruminants, Adv. Neuroimmune Biol. 2 (1) (2011) 125–134.

[62] J.P. Renard, et al., Session 23: building new bridges between animal and human reproduction science, Hum. Reprod. 27 (Suppl. 2) (2012) ii35.

[63] O. Morel, et al., The use of ruminant models in biomedical perinatal research, Theriogenology 78 (8) (2012) 1763–1773.

[64] M. Fransolet, et al., Strategies for using the sheep ovarian cortex as a model in reproductive medicine, PLoS One 9 (3) (2014) e91073.

[65] R. Pearson, D. Mellor, Some physiological changes in pregnant sheep and goats before, during and after surgical insertion of uterine catheters, Res. Vet. Sci. 19 (1) (1975) 102–104.

[66] K.Y. Lee, F.J. DeMayo, Animal models of implantation, Reproduction 128 (6) (2004) 679–695.

[67] A.M. Carter, Animal models of human placentation — a review, Placenta 28 (Suppl. A) (2007) S41–S47.

[68] J. Harding, R. Roberts, O. Mirochnitchenko, Large animal models for stem cell therapy, Stem Cell Res. Ther. 4 (2) (2013) 23.

[69] L.F. Malaver-Ortega, et al., The state of the art for pluripotent stem cells derivation in domestic ungulates, Theriogenology 78 (8) (2012) 1749–1762.

[70] M. Casal, M. Haskins, Large animal models and gene therapy, Eur. J. Hum. Genet. 14 (3) (2005) 266–272.

[71] K. Abi-Nader, et al., Animal models for prenatal gene therapy: the sheep model, in: C. Coutelle, S.N. Waddington (Eds.), Prenatal

Gene Therapy, Humana Press, New York, NY, 2012, pp. 219–248.
[72] K.T. Barnhart, et al., Baseline dimensions of the human vagina, Hum. Reprod. 21 (6) (2006) 1618–1622.
[73] K.D. McSporran, E.D. Fielden, Studies on dystocia in sheep. II: Pelvic measurements of ewes with histories of dystocia and eutocia, N. Z. Vet. J. 27 (4) (1979) 75–78.
[74] B.D. Hosie, Prolapse and hernia, in: Diseases of Sheep, Blackwell Publishing Ltd, Oxford, 2008, pp. 94–99.
[75] R. De Tayrac, A. Alves, M. Thérin, Collagen-coated vs noncoated low-weight polypropylene meshes in a sheep model for vaginal surgery. A pilot study, Int. Urogynecol. J. 18 (5) (2007) 513–520.
[76] S. Manodoro, et al., Graft-related complications and biaxial tensiometry following experimental vaginal implantation of flat mesh of variable dimensions, BJOG 120 (2) (2013) 244–250.
[77] M. Rezapour, et al., A 3-month preclinical trial to assess the performance of a new TVT-like mesh (TVTx) in a sheep model, Int. Urogynecol. J. 18 (2) (2007) 183–187.
[78] A. Feola, et al., Host reaction to vaginally inserted collagen containing polypropylene implants in sheep, Am. J. Obstet. Gynecol. 212 (4) (2015) e1–e8.
[79] R. Zacharin, Anatomy of the genital tract supports, in: Pelvic Floor Anatomy and the Surgery of Pulsion Enterocoele, Springer, Vienna, 1985, pp. 7–64.
[80] H.P. Drutz, S. Herschorn, N.E. Diamant, Female Pelvic Medicine and Reconstructive Pelvic Surgery, Springer, London, 2007.
[81] M. Schimpf, P. Tulikangas, Evolution of the female pelvis and relationships to pelvic organ prolapse, Int. Urogynecol. J. Pelvic Floor Dysfunct. 16 (4) (2005) 315–320.
[82] R.W. Kistner, et al., Kistner's Gynecology: Principles and Practice, Mosby, St. Louis, MO, 1995.
[83] D.E. Noakes, et al., Arthur's Veterinary Reproduction and Obstetrics, W.B. Saunders, London, 2001.
[84] E.G. Bassett, D.S.M. Phillips, Pelvic Relaxation in Sheep, Nature 174 (4439) (1954) 1020–1021.
[85] V. Singh, Textbook of Anatomy Abdomen and Lower Limb, Elsevier Health Sciences APAC, London, 2014.
[86] P.R. Scott, Sheep Medicine, CRC Press, Boca Raton, FL, 2006.
[87] RAR Centre, Animal Research in the New Zealand Department of Agriculture, New Zealand Department of Agriculture, Wellington, 1948.
[88] E.G. Bassett, Some effects of endogenous hormones on muscles and connective tissue, with special reference to the ewe, Proc. N. Z. Soc. Anim. Prod. 23 (1963) 107–120.
[89] E. Aughey, et al., Pregnancy-associated changes in the physical and microscopic characteristics of the ovine cervix, J. Anat. 136 (Pt 2) (1983) 389–399.
[90] E.G. Bassett, D.S.M. Phillips, Changes in the pelvic region of the ewe during pregnancy and parturition, N. Z. Vet. J. 3 (1) (1955) 20–25.
[91] H.H. Ortega, et al., Morphological characteristics of the interpubic joint (Symphysis pubica) of rats, guinea pigs and mice in different physiological situations. A comparative study, Cells Tissues Organs 173 (2) (2003) 105–114.
[92] I. Becker, S.J. Woodley, M.D. Stringer, The adult human pubic symphysis: a systematic review, J. Anat. 217 (5) (2010) 475–487.
[93] J.J. Lawrence (Ed.), The Medical Brief: A Monthly Journal of Scientific Medicine and Surgery, Ninth and Olive Streets, St. Louis, MO, 1904.
[94] J.W. McLean, J.H. Claxton, Vaginal prolapse in ewes. Part VII: the measurement and effect of intraabdominal pressure, N. Z. Vet. J. 8 (3) (1960) 51–61.
[95] H. Ulfelder, S.J. Robboy, The embryologic

development of the human vagina, Am. J. Obstet. Gynecol. 126 (7) (1976) 769–776.

[96] S.S. Patnaik, et al., Mayer-Rokitansky-Kuster-Hauser (MRKH) syndrome: a historical perspective, Gene 555 (1) (2015) 33–40.

[97] D. Bulmer, The early stages of vaginal development in the sheep, J. Anat. 90 (Pt 1) (1956) 123–134.

[98] J.E. Cox, Surgery of the Reproductive Tract in Large Animals, Liverpool University Press, Liverpool, 1982.

[99] W.A. Rushworth, The Sheep: A Historical and Statistical Description of Sheep and Their Products. The Fattening of Sheep. Their Diseases, With Prescriptions for Scientific Treatment. The Respective Breeds of Sheep and Their Fine Points. Government Inspection, etc., With Other Valuable Information ... Also an Appendix Containing Sheep Breeders' Directory, Buffalo Review Company, New York, 1899.

[100] E. Bassett, The anatomy of the pelvic and perineal regions of the ewe, Aust. J. Zool. 13 (2) (1965) 201–242.

[101] E.G. Bassett, The comparative anatomy of the pelvic and perineal regions of the cow, goat and sow, N. Z. Vet. J. 19 (12) (1971) 277–290.

[102] P.R. Scott, M.E. Gessert, Ultrasonographic examination of 12 ovine vaginal prolapses, Vet. J. 155 (3) (1998) 323–324.

[103] J.W. McLean, Vaginal prolapse in sheep, N. Z. Vet. J. 4 (2) (1956) 38–55.

[104] E. Ayen, D.E. Noakes, Displacement of the tubular genital tract of the ewe during pregnancy, Vet. Rec. 141 (20) (1997) 509–512.

[105] E. Ayen, D.E. Noakes, S.J. Baker, Changes in the capacity of the vagina and the compliance of the vaginal wall in ovariectomized, normal cyclical and pregnant ewes, before and after treatment with exogenous oestradiol and progesterone, Vet. J. 156 (2) (1998) 133–143.

[106] E. Ayen, Intra-abdominal pressure changes in pregnant ewe, J. Vet. Res. 57 (3) (2002) 97–101.

[107] M.H. Kerkhof, L. Hendriks, H.A.M. Brölmann, Changes in connective tissue in patients with pelvic organ prolapse—a review of the current literature, Int. Urogynecol. J. Pelvic Floor Dysfunct. 20 (4) (2009) 461–474.

[108] R. Jackson, et al., An epidemiological study of vaginal prolapse in ewes, in: International Symposia on Veterinary Epidemiology and Economics Proceedings, Proceedings of the 10th Symposium of the International Society for Veterinary Epidemiology and Economics, Vina del Mar, Chile, International Symposia on Veterinary Epidemiology and Economics, vol. ISVEE 10, 2003, p. 348.

[109] M. Bulgin, Diseases of the periparturient ewe, in: S.Y. Robert, R.T. Walter (Eds.), Current Therapy in Large Animal Theriogenology, second ed., W.B. Saunders, Saint Louis, 2007, pp. 695–700 (Chapter 92).

[110] B.D. Hosie, et al., Nutritional factors associated with vaginal prolapse in ewes, Vet. Rec. 128 (9) (1991) 204–208.

[111] M. Alcalay, et al., Mesh pullout force: comparative study of different deployment techniques in a sheep model, Int. Urogynecol. J. 25 (1) (2014) 103–107.

[112] M. Endo, et al., Cross-linked xenogenic collagen implantation in the sheep model for vaginal surgery, Gynecol. Surg. 12 (2015) 113–122.

第 7 章　盆底假体装置力学

7.1　引言

假体装置在盆底功能障碍性疾病（pelvic floor disorders，PFDs）治疗中的应用始于 4 世纪。当时从水果到金属的各种材料都被用来治疗盆腔器官脱垂[1]。目前治疗盆底功能障碍最常用的假体装置有子宫托（pessaries）、生物移植物（biologic grafts）和合成网片（synthetic meshes）。这些治疗装置，尤其是网片，可为女性骨盆内的器官、结缔组织和肌肉提供结构支撑。鉴于结构支撑是假体装置的主要功能之一，了解这些装置的力学原理是当务之急。就用于修复 PFD 的假体装置而言，力学是一个宽泛的术语，指的是这些装置的体外和体内力学行为。虽然结构性能是主要关注点，但这些器件材料的特定力学性能也是重要关注点。此外，力学性能与这些设备的纺织品特性（如重量、孔径大小、编织模式）密切相关。总的来说，这些信息是至关重要的，因为装置的力学和纺织特性直接关系到生物相容性，间接关系到患者的预后。

多年来力学已广泛应用于各种医学领域（如心血管和骨科）的装置研究。然而，从力学角度评价 PFD 假体装置的研究比较有限。因此，本章的总体目标是让读者熟悉用于评估 PFD 设备力学性能的测试类型，讨论这些测试的结果，并解释它们的体外力学性能如何与它们体内的力学行为相关，并最终与植入后这些设备的宿主反应相关。本章将简要介绍子宫托和生物移植物，重点讨论合成网片。为了更好地理解这些网片的力学性能，我们必须首先清楚合成网片在 PFD 修复中的力学 / 功能作用。因此，着重讨论修复盆腔器官脱垂和压力性尿失禁的合成网片（也称为泌尿妇科补片）。接下来，回顾用于合成网片力学的评估测试类型。重点将放在了解与合成网片有关的测试方法。此外，分析一下这些测试获得的数据类型，更重要的是，说明每种方法的局限性。本章将讨论相关的应用前景，通过实验和临床观察，阐述合成网片的力学测试结果及其生物学意义。最后，本章将对 PFD 治疗中假体装置的力学评估，进行前瞻性展望。

7.2　假体装置概述

7.2.1　子宫托

女性骨盆假体的使用可以追溯到 4

世纪的 Polybus 时期，当时治疗子宫脱垂的方法是将半个石榴放入阴道内或用海绵填塞阴道[1]。这些“假体”是最早形式的装置，今天称之为子宫托。16 世纪末，Ambrose Pare 描述了一种最早的“现代”子宫托，其设计是用黄铜和上蜡软木制成的椭圆形子宫托来治疗子宫脱垂[1]。本质上这些子宫托的功能是充当阴道的塞子，以防止脱出的器官掉到身体之外。多年来，子宫托的设计、材料和功能都发生了变化。因此，这些装置被广泛用于盆腔器官脱垂和压力性尿失禁的非手术治疗。

子宫托是一种用来提供结构性支撑的装置，不仅用于缓解盆腔器官脱垂和压力性尿失禁的相关症状，还用于治疗阴吹、新生儿脱垂、妊娠脱垂和排尿功能障碍[2-8]。目前，子宫托主要由硅胶或另一种惰性塑料制成，主要分为两大类：填充型和支撑型（图 7–1）[8, 9]。与早期的子宫托相似，填充型子宫托通过在阴道壁和阴道之间产生吸力和 / 或直径大于生殖器裂孔来填充阴道。立方体型（吸力结构）、面包圈型（大直径结构）和茎柄型（吸力和大直径结构）都属于填充型子宫托。支撑型子宫托不是简单地填充空间，而是在阴道后穹窿和耻骨联合之间的空间放置子宫托，从而为阴道提供支撑。环型子宫托是最常用的支撑型子宫托之一。

虽然子宫托具有治疗作用，但可能发生并发症。常见的并发症包括阴道黏膜炎症、出血、阴道擦伤、溃疡和嵌顿。阴道分泌物和阴道异味也与使用子宫托有关[7, 8]。从生物力学的角度来看，过大的子宫托会在器械和阴道壁之间产生摩擦，这会严重磨损阴道壁，导致擦伤、侵蚀，在极端情况下还可能会形成瘘管。因此，子宫托的适宜性是成功的关键因素。尽管有这些并发症，对于那些拒绝或不适合手术的患者，以及那些寻求暂时缓解盆腔器官脱垂和压力性尿失禁相

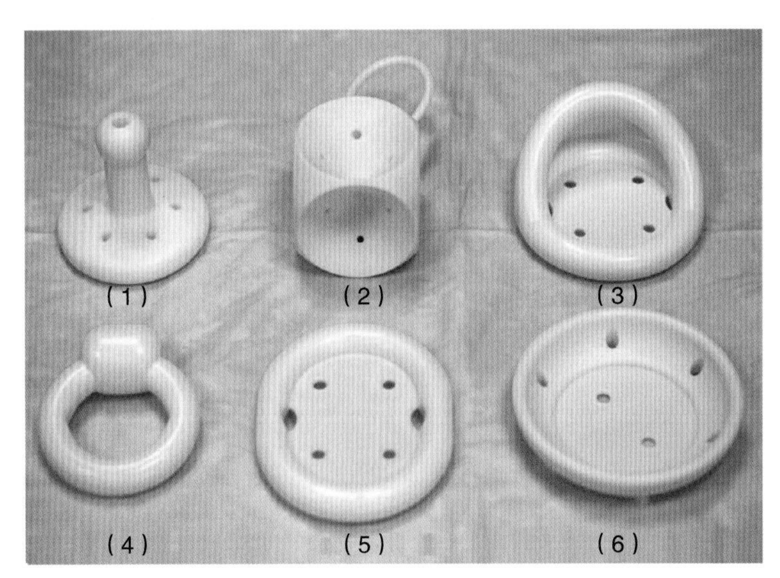

图 7–1 常用的子宫托。依次从左到右：（1）茎柄型子宫托，（2）立方体型子宫托，（3）Mar-Land 子宫托，（4）尿失禁型子宫托，（5）椭圆形环膜型子宫托，（6）盘型子宫托。

关症状的患者来说，子宫托是一个可行的选择方案。

7.2.2　生物移植物和合成网片概述

盆腔器官脱垂和压力性尿失禁的传统手术修复方法是利用患者的天然结缔组织和肌肉为减弱和 / 或受损的骨盆结构提供支撑。虽然有效，但考虑到自体结缔组织和肌肉的完整性可能会受到损害，很多人担心修复失败[10-15]。对于盆腔器官脱垂和尿失禁，需要再次手术的自体组织修复失败率约为 40%[16-18]。为了达到更好的修复效果，生物移植物和合成网片应运而生。

生物移植物来源于患者（自体）、除患者之外的异体来源（同种移植）或动物来源（异种移植）。自体移植物是有利的，因为它们是来自患者自身的；因此，异物反应的可能性被降到了最低。这些移植物也能与天然组织很好地结合在一起[19]。然而，使用自体移植物会增加手术时间，与取材部位的健康状态、修复强度及长期耐久性有关，并取决于自体组织的质量[19, 20]。另一方面，同种异体移植物（如尸体筋膜）不会影响手术时间，也不需要担心供体部位的健康状态，因为通常是从尸体组织库获取的。然而，在捐赠者与患者之间存在疾病传播的风险。采用一些处理方法（如化学或辐射），可降低免疫原性和减少疾病的传播。根据所采用的治疗方法，同种异体移植物的质量，特别是强度和耐久性，可能会受到显著影响[21]。此外，同种异体移植物通常来自患有多种并发症或长期疾病的老年患者，导致质量不一致。因此，可供外科医生和患者使用的高质量同种异体移植物的数量是有限的。相比而言，异种移植物更容易获得，目前使用也更频繁。这些移植物在制备过程中会进行脱细胞处理（decellularized）。因此，疾病传播的风险很小。然而，随着时间的推移，这些移植物会失效。这可能是由于受体对移植物残留抗原物质的反应造成的[22, 23]。虽然生物移植物在 20 世纪 50 年代就在泌尿外科手术中使用，但人们越来越担忧生物移植物的质量、耐用性和强度。因此，合成移植物（称为合成网片）在 20 世纪 90 年代开始流行起来。合成网片的主要目的是为阴道和盆腔器官提供结构支撑，以尽量恢复这些结构的正常解剖结构和功能。

到目前为止，大多数合成网片是编织的轻质（<45 g/m^2）、大孔（>1 mm，孔隙率 >55%）I 型聚丙烯网片（单丝、大孔）。使用合成网片修复盆底功能障碍的概念起源于腹疝的修复。在腹疝文献中，与自然组织修复相比，接受补片修补术的患者有更好的结果[24, 25]。20 世纪 70 年代，妇科医生使用疝修补术的网片来修复腹部盆腔器官脱垂。到了 20 世纪 90 年代，疝气网片被用于盆腔器官脱垂的阴道修复和压力性尿失禁的外科治疗。在此之前，没有用于压力性尿失禁和盆腔器官脱垂修复的预制网片。因此，外科医生只是简单地裁剪疝气网片，以适应盆腔器官脱垂或压力性尿失禁修复所需的形状。很快，公司开始制造专用于盆腔器官脱垂或压力性尿失禁修复的网片。外科织物（ProteGen Sling，Boston Scientific Corporation，Marlborough，MA，OSA）于 1996 年成为第一个用于外科治疗压力性尿失禁的预制网片，随后 1998 年推出了无张力阴道吊带（TVT™，Ethicon，Somerville，NJ，USA）用于治疗压力性尿失禁。4 年后，Gynemesh PS（Ethicon，Somerville，NJ，USA）以 ProLift™ 经阴道网片套件（Ethicon，Somerville，NJ，USA）的形式被批准为盆腔器官脱垂修复的第 1 个预制网片。

鉴于现有的疝气网片在 1976 年《医疗器械修正案法案》之前就已经在使用，各公司能够将用于治疗盆腔器官脱垂和压力性尿失禁的疝气产品作为 510K 器械重新销售，从而避免全新装置要求在上市前测试的昂贵费用。不幸的是，这意味着在没有考虑女性骨盆组织独特组成和加载条件的情况下，这些设备就被推向市场。然而，随着技术上更简单的经阴道方法的引入，网片的使用率上升，到 2010 年，1/3 的脱垂手术和超过 80% 的压力性尿失禁手术都使用了网片[26]。然而，随着阴道网片使用量的增加，与网片相关并发症的发生率也在增加，促使美国食品和药物管理局在 2008 年和 2011 年发布了两次公共卫生事件警告。这些并发症包括感染、网片皱缩、网片侵蚀邻近结构、网片暴露到阴道及疼痛，后两种情况到目前为止是最常见的。目前，导致网片并发症的机制尚不清楚，然而，这一领域的新研究正在揭示可能的机制。

7.2.3 合成网片的力学作用

7.2.3.1 压力性尿失禁

膀胱颈过度活动被认为是压力性尿失禁的主要原因之一[27]。国际尿控协会（International Continence Society，ICS）将压力性尿失禁定义为“因用力、打喷嚏、咳嗽而出现的不自主漏尿。”[28] 因此，它的特点是当腹压超过尿道压力时发生漏尿（如咳嗽、打喷嚏和扭伤）[29]。正常女性腹压的升高会产生压缩力，从而导致尿道腔关闭。阴道前壁和盆腔内筋膜是闭合管腔的关键因素。这些结构以吊床一样的方式支撑尿道，为尿道提供了一个稳定的平台，随着腹压的升高，尿道会受到挤压[30]。缺乏这种支撑性结构可能会导致尿道不能关闭，从而导致漏尿（即压力性尿失禁的发展）。因此，植入合成网片来提供这种吊床式的支撑结构。

最初，通过耻骨阴道吊带术植入合成网片。在这项技术中，吊带（即合成网片）放在膀胱颈的尿道下，臂固定在腹直肌或耻骨上。然后拉紧吊带，不同的外科医生施加的张力量有很大的不同。手术矫正压力性尿失禁是通过耻骨阴道吊带来增加对膀胱颈的结构支撑（通过重新定位膀胱颈）；然而，尿道腔的成功闭合与加压是不同的（可能由施加的张力大小决定）。多年来，这种植入技术得到了发展，目前大多数用于修复压力性尿失禁的人工合成网片都是使用 TVT 方法植入的，并将网片放置在尿道中段。

1996 年，Ulmsten 等首次介绍了 TVT，该手术是由女性尿失禁整体理论定义的。该理论认为耻骨尿道韧带通过将尿道连接到耻骨来支撑尿道[31]。这种支持功能失常或丧失，将导致尿道无法适应腹压的升高而发生尿失禁。因此，TVT 包括将吊带植入尿道中段（这些网片通常被称为尿道中段吊带），吊带臂可自行固定。顾名思义，术中将吊带无张力放置于尿道中段下方。TVT 矫正压力性尿失禁的作用机制在于纠正尿道在应力运动过程中过度旋转，以及吊带移动，从而使组织紧贴耻骨联合[32]。

7.2.3.2　盆腔器官脱垂

盆腔器官脱垂的发病机制是多因素的，主要的危险因素有高龄、肥胖和阴道分娩等[33-36]。其中，阴道分娩是盆腔器官脱垂发生的首要危险因素[33, 34, 36]。盆腔器官脱垂发生发展的普遍共识是由于阴道失去支撑导致盆腔器官支撑受损或缺失。有关盆腔器官和组织的结构支撑的更多信息，感兴趣的读者可参考关于盆腔解剖学和病理学的章节。

使用合成网片进行盆腔器官脱垂修复的总体目标是最终恢复阴道对周围盆腔器官的正常支撑，同时提供对自体组织更持久或同样持久的修复[37]。植入合成网片主要有两种方法：经腹骶骨固定术或经阴道植入前盆腔、顶端和 / 或后盆腔手术[38]。经腹骶骨固定术通常是利用腹腔镜或机器人手术进行，被认为是“黄金标准”手术。通过网片将阴道连接到骶骨上，为阴道提供顶端支撑。在此过程中，将两个独立的网片或“Y”形网片的“V”形部分分别放在膀胱和阴道前壁之间，以及直肠和阴道后壁之间。然后，“Y”形网片的“I”端被固定在骶骨上，通过网片有效地将阴道恢复到其正常的解剖位置。在经阴道手术中，网片放置在阴道壁和内脏之间（膀胱或直肠），通常附着于骶棘韧带（sacrospinous ligament）或者通过盆筋膜腱弓（arcus tendineous fasciae pelvis）连接到骨盆侧壁（pelvic sidewall）。要做到这一点，必须首先通过手术打开阴道壁，并分离阴道黏膜下组织。网片放置后，缝合阴道壁。这些附着物的目的是通过悬吊阴道和由其支撑的内脏来矫正脱垂。这一过程的一个关键部分是要求在放置网片之前进行“全层（full thickness）”阴道分离。

7.2.3.3　合成网片的加载条件：腹疝与盆腔器官脱垂

疝修补网片仅仅是标注了用于盆腔器官脱垂和压力性尿失禁的适应证，并用于妇科盆底修复手术，但腹部和骨盆的负荷情况是不同的。在腹部疝气修补术中，合成网片（平放时）通常整体均匀受力。对于盆腔器官脱垂和压力性尿失禁修复则不同，在盆腔器官脱垂和压力性尿失禁修复中，经腹骶骨固定术和经阴道手术的负荷更加离散和单轴（图 7-2）。因此，要了解 PFD 合成网片的力学行为和结构特性测试，应尽可能模拟体内的加载条件，特别是从单轴的角度来看，尤其重要。

7.3 用于评价合成网片的力学试验

尽管市场上有多种合成网片类产品，但临床医生和外科医生并没有可参考或遵循的网片选择指南。分析合成网片在不同边界（即限制边界和/或限制在给定方向上运动的边界）和载荷（即变形或力的施加方式）条件下的结构特性和力学行为，这种合成网片的力学测试对于区分各种网片是非常有价值的。所有这些测试都有一些假设和局限性，为了正确地进行实验和解释测试结果，必须理解这些假设和局限性。此外，值得注意的是，并不是所有的力学测试都旨在模拟活体场景。样本大小和可用的测试方法的限制条件往往会阻碍某些方法的生理相关性。因此，了解每个测试的限制条件，并基于边界条件适当解释结果，对于描述合成网片的力学行为至关重要，且通常无法通过其他方式获得网片的力学行为。我们在接下来的章节中将讨论用于评估合成网片的各种力学测试，使用前几章讨论过的类似组织测试方法时，必须对网片进行特殊考虑。

7.3.1 合成网片与阴道组织

许多用于评估阴道组织行为和特性的力学测试也可用于评估合成网片。但是，必须注意的是，两者之间存在一些关键差异，这些差异最终会影响测试方法、实验方案和结果解释的适用性。合成网片的结构/组成与阴道组织有很大的不同。合成网片是由聚合纤维制成的，这些纤维通常编织在一起，形成一个多孔的针织网格。从力学的角度来看，由于孔隙度的原因，这些网片是不连续的材料。另一方面，阴道组织由细胞、蛋白质、纤维（如胶原蛋白和弹性蛋白）、结缔组织、肌肉和水组成。因此，阴道组织通常是连续的材料（也被称为连续

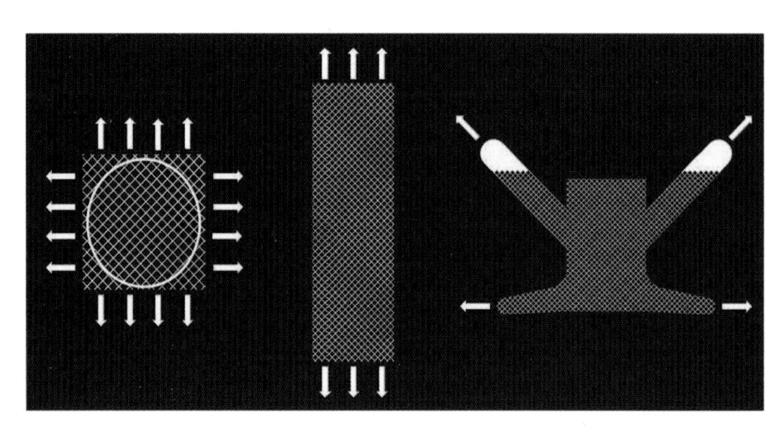

图 7-2 施加于不同合成网片的张力（箭头），包括腹股沟疝（左）、经腹骶骨固定术（中）和经阴道修补术（右）网片。腹股沟疝网片可以在多个方向加载力，而对于经腹骶骨固定术和经阴道修补术来说，载荷更多的是单轴加载。请注意，用于经阴道修补网片的手臂拉动角度可能会有所不同，但是沿这些手臂的作用力大部分仍是单轴的。

体，即在样本中的每个位置都有相互连接的材料，没有空隙），并且这种连续性是在纤维水平上假设的。相反，将用于连续材质的力学测试和分析用于不连续性的合成网片即受到限制。此外，合成网片的编织图案限制了用于测试网片的形状。例如，阴道组织经常被切割成哑铃状进行单轴拉伸测试，以在样品中心获得均匀的应变场。制备哑铃状的网片会破坏编织图案，从而改变网片的力学行为。此外，交织的纤维网格会对整个网状结构造成非常不均匀的局部变形。

7.3.2　报告合成网片的力学测试结果

力学测试结果的解释和报告在很大程度上取决于合成网片的结构 / 组成。一般来讲，文献报道中有关网片力学测试的应力、应变、切线模量 / 杨氏模量和应变能量密度等并不恰当。由于合成网片充满空隙，不能将其视为连续体，报告只能为结构属性（如载荷、伸长率、刚度和吸收的能量）或归一化结构属性（如膜张力）。

7.3.3　单轴拉伸试验

单轴拉伸试验（拉伸试验）是用于评价合成网片最常用的分析方法之一。拉伸试验中使用的方法源自纺织品的标准测试，包括：① ASTM D5035-11，纺织品断裂力和伸长率的标准测试方法；②条带法；③ ISO 13934-1，纺织品—织物的拉伸性能—第 1 部分：使用条带法测定最大作用力和最大作用力下的伸长率，经过略微修改用作盆腔器官脱垂和尿失禁修复合成网片的测试。在这种方法中，与前几章提及的组织方法类似，施加单轴载荷以模拟类似于经腹骶骨固定术后的载荷条件。首先，用夹子固定网片相对两端，夹紧网片的一端固定在试验机底座上，另一端连接到与试验机十字头接口的力传感器（测力传感器）上（图 7-3）。然后，通过施加最小的预载荷，以排除网片中的松弛部分。最后，随着十字头以恒定的速度向上移动，网片被拉长。通常情况下，网片会被拉长到断裂，这被称为“载荷失效试验”。该方法相对简单但功能强大，用于确定合成网片的结构特性，预测合成网片响应各种载荷条件的行为及比较合成网片产品。

7.3.3.1　合成网片单轴拉伸试验规程的注意事项

进行单轴拉伸试验的方案相对简单，与测试阴道组织的方案相似。但是，有一些重要的注意事项，特别是要比较不同网片的测试结果时，需要考虑。如前所述，制备哑铃状合成网片样品是不合适的，因为这将损坏网片的结构并影响网片的行为和结构完整性。此外，由于只能报告结构属性，因此保持网片面积的一致性至关重要。这可以通过测试具有相同纵横比（长宽比）的网片样本来实现，对齐是测试的另一个关键方面。单轴拉伸试验的两个假设：①力沿一个方向均匀施加，②剪切可以忽略。一旦网片样品安装到试验机中，应注意确保网片是直的，并与测试平面对齐。未能正确对齐网片样品可能会导致引入剪

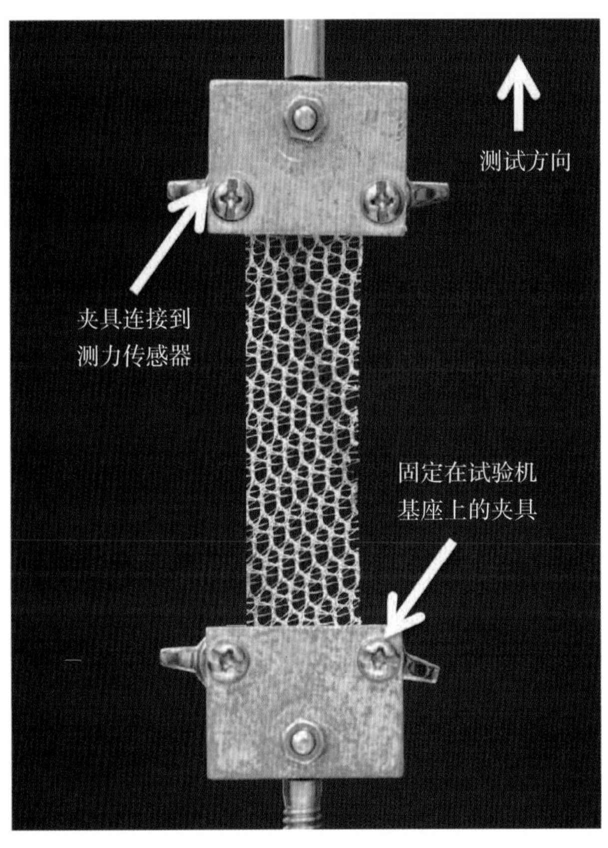

图 7-3 将合成网片固定并连接到 Instron 万能材料试验机（Norwood，MA，USA）进行单轴拉伸试验。

切、沿测试方向加载不均匀、过早失效（在载荷到失效测试的情况下），以及低估网片的结构特性。

一旦网片样品正确对准，施加预载荷并测量夹具之间的距离。为保持一致性的测算起点，应将相同的预载荷应用于所有网片样品。预载荷的大小有些随意，但应该刚好有足够的张力 / 力，以消除网片样品中的松弛（如预载荷可以小到 0.1 N 或更小）。有些人建议此值为失效载荷的一定百分比，但不同的网片类型可能会有很大差异，从而导致初始参考状态差异巨大。在施加预载荷后，以恒定速率（称为伸长率或位移速率）加载网片，直至破坏样品。这与阴道组织的单轴拉伸试验相反，阴道组织预处理是在施加预载荷之后进行的。由于生物变异性和黏弹性，阴道组织样品在本质上就不同，这种差异与样品是否来自同一物种无关。进行预处理以便最小化滞后，因而要为所有正在测试的组织样品创建一个共同的起点。有关网片在组成方面的合成性和一致性考虑，由于在处理过程中没有瞬时氢键形成，也没有水含量，这样为制备共同基线的网片样品的准备测试工作就不那么严格，且不需要有预处理过程。

合成网片测试没有标准的伸长率，

文献报道的值是低至 1 mm/min 和高达 1200 mm/min[39-43]。Bazi 等研究发现，位移速率影响峰值载荷的延伸和刚度，但不影响峰值载荷本身[39]。该小组建议，单轴拉伸试验应以一个以上的位移速率进行，并且这些速率应在生理范围内。目前，文献中大多数研究只使用一种位移速率，这通常符合生理状态。但这种方法是有局限的，因为这些研究的结果可能没有捕捉到网片中依赖时间组件的差异。无论使用的是一种还是多种位移速率，重要的是要了解每种方法的含义，证明使用一种方法优于另一种方法的合理性，并报告所使用的位移速率。除了使用生理上相关的位移速率外，使用加热的盐水浴也是模拟生理条件和控制测试温度的一种方式。Dietz 等研究表明，合成网片的力学性能与试验条件无关[44]。然而，同样重要的是，网片的体内行为可能不同于体外行为。因为在体内要考虑生物环境因素及组织掺入到合成网片中可能会改变网片行为。因此，要采取措施尽可能接近生物环境条件。

在载荷失效试验期间，记录载荷和相应的伸长率，描绘生成载荷－伸长曲线。这条曲线的形状通常是非线性的，由 3 个区域组成：初始趾端区域、线性区域（可能是双线性的）和失效区域（图 7-4）。这条曲线随后用来计算合成网片的结构属性，如前所述，包括组织的极限载荷、极限伸长、刚度和吸收的能量。对于可以近似为双线性的载荷－伸长曲线，通常报告两个刚度值：低刚度（定义为伸长区间内的最小刚度）和高刚度（定义为指定伸长范围内的最高刚度）。低刚度区域对应于伸长率的初始范围，在该范围内，网片很容易被拉伸；而高刚度区域则表现出对变形的抵抗力。这种抵抗力是在大多数网片沿载荷方向重新定向之后发生的。报告刚度值时，务必指定用于计算刚度的方法，并注意该值是否表示载荷－伸长曲线的总体刚度，或者是否计算了低刚度值和高刚度值。在发布失效载荷试验结果时，载荷－伸长曲线应与结构特性一起显示。

除了上面列出的 4 个主要结构属性外，相对伸长率和拐点（inflection point）是文献[41-43]中报道的两个附加

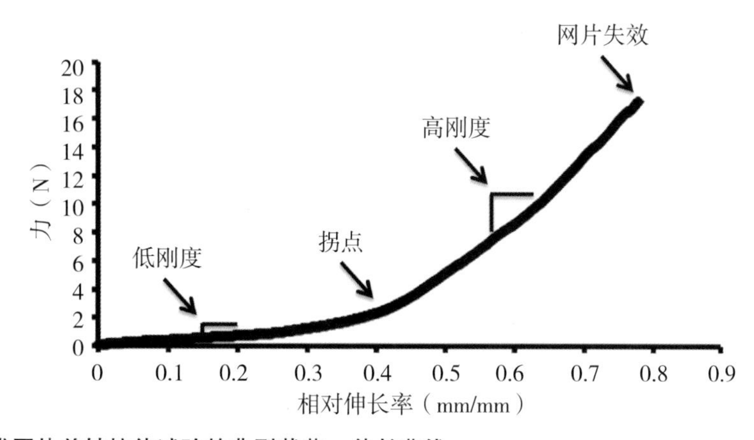

图 7-4　合成网片单轴拉伸试验的典型载荷－伸长曲线。

参数。相对伸长率是伸长的归一化值，用于说明网片样品初始长度的差异。此参数是伸长除以初始“夹具 – 夹具距离”来计算的。拐点是当载荷 – 伸长曲线被假定为双线性时使用的（就像合成网片的典型情况一样），拐点描述了从低刚度到高刚度的转变点（图 7–4）。拐点是通过确定两条切线的截距来计算的，这两条切线已经拟合到载荷 – 伸长曲线的低刚度和高刚度区域。通常会报告拐点处的相对伸长率。

膜张力（或简称张力）是已报道合成网片的另一种结构特性。膜张力的计算在力学中是很常见的，对于合成网片来说，它是一种将网片力学测试过程中得到的力归一化的方法。计算方法是将这些力除以网片的未变形宽度，即力除以宽度的单位（N/mm）。重要的是，不要将张力与刚度混为一谈，刚度也有相同的单位（即 N/mm）。

7.3.3.2 合成网片单轴拉伸试验的解释与局限性

合成网片的结构特性通常是由加载 – 失效的单轴拉伸试验获得。可以说，报告失效时的结构特性并不是最具临床相关性的数据，因为失效时的载荷高于网片在正常生理条件下所经历的载荷。换句话说，大多数合成网片在强度方面都是过度设计的。对于高刚度，可能也有类似的论据。然而，由于生理应力很可能发生在较低的伸长范围内，因此上述的其他特性可以更好地理解网片的临床相关行为。

顾名思义，单轴拉伸试验一次只加载网片的一个轴。然而，体内合成网片预计会受到来自多个方向的载荷。为了使用该技术从多个轴（如沿纵轴和横轴）评估网片的行为，沿每个轴将样本分别切割和测试。因此，无法检查两个轴之间的相互作用。一些研究人员正在使用平面双轴力学测试来克服这一局限性[45–47]。但是该方法并不完全适用，本章下一节将要描述原因。

7.3.4 平面双轴力学试验

平面双轴力学试验是一种沿两个垂直轴同时施加力的技术。这项技术已用来评估薄软组织的生物力学行为，这些软组织自然是平面的，或者可以制成平面样本[48, 49]。在试验上，可以在合成网片上进行双轴力学试验；然而，平面双轴力学试验有几个重要的假设，这使得这种类型的试验不太适合用于合成网片。

平面双轴力学试验的一个主要假设是应力和应变在 x-y 平面上，在垂直于该平面的方向上为零。因此，试验应该限制在连续的薄样上，或者可以假定在一定的尺度上是连续的。合成网片就不是这种情况，而是一种多孔材料。事实上，由于前面提到的原因，超越单个纤维来讨论可能存在的应力和应变是不合适的。因此，与单轴拉伸试验一样，这种方法只对确定结构性能有用。

此外，在进行平面双轴力学试验时，应选择夹持样品的方法，以实现沿边缘的均匀载荷，并且夹持方法施加的局部应力在样品的中心区域内可以忽略不计[50]。在使用双轴力学试验评估一些合成网片的力学研究中，网片的边缘被热密封，以允许在网片的这一部分内放置缝合线[47]。然而，通过施加人工边界条件，对网片进行热封，改变了网片的力学行为[42]。热封限制了网片侧边的移动，这一效果会延续到样品的其余部分。如果在每条边上都使用实心夹点，则可以进行类似的论证。有人可能会争辩说，将网片切割成加号形状会将这些影响降至最低；然而，切割网片的行为也会改变其力学行为，这种特定的边缘模式可能与体内植入物的方式完全不同。因此，网片的双轴力学试验对于解决局部尺度的纤维相互作用或网片方向性的特定问题可能有用。当评估网片的整体结构性能时，它通常没有用处，因为它与活体行为有关，除非这些数据与经过验证的计算分析结合使用。

7.3.5　抗破裂试验

抗破裂试验（有时称为双轴拉伸试验），是另一种用于表征合成网片结构特性的力学试验。这种测试方法包括将一个钢球头推过网片，直到它破裂。它也已用于评估网片组织复合物（mesh-tissue complexes，MTCs）的结构完整性，这将在本章后面讨论。抗破裂试验起源于美国测试与材料协会（American Society of Testing and Materials，ASTM）D6797-15，即织物耐破强度的标准试验方法——恒定伸长率球裂试验（the Standard Test Method for Bursting Strength of Fabrics-Constant-Rate-of-Extension Ball Burst Test）。为了将此测试方法应用于要植入体内的合成网片，通常使用此美国测试与材料协会标准的简化版本。

进行抗破裂试验的方案与进行单轴拉伸试验相似，但试验装置略有不同。不是测试合成网片的矩形试件，而是使用正方形或圆形试件进行测试。试件被固定在两个中间有圆孔的扁平夹子之间，供钢球头部通过。然后，将夹紧的试件安装到一个定制的支架上，该支架连接到试验机的底座上（图 7-5）。钢球头与安装在活动十字头上的测力传感器连接。施加较小的预载荷（如 0.5 N）以确保网片与球头之间的接触，同时使网片的变形最小。然后球头以恒定的速度穿过合成网片，直到它突破网片（失效）。将由此产生的载荷和伸长记录下来，并绘制载荷 - 伸长曲线（图 7-6）。类似于单轴拉伸试验，计算极限载荷、最大延伸率、刚度和吸收的能量。

在进行抗破裂试验时，有一些重要的注意事项需要考虑。试验时要充分做好准备，沿整个周长牢固地夹紧网片，并且在网片的边缘和夹具中间的孔之间有足够的空间，以确保网片在测试期间不会滑出夹具。另外，钢球应该放在网片的中心。最后，球的直径需要明显大于网片的最大孔径。这些注意事项对于均匀加载网片和样本间数据的重复性至关重要。抗破裂试验的一个限制是边界条件，它将试验限制在很小的区域内。这种人为操作增加了网片的硬度，也不能准确反映妇科合成网片的体内边界（和载荷）条件。然而，抗破裂试验的目的并不是模拟活体条件，而是在文献中用来评估网片的结构特性，可比较不同网片之间的差异。这些结构特性可以

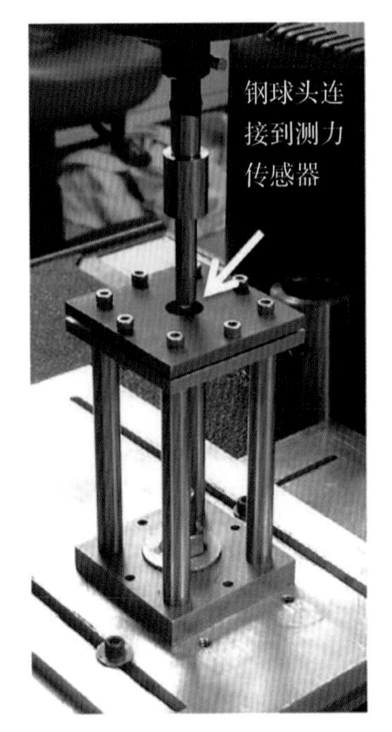

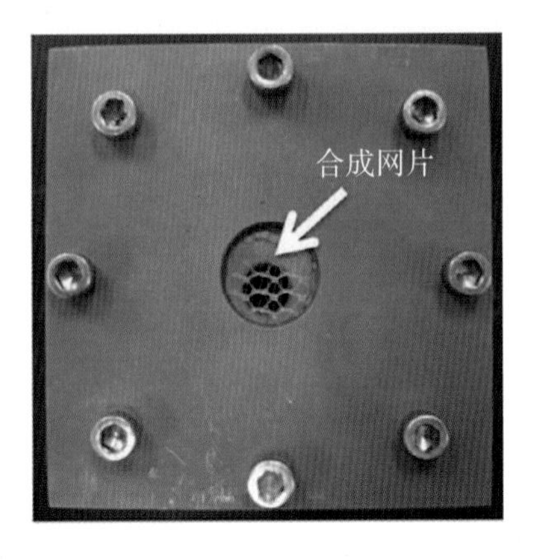

图 7-5　抗破裂试验装置（左图），合成网片居中于两个夹子之间（右图）。

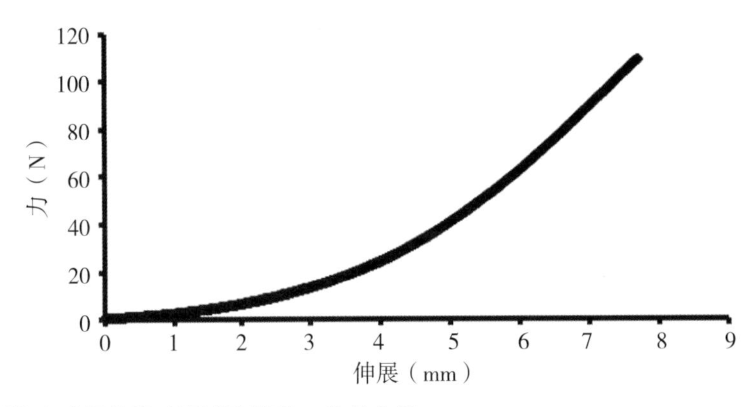

图 7-6　典型的合成网片抗破裂试验载荷 - 伸长曲线。

提供有用的信息，并用于动物模型的腹部和阴道植入合成网片后的网片组织复合物评估。虽然理论上可以通过此试验确定连续材料的最大应力，但这不适用于网片，因为网片是一种不连续的材料，因此报告力学性能是不合适的。

值得注意的是，极限载荷、最大伸长率、刚度和吸收的能量与单轴拉伸试验报告的结构特性相同。虽然这些属性在两种测试中的计算方法相同，但获得的值不同（表 7-1 和表 7-2）。这两种试验方法虽然是结构试验，但边界和载荷条件不同，产生的结构性能值也不同。这说明比较不同网片时，保持相同的测试条件（即相同的边界、加载条件和网片尺寸）尤其重要。

表 7-1　合成网片单轴拉伸试验的结构特性

合成网片	低刚度（N/mm）	高刚度（N/mm）	网片处加载（N）	失效时的相对延伸率（%）	拐点处的相对伸长率（%）
Boston Scientific Polyform™	0.130 ± 0.01	1.42 ± 0.11	53.8 ± 4.8	86.5 ± 2.4	39.9 ± 1.5
Coloplast NovaSilk™	0.072 ± 0.05	0.508 ± 0.09	19.6 ± 4.5	89.4 ± 21.4	44.6 ± 7.5
Gynecare Gynemesh PS™	0.286 ± 0.02	1.37 ± 0.09	46.3 ± 2.6	66.7 ± 4.6	25.0 ± 0.89
Gynecare Ultrapro™（Artisyn®）	0.009 ± 0.00	0.236 ± 0.02	7.83 ± 0.7	87.9 ± 5.6	46.5 ± 5.2
Mpathy Smartmesh™	0.178 ± 0.03	0.592 ± 0.04	22.7 ± 1.8	68.5 ± 2.5	29.2 ± 1.0

注：用于盆腔器官脱垂修复的合成网片在单轴拉伸试验至失效的结构特性结果。以平均值 ± 标准差表示的数据。（表格引自 J.P. Shepherd, A.J. Feola, S.D. Abramowitch, P.A. Moalli, Uniaxial biomechanical properties of seven different vaginally implanted meshes for pelvic organ prolapse, Int. Urogynecol. J. Pelvic Floor Dysfunct. 23（5）（2012）613-620.）

表 7-2　合成网片抗破裂实验的结构特性

合成网片	刚度（N/mm）	失效载荷（N）	分机（mm）	吸收的能量（J）
Boston Scientific Polyform™	28 ± 0.43	108 ± 5.7	7.8 ± 0.05	261 ± 27
Coloplast NovaSilk™	16 ± 5.5	54 ± 19	6.3 ± 0.56	113 ± 43
Gynecare Gynemesh PS™	28 ± 2.7	108 ± 8.6	7.3 ± 0.31	288 ± 37
Gynecare Ultrapro™（Artisyn®）	22 ± 2.8	76 ± 12	7.3 ± 0.21	170 ± 11
Mpathy Smartmesh™	11 ± 0.89	45 ± 3.8	6.7 ± 0.45	109 ± 11

注：用于盆腔器官脱垂修复的合成网片在抗破裂试验至失效的结构特性结果。以平均值 ± 标准差表示的数据。（表格引自 A. Feola, W. Barone, P. Moalli, S. Abramowitch, Characterizing the ex vivo textile and structural properties of synthetic prolapse mesh products. Int. Urogynecol. J. Pelvic Floor Dysfunct. 24（4）（2013）559-564.）

7.4　网片组织复合物的力学分析

人工合成网片经常被植入到动物模型的阴道和腹部，如非人类灵长类动物和兔子。当网片组织复合物被解释时，对这些复合物的结构性质 / 完整性的评估通常是主要结果的衡量标准之一。一般来说，要进行有意义的单轴和双轴结构试验，需要较大的样品尺寸。如果采样尺寸太小，则切割网片会增加样品间变异性，导致力在整个网片中的传递发生改变。或者，孔的尺寸可能不同，导致可变性增加。然而，在小型动物模型中，由于解剖学要求的尺寸限制，更长、更大的网片组织复合物通常是不可能的。除了尺寸，网片组织复合物的另一个问题是，其本身就是一种复合材料（网片和组织），在网片和组织之间存在大量的剪切和力传递，因此应力和应变场很可能是高度不均匀的。尽管在物理上可以使用单轴和双轴力学试验来对网片组织复合物进行力学检测，但是为了获得有意义的结构特性，这些试验需要严格控制条件。

虽然，抗破裂试验不是最理想的或与生理相关的力学试验，但可以用来评估网片组织复合物的结构特性 / 完整性。该测试方法是可行的，它可以用来检测合成网片、组织和网片组织复合物。因此，当移植网片组织复合物时，如果网片在植入过程中没有明显改变，则可以获得复合物的结构属性，并且可以大致推断网片对组织结构完整性的力学影响。此外，这项测试可以在相对较小的样品上进行，几乎没有导致变化的因素。然而，由于网片组织复合物是复合材料，应用于网片组织复合物的抗破裂试验应仅仅解释为结构试验（仅报告极限载荷、极限伸长率、刚度和吸收的能量）。

在网片组织复合物上进行抗破裂试验的方式与在组织和合成网片上进行试验的方式相似。然而，重要的是，并不是所有的网片组织复合物都适用于抗破裂试验。网片组织复合物应足够大，以便可以将其固定在两个夹子之间，在测试过程中不会打滑。关于网片的孔径相对于球的尺寸的相同问题在这里也适用。此外，在夹紧过程中应注意确保网片组织复合物在夹具的孔内居中。在夹紧过程中，重要的是用来固定夹具的方法（如螺丝）对夹具的边缘施加相等（或尽可能相等）的张力。例如，夹子一侧的螺钉不应比另一侧紧。通过检查以确保两个夹具之间的间隙在所有侧面上都是均匀的，可以从视觉上确认这一点。此外，网片和组织都应在整个周边固定，也应在整个测试过程中保持网片组织复合物的水合作用。

7.5 力学试验在表征合成网片体外结构性能和力学行为中的应用

7.5.1 结构性能

大多数合成网片大致看起来似乎非常相似。它们重量轻，针织，孔径大（>1 mm），主要由聚丙烯组成。然而，通过显微镜和力学测试的仔细检查，这些网片是不一样的。在纺织性能方面，合成网片的编织图案、孔几何形状和孔径是不同的。单轴拉伸试验及抗破裂试验表明，合成网片的结构性能，特别是刚度，有很大差异，请参见表 7–1 和表 7–2[40–44, 51]。Gynemesh PS™（Ethicon）是第一款专门用于盆腔器官脱垂修复的合成网片，与 Prolene soft hernia mesh（Ethicon，Somerville，NJ，USA）完全相同。相对于新一代网片，Gynemesh PS™ 是目前市场上可用的最坚硬的网片之一。目前网片制造的趋势是重量越轻和孔隙率越小，这肯定会降低刚度。此外，抗破裂试验结果发现，织物特性与结构特性相关，硬度、极限载荷、吸收的能量与比重和孔隙率呈正相关[40]。

7.5.2　各向异性

合成网片的结构特性并不总是与测试方向无关。这种类型的特性称为各向异性（anisotropy），其中力学性质取决于评估材质（在本例中为网片）的方向。UltraPro（Prolift+M^{TM} by Ethicon，Somerville，NJ，USA），是一个具有方向相关结构属性的脱垂合成网片示例。单轴拉伸试验发现，UltraPro 在平行于蓝色定向线方向的刚度比垂直于蓝色定向线方向的刚度大一个数量级，分别为（0.258 ± 0.085） N/mm 和（0.009 ± 0.002） N/mm[52]。合成网片的各向异性也通过一些腹疝网片得到了证明[53]。了解和报道用于泌尿外科修复的合成网片的各向异性对于外科医生来说是非常重要的。有了这些信息，外科医生将更好地了解他们正在植入的网片，还能就植入网片的类型和以何种方式植入网片做出更科学的决定，这无疑对患者来说效果更好。

7.5.3　重复载荷的永久变形

合成网片会经历一定程度的永久变形（即不可逆变形），这一般发生在生理范围 0.5~15 N 内的载荷[41，43]情况下。在较低的载荷下，网片的结构会发生重组（如网片结点收紧、纤维重新排列等）。纤维材料本身的塑性变形导致的永久变形在非常高的载荷下发生。将这一知识与目前制造刚度递减的网片趋势相结合，导致使用更易永久变形的合成网片。这一发现可能预示着不良的临床结果；然而，在临床或实验上，永久变形与网片并发症没有相关性。

7.5.4　孔径减小和孔隙率损失

当拉长合成网片时，孔径和孔隙率（定义为相对于网片总面积的开放空间量）趋于减小[54]。在一定的生理范围内，合成网片的单轴加载会导致网片几何形状的剧烈变化（即孔洞坍塌），并导致孔隙率（porosity）的降低[55]。据报道，当施加 5 N 的力时，孔隙率减少了 87%，当增加 10 N 的力时孔隙率亦随之减少。类似的，Otto 等发现，当用相对较小的载荷（对网片手臂部施加的最大载荷为 1000 g，对体部施加的最大载荷为 2000 g）拉长样品时，经阴道合成网片的臂和中心体都会损失孔隙率[54]。对于某些网片，孔隙率的减少也与有效孔隙率的减少（或完全丧失）相关。有效孔隙率定义为在所有方向上尺寸大于 1 000 μm 的孔的百分比[56]。以往研究，将 1 000 μm 定为两个聚丙烯长丝之间的最小距离，以允许组织长入和防止桥接性纤维化，即相邻区域的纤维化合并[57-59]。将这一知识与泌尿妇科合成网片的力学行为联系起来，孔径、孔隙率和有效孔隙率的减小可能会降低这些网片的生物相容性。反过来也可能导致组织整合不良、炎症、纤维化和桥接性纤维化的风险增加，这些问题预计也会随着孔径的减小而更加严重。总的来说，网片生物相容性的降低可能会导致并发症，并最终导致患者预后不良。需要进一步的研究来证实这一泌尿外科网片的说法。

7.5.5 边界条件与网片皱缩

合成网片所受的边界条件影响这些材料对载荷的响应。通常，合成网片的顶边和底边在单轴拉伸试验期间是完全受约束的。在这种结构中，载荷和变形均匀分布，并允许网片沿垂直于载荷的方向收缩。然而，这种结构不允许离面变形，也不是生理上最相关的边界条件。外科医生使用缝合线将合成网片连接到阴道和锚定点，如骶骨和骶棘韧带。使用的缝线数量和这些缝线的位置因每个外科医生和患者而有所不同。这些缝合实质上是点载荷，导致载荷和变形分布不均。Barone 等发现，对合成网片施加点载荷会导致响应于单轴载荷的离面变形，并且这种变形的大小随着施加的点荷载数量的增加而增大（图 7–7）[60]，可观察到网片皱缩 / 屈曲 / 折叠的离面变形。需要特别注意，这一行为是在生理范围 1~10 N 内的载荷下观察到的。这些结果是有意义的，并且假设网片皱缩区域导致网片密度增加（即网状聚束），这可能导致宿主异物反应增强，还可能导致阴道内产生异质性应力。需要进一步的研究来证实这一说法。尽管如此，缝合的数量、缝合的位置和张力的大小是外科医生必须考虑的重要因素。

7.6 合成网片的力学行为、结构和纺织特性的生物学意义

植入前所获得合成网片的纺织和结构特性，可为了解合成网片的体外行为提供依据。然而，合成网片的生理相

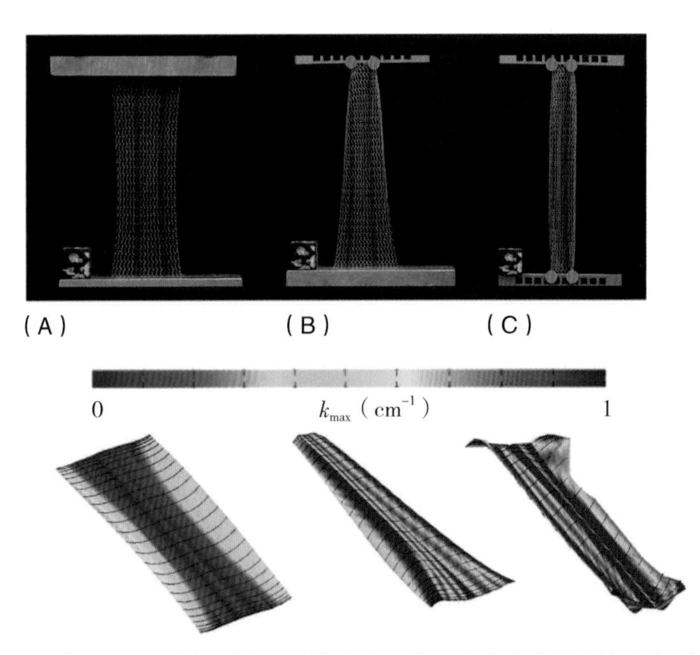

图 7–7 边界条件对响应 10 N 力的网片变形的影响。增加点载荷（缝合）的数量会增加网片褶皱（K_{max}）。图 A~C 描述了单轴载荷（上图）和相应的计算分析（下图）。橙色圆点表示缝合附着点。

关行为，以及纺织品和结构特性对这种生理相关行为的影响，只有通过活体研究才能真正表现出来。目前文献中的大多数研究包括临床研究，主要报告各种治疗盆腔器官脱垂方法的管理和评估，以及并发症的发生率和类型。目前关于特定的织物和结构特性（如网片刚度）如何影响阴道及其支撑软组织的生物力学行为和重塑反应，尚缺乏体内研究。这在很大程度上是因为合成网片以前被归类为 510K 标准材料。因此，在泌尿妇科手术中使用网片并不需要严格的科学测试和临床数据。然而，2008 年和 2011 年美国食品药品监督局（FDA）发布关于合成网片修复盆腔器官脱垂的相关并发症警告后，网片已改为Ⅲ类材料，研究热点就发生了变化，由此出现了更多的体内研究。

7.6.1　临床观察到的力学行为

外科医生和临床医生通过临床观察报告了体内合成网片的成束、收缩 / 挛缩、折叠和褶皱（弯曲变形）情况（图 7–8）[61–63]。这些情况通常出现在有网片植入相关并发症的患者中。网片收缩，通常报道为“收缩或皱缩（shrinkage or retraction）”，是一种常见的，尤其是有问题的网片并发症。令人惊讶的是，这种情况也发生在没有网片并发症的女性患者上。阴道疼痛、性交困难（性交时疼痛）和触痛都是与网片收缩相关的症状 [62，64]。这些并发症的机制可能归因于网片对邻近肌肉和结缔组织的牵拉；然而，植入方法 / 手术技术和加载网片的行为都可能起作用。制造商建议将合成网片植入到尽可能平坦的地方。尽管是平面植入，初始网片几何形状仍会发生变形（图 7–9）。另外，网片的锚定方式和施加到网片张力的大小也可能是影响因素。例如，带有臂的经阴道合成网片，网片臂锚定到骨盆侧壁的角度和 / 或网片臂上承受的张力不等可能使网片易于变形。组织融合和与网片接触组织的质量等生物因素也可能起作用。需要进行体外和体内研究来探讨这些力学行为，并确定其病因。

7.6.2　合成网片刚度对阴道的影响

人工合成网片的刚度是一项重要的结构特性，也是影响网片植入阴道后的生物力学完整性和重塑反应的重要因素。网片必须足够坚硬，以恢复阴道的正常解剖结构，并防止脱垂（或大小便失禁）的复发；然而，网片太硬可能会导致一种被称为应力屏蔽（stress shielding）的现象。当相邻材料之间的刚度存在差异时，就会产生应力屏蔽，从而使较硬的材料承担大部分载荷，同时屏蔽较不硬的材料。以退化和萎缩为特征的非适应性重塑反应（maladaptive remodeling response）是应力屏蔽的结果 [65–69]。Feola 等 [70]、Jallah 等 [71] 和 Liang 等 [72] 在切除非人类灵长类动物的子宫后，通过经腹骶骨固定术将具有不同结构刚度值的合成网片植入体内 [70–72]。结果表明，合成网片对原来的和新合成的阴道结构特性有负面影响，尤其会影响平滑肌、胶原蛋白和弹性蛋白。事实

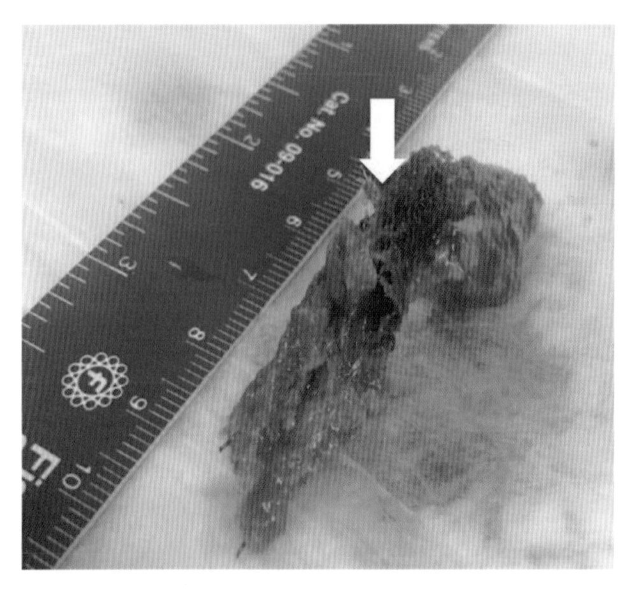

图 7–8　一名妇女因阴道顶端的张力带（两臂之间）而出现网片暴露和疼痛。箭头显示几乎没有组织包裹的裸露网片区域。请注意，在邻近区域，有一层厚厚的纤维囊。

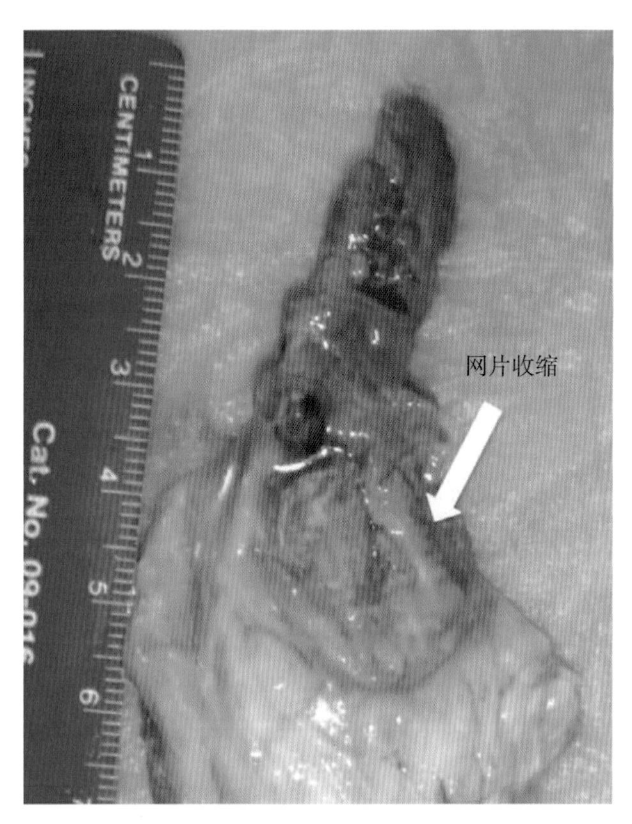

图 7–9　从非人类灵长类动物移植的含有 Gynemesh PS 的阴道网片组织复合物，显示植入后收缩。

上，在 Gynemesh PS 的存在下，阴道平滑肌的收缩性、组织性和体积都受到了损害（图 7–10），这也与神经支配的减少有关，胶原蛋白和弹性蛋白的降解亦会增加。有趣的是，这些网片的退化效应（degenerative effects）与网片的硬度有关。因为 Gynemesh PS 是这些研究中植入的最硬网片，对阴道的负面影响最大，也是最大变形量的网片。网片对平滑肌的负面影响尤其令人担忧，研究表明，盆腔器官脱垂患者的平滑肌分布面积减少，平滑肌凋亡增加，平滑肌层组织紊乱[10, 73, 74]。因此，植入阴道中的合成网片可能会增加引起非适应性重塑反应的风险，最终会导致并发症，如网片侵蚀。

7.6.3　织物特性和合成网片行为对宿主免疫反应的影响：来自腹疝文献的教训

腹疝修复合成网片的研究热点是织物特性对宿主免疫反应的影响。不幸的是，对于修复盆腔器官脱垂和大小便失禁的网片来说，情况并非如此。然而，鉴于腹疝网片是妇科网片的前身，了解疝气网片纺织特性的生物学意义可能有助于理解同样的泌尿妇科网片，并得出与这些网片相关并发症的可能病因。

孔径和孔隙率是重要的纺织品属性，它们显著影响了组织对合成网片的反应和生物相容性[58, 75–77]。与小孔和低孔隙率的网片相比，大孔和高孔隙率的网片有更好的组织整合，降低了炎症和纤维化[58, 77]。此外，研究发现，孔径大小与桥接纤维化成反比[58, 59, 77]。随着孔径的增大，网状纤维之间的桥接纤维化减少。除了孔径大小外，网片的重量也是影响生物相容性的重要参数。研究表明，轻质网片可以减轻疼痛和不适，降低纤维化和异物反应[77–79]。与泌尿外科网片相似，折叠、收缩和挛缩也是临床上观察到的腹疝网片的力学行为[76, 80, 81]。

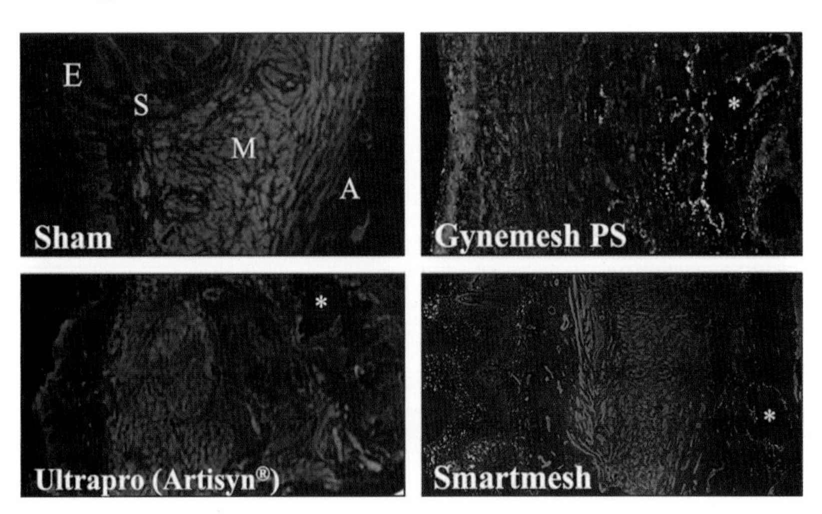

图 7–10　假手术组和人工网片植入组非人类灵长类动物组织切片（红色荧光标记平滑肌）。Gynemesh PS 对平滑肌组织和容积的负面影响最大。此外，Gynemesh PS 的纤维（*）周围有大量的细胞凋亡（绿色信号）。图示为上皮（E），上皮下层（S），肌层（M），外膜（A）。

然而，根据Zogbi等的一项研究[81]，轻质网片比重质网片更容易收缩[81]。

7.7 从现在起十年后盆底假体力学

目前与合成网片力学相关的许多研究主要集中在表征网片的结构特性（如极限载荷、极限伸长率、刚度和吸收的能量）。然而，预计在接下来的5~10年内，体外力学测试和体内研究将更好地了解合成网片的生理相关行为。评估重复载荷导致的永久变形和网片伸长导致的孔隙率损失，是此类研究的热点。无论体外试验还是网片数量方面的相关研究均有限。考虑到合成网片容易永久变形和损失孔隙率可能导致的潜在后果，预计将有更多的合成网片接受测试以评估这类行为。此外，由于孔径小与网片并发症、腹部疝气手术效果差有关，因此需要体内研究来确定因妇科合成网片上孔隙率降低/损失导致的生物学影响。

很少有研究涉及本构方程和计算分析来了解合成网片的力学行为。Feola等报道，在织物几何形状上的差异可以使用本构模型解释合成网片的非线性力学行为[52]。这项技术的一个优点是，从用于确定结构特性的体外力学试验（如在加载到失效试验之后）获得的数据可以建立本构模型；附加试验并不总是必要的。此外，本构模型可以应用到计算分析中，并用来理解合成网片在体内的行为。计算分析是便于模拟活体场景，而不需要实际的活体实验，因为活体实验费用昂贵，这取决于所使用的动物模型和研究设计。总的来说，本构模型和计算分析对于理解合成网片如何放置及拉伸如何影响网片力学特别重要。来自实验和计算分析的初步结果表明，合成网片臂上张力的位置和大小会影响孔的塌陷程度（即孔隙率的损失）[55]。此外，这些分析技术将有助于理解纺织品属性，特别是孔隙几何形状如何影响网片行为。然而，与体外力学测试一样，需要体内研究来解释从计算分析中获得的信息。

随着泌尿妇科手术使用合成网片的并发症发生率上升和诉讼增加，迫切需要了解网片相关并发症的发病机制。除了前面提到的技术（如体外力学测试、计算模型），先进的成像技术（如超声）将在网片并发症的研究中发挥关键作用。这些技术有助于实现网片体内可视化，而不会因为植入而产生干扰。此外，考虑到合成网片最初是为腹疝设计的，预计随着对阴道生物力学的了解越来越多，合成网片的设计将根据这一行为进行量身定制。人们希望能更好地了解合成网片力学（和阴道生物力学），最终改善患者的治疗效果。

（王领、吴江译，
吴江、苗娅莉校）

参考文献

[1] L.A. Emge, R.B. Durfee, Pelvic organ prolapse: four thousand years of treatment, Clin. Obstet.

Gynecol. 9 (4) (1966) 997–1032. Retrieved from, http: //www.scopus.com/inward/record.url? eid=2-s2.0-0013991920&partnerID=40&md5=f227a2bbb82b422b63841bf86e309d66.

[2] R.E. Dixon, A.A. Acosta, R.L. Young, Penrose pessary management of neonatal genital prolapse, Am. J. Obstet. Gynecol. 119 (6) (1974) 855–857. Retrieved from, http: //www.scopus.com/inward/record.url?eid=2-s2.0-0016161841&partnerID=40&md5=09a104ea62a1450b0bca3623b5c68c6a.

[3] M.J. Donnelly, S. Powell-Morgan, A.L. Olsen, I.E. Nygaard, Vaginal pessaries for the management of stress and mixed urinary incontinence, Int. Urogynecol. J. Pelvic Floor Dysfunct. 15 (5) (2004) 302–307, http: //dx.doi.org/10.1007/s00192-004-1163-7.

[4] H. Krissi, C. Medina, S.L. Stanton, Vaginal wind—a new pelvic symptom, Int. Urogynecol. J. Pelvic Floor Dysfunct. 14 (6) (2003) 399–402, http: //dx.doi.org/10.1007/s00192-003-1086-8.

[5] B.H.C. Lamers, B.M.W. Broekman, A.L. Milani, Pessary treatment for pelvic organ prolapse and health-related quality of life: a review, Int. Urogynecol. J. Pelvic Floor Dysfunct. 22 (6) (2011) 637–644, http: //dx.doi.org/10.1007/s00192-011-1390-7.

[6] J.R. Loret De Mola, S.E. Carpenter, Management of genital prolapse in neonates and young women, Obstet. Gynecol. Surv. 51 (4) (1996) 253–260, http: //dx.doi.org/10.1097/00006254-199604000-00022.

[7] R. Oliver, R. Thakar, A.H. Sultan, The history and usage of the vaginal pessary: a review, Eur. J.Obstet. Gynecol. Reprod. Biol. 156 (2) (2011) 125–130, http: //dx.doi.org/10.1016/j.ejogrb.2010.12.039.

[8] M.E. Vierhout, The use of pessaries in vaginal prolapse, Eur. J. Obstet. Gynecol. Reprod. Biol. 117 (1) (2004) 4–9, http: //dx.doi.org/10.1016/j.ejogrb.2003.10.037.

[9] R. Thakar, S. Stanton, Management of genital prolapse, Br. Med. J. 324 (7348) (2002) 1258–1262. Retrieved from, http: //www.scopus.com/inward/record.url?eid=2-s2.0-0037172306&partnerID=40&md5=03118cafe2dbf887075e59c2cb875d96.

[10] M.K. Boreham, C.Y. Wai, R.T. Miller, J.I. Schaffer, R.A. Word, Morphometric analysis of smooth muscle in the anterior vaginal wall of women with pelvic organ prolapse, Am. J. Obstet. Gynecol. 187 (1) (2002) 56–63, http: //dx.doi.org/10.1067/mob.2002.124843.

[11] A. Feola, R. Duerr, P. Moalli, S. Abramowitch, Changes in the rheological behavior of the vagina in women with pelvic organ prolapse, Int. Urogynecol. J. Pelvic Floor Dysfunct. 24 (7) (2013) 1221–1227. Retrieved from, http: //www.scopus.com/inward/record.url?eid=2-s2.0-84886841156&partnerID=40&md5=d982e3dd82a44d921260a89c5ef609c6.

[12] C. Goepel, L. Hefler, H.D. Methfessel, H. Koelbl, Periurethral connective tissue status of postmenopausal women with genital prolapse with and without stress incontinence, Acta Obstet. Gynecol. Scand. 82 (7) (2003) 659–664, http: //dx.doi.org/10.1034/j.1600-0412.2003.00019.x.

[13] S.R. Jackson, N.C. Avery, J.F. Tarlton, S.D. Eckford, P. Abrams, A.J. Bailey, Changes in metabolism of collagen in genitourinary prolapse, Lancet 347 (9016) (1996) 1658–1661, http: //dx.doi.org/10.1016/S0140-6736(96)91489-0.

[14] P.A. Moalli, S.H. Shand, H.M. Zyczynski, S.C. Gordy, L.A. Meyn, Remodeling of vaginal connective tissue in patients with prolapse, Obstet. Gynecol. 106 (5 I) (2005) 953–963. Retrieved from, http: //www.scopus.com/inward/record.url?eid=2-s2.0-27444438817&partnerID=40 & md5=12e512c88a3783fb5edf0210cc5059c0.

[15] W. Zong, S.E. Stein, B. Starcher, L.A. Meyn, P.A. Moalli, Alteration of vaginal elastin metabolism in women with pelvic

organ prolapse, Obstet. Gynecol. 115 (5) (2010) 953–961, http: //dx.doi.org/10.1097/AOG.0b013e3181da7946.

[16] M.D. Barber, L. Brubaker, K.L. Burgio, H.E. Richter, I. Nygaard, A.C. Weidner, S.A. Menefee, E.S. Lukacz, P. Norton, J. Schaffer, J.N. Nguyen, D. Borello-France, P.S. Goode, S. Jakus-Waldman, C. Spino, L.K. Warren, M.G. Gantz, S.F. Meikle, Eunice Kennedy Shriver National Institute of Child Health and Human Development Pelvic Floor Disorders Network, Comparison of 2 transvaginal surgical approaches and perioperative behavioral therapy for apical vaginal prolapse: the OPTIMAL randomized trial, JAMA 311 (10) (2014) 1023–1034, http: //dx.doi.org/10.1001/jama.2014.1719.

[17] D.M. Morgan, M.A.M. Rogers, M. Huebner, J.T. Wei, J.O. DeLancey, Heterogeneity in anatomic outcome of sacrospinous ligament fixation for prolapse: a systematic review, Obstet. Gynecol. 109 (6) (2007) 1424–1433, http: //dx.doi.org/10.1097/01.AOG.0000264066.89094.21.

[18] A.L. Olsen, V.J. Smith, J.O. Bergstrom, J.C. Colling, A.L. Clark, Epidemiology of surgically managed pelvic organ prolapse and urinary incontinence, Obstet. Gynecol. 89 (4) (1997) 501–506. Retrieved from, http: //www.scopus.com/inward/record.url?eid=2-s2.0-0031127072&partnerID=40&md5=47c8768a1cf8d0738554d61741065585.

[19] S.M. Jakus, A. Shapiro, C.D. Hall, Biologic and synthetic graft use in pelvic surgery: a review, Obstet. Gynecol. Surv. 63 (4) (2008) 253–266, http: //dx.doi.org/10.1097/OGX.0b013e318166fb44.

[20] P.A. Moalli, Cadaveric fascia lata, Int. Urogynecol. J. Pelvic Floor Dysfunct. 17 (Suppl. 7) (2006) S48–S50, http: //dx.doi.org/10.1007/s00192-006-0106-x.

[21] M.P. FitzGerald, J. Mollenhauer, P. Bitterman, L. Brubaker, Functional failure of fascia lata allografts, Am. J. Obstet. Gynecol. 181 (6) (1999) 1339–1346. Retrieved from, http: //www.scopus.com/inward/record.url?eid=2-s2.0-0033371839&partnerID=40& md5=425ca2fabb45a251321512ce6b3b5708.

[22] K.Z. Konakci, B. Bohle, R. Blumer, W. Hoetzenecker, G. Roth, B. Moser, G. Boltz-Nitulescu, M. Gorlitzer, W. Klepetko, E. Wolner, H.J. Ankersmit, Alpha-Gal on bioprostheses: xenograft immune response in cardiac surgery, Eur. J. Clin. Investig. 35 (1) (2005) 17–23, http: //dx.doi.org/10.1111/j.1365-2362.2005.01441.x.

[23] L.H. Quiroz, R.E. Gutman, S. Shippey, G.W. Cundiff, T. Sanses, J.L. Blomquist, V.L. Handa, Abdominal sacrocolpopexy: anatomic outcomes and complications with Pelvicol, autologous and synthetic graft materials, Am. J. Obstet. Gynecol. 198 (5) (2008) 557.e551–557.e555, http: //dx. doi.org/10.1016/j.ajog.2008.01.050.

[24] J.W.A. Burger, R.W. Luijendijk, W.C.J. Hop, J.A. Halm, E.G.G. Verdaasdonk, J. Jeekel, Long-term follow-up of a randomized controlled trial of suture versus mesh repair of incisional hernia, Ann. Surg. 240 (4) (2004) 578–585, http: //dx.doi.org/10.1097/01.sla.0000141193.08524.e7.

[25] R.W. Luijendijk, W.C. Hop, M.P. van den Tol, D.C. de Lange, M.M. Braaksma, J.N. IJzermans, R. U. Boelhouwer, B.C. de Vries, M.K. Salu, J.C. Wereldsma, C.M. Bruijninckx, J. Jeekel, A comparison of suture repair with mesh repair for incisional hernia, N. Engl. J. Med. 343 (6) (2000) 392–398, http: //dx.doi.org/10.1056/NEJM200008103430603.

[26] FDA, Surgical mesh for treatment of women with pelvic organ prolapse and stress urinary incontinence: FDAexecutive summary, (2011). Retrieved from, http: //www.fda.gov/downloads/UCM270402.pdf.

[27] H.P. Dietz, B. Clarke, P. Herbison, Bladder neck mobility and urethral closure pressure as

predictors of genuine stress incontinence, Int. Urogynecol. J. Pelvic Floor Dysfunct. 13 (5) (2002) 289–293, http: //dx.doi.org/10.1007/s001920200063.

[28] B.T. Haylen, D. de Ridder, R.M. Freeman, S.E. Swift, B. Berghmans, J. Lee, A. Monga, E. Petri, D.E. Rizk, P.K. Sand, G.N. Schaer, An international urogynecological association (IUGA)/international continence society (ICS) joint report on the terminology for female pelvic floor dysfunction, Neurourol. Urodyn. 29 (1) (2010) 4–20, http: //dx.doi.org/10.1002/nau.20798.

[29] I.E. Nygaard, M. Heit, Stress urinary incontinence, Obstet. Gynecol. 104 (3) (2004) 607–620, http: //dx.doi.org/10.1097/01.AOG.0000137874.84862.94.

[30] J.O.L. DeLancey, Structural support of the urethra as it relates to stress urinary incontinence: the hammock hypothesis, Am. J. Obstet. Gynecol. 170 (6) (1994) 1713–1723. Retrieved from, http: //www. scopus.com/inward/record.url?eid=2-s2.0-0028356078&partnerID=40&md5=3dfd9e267f3270e52807d0a9aa5a8349.

[31] U. Ulmsten, L. Henriksson, P. Johnson, G. Varhos, An ambulatory surgical procedure under local anesthesia for treatment of female urinary incontinence, Int. Urogynecol. J. Pelvic Floor Dysfunct. 7 (2) (1996) 81–86. Retrieved from, http: //www.scopus.com/inward/record.url?eid=2-s2.0-0029786086&partnerID=40&md5=e38256ad9e5dbc9c4223024aafe072b1.

[32] D. Sarlos, M. Kuronen, G.N. Schaer, How does tension-free vaginal tape correct stress incontinence? Investigation by perineal ultrasound, Int. Urogynecol. J. Pelvic Floor Dysfunct. 14 (6) (2003) 395–398, http: //dx.doi.org/10.1007/s00192-003-1103-y.

[33] A.H. MacLennan, A.W. Taylor, D.H. Wilson, D. Wilson, The prevalence of pelvic floor disorders and their relationship to gender, age, parity and mode of delivery, Br. J. Obstet. Gynaecol. 107 (12) (2000) 1460–1470. Retrieved from, http: //www.scopus.com/inward/record.url?eid=2-s2.0-0034521949&partnerID=40&md5=f638c9f 304cb394d15764ec52b6bb25e. http: //onlinelibrary.wiley.com/store/10.1111/j.1471-0528.2000.tb11669.x/asset/j.1471-0528.2000.tb11669.x.pdf?v=1&t=i227g1vw& s=b25f18a7ce68516d3adcb804baa84f21f98ad525.

[34] J. Mant, R. Painter, M. Vessey, Epidemiology of genital prolapse: observations from the oxford family planning association study, Br. J. Obstet. Gynaecol. 104 (5) (1997) 579–585. Retrieved from, http: //www.scopus.com/inward/record.url?eid=2-s2.0-0030989578&partnerID=40&md5=f63bc5e5feeb23d53247a204deb687fd.

[35] P.A. Moalli, S. Jones Ivy, L.A. Meyn, H.M. Zyczynski, Risk factors associated with pelvic floor disorders in women undergoing surgical repair, Obstet. Gynecol. 101 (5) (2003) 869–874. Retrieved from, http: //www.scopus.com/inward/record.url?eid=2-s2.0-0038066291&partnerID=40&md5=f949920552057573dd1387b761bdc86e. http: //ac.els-cdn.com/S0029784403000784/1-s2.0-S0029784403000784-main.pdf ?_tid=246cd4ea-638e-11e4-bcb0-00000aab0f26&acdnat=1415042467_63b 1c5c2534e9a14f 8c3a79d9c8ccb16.

[36] S.E. Swift, The distribution of pelvic organ support in a population of female subjects seen for routine gynecologic health care, Am. J. Obstet. Gynecol. 183 (2) (2000) 277–285. Retrieved from, http: //www.scopus.com/inward/record.url?eid=2-s2.0-0033844651&partnerID=40&md5=2b57448a2c363564dace59e426c6bef8. http: //ac.els-cdn.com/S000293780053840X/1-s2.0-S000293780053840X-main.pdf?_tid=cf308f02-19a6-11e4-a8f0-00000aacb361&acdnat=1406916676_74f35f359f3edbbaee2b2634a9567cd7.

[37] C.C. Chen, B. Ridgeway, M.F. Paraiso, Biologic grafts and synthetic meshes in pelvic

reconstructive surgery, Clin. Obstet. Gynecol. 50 (2) (2007) 383–411, http: //dx.doi.org/10.1097/GRF.0b013e31804b184c.

[38] N.Y. Siddiqui, A.L. Edenfield, Clinical challenges in the management of vaginal prolapse, Int. J. Womens Health 6 (2014) 83–94.

[39] T. Bazi, A.H. Ammouri, R.F. Hamade, On the relevance of uniaxial tensile testing of urogynecological prostheses: the effect of displacement rate, Int. Urogynecol. J. Pelvic Floor Dysfunct. 24 (1) (2013) 161–167, http: //dx.doi.org/10.1007/s00192-012-1815-y.

[40] A. Feola, W. Barone, P. Moalli, S. Abramowitch, Characterizing the ex vivo textile and structural properties of synthetic prolapse mesh products, Int. Urogynecol. J. Pelvic Floor Dysfunct. 24 (4) (2013) 559–564. Retrieved from, http: //www.scopus.com/inward/record.url?eid=2-s2.0-84880552992&partnerID=40&md5=3675a08d724fbeb8d429c21b5817ab07.

[41] K.A. Jones, A. Feola, L. Meyn, S.D. Abramowitch, P.A. Moalli, Tensile properties of commonly used prolapse meshes, Int. Urogynecol. J. Pelvic Floor Dysfunct. 20 (7) (2009) 847–853. Retrieved from, http: //www.scopus.com/inward/record.url?eid=2-s2.0-67849121869&partnerID=40&md5=655a244fd25fa1c34868a0ca87acc114.

[42] P.A. Moalli, N. Papas, S. Menefee, M. Albo, L. Meyn, S.D. Abramowitch, Tensile properties of five commonly used mid-urethral slings relative to the TVT™, Int. Urogynecol. J. Pelvic Floor Dysfunct. 19 (5) (2008) 655–663, http: //dx.doi.org/10.1007/s00192-007-0499-1.

[43] J.P. Shepherd, A.J. Feola, S.D. Abramowitch, P.A. Moalli, Uniaxial biomechanical properties of seven different vaginally implanted meshes for pelvic organ prolapse, Int. Urogynecol. J. Pelvic Floor Dysfunct. 23 (5) (2012) 613–620. Retrieved from, http: //www.scopus. com/inward/record.url? eid=2-s2.0-84863085588&partnerID=40&md5=ee13a1336429600d86a83d3a0345230c.

[44] H.P. Dietz, P. Vancaillie, M. Svehla, W. Walsh, A.B. Steensma, T.G. Vancaillie, Mechanical properties of urogynecologic implant materials, Int. Urogynecol. J. Pelvic Floor Dysfunct. 14 (4) (2003) 239–243, http: //dx.doi.org/10.1007/s00192-003-1041-8.

[45] C.R. Deeken, D.M. Thompson, R.M. Castile, S.P. Lake, Biaxial analysis of synthetic scaffolds for hernia repair demonstrates variability in mechanical anisotropy, non-linearity and hysteresis, J. Mech. Behav. Biomed. Mater. 38 (2014) 6–16, http: //dx.doi.org/10.1016/j.jmbbm.2014.06.001.

[46] S. Sahoo, K.R. DeLozier, A. Erdemir, K.A. Derwin, Clinically relevant mechanical testing of hernia graft constructs, J. Mech. Behav. Biomed. Mater. 41 (2015) 117–118, http: //dx.doi.org/10.1016/j. jmbbm.2014.10.011.

[47] M.T. Wolf, C.A. Carruthers, C.L. Dearth, P.M. Crapo, A. Huber, O.A. Burnsed, R. Londono, S.A. Johnson, K.A. Daly, E.C. Stahl, J.M. Freund, C.J. Medberry, L.E. Carey, A. Nieponice, N.J. Amoroso, S.F. Badylak, Polypropylene surgical mesh coated with extracellular matrix mitigates the host foreign body response, J. Biomed. Mater. Res. A (2013), http: //dx.doi.org/10.1002/jbm.a.34671.

[48] M. Sacks, Biaxial mechanical evaluation of planar biological materials, J. Elast. Phys. Sci. Solids 61 (1–3) (2000) 199–246, http: //dx.doi.org/10.1023/A: 1010917028671.

[49] M.S. Sacks, W. Sun, Multiaxial mechanical behavior of biological materials, Annu. Rev. Biomed. Eng. 5 (2003) 251–284.

[50] W. Sun, M.S. Sacks, M.J. Scott, Effects of boundary conditions on the estimation of the planar biaxial mechanical properties of soft tissues, J. Biomech. Eng. 127 (4) (2005) 709–715. Retrieved from, http: //www.scopus.com/inward/record.url?eid=2-s2.0-23644440239&partnerID=40&md5=200c

e2968a81ebc390cc98b044fdd927.

[51] J.S. Afonso, P.A.L.S. Martins, M.J.B.C. Girao, R.M. Natal Jorge, A.J.M. Ferreira, T. Mascarenhas, A. Fernandes, J. Bernardes, E. Baracut, G. Rodrigues de Lima, B. Patricio, Mechanical properties of polypropylene mesh used in pelvic floor repair, Int. Urogynecol. J. Pelvic Floor Dysfunct. 19 (3) (2008) 375–380, http: //dx.doi.org/10.1007/s00192-007-0446-1.

[52] A. Feola, S. Pal, P. Moalli, S. Maiti, S. Abramowitch, Varying degrees of nonlinear mechanical behavior arising from geometric differences of urogynecological meshes, J. Biomech. 47 (11) (2014) 2584–2589, http: //dx.doi.org/10.1016/j.jbiomech.2014.05.027.

[53] E.R. Saberski, S.B. Orenstein, Y.W. Novitsky, Anisotropic evaluation of synthetic surgical meshes, Hernia 15 (1) (2011) 47–52, http: //dx.doi.org/10.1007/s10029-010-0731-7.

[54] J. Otto, E. Kaldenhoff, R. Kirschner-Hermanns, T. Mühl, U. Klinge, Elongation of textile pelvic floor implants under load is related to complete loss of effective porosity, thereby favoring incorporation in scar plates, J. Biomed. Mater. Res. A 102 (4) (2014) 1079–1084. Retrieved from, http: //www.scopus. com/inward/record.url?eid=2-s2.0-84894476047&partnerID=40&md5=6fee4d15 18854386b660c964bbde9a0d.

[55] W.R. Barone, Mechanical characterization of synthetic mesh for pelvic organ prolapse repair, Ph.D. Doctoral Dissertation, University of Pittsburgh, University of Pittsburgh ETD, 2015.

[56] T. Mühl, M. Binneb€osel, U. Klinge, T. Goedderz, New objective measurement to characterize the porosity of textile implants, J. Biomed. Mater. Res. B Appl. Biomater. 84 (1) (2008) 176–183. Retrieved from, http: //www.scopus.com/inward/record.url?eid=2-s2.0-37549041383&partnerID=40&md5=7a9ea7e 73d8907b6753205a37ff5bb92.

[57] J. Conze, K. Junge, C. Weiß, M. Anurov, A. Oettinger, U. Klinge, V. Schumpelick, New polymer for intra-abdominal meshes—PVDF copolymer, J. Biomed. Mater. Res. B Appl. Biomater. 87 (2) (2008) 321–328. Retrieved from, http: //www.scopus.com/inward/record. url?eid=2-s2.0-55049131098& partnerID=40& md5=f81c2ad70ad03a5f450c3c2665c270b3.

[58] U. Klinge, B. Klosterhalfen, V. Birkenhauer, K. Junge, J. Conze, V. Schumpelick, Impact of polymer pore size on the interface scar formation in a rat model, J. Surg. Res. 103 (2) (2002) 208–214. Retrieved from, http: //www. scopus.com/inward/record.url?eid=2-s2.0-0036349949&partnerID=40&md5=cf0da5a63 3ec7c896c395f9ad5bdb104.

[59] U. Klinge, B. Klosterhalfen, J. Conze, W. Limberg, B. Obolenski, A.P. Öttinger, V. Schumpelick, Modified mesh for hernia repair that is adapted to the physiology of the abdominal wall, Eur. J. Surg. 164 (12) (1998) 951–960. Retrieved from, http: //www. scopus.com/inward/record.url? eid=2-s2.0-0032429949&partnerID=40&md5=42cd391a c43e465a6bf6bcd671256a74.

[60] W.R. Barone, R. Amini, S. Maiti, P.A. Moalli, S.D. Abramowitch, The impact of boundary conditions on surface curvature of polypropylene mesh in response to uniaxial loading, J. Biomech. 48 (9) (2015) 1566–1574, http: //dx.doi.org/10.1016/ j.jbiomech.2015.02.061.

[61] F. Caquant, P. Collinet, P. Debodinance, J. Berrocal, O. Garbin, C. Rosenthal, H. Clave, R. Villet, B. Jacquetin, M. Cosson, Safety of trans vaginal mesh procedure: retrospective study of 684 patients, J.Obstet. Gynaecol. Res. 34 (4) (2008) 449–456, http: //dx.doi. org/10.1111/j.1447-0756.2008.00820.x.

[62] B. Feiner, C. Maher, Vaginal mesh contraction: definition, clinical presentation, and management, Obstet. Gynecol. 115 (2 Part 1) (2010) 325–330. Retrieved from, http: //www. scopus.com/inward/ record.url?eid=2-s2.0-76549131047&partnerID=40&md5=cfebb3c6

fff54d4fc903e9727f7f8263.

[63] K. Svabik, A. Martan, J. Masata, R. El-Haddad, P. Hubka, M. Pavlikova, Ultrasound appearances after mesh implantation — evidence of mesh contraction or folding? Int. Urogynecol. J. 22 (5) (2011) 529–533, http: //dx.doi.org/10.1007/s00192-010-1308-9.

[64] A. Rogowski, P. Bienkowski, A. Tosiak, M. Jerzak, P. Mierzejewski, W. Baranowski, Mesh retraction correlates with vaginal pain and overactive bladder symptoms after anterior vaginal mesh repair, Int. Urogynecol. J. Pelvic Floor Dysfunct. 24 (12) (2013) 2087–2092, http: //dx.doi.org/10.1007/s00192-013-2131-x.

[65] V.K. Goel, T.H. Lim, J. Gwon, J.Y. Chen, J.M. Winterbottom, J.B. Park, J.N. Weinstein, J.Y. Ahn, Effects of rigidity of an internal fixation device: a comprehensive biomechanical investigation, Spine (Phila Pa 1976) 16 (3 Suppl.) (1991) S155–S161. Retrieved from, http: //www.ncbi.nlm.nih.gov/pubmed/2028 332.

[66] R. Huiskes, H. Weinans, H.J. Grootenboer, M. Dalstra, B. Fudala, T.J. Slooff, Adaptive boneremodeling theory applied to prosthetic-design analysis, J. Biomech. 20 (11-12) (1987) 1135–1150. Retrieved from, http: //www.ncbi.nlm.nih.gov/pubmed/3429459.

[67] A.P. Rumian, E.R. Draper, A.L. Wallace, A.E. Goodship, The influence of the mechanical environment on remodelling of the patellar tendon, J. Bone Joint Surg. (Br.) 91 (4) (2009) 557–564, http: //dx. doi.org/10.1302/0301-620X.91B4.21580.

[68] A.J. Tonino, C.L. Davidson, P.J. Klopper, L.A. Linclau, Protection from stress in bone and its effects: experiments with stainless steel and plastic plates in dogs, J. Bone Joint Surg. B 58 (1) (1976) 107–113. Retrieved from, http: //www.scopus.com/inward/record.url?eid=2-s2.0-0017289065&partnerID=40&md5=76e36401420e370792cb9c9533ce1cc8.

[69] N. Yamamoto, K. Ohno, K. Hayashi, H. Kuriyama, K. Yasuda, K. Kaneda, Effects of stress shielding on the mechanical properties of rabbit patellar tendon, J. Biomech. Eng. 115 (1) (1993) 23–28.

[70] A. Feola, S. Abramowitch, Z. Jallah, S. Stein, W. Barone, S. Palcsey, P. Moalli, Deterioration in biomechanical properties of the vagina following implantation of a high-stiffness prolapse mesh, BJOG120 (2) (2013) 224–232. Retrieved from, http: //www.scopus.com/inward/record.url?eid=2-s2.0-84871247182&partnerID=40&md5=544a5a3039b0ace8125e9257ce5d21d8.

[71] Z. Jallah, R. Liang, A. Feola, W. Barone, S. Palcsey, S. Abramowitch, N. Yoshimura, P. Moalli, The impact of prolapse mesh on vaginal smooth muscle structure and function. BJOG (2015), http: //dx.doi.org/10.1111/1471-0528.13514.

[72] R. Liang, S. Abramowitch, K. Knight, S. Palcsey, A. Nolfi, A. Feola, S. Stein, P.A. Moalli, Vaginal degeneration following implantation of synthetic mesh with increased stiffness, BJOG120 (2) (2013) 233–243. Retrieved from, http: //www.scopus. com/inward/record.url?eid=2-s2.0-84871217055&partnerID=40&md5=87708d6a0f6daa72151f2dab22a06c27.

[73] M.K. Boreham, C.Y. Wai, R.T. Miller, J.I. Schaffer, R.A. Word, A. Weber, Morphometric properties of the posterior vaginal wall in women with pelvic organ prolapse, Am. J. Obstet. Gynecol. 187 (6) (2002) 1501–1509, http: //dx.doi.org/10.1067/mob.2002.130005.

[74] P. Takacs, M. Gualtieri, M. Nassiri, K. Candiotti, C.A. Medina, Vaginal smooth muscle cell apoptosis is increased in women with pelvic organ prolapse, Int. Urogynecol. J. Pelvic Floor Dysfunct. 19 (11) (2008) 1559–1564, http: //dx.doi.org/10.1007/s00192-008-0690-z.

[75] J. Conze, R. Rosch, U. Klinge, C. Weiss, M. Anurov, S. Titkowa, A. Oettinger, V.

Schumpelick, Polypropylene in the intra-abdominal position: influence of pore size and surface area, Hernia 8 (4) (2004) 365–372. Retrieved from, http: //www.scopus.com/inward/record.url?eid=2-s2. 0-8844279966&partnerID=40&md5=459f5b397c67e0faff221c7cfe93326b.

[76] U. Klinge, B. Klosterhalfen, M. Muller, A.P. Ottinger, V. Schumpelick, Shrinking of polypropylene mesh in vivo: an experimental study in dogs, Eur. J. Surg. 164 (12) (1998) 965–969, http: //dx.doi.org/10.1080/ 110241598750005156.

[77] S.B. Orenstein, E.R. Saberski, D.L. Kreutzer, Y.W. Novitsky, Comparative analysis of histopathologic effects of synthetic meshes based on material, weight, and pore size in mice, J. Surg. Res. 176 (2) (2012) 423–429. Retrieved from, http: //www.scopus.com/inward/record.url?eid=2-s2.0-84863988987&partnerID=40&md5=a0b555f022db32e46a6b3e71ba4d86bc.

[78] S. Schmidbauer, R. Ladurner, K.K. Hallfeldt, T. Mussack, Heavy-weight versus low-weight polypropylene meshes for open sublay mesh repair of incisional hernia, Eur. J. Med. Res. 10 (6) (2005) 247–253. Retrieved from, http: //www.scopus.com/inward/record.url?eid=2-s2.0-21344465840&partnerID=40&md5=e633eda7f5a21a3cf7de5de413f0baac.

[79] G. Welty, U. Klinge, B. Klosterhalfen, R. Kasperk, V. Schumpelick, Functional impairment and complaints following incisional hernia repair with different polypropylene meshes, Hernia 5 (3) (2001) 142–147, http: //dx.doi.org/10.1007/s100290 100017.

[80] M. Endo, A. Feola, N. Sindhwani, S. Manodoro, J. Vlacil, A.C. Engels, F. Claus, J.A. Deprest, Mesh contraction: in vivo documentation of changes in apparent surface area utilizing meshes visible on magnetic resonance imaging in the rabbit abdominal wall model, Int. Urogynecol. J. (2014) 1–7. Retrieved from, http: //www.scopus.com/inward/record.url?eid=2-s2.0-84892632232&partnerID=40&md5=0723a2d299e7b1dff007370cd347474a.

[81] L. Zogbi, E.N. Trindade, M.R.M. Trindade, Comparative study of shrinkage, inflammatory response and fibroplasia in heavyweight and lightweight meshes, Hernia 17 (6) (2013) 765–772. Retrieved from, http: //www.scopus.com/inward/record.url?eid=2-s2.0-84890568867&partnerID=40&md5=33f92d3a5aea7b59b4844a3992b8099d. http: //download.springer.com/static/pdf/605/art%3A10.1007%2Fs10029-013-1046-2.pdf?auth66=1407088103_6c2a6496400b86a2e4d6adcbde0ce838&ext=.pdf.

第二篇

盆底生物力学的影响因素

第 8 章　盆底组织和器官生物化学及超微结构

8.1　引言

盆底是由骨骼、肌肉和结缔组织构成，整体支持盆腔器官，维系盆腔器官功能的复杂系统。就像在其他领域一样，生物力学在盆底的应用与深入理解正常盆底解剖和病理状态下的盆底解剖密切相关[1]。正确的说，盆底外科医生专注于解剖细节，通过创建盆底 3D 结构图，尝试直观观察盆底结构来了解其生物力学特性，以获得盆腔器官脱垂和压力性尿失禁手术治疗的最佳疗效。此外，他们也希望对盆底疾病的发病机制有更深入的了解和理解。最新的研究结果表明，无论对大多数患者还是手术医生来说，将解剖学复位作为盆腔器官脱垂手术成功的标准是很难实现的[2，3]。然而，越来越多的盆底疾病文献表明，盆底外科医生不仅仅需要了解组成盆底的器官、肌肉、筋膜和骨骼的解剖位置，还需要真正了解盆底的支持结构，更深入的探索盆底疾病的发病机制，理解正常功能及各个结构和器官的改变是如何改变其功能的。因此，了解盆底关键组织和器官的超微结构，理解调节和维持这些结构的生物化学过程，对于评估和设计预防及治疗盆底疾病的干预措施是非常重要的。

基于以上原因，本章的目的是参考细胞培养、动物模型和人类受试者的研究结果，来描述盆底肌肉和周围结缔组织的超微结构，包括阴道壁和传统上被称为盆内筋膜[本章节统称为盆底结缔组织（pelvic floor connective tissue，PFCT）]等组织；阐述这些结构新陈代谢的生化过程，以及生化调节如何影响其生物力学性能；③讨论妊娠、分娩和衰老对盆底组织结构、生化过程和新陈代谢的影响。

8.2　盆底肌肉组织

盆底横纹肌通过与其相连的肛提肌复合体（levator ani muscle complex，LAMC）、尾骨肌、尿道外括约肌（external urethral sphincters，EUS）、肛门外括约肌的生物力学支持作用来维持控制尿道、肛门的生理功能。阴道壁及盆内筋膜平滑肌（smooth muscle，SM）、尿道内括约肌（internal urethral sphincters，IUS）、肛门内括约肌在维系尿控和排便功能中同样扮演重要角色。下面我们将分别阐述盆底组织和器官中横纹肌和平滑肌的结构、生理学基础知识、生化过程、新陈代谢和超微结构特征。

8.2.1　横纹肌

大多数书籍和文献中均有横纹肌及其相关结缔组织基本结构的描述，盆底外科医生在术中通常能观察到横纹肌和肌束的大体结构。从宏观到微观甚至纳米结构来观察的话，肌束是由单个肌纤维（肌细胞）组成的，肌纤维由肌原纤维组成，肌原纤维由肌丝组成，如图 8-1 所示[4]。横纹肌每一个组织层次均有相应的结缔组织膜包覆，整个肌肉表面包被一层较厚的结缔组织，称为肌外膜；肌纤维组成的肌束表面包裹一层结缔组织为肌束膜；单个肌纤维（肌细胞）表面的网状纤维称为肌内膜。肌外膜和肌束膜主要由Ⅰ型和Ⅲ型胶原蛋白组成，肌内膜主要由Ⅳ型胶原蛋白组成[5]。这些结缔组织具有保护和功能性作用，有助于维持肌肉的被动张力（弹性），并通过其末端的肌腱 / 腱膜（肌肉与骨骼结缔组织连接），将化学能转化为机械能，实现机体运动功能，或稳定和支撑盆底。

8.2.1.1　肌节

横纹肌肌纤维是完成有丝分裂的多核细胞，细胞膜外由肌膜包绕。肌纤维的功能单位是肌节，两个 Z 带（盘）之间为一个肌节，肌节端端相连[6]。在每个肌节内，肌动蛋白（细）和肌球蛋白（粗）呈 3D 排列。肌动蛋白附着在垂直的 Z 带上并朝向肌节中心，肌球蛋白则固定在肌节中心区域，形成 H 带。由于上述粗细、厚薄不同的组织结构形成了相应的带和线，使得横纹肌在染色时呈现典型的“条纹”外观。肌联蛋白是一种附着在 Z 带上的蛋白质，其作用为稳定和排列肌球蛋白[7]。肌肉的弹性特性（如肛提肌静息状态下的张力和阴道分娩时肛提肌的拉伸）对于维持肌肉的被动张力具有重要作用[8]。在肌纤维中还包括其他细胞器，如横小管系统、肌浆网（sarcoplasmic reticulum，SR）、线粒体网、卫星细胞（satellite cells，SCs）等[4]。

8.2.1.2　兴奋 – 收缩耦联和力的形成

横纹肌激活需要两个过程：一是神经刺激传递到神经肌肉连接处，导致 Ca^{2+} 从肌浆网池释放；二是肌动蛋白和肌球蛋白相互作用，形成交联桥。肌球蛋白头端与肌动蛋白上的活性部位相互作用，肌动蛋白滑向肌球蛋白，肌节缩短，这就是所谓的“滑丝理论”[9, 10]。由交联桥形成和肌节缩短所产生的力从 Z 带依次传递给连续的肌节单位、肌膜、肌肉肌腱，最后是骨骼或韧带（如耻骨支、肛尾韧带）[11]。

8.2.1.3　横纹肌生化稳态及发育通路

横纹肌生长 / 肥大和发育受到机械负荷（如力量训练）和合成代谢激素（如睾酮、β2 肾上腺素能激动剂）的调节。横纹肌萎缩或肌纤维数量或大小的减少可能由衰老、饥饿、肿瘤、糖尿病、卧床、失神经支配或分解代谢激素（如长期使用类固醇皮质激素）等所致。横纹肌生长和萎缩的分子过程涉及多个信号

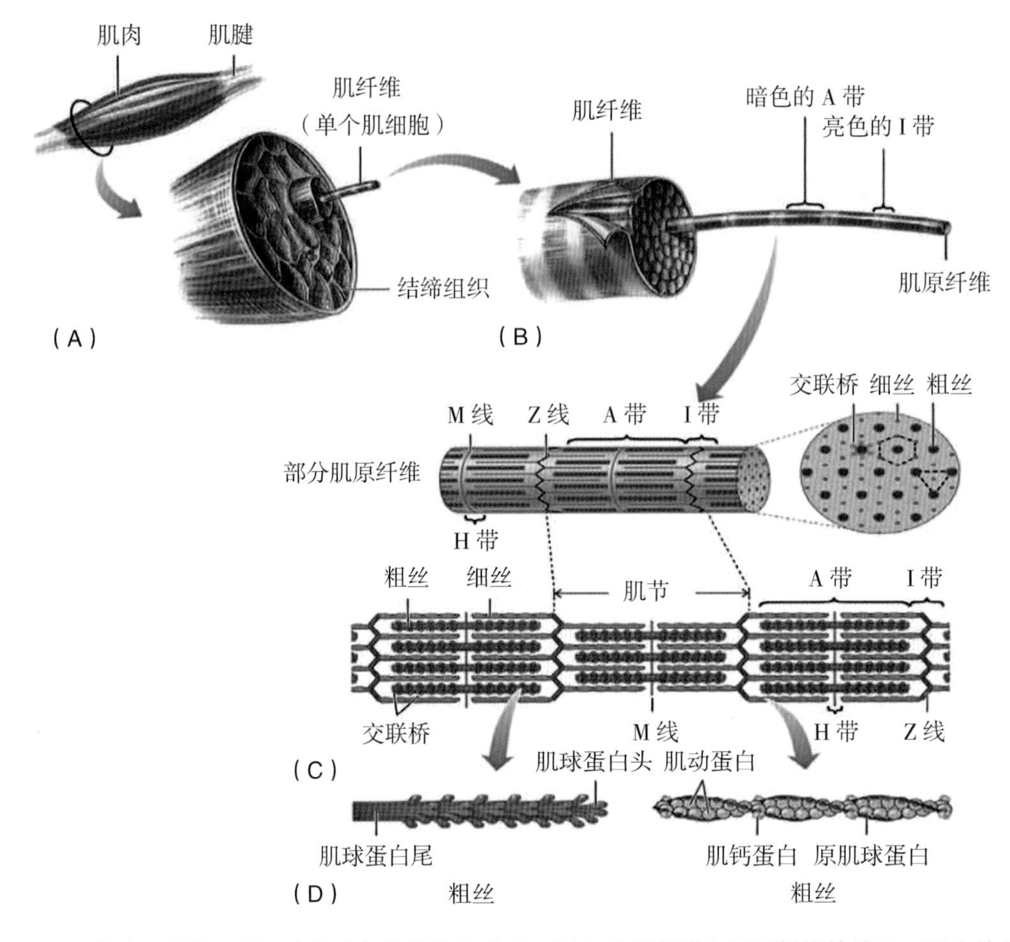

图 8-1 骨骼肌结构。图 A 为肌肉与肌纤维的关系；图 B 为肌纤维和肌原纤维的关系；图 C 为肌原纤维的细胞骨架成分；图 D 为组成粗丝和细丝的蛋白质。（图片引自 W.R. Frontera, J .Ochala, Skeletal muscle: a brief review of structure and function, Calcif. Tissue Int. 96（3）（2015）183–195.）

通路[12]。

调控横纹肌生长的两个主要信号通路是胰岛素样生长因子 1- 磷酸肌醇 -3 激酶 -Akt/ 蛋白激酶 B- 雷帕霉素（insulinlike growth factor 1-phosphoinositide-3-kinase-Akt/protein kinase B-mammalian target of rapamycin，IGF1-PI3K-Akt/PKB-mTOR）通路（肌肉生长正向调节通路）和肌生长抑制素 -Smad3（myostatin-Smad3）通路（肌肉生长负向调节通路，图 8-2）。IGF1 通过 IGF1 受体激活 PI3K-Akt 通路。Akt 通过激活 mTOR 的两个复合物 mTORC1 和 mTORC2 来刺激蛋白质合成。mTOR 激活被认为是通过真核细胞翻译起始因子 S6 激酶 1（eukaryotic translation initiation factor S6 kinase 1）来刺激肌肉生长的。然而，由于 mTOR 下游调控转录的效应器仍不确定，因此 mTOR 的确切作用尚未完全阐明[13]。

肌生长抑制素是由横纹肌产生的，是转化生长因子 β（transforming growth factor β，TGF β）的家族成员，是肌肉

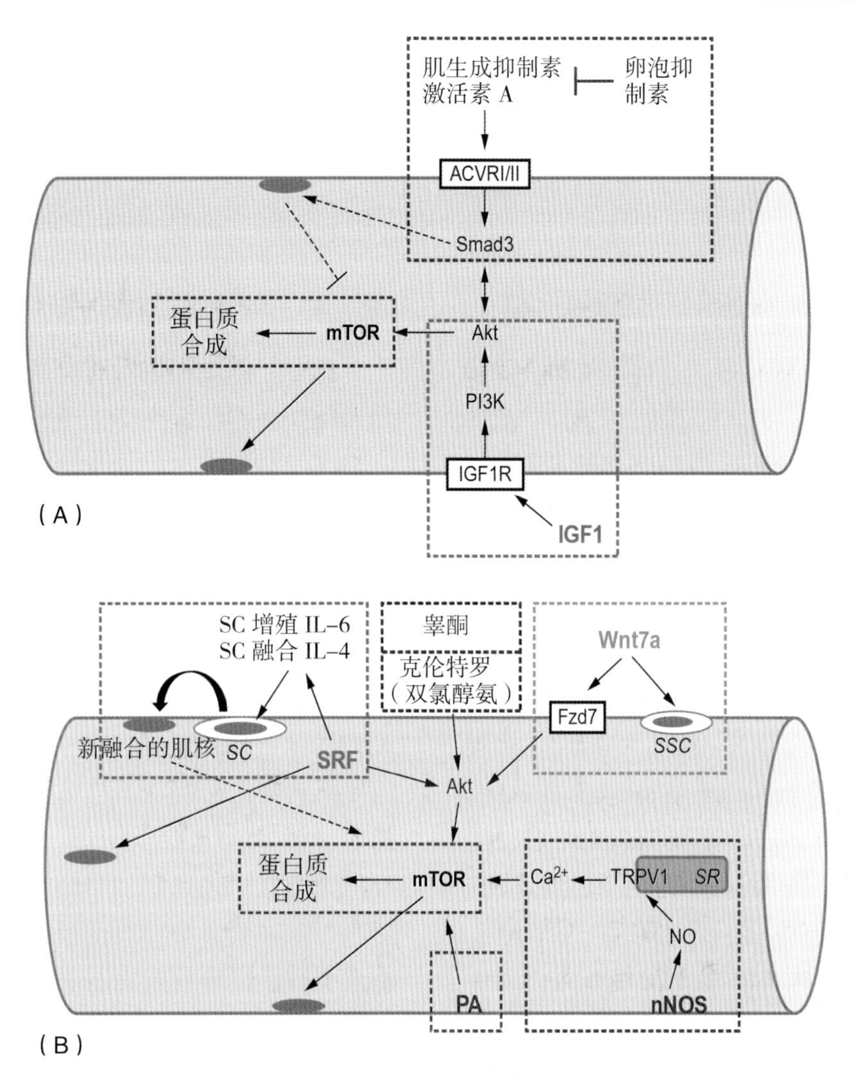

图 8-2　成人骨骼肌生长发育、再生和过载诱导肥大过程中的信号通路。图 A 为主要信号通路：IGF1 通过 PI3K-Akt 激活 mTOR 活性和肌肉生长。卵泡抑素通过抑制肌生成抑制素（myostatin）和激活素 A（activin A）来抑制肌肉生长。这两个通路通过 Smad3 和 Akt 直接相互作用而相互作用。此外，Smad3/Smad4 异源性二聚体的转录调控可能通过尚未确定的机制抑制 mTOR 和蛋白质合成。连接 mTOR 与肌核的箭头表示 mTOR 的转录作用。图 B 为控制 mTOR 活性和蛋白质合成的其他通路。机械过载可激活血清反应因子（serum response factor，SRF）、磷脂酸（phosphatidic acid，PA）和神经元型一氧化氮合酶（neuronal nitric oxide synthase，nNOS）通路。虚线箭头将新融合的肌核连接到 mTOR 通路，表示与成肌细胞 / 卫星细胞融合相关的蛋白质合成和肌管 / 肌纤维生长的增加。图示为卫星细胞（SC），卫星干细胞（SSC）。（图片引自 S. Schiaffino, K.A. Dyar, S. Ciciliot, B. Blaauw, M. Sandri, Mechanisms regulating skeletal muscle growth and atrophy, FEBS J. 280（17）（2013）4294−4314 [Figure 1].）

生长的负向调节因子，这一发现揭示了各种哺乳动物中由于肌生长抑制素突变导致的肌肉肥大现象[14]。当肌生长抑制素与其受体（激活素受体 A- Ⅱ或 B，激活素样激酶 -4/5）结合时，细胞内信号通路激活 Smad2/3 的转录，Smad2/3

进入细胞核，通过尚不明确的机制抑制蛋白质合成。这两种途径可能通过Smad3和Akt之间的直接相互作用来交叉调控肌肉生长，且这一过程已经在其他细胞系统中得到证实[15, 16]。

8.2.1.4 影响横纹肌生化通路的因素

极少有研究评估盆底功能障碍疾病（pelvic floor dysfunction，PFDs）的危险因素是如何影响横纹肌代谢分子过程的。Visco和Yuan[17]利用微阵列分析比较了重度盆腔器官脱垂患者（5例）和非盆腔器官脱垂患者（5例）耻骨尾骨肌活检标本中差异基因的表达差异。他们发现重度盆腔器官脱垂患者肌球蛋白结合蛋白H（myosin-binding protein H）和骨骼肌肌球蛋白重肽3（skeletal muscle myosin heavy polypeptide 3）表达显著下调。一项纳入40例女性的对照研究（17例患者，23例对照组）结果显示，采用实时逆转录聚合酶链反应（real-time reverse transcriptase polymerase chain reaction，RT-PCR）技术分析耻骨尾骨肌基因表达情况，发现重度盆腔器官脱垂患者上述这些蛋白表达下调[18]。在Cortes等[19]的小样本研究中，纳入5例未妊娠的绝经前女性和10例初产妇，分别取初产妇分娩撕裂伤修复时和绝经前妇女肛提肌后外侧部分组织进行活检，利用实时逆转录聚合酶链反应分析IGF1剪接变异体的基因表达，研究结果发现IGF1剪接变异体在分娩女性中显著上调。

如前所述，这一类研究很少，但是随着对其他器官系统中横纹肌代谢的进一步深入了解，我们能够将这些经验应用于盆底横纹肌的研究。配合不断发展的成像技术，如磁共振和弹性超声成像，很可能为PFDs的基础研究带来新的机会和视角。

8.2.1.5 正常横纹肌的超微结构

横纹肌超微结构成像可清晰显示横纹肌线性和带状结构（如上所述）。图8-3呈现纵向横纹肌电子显微镜图，其线条和条带及其他结构清晰可见，如肌浆网、T-小管、线粒体[20]。

8.2.1.6 PFDs横纹肌超微结构特征

盆底横纹肌组织结构主要包括3种关键结构：肛提肌，尿道外括约肌和肛门外括约肌。肛提肌是支撑盆底的主要肌肉，而尿道外括约肌和肛门外括约肌分别是防止尿失禁和肛门失禁的“最后防线”。尽管具有如此重要的功能，但是很少有研究来检查这些肌肉的超微结构形态。Parks等[21]通过肛提肌活检发现在电子显微镜下肛提肌呈现特征性横纹肌形态，粪失禁患者肛提肌中肌纤维变性区域内可见脂滴。Gosling等[22]发现，尿道外括约肌和尿道周围肛提肌的横纹肌仅有Ⅰ型肌纤维（慢肌纤维）组成，但是肛提肌应由Ⅰ型和Ⅱ型（快肌纤维）肌纤维组成。值得注意的是，慢肌纤维中有更多的线粒体，线粒体的作用与对抗强直收缩的疲劳有关。Hale等[23]比较尿失禁和非尿失禁女性的尿道外括约肌横纹肌超微结构，与Gosling的研究结果一样，他们在活检样本中也只发现了Ⅰ型肌纤维。此外，

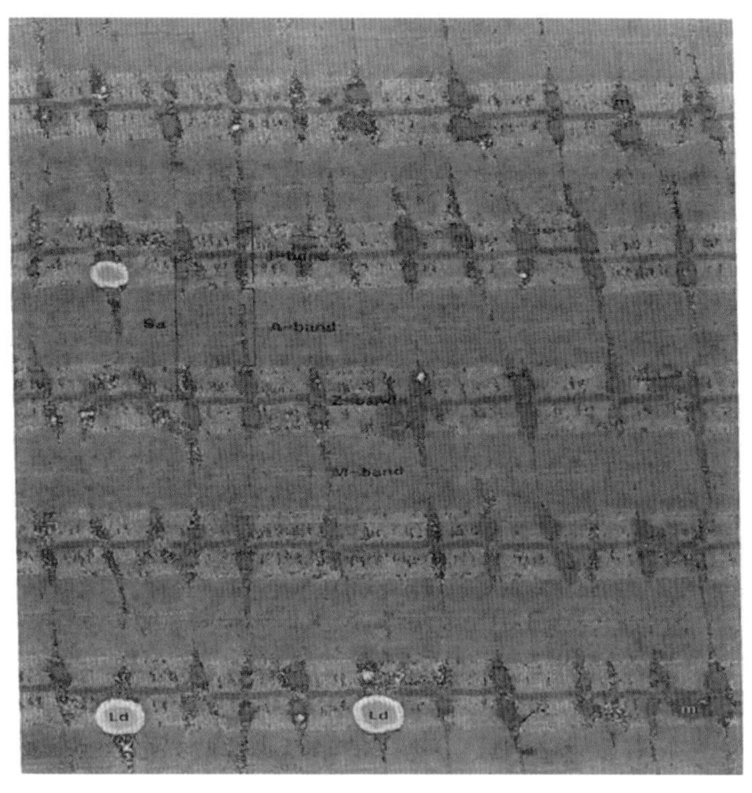

图 8-3　骨骼肌纵切面电子显微镜图。肌原纤维呈现典型的 A 带、I 带、M 带、Z 带带相交错的形态。肌原纤维间隙中可见丰富的糖原颗粒（glycogen particles）、脂滴（lipid droplets，Ld）和肌浆网（sarcoplasmic reticulum），线粒体（mitochondria，m），每个肌节（sarcomere，Sa）以 I 带分界。（图片引自 T. Ebe, S. Kobayashi, Fine Structure of Human Cells and Tissues, Wiley, New York, 1972; 经许可转载）

他们还注意到，与对照组相比，压力性尿失禁患者的活检样本中肌内膜结缔组织占比更高。然而，对照组中受试者年龄比患者组小 20 岁，且绝经患者比例更低。Elbadawi[24] 总结了他和其他人的研究工作，认为已经通过组织化学和生化检测方式证实尿道外括约肌存在快肌纤维和慢肌纤维，但 I 型（慢）肌纤维是优势群体。 I 型纤维的超微结构特征包括：较厚的 Z 带，较模糊的 M 线，肌浆网适中，丰富的线粒体。与肛提肌和尿道外括约肌类似，肛门外括约肌也是由 I 型和 II 型肌纤维组成的，在静息状态下呈紧张性收缩，同时也能够快速收缩，来控制肛门维持控便 [21]。

8.2.2　妊娠 / 分娩期横纹肌超微结构特征

妊娠和分娩，尤其是阴道分娩，对盆底横纹肌的结构和功能产生深远的影响。盆底横纹肌损伤，如肛提肌、尿道外括约肌、肛门外括约肌，均被认为是 PFD 发病的主要因素 [25-27]。然而，目前还没有前瞻性的人体研究来评估妊娠和分娩后盆底横纹肌超微结构的改变。这一领域的动物模型研究也受到限制。Piculo 等[28]评估了糖尿病鼠、妊娠鼠、妊娠糖尿病鼠的尿道横纹肌超微结构。他们观察到，与无性交对照组相比，妊娠啮齿动物盆底横纹肌肌纤维直径增加、胶原蛋白分布正常、线粒体和囊泡数量增加。研究发现，妊娠糖尿病啮齿动物间质胶原、脂滴增加，肌层下和肌纤维间质线粒体增多，糖原颗粒数量增加，而妊娠或未妊娠啮齿动物未观察到上述现象。另一项啮齿动物模型研究报道了无性交、妊娠、产后 2 天和产后 6 周大鼠横纹肌的电镜观察结果。通过啮齿动物膀胱功能检测，非直接肌肉测试，消除超微结构改变与组织器官整体功能相关的可能性[29]。Alperin 等[146]利用妊娠中期、妊娠晚期、产后 4 周和产后 12 周，以及年龄匹配的无性交斯普拉格 - 道利大鼠（Sprague Dawley rats）评估妊娠对盆底骨骼肌结构和胶原蛋白含量的影响。他们发现骨骼肌纤维长度的增加是由于肌节增长和胶原蛋白含量增加引起。这样的现象在非盆底骨骼肌（胫骨前肌）中并没有发现[146]。这类研究数据有限，但证明妊娠和分娩引起的泌尿生殖道组织生物力学特性的改变可能导致其超微结构形态的改变，这些都可能有助于理解 PFDs 的发病机制。

8.2.3 老年期横纹肌超微结构特征

从 40 岁左右开始，男性和女性横纹肌数量（肌细胞减少）随着时间的推移逐渐减少，最终可减少 30%~50%[30]。这种肌肉数量的下降是多种因素造成的，运动神经元死亡、身体缺乏运动、激素水平变化、蛋白质摄入减少、炎症介质和各种蛋白质生物合成改变等导致Ⅱ型肌纤维首先丧失[31]。此外，线粒体是氧化代谢和经三羧酸循环（Krebs Cycle）能量传导的重要胞内结构，其功能下降在肌肉衰老过程中扮演重要角色[32]。老年期，线粒体的生物能量和生物化学活性下降。事实上，在盆腔器官脱垂患者的肛提肌复合体组织中已经观察到线粒体损伤[33]。横纹肌的变化呈现显著的超微结构改变，如肌纤维体积减小，SCs 减少，游离 Ca^{2+} 储存减少，线粒体减少等[4]。

另一方面与年龄相关的横纹肌的显著变化是，肌肉力量的损失超过肌肉大小和体积的下降[34]。在肛门外括约肌和肛门内括约肌中可以观察到横纹肌的这种年龄相关的变化[35-37]，这一现象可能解释了随着年龄的增长 PFDs 发病率增加这一现象[38, 39]。在人类和动物模型中也能够观察到年龄对肛提肌复合体的影响[40, 41]。在一项松鼠猴的研究中，经过年龄、体重和产次的匹配，无论是否合并盆腔器官脱垂，都能够观察到松鼠猴肛提肌复合体损害与年龄相关[41]。然而，上述肛提肌复合体的改变与盆腔器官脱垂无关[41]。因此，Word 等[42]、Ashton-Miller 和 Delancey 均提出了类似的盆腔器官脱垂发病机制，即损伤和 / 或衰老导致的肛提肌复合体功能丧失可能导致盆腔器官脱垂。两种假说均认为，失去肛提肌复合体的支撑可能导致盆底结缔组织过度拉伸，长期张力增加，导致临床盆腔器官脱垂的发生。

8.2.4 平滑肌

平滑肌与横纹肌的区别在于缺乏形成横纹肌外观的结构蛋白。也正是由于缺乏这些结构蛋白，因此平滑肌呈现与横纹肌迥异的动态收缩节律。平滑肌细胞通常比横纹肌细胞小，其结构根据其所位于的器官而不同。平滑肌细胞外包绕细胞外基质，细胞外基质包括胶原蛋白、弹性纤维和其他基质成分。间质和细胞间隙连接有助于将力从单个细胞迅速传递至靶器官。平滑肌与横纹肌另一个不同之处在于其接受自动控制，具有自主节律性。然而与横纹肌类似的是，平滑肌也可以呈现等长或等张收缩，细胞内 Ca^{2+} 增加诱发肌动蛋白和肌球蛋白之间的交叉循环，从而导致肌收缩 [43]。

8.2.4.1 平滑肌机械收缩

平滑肌细胞包含肌动蛋白和肌球蛋白。平滑肌没有 Z 盘，因此肌动蛋白细丝锚定于致密体或条带（图 8-4）。肌动蛋白以网格状包绕肌球蛋白，“滑丝”理论认为由交联桥形式产生力，类似于横纹肌 [1，44]。

8.2.4.2 平滑肌收缩和舒张的生化和生理过程

平滑肌收缩活动受神经支配、激素水平、自分泌 / 旁分泌活动、负载和肌细胞长度变化控制 [45]。和横纹肌一样，平滑肌收缩是由于胞浆 Ca^{2+} 的增加（细胞内 Ca^{2+} 和细胞外 Ca^{2+} 储备）引起的，然后 Ca^{2+} 结合钙调蛋白，产生 Ca^{2+} 钙调蛋白复合物，刺激肌球蛋白轻链磷酸化。收缩蛋白 Ca^{2+} 激活是通过 RhoA/Rho 激酶途径，抑制肌球蛋白磷酸酶和肌球蛋白轻链去磷酸化，从而维持力的产生。从胞浆中去除 Ca^{2+} 和刺激肌球蛋白磷酸酶启动平滑肌舒张过程 [46]。

如上所述，平滑肌收缩蛋白肌动蛋白和肌球蛋白的相互作用类似横纹肌。平滑肌肌动蛋白包括 4 种亚型（α，β，两种 γ）。肌动蛋白亚型比例因器官而异，人类膀胱平滑肌肌动蛋白 α、肌动蛋白 β、肌动蛋白 γ 亚型的比例为 33%：25%：42%[47]。平滑肌肌球蛋白属于细丝从集动力的肌球蛋白Ⅱ超家族 [48]。平滑肌肌球蛋白重链（myosin heavy chain，MHC）亚型 SM1 和 SM2 由选择性剪接形成，另外两种 MHC 亚型 SM-A 和 SM-B 是在氨基末端区域选择性剪接形成 [49]。肌动蛋白缩短的速度可以通过与其相互作用的肌球蛋白亚型来调节 [50]。平滑肌轻链 LC_{17a} 和 LC_{17b}，有助于肌动蛋白和肌球蛋白的结合，但这两种蛋白在肌肉收缩动力学方面的作用尚不清楚 [51]。

人类和动物模型中均可见到膀胱逼尿肌（平滑肌）肥厚性生长，通常由尿路梗阻或神经源性病因所致，涉及多个细胞信号通路 [52]。Gabella 和 Uvelius[53] 评估了逼尿肌肥厚过程中超微结构的变化，发现平滑肌肌束变大变长，细胞面积增加，无有丝分裂，缝隙链接少见或消失。同时也发现中间丝、细胞内线粒体和细胞间质增加（见平滑肌正常超微结构）。

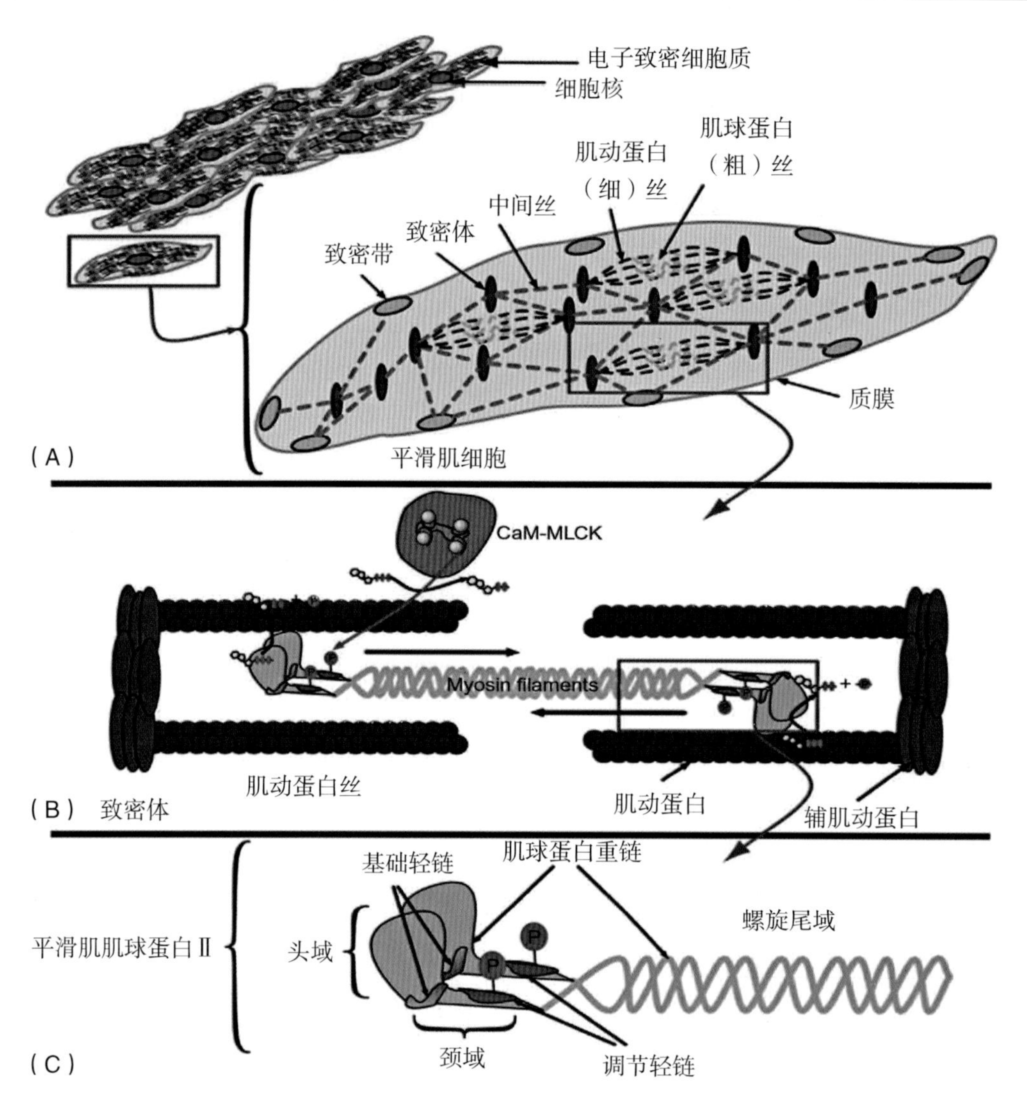

图 8-4　平滑肌机械收缩。图 A 为平滑肌细胞质中密集分布收缩元素（粗丝和细丝）和结构成分（致密体、致密带、中间丝）。上述结构成分形成网络使力沿着细胞长轴传导引起细胞收缩。图 B 为收缩结构由肌球蛋白粗丝和锚定在致密体的肌动蛋白细丝组成。肌球蛋白轻链磷酸化引起细丝运动，随后肌球蛋白 II ATP 酶水解 ATP，缩短锚定点之间的距离。图 C 为肌球蛋白 II 是由两条重链、两条基础轻链、两条调解轻链组成的六聚体。两条调节轻链磷酸化诱导肌动蛋白与肌球蛋白之间形成交联桥，改变肌球蛋白 II 颈部区域角度，肌动蛋白细丝运动，细胞缩短。（图片引自 H.N. Aguilar, B.F. Mitchell, Physiological pathways and molecular mechanisms regulating uterine contractility, Hum. Reprod. Update. 16（6）（2010）725-744.）

8.2.4.3　PFDs 平滑肌生化途径的改变

极少量的研究曾试图了解盆底功能障碍疾病发生中生化因素在维持平滑肌体内代谢平衡中扮演的角色和作用。Boreham 等[54]研究发现，阴道前壁脱垂患者阴道肌组织中平滑肌肌球蛋白重链和钙调蛋白结合蛋白基因表达增强。作者推测，由于钙调蛋白结合蛋白可降低肌球蛋白 ATP 酶活性[55]，因此其上调可能降低阴道张力。Takac 等[56]分别检测了 9 例无脱垂和 9 例子宫脱垂患者骶韧带组织中钙调蛋白结合蛋白、平滑肌肌动蛋白、MHC、锌指蛋白的信使 RNA 的表达，发现在子宫脱垂患者中，钙调蛋白结合蛋白 mRNA 表达和平滑肌肌动蛋白钙调蛋白结合蛋白比例显著增加。Kerkhol 等[57]通过对 13 例无脱垂和 13 例阴道前壁Ⅱ度及以上脱垂患者阴道前壁断端组织结蛋白染色阳性细胞的形态定量分析发现平滑肌细胞增加。他们还发现，盆腔器官脱垂患者非脱垂部位的平滑肌细胞比例与无脱垂对照组相似。根据上述发现，研究人员认为，上述差异是由于阴道前壁脱垂导致的。Bortolin 等[58]评估了绝经前和绝经后无脱垂和脱垂患者的平滑肌肌球蛋白重链（MHY11）和钙调蛋白结合蛋白（CALD1）的基因表达，发现阴道平滑肌细胞失调，绝经前盆腔器官脱垂组相比绝经前无盆腔器官脱垂组其 MHY11 基因表达下调，而绝经后盆腔器官脱垂组 CALD1 基因表达增加了 6 倍。

8.2.4.4　盆底平滑肌

8.2.4.4.1　平滑肌超微结构

机体各种中空器官内均片状或层状分布着平滑肌细胞，其决定了器官的大小和机械功能。在盆底，平滑肌是尿道内括约肌和肛门内括约肌的组成部分，同时也是盆底结缔组织包括阴道壁的重要组成。尽管不同器官的平滑肌收缩特性差异很大，但所有平滑肌具有共同的超微结构特征[53]——平滑肌细胞体积相对较小，无核，细胞质中充满可收缩的细丝。平滑肌细胞的质膜上存在线粒体和小窝（即细胞膜内陷），并有大量细胞间和细胞 - 基质间连接。细胞外间隙充满由胶原蛋白和弹性纤维组成的基质[53]。

平滑肌细胞细胞质中存在大量细丝（肌动蛋白）和粗丝（肌球蛋白）。细丝直径为 6~8 nm，在不同制剂和肌肉中均呈现均匀外观，戊二醛固定后易于在电子显微镜下观察。粗丝 14~16 mm，很难在电子显微镜下观察。同时存在的是被称为致密体的链状细胞质密度体，它们代表肌动蛋白插入或锚定的区域。致密体与细胞横纹中间丝（10 nm）和质膜的网络连接相关，其对应于横纹肌原纤维的 Z 盘[53]。

8.2.4.4.2　与 PFDs 相关的平滑肌超微结构发现

这是一项罕见的研究，试图将盆底平滑肌超微结构的观察结果与临床症状或体征联系起来。Hale 等[23]比较了尿自禁和压力性尿失禁女性尿道平滑肌超微结构，发现两者在形态学上难以区分。Fitzgerald 等[59]在对 10 名女性（5 例混合性尿失禁，5 例尿自禁）平滑肌形态学的研究分析中报告平滑肌肌膜的电子密度较小，但没有其他形态学特征上的差异。Swash 等[60]比较了一群神经源性粪失禁女性和无神经源性粪失禁女性的肛门内括约肌的超微结构。他们发现，神经源性粪失禁女性肛门内括约肌中平滑肌细胞缺失，细胞间连接减少，结缔组织含量增加。鉴于我们目前对胶原和弹性纤维等纤维蛋白在盆底支持中作用的理解，对于这类型（在人类受试者和动物模型中）的研究可能是值得的，但是需要对盆底结缔组织成分进行超微结构、基因和蛋白表达的分析。

8.2.4.4.3 与妊娠/分娩相关的平滑肌超微结构发现

在啮齿类动物模型中，妊娠对膀胱和尿道超微结构的影响表现为肌膜下小窝的减少[29]。细胞膜烧瓶样凹陷形成小窝，大小为50~100 nm，排列在平滑肌细胞表面[61]。其功能为参与调节膀胱生理功能（包括收缩力）的多个重要的细胞过程。在此研究背景上，Bakircioglu等[29]推测，妊娠期小窝的减少可能损害信号传播和平滑肌细胞的协调，从而对尿控机制产生负面影响。

8.2.4.4.4 与衰老相关的平滑肌超微结构发现

在衰老平滑肌中，细胞稍大，细胞膜向内深陷，细胞外形不规则。细胞基质数量增加，由直径达105 nm的粗弹性纤维和胶原纤维组成[53]。与妊娠期一样，随着年龄的增长，小窝消失。Lowalekar等[62]使用电子显微镜评估10周、6月龄和1岁龄雄性Spragur-Dawley大鼠膀胱发现细胞膜上小窝数量持续地随年龄增加而减少。这些发现，与盆底疾病中平滑肌生化通路改变一节中提到的发现，支持Mei等[55]在回顾文献时表达的观点，即盆底结缔组织和平滑肌异常改变可能与盆腔器官脱垂的发病机制有关，为了更好地了解这些过程，改善患者预后，进一步开展这方面的研究势在必行。

8.3 盆底结缔组织

尽管PFDs与妊娠、分娩和衰老之间的关联已被牢固确定，但是PFDs的发病机制仍不完全清楚[42]。除此之外，还有一个难题，即大多数暴露于妊娠和分娩风险因素的女性并不会发生症状性PFD；然而对于这些女性，发病时间可能在风险暴露后数年[63]。目前关于PFDs发病机制的许多假说与盆底结缔组织内环境稳定的作用及其维持盆底支持的能力有关[64]。在一段时间里，盆底结缔组织对盆底器官支持的重要性一直是盆底医生感兴趣和争论的焦点[65]。盆底结缔组织主要由细胞外基质构成，包括胶原蛋白、弹性纤维、平滑肌和其他基质成分，包裹盆底肌肉和器官，并以Delancey[66]详细描述的方式提供盆底支持。通过对基因敲除小鼠的研究，盆底结缔组织的各个组成部分对于盆底功能障碍的重要性才真正凸显出来，敲除弹性纤维合成和组装的重要蛋白编码基因的小鼠发生了继发于空突变的盆腔器官脱垂[67-69]。在这些小鼠中，妊娠、分娩（阴道分娩，比剖宫产更常见）[70]和/或年龄增长导致盆腔器官脱垂和排尿功能障碍的发生。这项研究工作，以及其他异常基因表达、异常蛋白结构或功能与异常组织力学联系起来的工作，推动了PFDs领域的研究朝着生物力学、生物材料、分子生物学、干细胞治疗、再生医学和高级成像等新方向的发展。接下来分别阐述盆底结缔组织各种组成结构，这些组成结构在支撑盆底器官方面起着主导作用，重点阐述盆底结缔组织的基本分子结构、生物化学和超微结构形态。

8.3.1 胶原蛋白

8.3.1.1 胶原蛋白结构

胶原蛋白是人体内含量最丰富的细胞外基质蛋白质，在为组织提供结构和拉伸强度方面扮演着至关重要的作用。胶原蛋白的标志性分子形式由三条以三螺旋结构结合的 α 多肽链组成，并由链间氢键稳定其结构。这些 α 多肽链由一系列三重态氨基酸组成——甘氨酸 -X-Y，其中 X 和 Y 可以是任何一种氨基酸，但通常是脯氨酸和羟脯氨酸[71]。胶原蛋白以同源三聚体或异源三聚体的形式存在。至少有 28 种不同的胶原蛋白类型。在盆底结缔组织中发现了Ⅰ型、Ⅲ型和Ⅴ型胶原，其中Ⅰ型和Ⅲ型最为丰富。Ⅰ型胶原纤维提供了组织对抗张力的大部分抵抗力。Ⅲ型胶原纤维赋予组织更大的柔韧性和膨胀性，而Ⅴ型胶原纤维的重要性较小，其形成的小纤维的抗拉强度非常低。Ⅰ型、Ⅲ型和Ⅴ型胶原纤维共聚形成影响组织生物力学的原纤维[72]。研究认为，组织结构中Ⅰ/Ⅲ型胶原纤维比例越高，其强度越大（与较低比例相比）。这些纤维状胶原是决定阴道壁强度的主要因素，胶原纤维比例的变化可能导致阴道壁组织行为的改变[73]。

8.3.1.2 胶原蛋白代谢平衡（合成和降解）

蛋白质合成和降解的平衡对维持盆底结缔组织稳态至关重要。细胞外基质蛋白质低水平转换是常规背景稳态的一部分。这种转换水平的改变可能发生在生理过程中（发育和组织修复）或病理过程（肿瘤发生和转移）中。胶原蛋白合成始于内质网（endoplasmic reticulum，ER），在内质网中合成前 α 蛋白链，三螺旋合成同时伴随其他翻译后修饰。前胶原蛋白由一个氨基末端前肽、一个短的非螺旋 N- 端肽、一个中心三螺旋、一个 C- 端肽和一个羧基端前肽组成。一旦被转运到细胞外空间，蛋白水解酶（N 蛋白酶和 C 蛋白酶）即去除前胶原蛋白的延伸肽。随后通过赖氨酰氧化酶途径产生成熟交联及非酶交联，如糖基化或美拉德反应（Maillard reaction），即胶原蛋白成熟（如交联）[74]。两种成熟形式中的后一种形式随着年龄的增长而积累，被认为是导致老年人富含胶原蛋白组织功能障碍的原因[75, 76]。

胶原降解是由基质金属蛋白酶（matrix metall oproteinases，MMPs）调节驱动的。MMPs 是一个高度保守的锌依赖性内肽酶家族，参与细胞外基质的生理和病理降解[77]。在盆底结缔组织中发现的两种主要胶原蛋白（Ⅰ型和Ⅲ型胶原），均优先被 MMP-1（间质胶原酶）、MMP-8（中性粒细胞胶原酶）和 MMP-13（胶原酶 3）切割。MMPs 的活性受内源性抑制剂，如组织衍生金属蛋白酶抑制剂（tissue-derived inhibitors of metalloproteases，TIMPs），和其他细胞信号介质的调节，如TGF-β，血小板反应素（thrombospondin，TSP-1）[78]。人类组织中有4种TIMP（TIMP-1、TIMP-2、TIMP-3、TIMP-4），对所有的MMPs均具有抑制其活性的作用[79, 80]。TIMP对MMP的抑制能力来源于酶抑制剂复合物的1∶1形成，MMP激活和TIMP抑制的平衡对于细胞外基质组织内环境稳定至关重要[81]。

8.3.1.3 胶原蛋白超微结构概述

胶原蛋白以各种形态存在，可呈现长纤维、复合体、交织结构等形态。在电子显微镜成像上，胶原纤维由纤维间物质结合在一起的胶原纤维束组成，胶原纤维的直径取决于原纤维的类型和位置，从10~500 nm不等[82]。在不同间隔区域呈现周期性交叉带的特征，这一特征在纵剖面上很明显。在横切面上，胶原纤维表现为一组点状分布，每一点都是由成束的原纤维组成。

通过电子显微镜分析推断，Ⅰ型胶原约为300 nm长，由许多紧密排列的粗原纤维组成；而Ⅲ型胶原（也称为网状胶原）形成直径约2 μm的较细纤维，由少量松散排列的细纤维组成[82]。然而，仅根据纤维直径对胶原进行分型可能导致错误[83]。在电子显微镜下观察时，Ⅲ型胶原形成了一个精致的交织纤维网络，形成花边图案。

8.3.1.4 盆底结缔组织中的胶原蛋白超微结构

既往文献鲜见关于盆底胶原蛋白超微结构的报道。在横切面上，胶原原纤维呈分界清晰、间隔均匀、数量众多的束状[84]。Falconer等[85]比较了育龄期尿自禁和压力性尿失禁女性尿道周围胶原蛋白含量，发现压力性尿失禁患者的胶原纤维直径较大。然而，对于绝经后女性进行同样的研究时发现，尿自禁和压力性尿失禁患者胶原蛋白的超微结构外观没有明显差异[86]。Fizgerald等[84]在一项30名女性的研究中，描述了尿自禁和压力性尿失禁患者尿道周围胶原蛋白超微结构的差异。作者注意到压力性尿失禁患者胶原蛋白形态存在差异，这些差异包括模糊（染色不良、难以观察）、致密（纤维束外观折叠、塌陷）、变性（被无定形物质包绕的罕见纤维）。在此后的一项研究中，对绝经前女性、接受激素替代治疗（hormone replacement therapy，HRT）的绝经后女性和未接受激素替代治疗的绝经后女性的盆筋膜腱弓组织进行了活检，通过扫描电子显微镜观察到胶原纤维形成长平束（主要由Ⅲ型胶原组成），无论绝经状态或是否进行激素替代治疗，胶原纤维外观无质的差异[87]。对无脱垂和盆腔器官脱垂女性子宫主韧带和子宫骶韧带中胶原蛋白超微结构的研究分析发现，盆腔器官脱垂患者的胶原纤维直径增加，纤维排列更加松散[88, 89]。然而，这些研究中的受试者数量少，无法就胶原蛋白超微结构形态和盆底组织生物力学改变得出确切结论。

除了电子显微镜，原子力显微镜（atomic force microscopy，AFM）的应用为同时评估超微结构和生物力学特性提供了可能。原子力显微镜在微观和纳米尺度上评估组织弹性的能力是独一无二的，它可以区分组织基质和单个基质纤维的机械性能。据报道，原子力显微镜在盆底结缔组织分析中的应用受到限制，但随着技术的进一步完善，这种情况可能会改变[90，91]。

8.3.1.5　盆底结缔组织中的胶原蛋白生物化学

作为盆底结缔组织中最丰富的纤维蛋白，胶原蛋白及其代谢一直是希望能够更好地了解 PFDs 病理生理学的研究者非常感兴趣的[92]。许多人体研究都对此进行了探索。一种常见的研究方法是比较 PFD 患者和非 PFD 女性盆底结缔组织（或从活检组织培养和分离成纤维细胞，或胶原降解标记物）中胶原蛋白类型或胶原蛋白类型比例的改变，以及 MMP/TIMP 基因和 / 或蛋白质表达。Kerkhof 等[93]、Campeau 等[94]和最近的 Lim 等[95]的综述文章对这些研究结果进行了整理。然而，由于结果的不一致和大量文献的异质性，从这些研究中很难得出关于胶原蛋白代谢的确切结论。这些研究中存在的差异包括组织类型和数量、采用的生化方法、确定病理和对照的标准；大多数上述研究受试者样本量小。此外，由于缺乏由原发性胶原缺陷 [原发性弹性纤维缺陷，如类赖氨酰氧化酶 -1（the lysyl oxidase like-1，LOXL-1）或纤维蛋白 -5（fibulin-5，FBLN-5）基因敲除] 导致的压力性尿失禁或盆腔器官脱垂动物模型，因此很难深入了解盆底结缔组织中胶原蛋白代谢的复杂调节。

此外，分析 PFD 病例与非 PFD 对照组病例之间存在差异，并不能确定这些差异与 PFD 的关系，即上述差异导致或影响 PFD 的发生（尤其盆腔器官脱垂）。为了克服研究设计的这一局限性，Kerkhof 等[57]在分析盆腔器官脱垂和非盆腔器官脱垂受试者阴道前壁结缔组织的组织学（胶原蛋白类型）和生物化学（胶原蛋白交联数量）等特征时，匹配了受试者的年龄、胎次，尤其包括了来自盆腔器官脱垂受试者阴道前壁的非脱垂组织。阴道前壁的非脱垂组织取自宫颈前阴道壁，可以作为盆腔器官脱垂受试者的自身对照。因此，对照组的非脱垂组织（POP-Q 0-Ⅰ度）与盆腔器官脱垂组的非脱垂组织和脱垂组织（阴道前壁 POP-Q Ⅱ度）进行了比较。研究结果发现，脱垂组织中的胶原蛋白交联和平滑肌细胞密度增加，但盆腔器官脱垂组和对照组的非脱垂组织间没有差异。由此得出结论，这种差异可能是盆腔器官脱垂的影响，而不是导致盆腔器官脱垂的原因。使用相同的研究群体，Ruiz Zapata 等[96]对相同组织标本培养和分离的成纤维细胞的机械反应性进行了类似的观察并得出了类似的结论。在他们的讨论中，他们提出在盆腔器官脱垂受试者的非脱垂组织和脱垂组织中观察到明显差异，这一发现为引入自体细胞疗法提供了可能（如将生物材料与未受影响的自体成纤维细胞或干细胞结合）。

妊娠和分娩对盆底结缔组织重塑具有显著影响，因此可显著影响胶原蛋白代谢，但罕见妊娠期和产后胶原蛋白生物化学的研究报道[97]。该领域的早期研究大多集中在胶原蛋白含量和组织生物力学上，而不是胶原蛋白类型或MMP活性的表达或量化[98-100]。最近的研究探索了类似的主题，但他们将重点放在了胶原蛋白含量和组织生物力学上，而不是生物化学的变化上[101]。

随着年龄的增长，胶原蛋白合成减慢，降解增强，导致显著的定量和定性改变[76]。研究人员观察到绝经前和绝经后女性盆底结缔组织中胶原蛋白表达的差异[87, 102, 103]。这些变化和其他变化很可能（部分）解释了PFD患病率随年龄增长而增加的现象。在绝经后女性和卵巢切除的动物模型中，雌激素治疗可逆转与衰老相关的胶原蛋白表达的变化[87, 104-106]。然而，雌激素治疗在预防或治疗盆腔器官脱垂（可能作为辅助治疗）中的临床作用尚未确定。

8.3.2 弹性蛋白和弹性纤维

8.3.2.1 弹性蛋白和弹性纤维结构

弹性蛋白是一种无定形蛋白质，由交联原弹性蛋白（其前体）组成。弹性纤维（不同于弹性蛋白）由弹性蛋白核心和微纤维支架组成。弹性纤维分布于各种器官系统的结缔组织中，赋予组织抵抗力和回弹力[74]。弹性纤维的形态因其所在的组织而异。在韧带、肺和皮肤中，弹性纤维很小，呈绳状，长度可变。在动脉中，弹性纤维形成同心片状或壳状；而在软骨中，由大网结状纤维组成3D蜂窝状排列[107]。弹性蛋白的“弹性”是由其熵性质产生的。也就是说，弹性蛋白在未拉伸时出于最大的无序状态。当施加力拉伸时，有序增加，从而降低熵。一旦力消失，则发生回弹力，因为部分有序的粒子将返回其初始随机状态，以最大化熵[108]。

8.3.2.2 弹性纤维代谢平衡（合成和降解）

弹性蛋白是一种不溶性聚合物，由交联原弹性蛋白单体组成，而微纤维则是由一系列复杂的大分子组成。原弹性蛋白由单个人类基因编码，由多种细胞（包括成纤维细胞、内皮细胞、平滑肌细胞、软骨细胞）以60~70 kDa非糖基化蛋白的形式分泌。转录后，它离开细胞核之前经历广泛的选择性剪接。在粗面内质网表面完成翻译，之后细胞内原弹性蛋白由弹性蛋白结合蛋白陪伴到达细胞表面，避免了自聚集和过早降解。一旦到达细胞表面，原弹性蛋白被分泌到细胞外空间，其中LOXL-1被认为在原弹性蛋白单体的交联中具有作用，以形成成熟的弹性蛋白聚合物，而纤维蛋白-5被认为在弹性蛋向微纤维聚集转移中具有作用，微纤维作为弹性纤维的支架（图8-5）[109, 110]。

弹性纤维稳态是其合成和降解之间复杂相互作用的结果。在健康成人组织中，由于弹性蛋白半衰期长，其周转非常缓慢。只有在某些病理条件下，如炎症、伤口愈合期、妊娠才可能发生显著的弹性纤维降解[99, 110]。随着年龄的增长，弹性纤维发生退化，导致皮肤老化和心血管疾病的发生[111]。如前所述，有三类蛋白水解酶能够降解弹性蛋白——丝氨酸蛋白酶（如中性粒细胞弹性蛋白

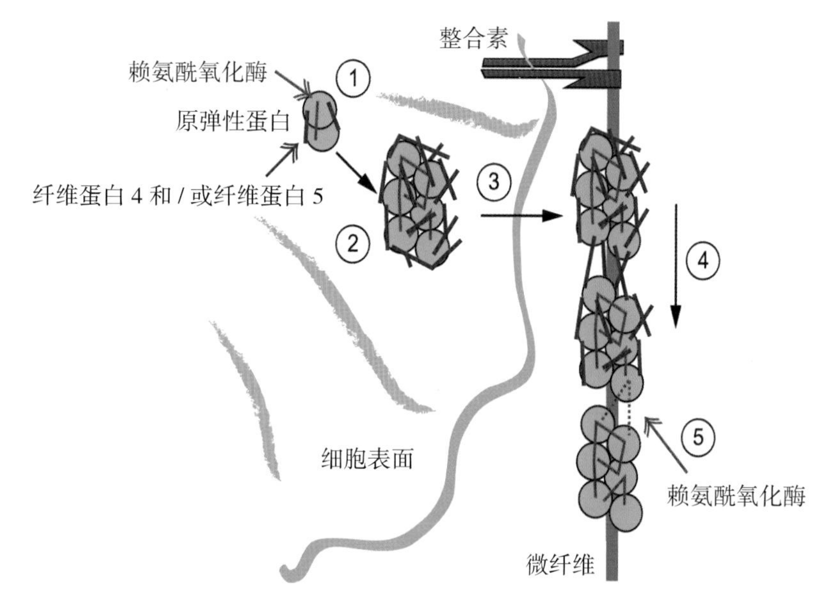

图 8-5　弹性纤维组成模型。（1）原弹性蛋白被运输到质膜上的组装点，组装成小聚集体，这些聚集体通过 LOX（如 LOXL-1）交联。这些部位的细胞表面受体 / 结合蛋白，如硫酸乙酰肝素蛋白多糖，有助于组装。与纤维蛋白 4 和 / 或纤维蛋白 5 相互作用有助于交联或限制聚集体的大小。（2）聚集体附着细胞表面，新分泌的弹性蛋白添加到聚集体上。（3）聚集体被转移到细胞外微纤维，微纤维通过整合素与细胞相互作用。纤维蛋白 4 和 / 或纤维蛋白 5，或另外一种微纤维相关蛋白，可协助弹性蛋白聚集体转移至微纤维。（4）微纤维上的弹性蛋白聚集体结合成更大的结构。纤维蛋白 4 和 / 或纤维蛋白 5 可促进这一过程。（5）弹性蛋白聚集体通过赖氨酰氧化酶进一步交联，形成完整的弹性纤维。（图片引自 J.E. Wagenseil, R.P. Mecham, New insights into elastic fiber assembly, Birth Defects Res. C Embryo Today 81（4）（2007）229-240.）

酶）、半胱氨酸蛋白酶（如组织蛋白酶）和基质金属蛋白酶（MMP-2、MMP-9、MMP-12）[112]。

8.3.2.3　弹性蛋白和弹性纤维超微结构概述

弹性纤维的超微结构包括两种不同的成分：一种透明电子非晶核心成分（不溶性弹性蛋白），周围围绕 10~12 nm 的管状微纤维。使用冰冻切片在冷冻电子显微镜下观察，非晶核心呈现匀质团块，为成束的细弹性蛋白纤维网状结构[113]。众所周知，弹性纤维稳定，其半衰期接近其寿命[114]。

8.3.2.4　盆底结缔组织的超微结构

很少有研究分析人类受试者盆底结缔组织中弹性纤维的形态[115-117]，研究弹性纤维超微结构的更少。Goepel 和 Thomssen[118] 利用透射电子显微镜研究了绝经后压力性尿失禁女性尿道周围结缔组织，分为尿道张力正常和低张两组。他们发现，尿道压力降低的女性存在不规则、碎片化的弹性蛋白，以及无定形弹性蛋白核心的缺失，而尿道张力正常的女性无定形弹性蛋白外观正常，且靠近胶原纤维、平滑肌细胞和成纤维细胞。尽管在人类和动物研究中缺乏关于弹性纤维超微结构的数据，但在人类和啮齿类动物组织中的许多研究已观察到弹性纤维形态的改变直接影响组织生物力学[66, 117, 1919, 120]。此外，我们从其他器官系统的文献中发现，组织学异常的弹性纤维也可能具有可检测的超微结构异常[121, 122]。然而，这需要进一步研究盆底结缔组织超微结构和PFDs。

众所周知，随着年龄的增长，包括盆底在内的所有器官和组织都会发生弹性纤维降解[123]。弹性纤维的降解是由基质金属蛋白酶基础表达、氧化损伤的叠加和病理性交联的累积引起的[124]。这种与年龄相关的变化肯定会影响盆底组织和器官的生物力学。在老年人中，弹性纤维显示出退化的迹象，变得更加弯曲和破碎。在Pasquali Ronchetti和Baccarani Contri[125]的工作中可以观察到这些微观变化与超微结构的相关性，他们描述了真皮弹性纤维在发育和衰老过程中的超微结构变化。他们的研究表明，随着衰老，弹性纤维逐渐变得弯曲、破碎和多孔；弹性蛋白的无定形成分中出现孔洞，孤立的纤维出现非典型组织结构和交织的细丝。

8.3.2.5 盆底结缔组织中的生物化学

弹性纤维对维持盆底支撑的重要性已在基因敲除小鼠的研究中得到揭示，敲除编码弹性纤维合成和组装至关重要蛋白质的基因（LOXL-1和纤维蛋白-5）的小鼠发生了继发于空突变的盆腔器官脱垂[67-69, 126]。女性尿失禁和盆腔器官脱垂与结缔组织疾病（如马凡氏综合征、皮肤松弛症和Ehlers-Danlos综合征）的相关性印证了上述研究结论[127 129]。

许多研究试图评估PFDs患者弹性纤维稳态的变化，Yamamoto等[130]是最早证明盆腔器官脱垂女性子宫主韧带中弹性蛋白基因表达和蛋白质合成减少的人之一。其他人注意到，与非盆腔器官脱垂的女性受试者相比，盆腔器官脱垂女性受试者盆底结缔组织中与弹性纤维合成相关的赖氨酰氧化酶家族基因和/或纤维蛋白-5基因表达降低[131-136]。Chen等[137]评估了患有压力性尿失禁和盆腔器官脱垂女性阴道组织中弹性溶解蛋白的mRNA和蛋白质表达，发现患有压力性尿失禁和盆腔器官脱垂女性的α-1抗胰蛋白酶（一种弹性蛋白酶抑制剂）表达下调。其他研究表明，在PFDs女性的盆底结缔组织中，弹性水解酶的表达上调，这可能是由于MMP-2或MMP-9，或TIMP1-4等表达上调所致[137-141]。这些发现得出结论，弹性纤维内稳态的改变有助于PFDs的发生。虽然发生这种情况的生化机制仍然不清楚；但弹性蛋白的生物力学表明，弹性蛋白缺乏弹性，在腹压增加的时候无法恢复正常的骨盆解剖结构。

妊娠和分娩对弹性纤维生物化学的影响已经在动物模型中进行了很好的研究。Drewes等[126]研究了妊娠期和阴道分娩后小鼠阴道壁中弹性纤维合成和组装的调节。他们发现，在产后即刻，纤维蛋白-5、原弹性蛋白和赖氨素的表达激增。随后，Wieslander等[142]证明，在阴道分娩后12~48小时，野生型小鼠阴道壁组织中MMP-2和MMP-9显著增加。

这使得两组都假设适当的弹性纤维重塑对盆底支持的恢复至关重要。为了验证这一假设，Drewes 向产后野生型小鼠阴道后壁注射弹性蛋白酶。这导致注射弹性蛋白酶的小鼠出现阴道后壁脱垂，但用盐水或灭活弹性蛋白酶处理的小鼠没有出现阴道后壁脱垂[126]。Rahn 等[143]通过在 6 周龄时（在纤维蛋白 -5 基因敲除小鼠自发出现盆腔器官脱垂之前）将纤维蛋白 -5 基因敲除、纤维蛋白 -5 基因杂合子未产小鼠和野生型小鼠暴露于阴道球囊扩张中，验证了同样的假设，并发现只有纤维蛋白 -5 基因敲除小鼠发生盆腔器官脱垂。他们还注意到阴道扩张导致弹性纤维出现碎片和断裂。此外，Budatha 等[144]使用具有突变精氨酸 / 甘氨酸 / 天冬氨酸基因序列（已知 RGD-a 序列介导与细胞表面整合素受体结合）的基因敲除小鼠和纤维蛋白 -5 /MMP-9 双基因敲除小鼠，表明盆腔器官脱垂的发生与异常弹性纤维的存在和 MMP-9 的上调有关。根据这些研究和其他一些研究结果，该领域研究者假设，盆腔器官脱垂和压力性尿失禁等 PFDs 在很大程度上是由后天性 / 获得性弹性蛋白病引起的，其主要是由分娩后异常的弹性纤维重塑和 / 或衰老引起[42, 64]。这是一个有趣的假设，作为 PFD 的一个因果途径，值得进一步研究。

8.4 结论

与大多数复杂系统一样，需要对其各个部分有更深入的理解，才能更好地理解整个系统。在考虑盆底时，我们仍处于早期理解阶段，尤其是在其“部分”的超微结构和生物化学方面。然而，自从 2002 年国家卫生研究所主办的女性 PFD 基础研究和转化研究会议上发表行动呼吁以来，这些领域取得了重大进展——本章讨论的工作证明了这一点[92]。此外，随着临床医生、工程师和基础科学家开始合作研究这一对女性产生不利影响达数千年之久的疾病，我们有理由对取得更多进展抱有希望[145]。正是这些多学科的努力，才会使研究者们开始设计和开展创新研究，为推进这一领域的发展提供新的思路，为治疗干预、疾病评估和预防措施提供基础。

（苗娅莉译，
赵志伟、苗娅莉校）

参考文献

[1] Y.C. Fung, Biomechanics: Mechanical Properties of Living Tissues, second ed., Springer, New York, 1993.
[2] I. Nygaard, L. Brubaker, H.M. Zyczynski, et al., Long-term outcomes following abdominal sacrocolpopexy for pelvic organ prolapse, JAMA 309 (19) (2013) 2016–2024.
[3] M.D. Barber, L. Brubaker, K.L. Burgio, et al., Comparison of 2 transvaginal surgical approaches and perioperative behavioral therapy for apical vaginal prolapse: the OPTIMAL randomized trial, JAMA 311 (10) (2014) 1023–1034.
[4] W.R. Frontera, J. Ochala, Skeletal muscle: a brief review of structure and function, Calcif. Tissue Int. 96 (3) (2015) 183–195.
[5] N. Light, A.E. Champion, Characterization of muscle epimysium, perimysium and

endomysium collagens, Biochem. J. 219 (3) (1984) 1017–1026.

[6] R. Knoll, B. Buyandelger, M. Lab, The sarcomeric Z-disc and Z-discopathies, J. Biomed. Biotechnol. 2011 (2011) 569628.

[7] K. Wang, R. McCarter, J. Wright, J. Beverly, R. Ramirez-Mitchell, Regulation of skeletal muscle stiffness and elasticity by titin isoforms: a test of the segmental extension model of resting tension, Proc. Natl. Acad. Sci. U. S. A. 88 (16) (1991) 7101–7105.

[8] T. Funatsu, H. Higuchi, S. Ishiwata, Elastic filaments in skeletal muscle revealed by selective removal of thin filaments with plasma gelsolin, J. Cell Biol. 110 (1) (1990) 53–62.

[9] A.F. Huxley, R. Niedergerke, Structural changes in muscle during contraction: interference microscopy of living muscle fibres, Nature 173 (4412) (1954) 971–973.

[10] H. Huxley, J. Hanson, Changes in the cross-striations of muscle during contraction and stretch and their structural interpretation, Nature 173 (4412) (1954) 973–976.

[11] S.M. Greising, H.M. Gransee, C.B. Mantilla, G.C. Sieck, Systems biology of skeletal muscle: fiber type as an organizing principle, Wiley Interdiscip. Rev. Syst. Biol. Med. 4 (5) (2012) 457–473.

[12] S. Cohen, J.A. Nathan, A.L. Goldberg, Muscle wasting in disease: molecular mechanisms and promising therapies, Nat. Rev. Drug Discov. 14 (1) (2015) 58–74.

[13] S. Schiaffino, K.A. Dyar, S. Ciciliot, B. Blaauw, M. Sandri, Mechanisms regulating skeletal muscle growth and atrophy, FEBS J. 280 (17) (2013) 4294–4314.

[14] S.J. Lee, Regulation of muscle mass by myostatin, Annu. Rev. Cell Dev. Biol. 20 (2004) 61–86.

[15] I. Remy, A. Montmarquette, S.W. Michnick, PKB/Akt modulates TGF-beta signalling through a direct interaction with Smad3, Nat. Cell Biol. 6 (4) (2004) 358–365.

[16] A.R.Conery, Y.Cao, E.A.Thompson, C.M.Townsend Jr., T.C.Ko, K. Luo, Akt interacts directly with Smad3 to regulate the sensitivity to TGF-beta induced apoptosis, Nat. Cell Biol. 6 (4) (2004) 366–372.

[17] A.G. Visco, L. Yuan, Differential gene expression in pubococcygeus muscle from patients with pelvic organ prolapse, Am. J. Obstet. Gynecol. 189 (1) (2003) 102–112.

[18] A.F. Hundley, L. Yuan, A.G. Visco, Skeletal muscle heavy-chain polypeptide 3 and myosin binding protein H in the pubococcygeus muscle in patients with and without pelvic organ prolapse, Am. J. Obstet. Gynecol. 194 (5) (2006) 1404–1410.

[19] E. Cortes, L.F. te Fong, M. Hameed, et al., Insulin-like growth factor-1 gene splice variants as markers of muscle damage in levator ani muscle after the first vaginal delivery, Am. J. Obstet. Gynecol. 193 (1) (2005) 64–70.

[20] T. Ebe, S. Kobayashi, Fine Structure of Human Cells and Tissues, Wiley, New York, 1972.

[21] A.G. Parks, M. Swash, H. Urich, Sphincter denervation in anorectal incontinence and rectal prolapse, Gut 18 (8) (1977) 656–665.

[22] J.A. Gosling, J.S. Dixon, H.O. Critchley, S.A. Thompson, A comparative study of the human external sphincter and periurethral levator ani muscles, Br. J. Urol. 53 (1) (1981) 35–41.

[23] D.S. Hale, J.T. Benson, L. Brubaker, M.C. Heidkamp, B. Russell, Histologic analysis of needle biopsy of urethral sphincter from women with normal and stress incontinence with comparison of electromyographic findings, Am. J. Obstet. Gynecol. 180 (2 Pt 1) (1999) 342–348.

[24] A. Elbadawi, Functional anatomy of the organs of micturition, Urol. Clin. N. Am. 23 (2) (1996) 177–210.

[25] J.A. Ashton-Miller, J.O. Delancey, On the biomechanics of vaginal birth and common sequelae, Annu. Rev. Biomed. Eng. 11 (2009) 163–176.

[26] K.P. Sajadi, B.C. Gill, M.S. Damaser, Neurogenic aspects of stress urinary incontinence, Curr. Opin. Obstet. Gynecol. 22 (5) (2010) 425–429.

[27] A.H. Sultan, M.A. Kamm, C.N. Hudson, J.M. Thomas, C.I. Bartram, Anal-sphincter disruption during vaginal delivery, N. Engl. J. Med. 329 (26) (1993) 1905–1911.

[28] F. Piculo, G. Marini, A.M. Barbosa, et al., Urethral striated muscle and extracellular matrix morphological characteristics among mildly diabetic pregnant rats: translational approach, Int. Urogynecol. J. 25 (3) (2014) 403–415.

[29] M.E. Bakircioglu, K.D. Sievert, A. Lau, C.S. Lin, T.F. Lue, The effect of pregnancy and delivery on the function and ultrastructure of the rat bladder and urethra, BJU Int. 85 (3) (2000) 350–361.

[30] J.A. Faulkner, L.M. Larkin, D.R. Claflin, S.V. Brooks, Age-related changes in the structure and function of skeletal muscles, Clin. Exp. Pharmacol. Physiol. 34 (11) (2007) 1091–1096.

[31] I.G. Ko, J.W. Jeong, Y.H. Kim, et al., Aerobic exercise affects myostatin expression in aged rat skeletal muscles: a possibility of antiaging effects of aerobic exercise related with pelvic floor muscle and urethral rhabdosphincter, Int. Neurourol. J. 18 (2) (2014) 77–85.

[32] C.M. Peterson, D.L. Johannsen, E. Ravussin, Skeletal muscle mitochondria and aging: a review, J. Aging Res. 2012 (2012) 194821.

[33] R. Yiou, F.J. Authier, R. Gherardi, C. Abbou, Evidence of mitochondrial damage in the levator ani muscle of women with pelvic organ prolapse, Eur. Urol. 55 (5) (2009) 1241–1243.

[34] M.V. Narici, N. Maffulli, Sarcopenia: characteristics, mechanisms and functional significance, Br. Med. Bull. 95 (2010) 139–159.

[35] H. Strasser, M. Tiefenthaler, M. Steinlechner, I. Eder, G. Bartsch, G. Konwalinka, Age dependent apoptosis and loss of rhabdosphincter cells, J. Urol. 164 (5) (2000) 1781–1785.

[36] D. Perucchini, J.O. DeLancey, J.A. Ashton-Miller, A. Galecki, G.N. Schaer, Age effects on urethral striated muscle. II. Anatomic location of muscle loss, Am. J. Obstet. Gynecol. 186 (3) (2002) 356–360.

[37] D.J. Boyle, C.H. Knowles, J. Murphy, et al., The effects of age and childbirth on anal sphincter function and morphology in 999 symptomatic female patients with colorectal dysfunction, Dis. Colon Rectum 55 (3) (2012) 286–293.

[38] I. Nygaard, M.D. Barber, K.L. Burgio, et al., Prevalence of symptomatic pelvic floor disorders in US women, JAMA 300 (11) (2008) 1311–1316.

[39] J.M. Wu, C.A. Matthews, C.P. Vaughan, A.D. Markland, Urinary, fecal, and dual incontinence in older U.S. adults, J. Am. Geriatr. Soc. 63 (5) (2015) 947–953.

[40] T. Dimpfl, C. Jaeger, W. Mueller-Felber, et al., Myogenic changes of the levator ani muscle in premenopausal women: the impact of vaginal delivery and age, Neurourol. Urodyn. 17 (3) (1998) 197–205.

[41] L.M. Pierce, S. Baumann, M.R. Rankin, et al., Levator ani muscle and connective tissue changes associated with pelvic organ prolapse, parity, and aging in the squirrel monkey: a histologic study, Am. J. Obstet. Gynecol. 197 (1) (2007) 60. e61–69.

[42] R.A. Word, S. Pathi, J.I. Schaffer, Pathophysiology of pelvic organ prolapse, Obstet. Gynecol. Clin. N. Am. 36 (3) (2009) 521–539.

[43] G. Gabella, Ultrastructure of Smooth Muscle, first ed., Kluwer, Boston, MA, 1990.

[44] H.N. Aguilar, B.F. Mitchell, Physiological pathways and molecular mechanisms regulating uterine contractility, Hum. Reprod. Update 16 (6) (2010) 725–744.

[45] M.S. Barany, Biochemistry of Smooth Muscle Contraction, Elsevier, San Diego, CA, 1996.

[46] R.C. Webb, Smooth muscle contraction and relaxation, Adv. Physiol. Educ. 27 (1–4) (2003) 201–206.

[47] U. Malmqvist, A. Arner, B. Uvelius, Cytoskeletal and contractile proteins in detrusor smooth muscle from bladders with outlet obstruction—a comparative study in rat and man, Scand. J. Urol. Nephrol. 25 (4) (1991) 261–267.

[48] J.R. Sellers, Myosins: a diverse superfamily, Biochim. Biophys. Acta 1496 (1) (2000) 3–22.

[49] R. Nagai, M. Kuro-o, P. Babij, M. Periasamy, Identification of two types of smooth muscle myosin heavy chain isoforms by cDNA cloning and immunoblot analysis, J. Biol. Chem. 264 (17) (1989) 9734–9737.

[50] T.J. Eddinger, D.P. Meer, Single rabbit stomach smooth muscle cell myosin heavy chain SMB expression and shortening velocity, Am. J. Physiol. Cell Physiol. 280 (2) (2001) C309–316.

[51] A.P. Somlyo, Myosin isoforms in smooth muscle: how may they affect function and structure? J. Muscle Res. Cell Motil. 14 (6) (1993) 557–563.

[52] K.E. Andersson, A. Arner, Urinary bladder contraction and relaxation: physiology and pathophysiology, Physiol. Rev. 84 (3) (2004) 935–986.

[53] G. Gabella, B. Uvelius, Urinary bladder of rat: fine structure of normal and hypertrophic musculature, Cell Tissue Res. 262 (1) (1990) 67–79.

[54] M.K. Boreham, R.T. Miller, J.I. Schaffer, R.A. Word, Smooth muscle myosin heavy chain and caldesmon expression in the anterior vaginal wall of women with and without pelvic organ prolapse, Am. J. Obstet. Gynecol. 185 (4) (2001) 944–952.

[55] S. Mei, M. Ye, L. Gil, et al., The role of smooth muscle cells in the pathophysiology of pelvic organ prolapse, Female Pelvic Med. Reconstr. Surg. 19 (5) (2013) 254–259.

[56] P. Takacs, M. Gualtieri, M. Nassiri, K. Candiotti, A. Fornoni, C.A. Medina, Differential expression of smooth muscle regulatory proteins in the uterosacral ligaments of women with uterine prolapse, Am. J. Obstet. Gynecol. 202 (6) (2010) 620. e621–625.

[57] M.H. Kerkhof, A.M. Ruiz-Zapata, H. Bril, et al., Changes in tissue composition of the vaginal wall of premenopausal women with prolapse, Am. J. Obstet. Gynecol. 210 (2) (2014) 168. e161–169.

[58] M.A. Bortolini, O. Shynlova, H.P. Drutz, et al., Expression of genes encoding smooth muscle contractile proteins in vaginal tissue of women with and without pelvic organ prolapse, Neurourol. Urodyn. 31 (1) (2012) 109–114.

[59] M.P. FitzGerald, B. Russell, D. Hale, J.T. Benson, L. Brubaker, Ultrastructure of detrusor and urethral smooth muscle in women with urinary incontinence, Am. J. Obstet. Gynecol. 182 (4) (2000) 879–884.

[60] M. Swash, A. Gray, D.Z. Lubowski, R.J. Nicholls, Ultrastructural changes in internal anal sphincter in neurogenic faecal incontinence, Gut 29 (12) (1988) 1692–1698.

[61] M. Murakumo, T. Ushiki, T. Koyanagi, K. Abe, Scanning electron microscopic studies of smooth muscle cells and their collagen fibrillar sheaths in empty, distended and contracted urinary bladders of the guinea pig, Arch. Histol. Cytol. 56 (4) (1993) 441–449.

[62] S.K. Lowalekar, V. Cristofaro, Z.M. Radisavljevic, S.V. Yalla, M.P. Sullivan, Loss of bladder smooth muscle caveolae in the aging bladder, Neurourol. Urodyn. 31 (4) (2012) 586–592.

[63] R.C. Bump, P.A. Norton, Epidemiology and natural history of pelvic floor dysfunction, Obstet. Gynecol. Clin. N. Am. 25 (4) (1998) 723–746.

[64] I. Nygaard, Pelvic floor recovery after childbirth, Obstet. Gynecol. 125 (3) (2015) 529–530.

[65] R.F. Porges, J.C. Porges, G. Blinick, Mechanisms of uterine support and the pathogenesis of uterine prolapse, Obstet. Gynecol. 15 (1960) 711–726.

[66] J.O. DeLancey, Anatomy and biomechanics of genital prolapse, Clin. Obstet. Gynecol. 36 (4) (1993) 897–909.

[67] X. Liu, Y. Zhao, J. Gao, et al., Elastic fiber homeostasis requires lysyl oxidase-like 1 protein, Nat. Genet. 36 (2) (2004) 178–182.

[68] X. Liu, Y. Zhao, B. Pawlyk, M. Damaser, T. Li, Failure of elastic fiber homeostasis leads to pelvic floor disorders, Am. J. Pathol. 168 (2) (2006) 519–528.

[69] H. Yanagisawa, E.C. Davis, B.C. Starcher, et al., Fibulin-5 is an elastin-binding protein essential for elastic fibre development in vivo, Nature 415 (6868) (2002) 168–171.

[70] A.M. Gustilo-Ashby, U. Lee, D. Vurbic, et al., The impact of cesarean delivery on pelvic floor dysfunction in lysyl oxidase like-1 knockout mice, Female Pelvic Med. Reconstr. Surg. 16 (1) (2010) 21–30.

[71] R.O. Hynes, A. Naba, Overview of the matrisome — an inventory of extracellular matrix constituents and functions, Cold Spring Harb. Perspect. Biol. 4 (1) (2012) a004903.

[72] D.E. Birk, Type V collagen: heterotypic type I/V collagen interactions in the regulation of fibril assembly, Micron 32 (3) (2001) 223–237.

[73] M. Alperin, A. Feola, L. Meyn, R. Duerr, S. Abramowitch, P. Moalli, Collagenscaffold: a treatment for simulatedmaternal birth injury in the rat model, Am. J.Obstet. Gynecol. 202 (6) (2010) 589. e581–588.

[74] R.P. Mecham, Overview of extracellular matrix, Curr. Protoc. Cell Biol. (2012), http: // dx.doi.org/10.1002/0471143030.cb1001s57.

[75] R.G. Paul, A.J. Bailey, Glycation of collagen: the basis of its central role in the late complications of ageing and diabetes, Int. J. Biochem. Cell Biol. 28 (12) (1996) 1297–1310.

[76] A.J. Bailey, R.G. Paul, L. Knott, Mechanisms of maturation and ageing of collagen, Mech. Ageing Dev. 106 (1–2) (1998) 1–56.

[77] S. Ricard-Blum, The collagen family, Cold Spring Harb. Perspect. Biol. 3 (1) (2011) a004978.

[78] A. Page-McCaw, A.J. Ewald, Z. Werb, Matrix metalloproteinases and the regulation of tissue remodelling, Nat. Rev. Mol. Cell Biol. 8 (3) (2007) 221–233.

[79] G. Murphy, H. Nagase, Progress in matrix metalloproteinase research, Mol. Asp. Med. 29 (5) (2008) 290–308.

[80] A.H. Baker, D.R. Edwards, G. Murphy, Metalloproteinase inhibitors: biological actions and therapeutic opportunities, J. Cell Sci. 115 (Pt 19) (2002) 3719–3727.

[81] H. Birkedal-Hansen, Proteolytic remodeling of extracellular matrix, Curr. Opin. Cell Biol. 7 (5) (1995) 728–735.

[82] D.A.D. Parry, A.S. Craig, Growth and development of collagen fibrils in connective tissue, in: A. Ruggeri, P.M. Motta (Eds.), Ultrastructure of the Connective Tissue Matrix, vol. 3, Springer, Boston, MA, 1984, pp. 34–64.

[83] D.R. Keene, L.Y. Sakai, H.P. Bachinger, R.E. Burgeson, Type III collagen can be present on banded collagen fibrils regardless of fibril diameter, J. Cell Biol. 105 (5) (1987) 2393–2402.

[84] M.P. Fitzgerald, J. Mollenhauer, D.S. Hale, J.T. Benson, L. Brubaker, Urethral collagen morphologic characteristics among women with genuine stress incontinence, Am. J. Obstet. Gynecol. 182 (6) (2000) 1565–1574.

[85] C. Falconer, B. Blomgren, O. Johansson, et al., Different organization of collagen fibrils in stressincontinent women of fertile age, Acta Obstet. Gynecol. Scand. 77 (1) (1998) 87–94.

[86] C. Falconer, G. Ekman-Ordeberg, B. Blomgren, et al., Paraurethral connective tissue in stressincontinent women after menopause, Acta Obstet. Gynecol. Scand. 77 (1) (1998) 95–100.

[87] P.A. Moalli, L.C. Talarico, V.W. Sung, et al., Impact of menopause on collagen subtypes in the arcus tendineous fasciae pelvis, Am. J. Obstet. Gynecol. 190 (3) (2004) 620–627.

[88] M.C. Salman, O. Ozyuncu, M.F. Sargon, T. Kucukali, T. Durukan, Light and electron microscopic evaluation of cardinal ligaments in women with or without uterine prolapse, Int. Urogynecol. J. 21 (2) (2010) 235–239.

[89] L. Han, L. Wang, Q. Wang, H. Li, H. Zang, Association between pelvic organ prolapse and stress urinary incontinence with collagen, Exp. Ther. Med. 7 (5) (2014) 1337–1341.

[90] H.K. Graham, N.W. Hodson, J.A. Hoyland, et al., Tissue section AFM: in situ ultrastructural imaging of native biomolecules, Matrix Biol. 29 (4) (2010) 254–260.

[91] I. Sridharan, Y. Ma, T. Kim, W. Kobak, J. Rotmensch, R. Wang, Structural and

mechanical profiles of native collagen fibers in vaginal wall connective tissues, Biomaterials 33 (5) (2012) 1520–1527.
[92] A.M. Weber, G.M. Buchsbaum, B. Chen, et al., Basic science and translational research in female pelvic floor disorders: proceedings of an NIH-sponsored meeting, Neurourol. Urodyn. 23 (4) (2004) 288–301.
[93] M.H. Kerkhof, L. Hendriks, H.A. Brolmann, Changes in connective tissue in patients with pelvic organ prolapse — a review of the current literature, Int. Urogynecol. J. Pelvic Floor Dysfunct. 20 (4) (2009) 461–474.
[94] L. Campeau, I. Gorbachinsky, G.H. Badlani, K.E. Andersson, Pelvic floor disorders: linking genetic risk factors to biochemical changes, BJU Int. 108 (8) (2011) 1240–1247.
[95] V.F. Lim, J.K. Khoo, V. Wong, K.H. Moore, Recent studies of genetic dysfunction in pelvic organ prolapse: the role of collagen defects, Aust. N. Z. J. Obstet. Gynaecol. 54 (3) (2014) 198–205.
[96] A.M. Ruiz-Zapata, M.H. Kerkhof, B. Zandieh-Doulabi, H.A. Brolmann, T.H. Smit, M.N. Helder, Functional characteristics of vaginal fibroblastic cells from premenopausal women with pelvic organ prolapse, Mol. Hum. Reprod. 20 (11) (2014) 1135–1143.
[97] L. Zhao, C.S. Samuel, G.W. Tregear, F. Beck, E.M. Wintour, Collagen studies in late pregnant relaxin null mice, Biol. Reprod. 63 (3) (2000) 697–703.
[98] M.L. Harkness, R.D. Harkness, The collagen content of the reproductive tract of the rat during pregnancy and lactation, J. Physiol. 123 (3) (1954) 492–500.
[99] J.F. Woessner, T.H. Brewer, Formation and breakdown of collagen and elastin in the human uterus during pregnancy and post-partum involution, Biochem. J. 89 (1963) 75–82.
[100] A. Rundgren, Physical properties of connective tissue as influenced by single and repeated pregnancies in the rat, Acta Physiol. Scand. Suppl. 417 (1974) 1–138.
[101] K. Yoshida, C. Reeves, J. Vink, et al., Cervical collagen network remodeling in normal pregnancy and disrupted parturition in Antxr2 deficient mice, J. Biomech. Eng. 136 (2) (2014) 021017.
[102] C. Falconer, G. Ekman-Ordeberg, U. Ulmsten, G. Westergren-Thorsson, K. Barchan, A. Malmstrom, Changes in paraurethral connective tissue at menopause are counteracted by estrogen, Maturitas 24 (3) (1996) 197–204.
[103] E. Trabucco, M. Soderberg, L. Cobellis, et al., Role of proteoglycans in the organization of periurethral connective tissue in women with stress urinary incontinence, Maturitas 58 (4) (2007) 395–405.
[104] A.L. Clark, O.D. Slayden, K. Hettrich, R.M. Brenner, Estrogen increases collagen I and III mRNA expression in the pelvic support tissues of the rhesus macaque, Am. J. Obstet. Gynecol. 192 (5) (2005) 1523–1529.
[105] P.A. Moalli, K.M. Debes, L.A. Meyn, N.S. Howden, S.D. Abramowitch, Hormones restore biomechanical properties of the vagina and supportive tissues after surgical menopause in young rats, Am. J. Obstet. Gynecol. 199 (2) (2008) 161. e161–168.
[106] T.I. Montoya, P.A. Maldonado, J.F. Acevedo, R.A. Word, Effect of vaginal or systemic estrogen on dynamics of collagen assembly in the rat vaginal wall, Biol. Reprod. 92 (2) (2015) 43.
[107] C.M. Kielty, M.J. Sherratt, C.A. Shuttleworth, Elastic fibres, J. Cell Sci. 115 (Pt 14) (2002) 2817–2828.
[108] C.A. Hoeve, P.J. Flory, The elastic properties of elastin, Biopolymers 13 (4) (1974) 677–686.
[109] J.E. Wagenseil, R.P. Mecham, New insights into elastic fiber assembly, Birth Defects Res. C Embryo Today 81 (4) (2007) 229–240.
[110] S.M. Mithieux, A.S. Weiss, Elastin, Adv. Protein Chem. 70 (2005) 437–461.
[111] C.M. Kielty, Elastic fibres in health and disease, Expert Rev. Mol. Med. 8 (19) (2006) 1–23.
[112] Z. Werb, M.J. Banda, J.H. McKerrow, R.A.

Sandhaus, Elastases and elastin degradation, J. Investig. Dermatol. 79 (Suppl. 1) (1982) 154s–159s.

[113] I. Pasquali Ronchetti, C. Fornieri, M. Baccarani-Contri, D. Volpin, The ultrastructure of elastin revealed by freeze-fracture electron microscopy, Micron 10 (2) (1979) 89–99.

[114] S.D. Shapiro, S.K. Endicott, M.A. Province, J.A. Pierce, E.J. Campbell, Marked longevity of human lung parenchymal elastic fibers deduced from prevalence of D-aspartate and nuclear weapons-related radiocarbon, J. Clin. Invest. 87 (5) (1991) 1828–1834.

[115] G.Y. el-Kholi, S.N. Mina, Elastic tissue of the vagina in genital prolapse. A morphological study, J. Egypt. Med. Assoc. 58 (3–4) (1975) 196–204.

[116] J.A. Karam, D.V. Vazquez, V.K. Lin, P.E. Zimmern, Elastin expression and elastic fibre width in the anterior vaginal wall of postmenopausal women with and without prolapse, BJU Int. 100 (2) (2007) 346–350.

[117] C. Goepel, Differential elastin and tenascin immunolabeling in the uterosacral ligaments in postmenopausal women with and without pelvic organ prolapse, Acta Histochem. 110 (3) (2008) 204–209.

[118] C. Goepel, C. Thomssen, Changes in the extracellular matrix in periurethral tissue of women with stress urinary incontinence, Acta Histochem. 108 (6) (2006) 441–445.

[119] D.D. Rahn, M.D. Ruff, S.A. Brown, H.F. Tibbals, R.A. Word, Biomechanical properties of the vaginal wall: effect of pregnancy, elastic fiber deficiency, and pelvic organ prolapse, Am. J. Obstet. Gynecol. 198 (5) (2008) 590. e591–596.

[120] K.T. Downing, M. Billah, E. Raparia, et al., The role of mode of delivery on elastic fiber architecture and vaginal vault elasticity: a rodent model study, J. Mech. Behav. Biomed. Mater. 29 (2014) 190–198.

[121] K. Tamura, Y. Fukuda, M. Ishizaki, Y. Masuda, N. Yamanaka, V.J. Ferrans, Abnormalities in elastic fibers and other connective-tissue components of floppy mitral valve, Am. Heart J. 129 (6) (1995) 1149–1158.

[122] Y. Fukuda, M. Kawamoto, A. Yamamoto, M. Ishizaki, F. Basset, Y. Masugi, Role of elastic fiber degradation in emphysema-like lesions of pulmonary lymphangiomyomatosis, Hum. Pathol. 21 (12) (1990) 1252–1261.

[123] Y. Jiang, W. Zong, H. Luan, et al., Decreased expression of elastin and lysyl oxidase family genes in urogenital tissues of aging mice, J. Obstet. Gynaecol. Res. 40 (8) (2014) 1998–2004.

[124] M.J. Sherratt, Tissue elasticity and the ageing elastic fibre, Age 31 (4) (2009) 305–325.

[125] I. Pasquali-Ronchetti, M. Baccarani-Contri, Elastic fiber during development and aging, Microsc. Res. Tech. 38 (4) (1997) 428–435.

[126] P.G. Drewes, H. Yanagisawa, B. Starcher, et al., Pelvic organ prolapse in fibulin-5 knockout mice: pregnancy-induced changes in elastic fiber homeostasis in mouse vagina, Am. J. Pathol. 170 (2) (2007) 578–589.

[127] M.E. Carley, J. Schaffer, Urinary incontinence and pelvic organ prolapse in women with Marfan or Ehlers Danlos syndrome, Am. J. Obstet. Gynecol. 182 (5) (2000) 1021–1023.

[128] S.V. Choudhary, S. Bisati, S. Koley, Congenital cutis laxa with rectal and uterovaginal prolapse, Indian J. Dermatol. Venereol. Leprol. 77 (3) (2011) 321–324.

[129] M. Castori, Ehlers-danlos syndrome, hypermobility type: an underdiagnosed hereditary connective tissue disorder with mucocutaneous, articular, and systemic manifestations, ISRN Dermatol. 2012 (2012) 751768.

[130] K. Yamamoto, M. Yamamoto, K. Akazawa, S. Tajima, H. Wakimoto, M. Aoyagi, Decrease in elastin gene expression and protein synthesis in fibroblasts derived from cardinal ligaments of patients with prolapsus uteri, Cell Biol. Int. 21 (9) (1997) 605–611.

[131] W. Kobak, J. Lu, A. Hardart, C. Zhang, F.Z. Stanczyk, J.C. Felix, Expression of lysyl oxidase and transforming growth factor beta2 in women with severe pelvic organ prolapse, J. Reprod. Med. 50 (11) (2005) 827–831.

[132] J. Klutke, Q. Ji, J. Campeau, et al., Decreased endopelvic fascia elastin content in uterine prolapse, Acta Obstet. Gynecol. Scand. 87 (1) (2008) 111–115.

[133] H.J. Jung, M.J. Jeon, G.W. Yim, S.K. Kim, J.R. Choi, S.W. Bai, Changes in expression of fibulin-5 and lysyl oxidase-like 1 associated with pelvic organ prolapse, Eur. J. Obstet. Gynecol. Reprod. Biol. 145 (1) (2009) 117–122.

[134] P. Takacs, M. Nassiri, K. Candiotti, J. Yang, S. Yavagal, C.A. Medina, Differential expression of fibulins in the uterosacral ligaments of women with uterine prolapse, Arch. Gynecol. Obstet. 282 (4) (2010) 389–394.

[135] B.H. Zhao, J.H. Zhou, Decreased expression of elastin, fibulin-5 and lysyl oxidase-like 1 in the uterosacral ligaments of postmenopausal women with pelvic organ prolapse, J. Obstet. Gynaecol. Res. 38 (6) (2012) 925–931.

[136] Y. Zhou, O. Ling, L. Bo, Expression and significance of lysyl oxidase-like 1 and fibulin-5 in the cardinal ligament tissue of patients with pelvic floor dysfunction, J. Biomed. Res. 27 (1) (2013) 23–28.

[137] B. Chen, Y. Wen, M.L. Polan, Elastolytic activity in women with stress urinary incontinence and pelvic organ prolapse, Neurourol. Urodyn. 23 (2) (2004) 119–126.

[138] M. Dviri, E. Leron, J. Dreiher, M. Mazor, R. Shaco-Levy, Increased matrix metalloproteinases-1, -9 in the uterosacral ligaments and vaginal tissue from women with pelvic organ prolapse, Eur. J. Obstet. Gynecol. Reprod. Biol. 156 (1) (2011) 113–117.

[139] Y.J. Moon, J.R. Choi, M.J. Jeon, S.K. Kim, S.W. Bai, Alteration of elastin metabolism in women with pelvic organ prolapse, J. Urol. 185 (5) (2011) 1786–1792.

[140] M. Budatha, S. Silva, T.I. Montoya, et al., Dysregulation of protease and protease inhibitors in a mouse model of human pelvic organ prolapse, PLoS ONE 8 (2) (2013) e56376.

[141] M. Alarab, H. Kufaishi, S. Lye, H. Drutz, O. Shynlova, Expression of extracellular matrix-remodeling proteins is altered in vaginal tissue of premenopausal women with severe pelvic organ prolapse, Reprod. Sci. 21 (6) (2014) 704–715.

[142] C.K. Wieslander, S.I. Marinis, P.G. Drewes, P.W. Keller, J.F. Acevedo, R.A. Word, Regulation of elastolytic proteases in the mouse vagina during pregnancy, parturition, and puerperium, Biol. Reprod. 78 (3) (2008) 521–528.

[143] D.D. Rahn, J.F. Acevedo, R.A. Word, Effect of vaginal distention on elastic fiber synthesis and matrix degradation in the vaginal wall: potential role in the pathogenesis of pelvic organ prolapse, Am. J. Physiol. Regul. Integr. Comp. Physiol. 295 (4) (2008) R1351–1358.

[144] M. Budatha, S. Roshanravan, Q. Zheng, et al., Extracellular matrix proteases contribute to progression of pelvic organ prolapse in mice and humans, J. Clin. Invest. 121 (5) (2011) 2048–2059.

[145] K.T. Downing, Uterine prolapse: from antiquity to today, Obstet. Gynecol. Int. 2012 (2012) 649459.

[146] M. Alperin, D.M. Lawley, M.C. Esparza, R.L. Lieber, Pregnancy-induced adaptations in the intrinsic structure of rat pelvic floor muscles. Am. J Obstet. Gynecol. 213 (2) (2015) 191 e191–197.

第 9 章　遗传学对盆底生物力学的影响

9.1　引言

以韧带和盆内筋膜形式呈现的结缔组织和盆底肌作为盆底器官的支持结构，其结构的完整性和协调性是实现有效盆底功能的保障[1]。这些结构分子成分的失调可能与女性盆底生物力学失衡有关，或易患盆底功能障碍疾病，如盆腔器官脱垂和压力性尿失禁，无论因果关系[2-4]。

在受损盆底组织中观察到的分子改变可能是由于过度机械负荷，如妊娠、阴道分娩、慢性咳嗽和肥胖等，导致盆底组织过度拉伸所致[1-3]。适当的组织重塑、伤口愈合和损伤后修复是维持盆底支撑结构机械稳定性的基础。如果愈合无效，骨盆组织将无法恢复支撑力，最终可能发生盆腔器官脱垂和压力性尿失禁[3, 5]。另一方面，遗传因素导致的易感性可能使女性易患盆底功能障碍疾病[6, 7]。

本章节，我们将阐述盆底组织中分子成分与盆底功能障碍疾病、遗传背景，盆底结构及其生物力学，以及盆底疾病发展的关系。

9.2　盆底分子和生物化学变化

关于盆底功能障碍相关分子变化的研究大多数集中在盆底支持结构的结缔组织成分上。胶原蛋白和弹性蛋白是构成结缔组织细胞外基质的两种主要蛋白质。胶原蛋白负责拉伸强度和完整性，而弹性蛋白为组织提供弹性和延展性，使组织具有伸展和回弹的能力。细胞外基质稳态依赖于生物合成和降解的协调。一些蛋白质参与这些过程，包括①细胞外基质生物合成类蛋白，如骨形态发生蛋白 1（bone morphogenetic protein 1，BMP1）、赖氨酰氧化酶家族（lysyl oxidases family of proteins，LOXs）、纤维蛋白（fibulins，FBLN）、层粘连蛋白（laminins，LAM）和原纤蛋白（fibrillins）；②细胞外基质降解和重塑类蛋白，如 MMPs、TIMPs、中性粒细胞弹性蛋白酶（neutrophil elastases）、α-1 抗胰蛋白酶（alpha-1 antitrypsin）、组织蛋白酶（cathepsins）[8-15]。

胶原蛋白和弹性蛋白数量及其代谢的变化是影响分娩期母体组织损伤、腹压传递至盆底的阻力程度、受损组织修复过程，以及由此引起盆底松弛的重要

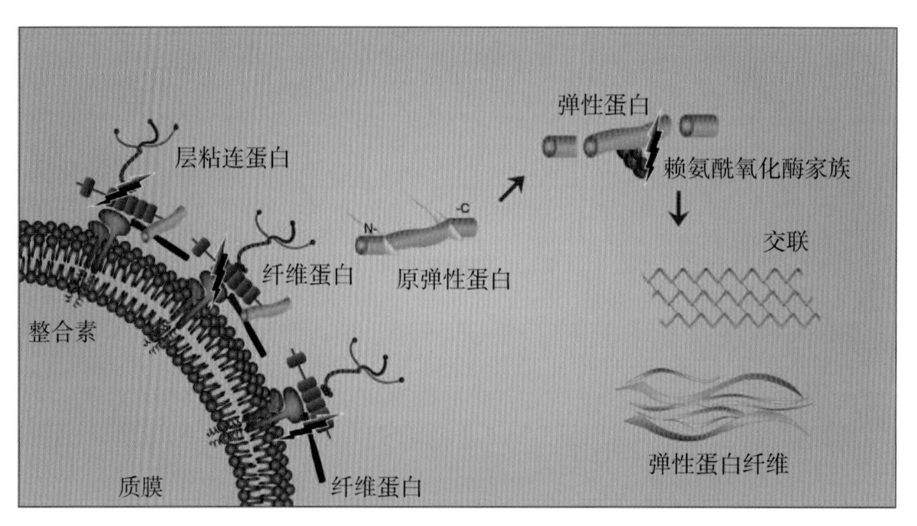

图 9-1 弹力蛋白代谢通路示意图。赖氨酰氧化酶作用于交联微纤维，产生成熟的弹性蛋白纤维。纤维蛋白稳定和合成弹性纤维。层粘连蛋白是有助于细胞外基质结构的基底膜蛋白。原纤蛋白为弹性蛋白沉积提供支架，并负责不同细胞 – 基质间的相互作用。闪电符号代表弹性蛋白代谢途径中的断裂点，可能干扰细胞外基质稳态，并可能与盆底功能障碍的发生发展有关。

因素 [3, 5, 16]。大量证据表明，胶原蛋白和弹性蛋白的合成和 / 或降解不足可能与盆腔器官脱垂及压力性尿失禁有关，本章节对此进行进一步的阐述（图 9-1、9-2）。目前尚不清楚细胞外基质中的这些病理变化是否源于遗传因素、环境影响或生活事件，但三者可能都在蛋白水解障碍导致盆腔器官脱垂和压力性尿失禁中发挥作用。

9.2.1 实验研究：基因敲除模型

通过基因敲除或零模型动物研究，阻断特定基因，从而实现研究特定基因在细胞外基质代谢、盆底支持、盆腔器官脱垂和压力性尿失禁发生发展中的作用。

LOX 主要作用于交联胶原蛋白和弹性蛋白微纤维，以产生成熟的弹性蛋白和胶原纤维 [13, 14]。LOXL-1 是小鼠出生后弹性纤维沉积及其损伤后修复所必须的蛋白质，其缺乏导致小鼠发生严重的盆腔器官脱垂，阴道分娩后由于未能补充成熟的交联弹性蛋白纤维，可导致阴道壁薄弱、尿道旁病变和下尿路功能障碍 [5, 17, 18]。在基因敲除模型中，Alperin 等证实缺乏 LOXL-1 的未产小鼠表现出阴道和支持组织生物力学行为的改变，与年龄匹配的野生型小鼠相比，最大极限载荷降低 31%。这些研究结果证实了组织力学性能降低和 LOXL-1 在细胞外基质功能实现中的作用 [18]。

纤维蛋白 -5 的作用是维持弹性蛋白稳定并组装弹性纤维 [12]。Drewes 等已经证明，纤维蛋白 -5 缺失小鼠会发生盆腔器官脱垂。这一结果表明弹性纤维的合成和组装对于阴道分娩后盆底器官支持的恢复具有重要作用，且弹性纤维稳态紊乱与小鼠盆腔器官脱垂的发生有关 [16]。发生盆腔器官脱垂的纤维蛋白 -5

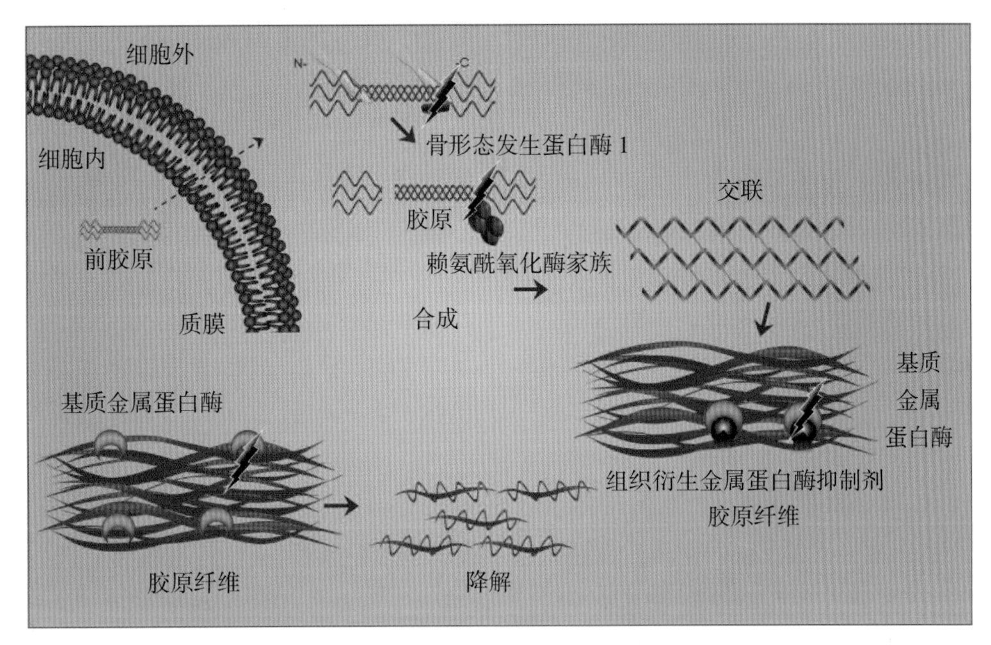

图 9-2　胶原蛋白代谢通路示意图。层粘连蛋白是有助于细胞外基质结构的基底膜蛋白。骨形态发生蛋白 1 作用于前胶原成熟和赖氨酰氧化酶激活。赖氨酰氧化酶可交联胶原微纤维形成成熟的胶原纤维。基质金属蛋白酶是蛋白水解酶，组织衍生金属蛋白酶抑制剂抑制基质金属蛋白酶的作用。闪电符号代表胶原蛋白代谢途径中的断裂点，可能与盆底功能障碍的发生发展有关。

基因敲除小鼠的阴道表现为最大应力降低、阴道扩张性和张力增加，僵硬度降低[19]。这些表现与人类盆底功能障碍类似。同类研究证实，纤维蛋白 -3 基因敲除的动物发生盆腔器官脱垂，包括膀胱脱垂、阴道穹窿脱垂、子宫脱垂、直肠脱垂和腹股沟疝[20]。

因此，基因敲除动物实验模型证明了细胞外基质蛋白、盆底支持组织生物力学特性和盆底功能障碍之间的关联。个体遗传性 DNA 突变或变异是否会导致类似的改变仍然是一个悬而未决的问题。

9.2.2　人类病例对照研究

根据动物实验研究中确定的可能的靶蛋白，一些研究人员发现盆底功能障碍疾病女性盆底组织中存在类似的分子改变。

尽管研究结果有争议，但盆腔器官脱垂和压力性尿失禁患者盆底胶原蛋白总含量似乎有所下降[21-23]。除了数量之外，也有人研究盆底组织中胶原蛋白及其亚型的质量。Ⅰ型胶原蛋白耐张力；Ⅲ型胶原蛋白提供柔韧性和弹性，影响组织的生物力学特性。对胶原蛋白的定性分析发现，Ⅰ期盆腔器官脱垂和无盆腔器官脱垂绝经后女性相比，绝经后盆腔器官脱垂女性阴道壁和盆筋膜腱弓中Ⅰ型和Ⅲ型胶原蛋白的比例下降[24, 25]。Barbiero 等研究发现，与无盆腔器官脱垂女性相比，子宫脱垂女性宫旁组织更薄、更短，胶原纤维排列紊乱[26]。因此，这些发现证明盆腔器官脱垂患者的盆底组织更加松弛。Jackson 等[21]关于胶原蛋白成熟度的研究发现，与非盆腔器官脱垂女性相比，重度顶端脱垂的患者阴道壁组织中存在相对较高含量的未成熟胶原交联，因此更容易断裂。

与胶原蛋白类似，盆腔器官脱垂和压力性尿失禁女性盆底组织中弹性蛋白整体含量似乎也是减少的[27-30]。与无盆腔器官脱垂女性相比，绝经前重度盆腔器官脱垂患者阴道组织中检测到 LOX、LOXL-1 和 LOXL-3 基因和蛋白水平降低[31]。通过对子宫骶韧带的评估，Klutke 等发现，与无盆腔器官脱垂女性相比，子宫脱垂患者 LOX、LOXL-1 和 LOXL-2 的 mRNA 表达降低，锁链素（赖氨素）含量降低[32]。锁链素浓度反映交联和弹性蛋白的成熟程度，LOXLs 蛋白质和锁链素的减少可能与高水平的未成熟胶原蛋白和弹性蛋白有关，从而导致盆底支持功能不足。

有报道发现盆腔器官脱垂患者盆底支持组织中的纤维蛋白 -5 降低。阴道前壁脱垂患者阴道前壁纤维蛋白 -5 的 mRNA 较同年龄组无盆腔器官脱垂女性减少。然而，该评估没有控制受试者的绝经状态[33]。Jung 等观察发现，与无盆底缺陷的绝经后女性相比，绝经后重度盆腔器官脱垂患者子宫骶韧带中纤维蛋白 -5 基因和蛋白表达水平较低[34]。上述研究发现证实了盆腔器官脱垂发生或发展过程中缺乏弹性蛋白合成。

BMP1 也称为前胶原 C 蛋白酶，作用于前胶原链的成熟和 LOXs 的激活[14, 15]。与无症状女性相比，绝经前和绝经后重度盆腔器官脱垂患者的 BMP1 基因表达降低，这表明 BMP1 失调可能导致阴道结缔组织和盆底支持不足[35]。

胶原蛋白和弹性蛋白代谢紊乱可能导致组织机械强度、弹性和回弹力受损。既往研究数据表明，这两种蛋白质生物发生的改变在盆底功能障碍的发展中扮演重要角色。

另一方面，胶原蛋白溶解激活和弹性蛋白离解增强也可能与盆底功能障碍有关。胶原蛋白的数量和周转率取决于蛋白水解酶、MMPs 和 TIMPs 之间的平衡[9, 10, 36]。Jackson 等报道，绝经前盆腔器官脱垂女性与无盆腔器官脱垂女性相比，其阴道组织中 MMP 活性（成熟及活性 MMP-2 和 MMP-9）增加[21]。Chen 等报告了绝经前压力性尿失禁和盆腔器官脱垂患者尿道周围阴道组织中成熟 MMP-1 的 mRNA 含量增加、TIMP-1 基因表达下降和总胶原含量增加，但对照组中并没有类似的改变，且成熟 MMP-2、成熟 MMP-9、TIMP-2 或 TIMP-2 的基因表达没有差异[37]。Moalli 等发现重度盆腔器官脱垂患者阴道壁组织中 MMP-9 活性形式比Ⅱ期及以下盆腔器官脱垂患者增加，而 Gabriel 等发现在控制了年龄和产次条件下，盆腔器官脱垂患者子宫骶韧带中活性 MMP-2 增加[25, 38]。Alarab 等观察到，与对照组相比，绝经前重度盆腔器官脱垂患者 MMP-2 白明胶酶活性上调，且与月经期状态无关。

与对照组相比，月经周期增生期盆腔器官脱垂患者的阴道活检组织中，TIMP-1 至 4 基因和 TIMP-1 蛋白表达显著降低，而 MMP-12（成熟型和活性型）

的蛋白表达显著增加[39]。尽管由于不同的研究设计引起了一些争议，但数据表明盆腔器官脱垂患者阴道和支持组织中结缔组织重塑增加，代谢周转率的增加可能导致盆底支持受损。

α-1 抗胰蛋白酶是一种分泌性糖蛋白，通过结合和抑制中性粒细胞弹性蛋白酶（一种降解多种细胞外基质蛋白质的蛋白酶）来中和蛋白酶的作用，从而防止组织和细胞外基质退化[8, 11]。Chen 等研究证实，与无盆底功能障碍的女性相比，罹患压力性尿失禁和盆腔器官脱垂的女性尿道周围阴道壁组织中的 α-1 抗胰蛋白酶显著降低[29]。这些发现表明，盆腔器官脱垂患者细胞外基质合成 / 降解的精细调节平衡失调，可能损害女性结缔组织的质量，降低盆底支持强度。这些观察性病例对照研究极大的有助于确定盆腔器官脱垂和压力性尿失禁背后的潜在标记物和分子机制，但研究者并没有澄清文献中的大量缺陷。

在本节中，我们提到了一些支持最可能接受理论的研究，即在盆底功能障碍发生和 / 或进展中，细胞外基质蛋白质合成和降解之间的失衡。然而，总是能发现一些不一致的研究结果，可通过研究间差异来解释，包括入选人群、选择代表盆底的取样部位和组织类型，检测 mRNA 水平 / 量化细胞外基质 / 前体分子 / 成熟分子的分子技术和生化分析技术。此外，大多数研究对研究人群的绝经状态、年龄、种族、盆腔器官脱垂分期、生活方式等人口学特征存在偏倚，所有这些都会作用于疾病的病理生理学。横断面研究涉及无法就每一个危险因素与盆底功能障碍女性组织中观察到的生化改变之间的关系得出结论。

通常认为盆腔器官脱垂和压力性尿失禁患者盆底结缔组织成分失调可能是盆底功能障碍的原因或结果。女性可能遗传了“缺陷组织”，使他们容易自发或由妊娠、阴道分娩、绝经、衰老等事件诱发盆底功能障碍。另一方面，妊娠和分娩创伤可能直接影响生化和分子成分，或者由于盆底组织受到拉伸，盆腔器官脱垂发病本身可能导致分子变化。

9.2.3　盆底生化变化与生物力学特性的相关性研究

一些研究发现生物力学特性与盆底组织生化变化相关，或与盆底功能障碍的独立危险因素相关。2012 年，Zhou 等报道，与无症状对照组相比，绝经前和绝经后盆腔器官脱垂女性阴道前后壁比对照组僵硬（弹性常数更高），与Ⅲ型胶原蛋白表达增加相关[40]。Epstein 等发现盆腔器官脱垂脱垂量化分期与延展性呈线性关系[2]。

Zong 等的体外试验研究显示，人阴道成纤维细胞在周期性双轴拉伸后具有机械敏感性。与未拉伸培养的成纤维细胞相比，拉伸后的成纤维细胞培养基内内源性胶原酶活性增加。胶原酶活性反映了活性胶原酶及其抑制剂之间的平衡，其增加量与机械拉伸量呈线性相关。这一研究结果表明，将阴道组织暴露于重复的机械拉伸下，如可能增加腹压的情况，可能有助于盆腔器官脱垂的病因和进展[41]。

最近，Ruiz Zapata 报道了在年龄和产次匹配的条件下，绝经前膀胱膨出女性与非盆腔器官脱垂女性阴道壁成纤维细胞体外功能特征及细胞外基质蛋白水解酶的关系[42]。为了排除膀胱膨出患者后天性或固有缺陷及年龄的影响，从同一盆腔器官脱垂患者的阴道前壁和宫颈前区分别（非盆腔器官脱垂部位）采集样本。收缩性试验用于检测成纤维细胞介导的胶原纤维收缩。通过测量 MMP 和 TIMP 基因和蛋白的表达来评估细胞机械反应。作者观察到，在胶原涂层板上与同一患者的非脱垂部位相比，脱垂部位的成纤维细胞表现为成纤维细胞介导的胶原纤维收缩延迟，MMP-2 生成减少，TIMPs 没有减少[42]。比较非盆腔器官脱垂的对照组和盆腔器官脱垂患者非脱垂部位，MMP-2 总水平未观察到差异。这些发现显示，膀胱膨出患者存在后天性缺陷，而非先天性缺陷，这是疾病的结果而非原因[42]。Zong 等观察到的蛋白水解谱的差异或许可以用小样本量研究，以及研究中使用的盆腔器官脱垂患者和对照组的个体差异来解释。为了探究这一主题，还需要进行更多的调查和研究。

在一项实验研究中，Rahn 等报告，妊娠可导致小鼠阴道中段发生显著性变化，包括扩张性增加、僵硬度和最大应力降低[19]。使用大鼠阴道组织切片单轴加载模型，Feola 等证实与未妊娠大鼠阴道壁相比，妊娠大鼠阴道壁被动机械性能和主动机械性能均发生了显著变化，反映细胞外基质含量的被动机械性能改变表现为正切弹性模量和抗张强度降低，极限应变增加，主动机械性能改变表现为平滑肌收缩力降低[43]。这些研究发现表明，在阴道分娩过程中，组织重塑的发生是为了最大限度地增加扩张能力，以最大化降低胎儿通过时的损伤[19, 43]。

最近，Ulrich 等报告了绵羊模型的研究结果[44]，通过对阴道壁组织的评估，作者观察到与非妊娠绵羊相比，妊娠绵羊阴道壁弹性蛋白含量较高，胶原蛋白含量较低，平滑肌层较厚。组织学结果与最大应力降低相关，这种生物力学特性和组织重塑之间的相容性与其他动物中观察到的类似[44]。妊娠期组织重塑的失败可能导致盆底损伤。

产次也会影响阴道的机械性能，并可能促进盆腔器官脱垂的发展。Feola 等使用单轴拉伸试验对恒河猴的阴道壁进行评估并观察到，与未分娩动物相比，经产动物阴道组织的机械性能较差，包括正切弹性模量、抗张强度、应变能量密度。两组间胶原蛋白比例 Ⅰ /（Ⅲ + Ⅳ）相似，但产次与胶原蛋白聚集减少相关[45]。

尽管外在因素可能导致盆腔器官脱垂的生化和生物力学改变，但许多研究者已经在为内在缺陷理论辩护。如下文所述，根据盆底功能障碍的遗传学研究趋势，先前描述的涉及蛋白质和 mRNA 分析的动物和人类研究确定了遗传研究的潜在目标。

9.3 盆底疾病遗传学

9.3.1 家庭和孪生姐妹的研究

遗传是特征从父母到子女的遗传

传递。流行病学研究结果提示盆腔器官脱垂和压力性尿失禁具有强烈的遗传特点。在一项涉及 1292 名盆腔器官脱垂女性的大规模人群研究中，Norton 和他的同事发现，盆腔器官脱垂相对风险在一级和三级女性亲属中显著升高（*RR* 分别为 4.15 和 1.24）[46]。

55 岁以下重度盆腔器官脱垂女性的同胞姐妹罹患盆腔器官脱垂的风险是普通人群的 5 倍[47]，母亲或姐妹因盆腔器官脱垂接受手术的女性与没有此类家族史的女性相比，症状性盆腔器官脱垂的患病率高 3 倍[48]。然而，一个常见的误解是，家族聚集总是遗传因素导致的结果[49]。家庭环境影响，如吸烟习惯、运动、饮食和饮酒习惯、社会经济状况等，可能对盆腔器官脱垂的发病有直接影响。在一项对女性双胞胎的大型研究中，纳入 3376 对单卵双胞胎和 5067 对双卵双胞胎，单卵双胞胎之间的相似性更大。这一结果表明压力性尿失禁和盆腔器官脱垂的遗传倾向，而双卵双胞胎姐妹中，遗传和非共享环境因素对盆底功能障碍的发病具有同等影响（均为 40%）[50]。

在某些情况下，盆腔器官脱垂发病是影响关节、皮肤和盆底支持结构的全身结缔组织病的一种临床表现。研究发现，静脉曲张、疝气、痔疮、关节过度活动和腹纹史与症状性盆腔器官脱垂显著正相关[4, 8, 51, 52]。罹患结缔组织病，如马凡氏综合征（纤维蛋白基因突变）、皮肤松弛症（弹性蛋白和纤维蛋白 -5 基因突变）、Ehlers-Danlos 综合征（胶原基因突变），这些女性盆腔器官脱垂发生率显著较高[53]。Dietz 等研究发现在未成年女性中，膀胱活动度具有遗传特征，50% 的变异是由遗传因素引起的[54]。此外，膀胱活动度似乎与关节过度伸展相关，主要表现在肘部，膀胱颈活动度 14% 的变异可由影响肘部活动度的基因解释[55]。

9.3.2　基因标志物

鉴于先前在评估盆底组织蛋白质和 mRNA 的动物和人类研究中发现，将候选基因研究重点放在筛选与细胞外基质代谢相关的基因上并不奇怪。为了确定盆腔器官脱垂的潜在遗传标记物，在相关人群中进行了 DNA 测序和变异的检测。参与细胞外基质代谢候选基因的基因分型可能阐明盆底功能障碍的表现与盆底组织中观察到的生化变化之间的缺失关系。最常见的遗传研究是通过基因组连锁、基因组关联研究和多态性分析进行的。这些研究仍然处于起步阶段，但似乎很有希望。接下来，我们将分别阐述目前涉及盆腔器官脱垂遗传研究的文献数据。

9.3.2.1　全基因组连锁研究

遗传连锁是研究某些位点或等位基因的遗传趋势。在同一染色体上位置彼此接近的基因位点在减数分裂期间倾向于保持在一起，因此具有遗传连锁特点。连锁分析是一种识别遗传效应的技术，其依赖于这样一个事实，如果受疾病影响的家庭成员具有共同的染色体特定区域，而未受疾病影响的家庭成员不具有该染色体特定区域，那么罹患疾病的基因可能位于该区域或该区域附近[56, 57]。分析结果以风险评分的对数（logarithm of the odd scores，LOD）来表示，该分数用来衡量同一染色体上两个基因位点相互靠近的可能性。这种方法的优点是在基因组中对易感等位基因进行无偏、全面的搜索，并已成功应用于寻找多种单基因疾病的致病基因。然而，连锁分析在多基因疾病和定量特征方面并不成功[57]。

在一个菲律宾三代家系中发现 6 名早发性盆腔器官脱垂患者，研究结果发现尽管无显著性差异，但存在 C/T 多态性（rs10911193），其中层粘连蛋白 1（promoter of laminin 1，LAMC1）启动子核苷酸胞嘧啶被胸腺嘧啶取代，普通人群中该替代频率为 4.9%。该家系的先证者（第一个受影响的家庭成员）中出现的频率为 22%。该变体影响核因子白细胞介素 3 调节蛋白（nuclear factor interleukin 3 regulated protein，NFIL3）的结合位点，NFIL3 是一种在阴道组织中共同表达的转录因子，其可能是该家族中盆腔器官脱垂易感性增加的原因，但可能不是所有女性盆腔器官脱垂的唯一原因[58]。

Alle-Brady 及其同事进行了一项全基因组连锁研究，利用 83 个高危谱系（至少两名女性亲属患盆腔器官脱垂）中的 99 例家族性盆腔器官脱垂病例来确定盆腔器官脱垂易感基因[59]，共评估了 25 436 个标记物。该研究结果显示染色体 10q24-26 和 17q25 上存在显著连锁。10q24-26 区域中的候选基因包括 LOXL-4，属于 LOX 家族成员，如前所述其在细胞外基质的生物发生过程中扮演重要角色，因此可能易患盆腔器官脱垂。该区域附近的其他候选区域包括连结蛋白重复结构域 2（与慢 1 型肌纤维相关）、类肝素酶 -2[（HPSE2）降解细胞外基质中硫酸肝素蛋白多糖的蛋白质]、17A1 型胶原（COL17A1）和碳水化合物磺基转移酶 15（CHST15）（细胞外基质重要结构成分，协助蛋白多糖的形成[59]）。关于 17q25 区域附近的盆腔器官脱垂遗传易感性相关候选基因，最重要的是 TIMP-2，属于 TIMPs 家族成员，在细胞外基质重塑中起重要作用。因此，上述这些基因参与盆底支持结构主要组成部分细胞外基质内环境的稳定和肌肉功能的实现。

家族病例分析研究表明，母亲和父亲亲属具有高外显率，因此盆腔器官脱垂最有可能的遗传模式是常染色体显性遗传[47, 58]。与其他多因素复杂和常见疾病一样，盆腔器官脱垂可能是由多基因和非遗传环境因素共同作用引起的（图 9-3）。因此，仅仅序列变异可能不足以预测疾病易感性的风险，特别是像人类这种能够自主调节体内平衡的有机生物体。然而，这些变异可能为进一步研究提供了起点[57]。

9.3.2.2 病例对照研究：多态性

当任何两个人类基因组并列比较时，99.9% 的基因是相同的[60]，剩余的 0.1% 的 DNA 序列存在变异，这些变异与人群的多样性、个体特征、疾病易感性和个体对药物的反应相关[56]。单核苷酸

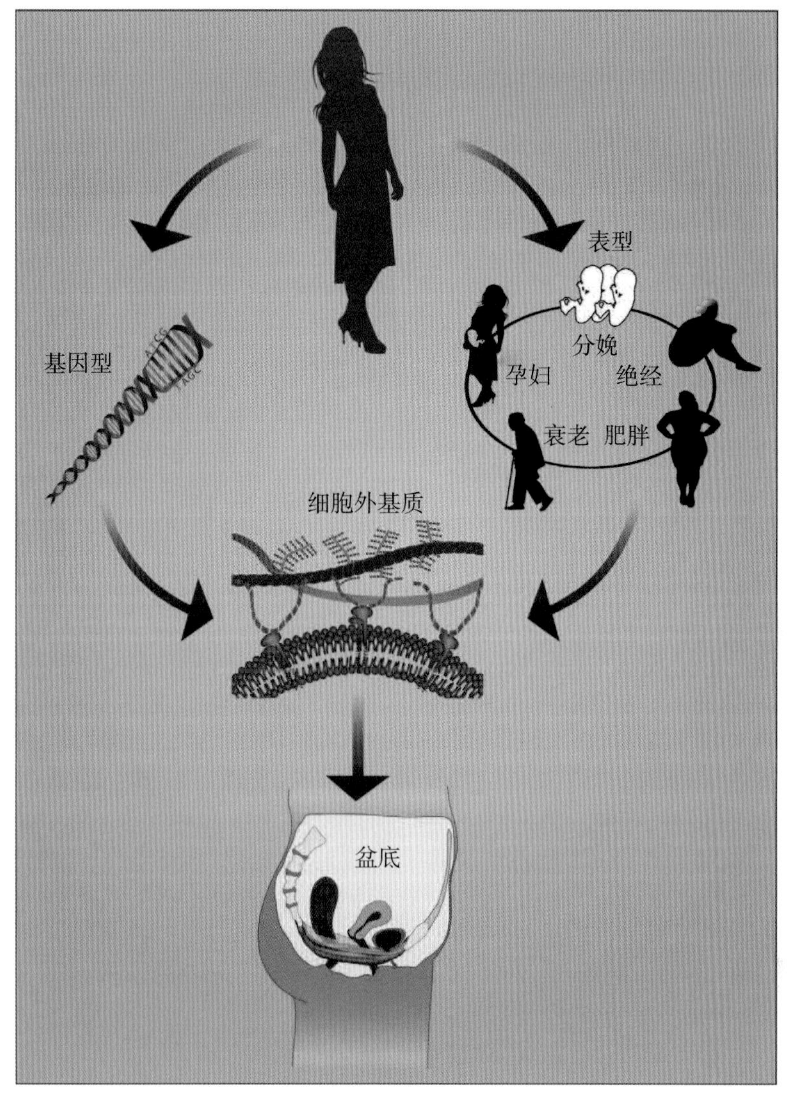

图 9-3　基因型和表型综合效应示意图。可能影响女性盆底支持组织细胞外基质成分、结构和功能的因素。

多态性（single nucleotide polymorphisms，SNPs）是人类基因组中最丰富的 DNA 序列变异类型[61]，其中单个碱基对因人而异，是人类物理多样性的基础[62]。作为遗传标记，单核苷酸多态性可以用来跟踪染色体区域的遗传模式。单核苷酸多态性可能导致氨基酸序列和蛋白质功能的改变，在合成表型中起直接或间接作用[56, 63, 64]。

最相关的潜在变异位于编码胶原蛋白的染色体区域。与 α-2 胶原链相比，COL1A1（rs1800012）转录因子 Sp1 结合位点中的鸟嘌呤替代胸腺嘧啶（G/T）导致异常 α-1 胶原链产生。这一多态性在波兰、巴西、以色列和意大利人群中进行了调查；然而，在这些研究中未观察到 GT 等位基因与盆腔器官脱垂之间的关联[65-68]。根据 Cartwright

等人的荟萃分析，尽管每个单项研究的样本不足，且存在人群分层偏差的风险，但集合效应显著（*OR*=1.33；95%*CI*=1.02~1.73），表明多态性与盆腔器官脱垂之间存在关联[7]。

另一方面，据报道在罹患盆腔器官脱垂的韩国女性中，盆腔器官脱垂与编码Ⅲ型胶原蛋白（COL3A1）（rs111929073）的第31外显子+2092位突变G/A之间存在关联，这在巴西混合人群的研究中未观察到相关证据[69，70]。与其他调查研究类似，这两项研究的主要问题是样本量小。此外，研究人群的种族不同可能可以解释两项盆腔器官脱垂研究结果之间的差异。因此，当合并数据时发现合并效应不显著[7]。另一个候选基因，Ⅲ型胶原蛋白编码区的突变rs1800255（COL3A1 2209G>A）在中国台湾和荷兰人群中也与盆腔器官脱垂无关[71，72]。

Khadzhieva等研究了纤维蛋白-5基因的常见单核苷酸多态性与盆腔器官脱垂的关系。在210名俄罗斯盆腔器官脱垂患者（Ⅲ～Ⅳ度）和292名非盆腔器官脱垂对照组中，使用聚合酶链反应对纤维蛋白-5基因的11个单核苷酸多态性基因探针进行基因分型。作者发现，单核苷酸多态性基因探针rs2018736（次要等位基因A保护效应）和rs12589502与盆腔器官脱垂存在显著相关性。在整个数据中集中发现，单核苷酸多态性rs2018736的最高关联信号：*P*=0.0026，*OR*=0.42，95%*CI*=0.24~0.75；在盆底损伤组：*P*=0.0018，*OR*=0.27，95%*CI*=0.11~0.64；巨大胎儿组：*P*=0.013，*OR*=0.14，95%*CI*=0.03~0.71。在无会阴创伤和巨大胎儿组中，可能由于影响较小，没有统计学意义。目前的数据表明，纤维蛋白-5基因的常见单核苷酸多态性与盆腔器官脱垂相关，尤其盆底损伤组，证明了纤维蛋白-5基因的重要性。该基因编码盆底支持组织中重要结构弹性纤维的基质组装和功能的关键蛋白质[73]。

DNA多态性的研究并不局限于上述研究，不同人群的LOXL-1、LAMC1、MMP-1及MMP-3等可见文献报道。在评估LOXL-1基因启动子中单核苷酸多态性（45008784A>C，rs16958477）的一项研究中，Ferrel等针对白种人和非裔美国女性进行了病例对照研究，纳入137名盆腔器官脱垂患者（盆腔器官脱垂分度≥Ⅱ度）和130名对照组（盆腔器官脱垂分度<Ⅱ度），未观察到单核苷酸多态性与盆腔器官脱垂表型之间存在关联，也未发现等位基因频率与种族显著相关[74]。众所周知，LOXL-1蛋白在盆底细胞外基质完整性中具有重要作用，进一步证明了研究解决相应染色体区域DNA变异的合理性。

考虑到LAMC1基因的重要性，Wu等研究了239例重度盆腔器官脱垂（Ⅲ～Ⅳ度）患者的单核苷酸多态性，并将其与197例盆腔器官脱垂分度<Ⅱ度的患者进行比较[75]。作者发现，北美白人人群中有14种不同的单核苷酸多态性与盆腔器官脱垂之间没有关联[75]。有趣的是，不同研究的纳入标准不同，这可能会影响针对相同DNA变异联合研究的分析。其他作者在研究rs10911193 LAMC1多态性（等位基因CT）和盆腔器

官脱垂风险后也没观察到显著结果[76,77]，Nikolova 等[58] 描述的早发性盆腔器官脱垂家族性病例等位基因频率增加的结果也没能重复显示。

对盆腔器官脱垂患者中编码 MMP 和 TIMP 家族蛋白的 DNA 序列变异的研究结果显示，汇总分析并未显示基因型对盆腔器官脱垂表型的显著性影响[68，78–81]。关于上述这些遗传标记研究的主要问题和缺陷在于样本量小，需要进行更大规模的队列研究，以确定盆腔器官脱垂潜在的遗传标记物，并确定遗传标记与哪些群体相关。

9.2.2.3　全基因组关联研究

最初发现的遗传性疾病其遗传模式本质上是孟德尔遗传定律，即疾病通过显性或隐性的单基因常染色体遗传模式，基因型和表型之间是简单对应关系。然而，复杂疾病遗传风险的多基因模型突破了孟德尔遗传定律，多基因模型是由基因分型和测序技术的进步推动的[82]。

全基因组关联研究（genome–wide association studies，GWAS）是基于病例对照关联设计的，使用 DNA 标记对呈现相同表型的非相关人群的整个基因组进行基因分型[49]，包含数百万个单核苷酸多态性的计算机芯片阵列技术使全基因组关联研究能够检测常见多基因疾病的遗传易感性。然而，全基因组关联研究也有其自身问题，如当遗传异质性群体在没有进一步分组调整的情况下进行分析时，由于群体分层产生的混杂因素会影响分析结果，需要大样本量来检测次要风险等位基因，整体研究中某组成部分的数千项测试可能获得夸大的假阳性关联率[83]。

该领域一项重要的研究是由 Allen Brady 等发表的，作者分析了 115 名中度或重度盆腔器官脱垂白种人患者，其中至少有一名姐妹同时罹患重度盆底功能障碍，并将其与 2976 例基因匹配的无盆腔器官脱垂北欧白种人后裔进行对照比较[84]，两组群体的诊断年龄（平均 48~49 岁）、BMI（平均 25~26.6）相匹配，但产次存在差异（病例组：4.3 ± 2.4，对照组：2.4 ± 0.7）。基因分型结果显示 6 个单核苷酸多态性与盆腔器官脱垂显著相关，分别定位于染色体 4q21（rs1455311）、8q24（rs1036819）、9q22（rs430794）、15q11（rs8027714）、20p13（rs1810636）和 21q22（rs2236479）。染色体 21q 区编码 XVⅢ 型胶原蛋白（COL XVⅢ A1）。该全基因组关联研究的连锁和病例对照多态性报告中未报道盆腔器官脱垂单一候选基因。尽管目前无类似重复研究，但该研究证实了盆腔器官脱垂是一种多基因疾病[84]。

9.4　遗传学对盆底生物力学的影响

尽管目前的证据表明遗传与盆底功能障碍疾病之间存在关联，但盆底组织生物力学相关基因组标记仍然没有得到很好的探索和研究。关于细胞外基质蛋白在盆底支持中的作用，以及女性易患盆腔器官脱垂的DNA突变的研究结果显示，基因变异可导致盆底组织生物力学特性受损。

在心脏病学、骨科、皮肤科和风湿病学领域中对不同组织的生物力学和DNA变异进行过相关研究，试图确定疾病的候选基因标记物，可以参考这些研究结果来研究遗传学与盆底生物力学。下面简要介绍上述学科的研究结果。

马凡氏综合征是由原纤蛋白-1基因突变[85]引起的。该基因突变引起主动脉壁细胞外基质改变，导致主动脉硬化和脉压升高[86, 87]，临床表现包括主动脉扩张和主动脉夹层。Teixido Tura等通过MRI研究了80名非晚期主动脉病变的马凡氏综合征患者和36名年龄、性别相匹配的正常对照组的主动脉生物力学特性[88]。作者发现，与健康人相比，马凡氏综合征患者主动脉的扩张性较低，编码原纤蛋白DNA突变的马凡氏综合征患者主动脉生物力学特性受损[88]。此外，位于Ⅰ型胶原蛋白（COL1A1）启动子区的多态性T等位基因（2046G/T）与主动脉脉搏波速度和平均动脉压较高相关。该单核苷酸多态性影响Sp1结合，由此影响COL1A1基因的转录率，显示胶原蛋白沉积的改变与动脉硬化直接相关[89]。

Ehlers-Danlos综合征是由胶原蛋白基因突变引起的一组异质性结缔组织疾病。大多数病例临床表现为过度伸展（皮肤松弛）、皮肤松软易擦伤、关节松弛和血管脆弱。血管性Ehlers-Danlos综合征是一种罕见的常染色体显性胶原血管疾病，由编码Ⅲ型胶原蛋白前 α-1链的2q31 COL3A1基因突变引起（与由COL5A1基因突变引起的典型Ehlers-Danlos综合征不同）[90]。

Flagothier等对一个家族四代的9名患者前臂进行了皮肤活检，该9名患者年轻时患有大血管疾病和心脏梗死，皮肤变化符合Ehlers-Danlos综合征。实验方法使用计算机控制的抽吸装置测量皮肤的机械性能[91]。在实验中，作者观察到Ehlers-Danlos综合征患者的力学参数发生改变。与对照组患者相比，在活组织检查评估中发现最大扩张值组患者皮肤超微结构紊乱最严重，其特征是由薄胶原束和粗糙的弹性纤维组成松散的网状结构[91]。最显著的变化表现为生物力学特性改变，表现为生物弹性增加，但皮肤延展性并没有过度增加且低于正常值范围。皮肤最大扩张度和生物弹性之间存在正线性相关[91]。因此，皮肤能够迅速达到最大膨胀程度，在机械应力增加的情况下，由于缺乏进一步变形的储备，承受应力的纤维断裂风险更高。因此，编码胶原蛋白DNA突变的Ehlers-Danlos综合征患者表现出明显的皮肤生物力学损伤，并可能发生主动脉生物力学功能障碍[91]。

最近的研究结果显示遗传因素可能是椎间盘退变的主要原因。Annunen等指出COL9A2的Trp2氨基酸（色氨酸）等位基因在椎间盘疾病的发病机制中具有重要作用[92]。对前路脊柱侧凸手术切除的年轻胸腰段脊柱侧凸患者的椎间盘髓核进行限制性压缩实验，以研究COL9A2中Trp2等位基因的存在对压缩力学性能的影响。与没有Trp2等位基因的患者组织相比，Trp2 等位基因的存在与膨胀压力和压缩模量特性的降低有关。研究结果显示，即使在很小的年龄，基因也能够显著影响椎间盘生物力学特性[93]。

正常情况下，人类Ⅸ型胶原蛋白的胶原结构域中没有色氨酸（Trp）残基[94]。色氨酸可破坏胶原蛋白的三螺旋结构，并干扰Ⅸ型胶原和Ⅱ型胶原蛋白之间的相互作用，或阻止赖氨酰氧化酶的作用（赖氨酰氧化酶催化交联的形成）。因此，椎间盘膨胀压力是主要反映脊柱承重能力的指标，较低的机械应力导致其急剧下降，促使 TrP^+ 患者发生椎间盘疾病。

研究人员招募了 84 名年龄在 18~39 岁、无膝关节损伤史、BMI 在 18.5~30 之间的经常运动的白种人男性和女性，来研究 MMP-3 基因的 3 种多态性（rs679620，rs591058 和 rs650108）和 COL5A1（rs12722）之间的关系，以及在体髌腱的尺寸和力学特性。使用几何建模、等速肌力测量、肌电图和超声评估体内髌腱的尺寸（体积）和功能（弹性模量）特性。利用实时聚合酶链反应评估多态性，研究结果显示，上述单核苷酸多态性的存在与肌腱生物力学参数之间没有关联[95, 96]。

将单核苷酸多态性作为一种疾病遗传标记的理想研究评估应该在组织和器官功能的影响水平上进行。这是因为只有少数的 DNA 变异具有影响功能的意义，而大多数都没有生物学后果[62]。需要进一步研究盆底功能障碍的遗传基础，并对盆底支持的生物力学特性进行探索，同时鉴定盆底功能障碍的候选基因，以确定盆底遗传和生物力学之间的关系。

（苗娅莉译，
赵志伟、苗娅莉校）

参考文献

[1] J.O.L. DeLancey, Anatomy and biomechanics of genital prolapse, Clin. Obstet. Gynecol. 36 (1993) 897–909.

[2] L.B. Epstein, C.A. Graham, M.H. Heit, Systemic and vaginal biomechanical properties of women with normal vaginal support and pelvic organ prolapse, Am. J. Obstet. Gynecol. 197 (2) (2007) 165e1–165e6.

[3] R.A. Word, S. Pathi, J.I. Schaffer, Pathophysiology of pelvic organ prolapse, Obstet. Gynecol. Clin. North Am. 36 (2009) 521–539.

[4] M.H. Kerkhof, L. Hendriks, H.A. Br€olmann, Changes in connective tissue in patients with pelvic organ prolapse: a review of the current literature, Int. Urogynecol. J. Pelvic Floor Dysfunct. 20 (4) (2009) 461–474.

[5] X. Liu, Y. Zhao, B. Pawlyk, M. Damaser, T. Li, Failure of elastic fiber homeostasis leads to pelvic floor disorders, Am. J. Pathol. 168 (2) (2006) 519–528.

[6] M.A. Bortolini, D.E. Rizk, Genetics of pelvic organ prolapse: crossing the bridge between bench and bedside in urogynecological research, Int. Urogynecol. J. 22 (10) (2011) 1211–1219.

[7] R. Cartwright, A.C. Kirby, K.A. Tikkinen, et al., Systematic review and metaanalysis of genetic association studies of urinary symptoms and prolapse in women, Am. J. Obstet. Gynecol. 212 (2) (2015) 199e1–199e24.

[8] L. Paul, Alpha1-antitrypsin deficiency, Pulm. Crit. Care Update 5 (1989) 2–8.

[9] D.E. Gomez, D.F. Alonso, H. Yoshiji, U.P.

Thorgeirsson, Tissue inhibitors of metalloproteinases: structure, regulation and biological functions, Eur. J. Cell Biol. 74 (1997) 111–122.

[10] S.D. Shapiro, Matrix metalloproteinase degradation of extracellular matrix: biological consequences, Curr. Opin. Cell Biol. 10 (1998) 602–608.

[11] K. Kawabata, T. Hagio, S. Matsuoka, The role of neutrophil elastase in acute lung injury, Eur. J. Pharmacol. 451 (2002) 1–10.

[12] T. Nakamura, P.R. Lozano, Y. Ikeda, Fibulin-5/DANCE is essential for elastogenesis in vivo, Nature 415 (6868) (2002) 171–175.

[13] H.M. Kagan, W. Li, Lysyl oxidase: properties, specificity, and biological roles inside and outside the cell, J. Cell. Biochem. 88 (2003) 660–672.

[14] P.C. Trackman, Diverse biological functions of extracellular collagen processing enzymes, J. Cell. Biochem. 96 (5) (2005) 927–937.

[15] G. Ge, D.S. Greenspan, Developmental roles of the BMP1/TLD metalloproteinases, Birth Defects Res., Part C 78 (2006) 47–68.

[16] P.G. Drewes, H. Yanagisawa, B. Starcher, et al., Pelvic organ prolapse in fibulin-5 knockout mice: pregnancy-induced changes in elastic fiber homeostasis in mouse vagina, Am. J. Pathol. 170 (2) (2007) 578–589.

[17] G. Liu, F. Daneshgari, M. Li, et al., Bladder and urethral function in pelvic organ prolapsed lysyl oxidase like-1 knockout mice, BJU Int. 100 (2) (2007) 414–418.

[18] M. Alperin, K. Debes, S. Abramowitch, L. Meyn, P.A. Moalli, LOXL1 deficiency negatively impacts the biomechanical properties of the mouse vagina and supportive tissues, Int. Urogynecol. J. Pelvic Floor Dysfunct. 19 (7) (2008) 977–986.

[19] D.D. Rahn, M.D. Ruff, S.A. Brown, H.F. Tibbals, R.A. Word, Biomechanical properties of the vaginal wall: effect of pregnancy, elastic fiber deficiency, and pelvic organ prolapse, Am. J. Obstet. Gynecol. 198 (5) (2008) 590e1–590e6.

[20] D.D. Rahn, J.F. Acevedo, S. Roshanravan, et al., Failure of pelvic organ support in mice deficient in fibulin-3, Am. J. Pathol. 174 (1) (2009) 206–215.

[21] S.R. Jackson, N.C. Avery, J.F. Tarlton, S.D. Eckford, P. Abrams, A.J. Bailey, Changes in metabolism of collagen in genitourinary prolapse, Lancet 347 (9016) (1996) 1658–1661.

[22] C.C. Takano, M.J. Girão, M.G. Sartori, et al., Analysis of collagen in parametrium and vaginal apex of women with and without uterine prolapse, Int. Urogynecol. J. Pelvic Floor Dysfunct. 13 (6) (2002) 342–345.

[23] M.W. Soderberg, C. Falconer, B. Bystrom, A. Malmstrom, G. Ekman, Young women with genital prolapse have a low collagen concentration, Acta Obstet. Gynecol. Scand. 83 (2004) 1193–1198.

[24] P.A. Moalli, L.C. Talarico, V.W. Sung, et al., Impact of menopause on collagen subtypes in the arcus tendineous fasciae pelvis, Am. J. Obstet. Gynecol. 190 (2004) 620–627.

[25] P.A. Moalli, S.H. Shand, H.M. Zyczynski, S.C. Gordy, L.A. Meyn, Remodeling of vaginal connective tissue in patients with prolapse, Obstet. Gynecol. 106 (2005) 620–627.

[26] E.C. Barbiero, M.G. Sartori, M.J. Girão, E.C. Baracat, G.R. Lima de, Analysis of type I collagen in the parametrium of women with and without uterine prolapse, according to hormonal status, Int. Urogynecol. J. 14 (2003) 331–334.

[27] K. Yamamoto, M. Yamamoto, K. Akazawa, S. Tajima, H. Wakimoto, M. Aoyagi, Decrease in elastin gene expression and protein synthesis in fibroblasts derived from cardinal ligaments of patients with prolapsus uteri, Cell Biol. Int. 21 (1997) 605–611.

[28] A.A. Ewies, F. Al-Azzawi, J. Thompson, Changes in extracellular matrix proteins in the cardinal ligaments of post-menopausal women

with or without prolapse: a computerized immunohistomorphometric analysis, Hum. Reprod. 18 (2003) 2189–2195.

[29] B. Chen, Y. Wen, M.L. Polan, Elastolytic activity in women with stress urinary incontinence and pelvic organ prolapse, Neurourol. Urodyn. 23 (2) (2004) 119–126.

[30] J.A. Karam, D.V. Vazquez, V.K. Lin, P.E. Zimmern, Elastin expression and elastic fibre width in the anterior vaginal wall of postmenopausal women with and without prolapse, BJU Int. 100 (2007) 346–350.

[31] M. Alarab, M.A. Bortolini, H. Drutz, S. Lye, O. Shynlova, LOX family enzymes expression in vaginal tissue of premenopausal women with severe pelvic organ prolapse, Int. Urogynecol. J. Pelvic Floor Dysfunct. 21 (11) (2010) 1397–1404.

[32] J. Klutke, Q. Ji, J. Campeau, et al., Decreased endopelvic fascia elastin content in uterine prolapse, Acta Obstet. Gynecol. Scand. 87 (2008) 111–115.

[33] P. Takacs, M. Nassiri, A. Viciana, K. Candiotti, A. Fornoni, C.A. Medina, Fibulin-5 expression is decreased in women with anterior vaginal wall prolapse, Int. Urogynecol. J. Pelvic Floor Dysfunct. 20 (2) (2009) 207–211.

[34] H.J. Jung, M.J. Jeon, G.W. Yim, S.K. Kim, J.R. Choi, S.W. Bai, Changes in expression of fibulin-5 and lysyl oxidase-like 1 associated with pelvic organ prolapse, Eur. J. Obstet. Gynecol. Reprod. Biol. 145 (1) (2009) 117–122.

[35] M.A.T. Bortolini, O. Shynlova, H.P. Drutz, et al., Expression of bone morphogenetic protein-1 in vaginal tissue of women with severe pelvic organ prolapse, Am. J. Obstet. Gynecol. 204 (6) (2011) 544e1–544e8.

[36] T. Strinic, M. Vulic, S. Tomic, V. Capkun, I. Stipic, I. Alujevic, Matrix metalloproteinases-1, -2 expression in uterosacral ligaments from women with pelvic organ prolapse, Maturitas 64 (2009) 132–135.

[37] B.H. Chen, Y. Wen, H. Li, M.L. Polan, Collagen metabolism and turnover in women with stress urinary incontinence and pelvic prolapse, Int. Urogynecol. J. Pelvic Floor Dysfunct. 13 (2) (2002) 80–87.

[38] B. Gabriel, D. Watermann, K. Hancke, et al., Increased expression of matrix metalloproteinase 2 in uterosacral ligaments is associated with pelvic organ prolapse, Int. Urogynecol. J. Pelvic Floor Dysfunct. 17 (5) (2006) 478–482.

[39] M. Alarab, H. Kufaishi, S. Lye, H. Drutz, O. Shynlova, Expression of extracellular matrix-remodeling proteins is altered in vaginal tissue of premenopausal women with severe pelvic organ prolapse, Reprod. Sci. 21 (6) (2014) 704–715.

[40] L. Zhou, J.H. Lee, Y. Wen, et al., Biomechanical properties and associated collagen composition in vaginal tissue of women with pelvic organ prolapse, J. Urol. 188 (3) (2012) 875–880.

[41] W. Zong, Z.C. Jallah, S.E. Stein, S.D. Abramowitch, P.A. Moalli, Repetitive mechanical stretch increases extracellular collagenase activity in vaginal fibroblasts, Female Pelvic Med. Reconstr. Surg. 16 (5) (2010) 257–262.

[42] A.M. Ruiz-Zapata, M.H. Kerkhof, B. Zandieh-Doulabi, et al., Functional characteristics of vaginal fibroblastic cells from premenopausal women with pelvic organ prolapse, Mol. Hum. Reprod. 20 (11) (2014) 1135–1143.

[43] A. Feola, P. Moalli, M. Alperin, R. Duerr, R.E. Gandley, S. Abramowitch, Impact of pregnancy and vaginal delivery on the passive and active mechanics of the rat vagina, Ann. Biomed. Eng. 39 (1) (2011) 549–558.

[44] D. Ulrich, S.L. Edwards, K. Su, et al., Influence of reproductive status on tissue composition and biomechanical properties of ovine vagina, PLoS One 9 (4) (2014) e93172.

[45] A. Feola, S. Abramowitch, K. Jones, S. Stein, P. Moalli, Parity negatively impacts vaginal mechanical properties and collagen structure in rhesus macaques, Am. J. Obstet. Gynecol.

203 (6) (2010) 595e1–595e8.

[46] P.A. Norton, K. Allen-Brady, L.A. Cannon-Albright, The familiality of pelvic organ prolapse in the Utah population database, Int. Urogynecol. J. 24 (2013) 413–418.

[47] G.S. Jack, G. Nikolova, E. Vilain, S. Raz, L.V. Rodrı´guez, Familial transmission of genitovaginal prolapse, Int. Urogynecol. J. Pelvic Floor Dysfunct. 17 (5) (2006) 498–501.

[48] A. Miedel, G. Tegerstedt, M. Maehle-Schmidt, O. Nyre´n, M. Hammarstr€om, Nonobstetric risk factors for symptomatic pelvic organ prolapse, Obstet. Gynecol. 113 (5) (2009) 1089–1097.

[49] P. Norton, I. Milsom, Genetics and the lower urinary tract, Neurourol. Urodyn. 29 (2010) 609–611.

[50] D. Altman, M. Forsman, C. Falconer, P. Lichtenstein, Genetic influence on stress urinary incontinence and pelvic organ prolapse, Eur. Urol. 54 (4) (2008) 918–922.

[51] P.A. Norton, J.E. Baker, H.C. Sharp, J.C. Warenski, Genitourinary prolapse and joint hypermobility in women, Obstet. Gynecol. 85 (2) (1995) 225–228.

[52] T.R. Sayer, J.S. Dixon, G.L. Hosker, D.W. Warrel, A study of paraurethral connective tissue in women with stress incontinence of urine, Neurourol. Urodyn. 9 (1990) 319–320.

[53] M.E. Carley, J. Schaffer, Urinary incontinence and pelvic organ prolapse in women with Marfan or Ehlers Danlos syndrome, Am. J. Obstet. Gynecol. 182 (5) (2000) 1021–1023.

[54] H.P. Dietz, N.K. Hansell, M.E. Grace, A.M. Eldridge, B. Clarke, N.G. Martin, Bladder neck mobility is a heritable trait, BJOG 112 (3) (2005) 334–339.

[55] N.K. Hansell, H.P. Dietz, S.A. Treloar, B. Clarke, N.G. Martin, Genetic covariation of pelvic organ and elbow mobility in twins and their sisters, Twin Res. 7 (3) (2004) 254–260.

[56] B.S. Shastry, SNP alleles in human disease and evolution, J. Hum. Genet. 47 (2002) 561–566.

[57] J.N. Hirschhorn, Genetic approaches to studying common diseases and complex traits, Pediatr. Res. 57 (5 Pt 2) (2005) 74R–77R.

[58] G. Nikolova, H. Lee, S. Berkovitz, et al., Sequence variation in laminin gamma 1 (LAMC1) gene associated with familial pelvic organ prolapse, Hum. Genet. 120 (2007) 847–856.

[59] K. Allen-Brady, L.A. Cannon-Albright, J.M. Farnham, P.A. Norton, Evidence for pelvic organ prolapse predisposition genes on chromosomes 10 and 17, Am. J. Obstet. Gynecol. 212 (6) (2015) 771e1–771e7.

[60] D.N. Cooper, B.A. Smith, H.J. Cooke, S. Niemann, J. Schmidtke, An estimate of unique DNA sequence heterozygosity in the human genome, Hum. Genet. 69 (1985) 201–205.

[61] A.J. Brookes, The essence of SNPs, Gene 234 (1999) 177–186.

[62] F.S. Collins, M.S. Guyer, A. Charkravarti, Variations on a theme: cataloging human DNA sequence variation, Science 278 (1997) 1580–1581.

[63] H.D. Lohrer, U. Tangen, Investigations into the molecular effects of single nucleotide polymorphism, Pathobiology 68 (2000) 283–290.

[64] P.Y. Kwok, X. Chen, Detection of single nucleotide polymorphisms, Curr. Issues Mol. Biol. 5 (2003) 43–60.

[65] P. Skorupski, P. Miotła, K. Jankiewicz, T. Rechberger, Polymorphism of the gene encoding alpha-1 chain of collagen type I and a risk of pelvic organ prolapse: a preliminary study, Ginekol. Pol. 78 (11) (2007) 852–855.

[66] A.M. Rodrigues, M.J. Girão, I.D. da Silva, M.G. Sartori, F. Martins K de, A. Castro R de, COL1A1 Sp1-binding site polymorphism as a risk factor for genital prolapse, Int. Urogynecol. J. Pelvic Floor Dysfunct. 19 (11) (2008) 1471–1475.

[67] B. Feiner, F. Fares, N. Azam, R. Auslender, M. David, Y. Abramov, Does COL1A1 SP1-binding site polymorphism predispose women to pelvic organ prolapse? Int. Urogynecol. J.

20 (2009) 1061–1065.

[68] M.M. Ferrari, G. Rossi, M.L. Biondi, P. Vigano, C. Dell'Utri, M. Meschia, Type I collagen and matrix metalloproteinase 1, 3 and 9 gene polymorphisms in the predisposition to pelvic organ prolapse, Arch. Gynecol. Obstet. 285 (2012) 1581–1586.

[69] M.J. Jeon, S.M. Chung, J.R. Choi, H.J. Jung, S.K. Kim, S.W. Bai, The relationship between COL3A1 exon 31 polymorphism and pelvic organ prolapse, J. Urol. 181 (3) (2009) 1213–1216.

[70] K. Martins, Z.I.K. de Jarmy-DiBella, A. Fonseca, et al., Evaluation of demographic, clinical characteristics, and genetic polymorphism as risk factors for pelvic organ prolapse in Brazilian women, Neurourol. Urodyn. 30 (7) (2011) 1325–1328.

[71] H.Y. Chen, Y.W. Chung, W.Y. Lin, J.C. Wang, F.J. Tsai, C.H. Tsai, Collagen type 3 alpha 1 polymorphism and risk of pelvic organ prolapse, Int. J. Gynaecol. Obstet. 103 (1) (2008) 55–58.

[72] S.L. Lince, L.C. van Kempen, J.R. Djikstra, J. IntHout, M.E. Vierhout, K.B. Kluivers, Collagen type III alpha 1 polymorphism (rs1800255, COL3A1 2209G>a) assessed with high-resolution melting analysis is not associated with pelvic organ prolapse in the Dutch population, Int. Urogynecol. J. 25 (2014) 1237–1242.

[73] M.B. Khadzhieva, S.V. Kamoeva, A.G. Chumachenko, et al., Fibulin-5 (FBLN5) gene polymorphism is associated with pelvic organ prolapse, Maturitas 78 (2014) 287–292.

[74] G. Ferrell, M. Lu, P. Stoddard, et al., A single nucleotide polymorphism in the promoter of the LOXL1 gene and its relationship to pelvic organ prolapse and preterm premature rupture of membranes, Reprod. Sci. 16 (5) (2009) 438–446.

[75] J.M. Wu, A.G. Visco, E.A. Grass, et al., Comprehensive analysis of LAMC1 genetic variants in advanced pelvic organ prolapse, Am. J. Obstet. Gynecol. 206 (2012) 447e1–447e6.

[76] C. Chen, L.D. Hill, C.M. Schubert, J.F. Strauss 3rd., C.A. Matthews, Is laminin gamma-1 a candidate gene for advanced pelvic organ prolapse? Am. J. Obstet. Gynecol. 202 (5) (2010) 505e1–505e5.

[77] R. Neupane, Z. Sadeghi, R. Fu, S.A. Hagstrom, C.K. Moore, F. Daneshgari, Mutation screen of LOXL1 in patients with female pelvic organ prolapse, Female Pelvic Med. Reconstr. Surg. 20 (6) (2014) 316–321.

[78] H.Y. Chen, W.Y. Lin, Y.H. Chen, W.C. Chen, F.J. Tsai, C.H. Tsai, Matrix metalloproteinase-9 polymorphism and risk of pelvic organ prolapse in Taiwanese women, Eur. J. Obstet. Gynecol. Reprod. Biol. 149 (2) (2010) 222–224.

[79] P. Skorupski, P. Miotła, K. Jankiewicz, T. Rechberger, MMP-1 and MMP-3 gene encoding polymorphism and the risk of the development of pelvic organ prolapse and stress urinary incontinence, Ginekol. Pol. 81 (8) (2010) 594–599.

[80] J.M.J. Wu, A.G.A. Visco, E.A.E. Grass, et al., Matrix metalloproteinase-9 polymorphisms and the risk of pelvic organ prolapse, Obstet. Gynecol. 120 (2012) 587–593.

[81] A. Romero, M. Jamison, Are single nucleotide polymorphisms associated with pelvic organ prolapse? J. Pelvic Med. Surg. 14 (2008) 37–43.

[82] N. Risch, K. Merikangas, The future of genetic studies of complex human diseases, Science 273 (1996) 1516–1517.

[83] B.J. Traynor, The era of genomic epidemiology, Neuroepidemiology 33 (2009) 276–279.

[84] K. Allen Brady, L. Cannon-Albright, J.M. Farnham, et al., Identification of six loci associated with pelvic organ prolapse using genome-wide association analysis, Obstet. Gynecol. 118 (6) (2011) 1345–1353.

[85] H.C. Dietz, G.R. Cutting, R.E. Pyeritz, et al., Marfan syndrome caused by a recurrent de novo missense mutation in the fibrillin gene, Nature 352 (6333) (1991) 337–339.

[86] R.W. Jeremy, H.Huang, J.Hwa, H.McCarron, C.F.Hughes, J.G. Richards, Relation between age, arterial distensibility, and aortic dilatation in the Marfan syndrome, Am. J. Cardiol. 74 (4) (1994) 369–373.

[87] G. Jondeau, P. Boutouyrie, P. Lacolley, et al., Central pulse pressure is a major determinant of ascending aorta dilation in Marfan syndrome, Circulation 99 (20) (1999) 2677–2678.

[88] G. Teixido-Tura, A. Redheuil, J. Rodrı´guez-Palomares, et al., Aortic biomechanics by magnetic resonance: early markers of aortic disease in Marfan syndrome regardless of aortic dilatation? Int. J. Cardiol. 171 (1) (2014) 56–61.

[89] D.J. Brull, L.J. Murray, C.A. Boreham, et al., Effect of a COL1A1 Sp1 binding site polymorphism on arterial pulse wave velocity: an index of compliance, Hypertension 38 (3) (2001) 444–448.

[90] A. Superti-Furga, E. Gugler, R. Gitzelmann, B. Steinman, Ehlers-Danlos syndrome type IV: a multiexon deletion in one of the two COL3A1 alleles affecting structures, stability, and processing of type III pro-collagen, J. Biol. Chem. 263 (2008) 6226–6232.

[91] C. Flagothier, V. Goffin, T. Hermanns-Lê, G.E. Piérard, P. Quatresooz, A four-generation Ehlers-Danlos syndrome with vascular dissections. Skin ultrastructure and biomechanical properties, J. Med. Eng. Technol. 31 (3) (2007) 175–180.

[92] S. Annunen, P. Paassilta, J. Lohiniva, et al., An allele of COL9A2 associated with intervertebral disc disease, Science 285 (5426) (1999) 409–412.

[93] D.M. Aladin, K.M. Cheung, D. Chan, et al., Expression of the Trp2 allele of COL9A2 is associated with alterations in the mechanical properties of human intervertebral discs, Spine (Phila Pa 1976) 32 (25) (2007) 2820–2826.

[94] Y. Muragaki, T. Kimura, Y. Ninomiya, B.R. Olsen, The complete primary structure of two distinct forms of human alpha 1 (IX) collagen chains, Eur. J. Biochem. 192 (1990) 703–708.

[95] B.P. Foster, C.I. Morse, G.L. Onambele, A.G. Williams, Human COL5A1 rs12722 gene polymorphism and tendon properties in vivo in an asymptomatic population, Eur. J. Appl. Physiol. 114 (7) (2014) 1393–1402.

[96] B.P. Foster, C.I. Morse, G.L. Onambele, A.G. Williams, Variants within the MMP3 gene and patellar tendon properties in vivo in an asymptomatic population, Eur. J. Appl. Physiol. 114 (12) (2014) 2625–2634.

第 10 章 妊娠和分娩对盆底生物力学的影响

10.1 妊娠对盆底生物力学的影响

健康成年人通常不会发生骨盆形态学的较大改变，而妊娠却是改变骨盆形态学的重要原因。因此，如何阐明妊娠导致的盆底各个组成结构机械性能的改变，有赖于科学合理的生物力学研究设计和建立可靠的阴道分娩模型。对妊娠妇女的研究是困难的，受限于伦理道德，因此采用动物模型和计算机模拟进行生物力学研究对于我们理解妊娠和分娩对盆底的影响是非常宝贵和重要的。

人类直立行走导致骨盆成为重要的承重和支撑结构，直立姿势将体重通过骶髂关节从脊柱转移到骨盆—髋关节—下肢[1]。妊娠期重心前移，机械轴位于股骨头前方，骨盆代偿性后倾[2]。除了妊娠期发生的上述及其他解剖学改变外，妊娠期激素环境的改变也会影响肌肉骨骼系统，导致骨盆和脊柱韧带的硬度降低[3]。上述变化，再加上妊娠子宫重量增加，致腰椎过度前凸。腰椎过度前凸在静态姿势和腹压动态增加时会降低盆底骨骼肌的收缩力[4]。

松弛素是妊娠期女性体内重要的一种激素，隶属于多肽类激素胰岛素家族，作用于韧带和盆腔结缔组织。妊娠期松弛素激增，通过内源性蛋白酶——金属蛋白酶的上调导致胶原蛋白降解[3, 5–7]。对啮齿类动物模型的研究表明，妊娠期大鼠耻骨联合中，胶原蛋白分解与松弛素水平的峰值一致，妊娠后半期松弛素水平达峰值[8, 9]。松弛素降低妊娠晚期小鼠宫颈中胶原纤维的含量并改变其组织结构[10]。尽管人类松弛素的血清水平明显低于啮齿类动物，但妊娠期人类宫颈硬度也会发生类似的降低[11]。

在人类和动物阴道组织中也已发现松弛素受体，妊娠期阴道组织经历了显著的改变[12, 13]。阴道皮下组织的纤维肌层主要由胶原蛋白和弹性蛋白组成，平滑肌为纤维肌层主要肌肉成分。与宫颈在妊娠期的改变相似，妊娠期阴道结缔组织及支持结构也发生了生化和结构变化[1, 13–16]。相比较对照组，应用抗松弛素抗体阻断内源性松弛素的妊娠期大鼠阴道的重量、长度和直径未增加[17]。在最近的一项研究中，与非妊娠期对照组相比，妊娠期绵羊阴道纤维肌层中胶原蛋白减少，弹性蛋白增加[18]。小鼠模型的研究结果也显示，妊娠期弹性蛋白转录上调[19]。与动物模型研究的结果一样，在妊娠相关激素环境下人类阴道细胞外基质生化变化显著[13]。除了细胞外基质的改变外，大鼠模型中妊娠也可导致阴道平滑肌的改变[14]。非妊娠期合成型平滑肌细胞分泌基质而无收缩力，收缩型平滑肌细胞则具有收缩功能。妊娠期大鼠阴道内的平滑肌细胞表型从收缩型转化为合成型，可能导致胶原蛋白、弹性蛋白和蛋白聚糖等细胞外基质成分的产量增加。

10.2 妊娠引起的阴道生物力学特性改变

上文总结的阴道细胞外基质和平滑肌成分的生化改变和结构重塑是阴道被动和主动生物力学特性在准备分娩时发生显著变化的原因[20]。在临床检查中，阴道力学特性的变化是很明显的，与非妊娠期对照组相比，妊娠期女性的阴道松弛度增加，前后腔室向远端进行性延展[13, 16, 21]。

大鼠阴道在组织学层面及顶端和阴道旁支持组织结构方面与人类阴道相似[22]。在大鼠模型中进行的体外和体内试验一致性证明，妊娠期阴道支持组织复合体硬度降低，阴道扩张性增加[15, 20, 23]。大多数体外生物力学研究采用沿阴道纵轴的单轴载荷拉伸试验，模拟阴道支持组织复合体向下扩张。描述阴道被动机械性能的主要参数由载荷 - 伸长率曲线和应力 - 应变曲线确定，其中包括正切弹性模量（切线模量）、极限拉伸强度、极限拉伸应变和应变能量密度。与非妊娠期对照组相比，妊娠动物的正切弹性模量显著降低，极限应变显著升高[20, 23]。在小鼠和绵羊模型中进行的研究也获得了类似的结果[18, 24]。与体外试验结果一致，在大鼠模型中进行的体内研究表明，与非妊娠期对照组相比，妊娠期阴道扩张性显著增加[15]。

与阴道扩张性结果一致相反，关于妊娠对阴道拉伸强度影响的数据需要在具体实验测试和计算方法的框架内进行解释。利用纵向（即平行阴道长轴）的单轴载荷拉伸试验，通过极限拉力或极限应力表示拉伸强度（力除以初始横截面积），研究结果发现妊娠期阴道拉伸强度降低[20, 23]。然而在阴道横轴（即垂直阴道长轴方向）进行相同试验，拉伸强度用柯西应力（Cauchy stress，力除以形变横截面积），结果发现妊娠期动物阴道组织拉伸强度高于非妊娠期对照组[25]。

除了被动机械性能的变化外，妊娠期阴道肌层收缩力也会降低[20]，这一变化与妊娠期收缩型平滑肌向合成型平滑肌表型的转变相一致[14]。综上所述，上述发现阐述了一种重要的母体适应性变化，阴道顺应性增加有助于胎儿分娩，同时将分娩时作用于阴道的压力降至最低。

10.3 妊娠对盆底肌生物力学特性的影响

盆底横纹肌（pelvic floor striated

muscles，PFM）包括尾骨肌和肛提肌复合体，肛提肌包括髂骨尾骨肌、耻骨尾骨肌和耻骨直肠肌。盆底横纹肌为盆底正常功能的实现提供完整的结构支持。阴道分娩对上述肌肉的损伤似乎在盆底功能障碍疾病的发病机制中扮演重要角色。如上所述，盆腔器官在妊娠期发生了显著的生物力学和生物化学变化，可以合理预期妊娠也会引起盆底横纹肌的实质性改变。

文献报道采用肛提肌裂孔成像评估妊娠期盆底横纹肌变化发现，与非妊娠期对照组相比，女性在第一次妊娠分娩后静息状态和屏气状态下肛提肌裂孔面积增加[26, 27]。最新的一项研究显示，妊娠晚期静止期肛提肌裂孔面积较大与第二产程较短和自然阴道分娩成功相关[28]；然而，屏气状态下肛提肌裂孔面积与分娩结局无关[28]。作者认为，与分娩结局显著相关的参数，如肛提肌裂孔横径与骨性骨盆直接相关，与骨性骨盆尺寸关系较弱的盆底横纹肌参数，如肛提肌裂孔前后径则与分娩结局无关。此外，肛提肌裂孔大小所反映的盆底横纹肌结构和功能信息有限。首先，测量肛提肌裂孔时仅测量肛提肌复合体的内侧缘；第二，屏气时肛提肌裂孔面积远远小于分娩胎儿所需的面积[29]；第三，肛提肌裂孔面积与盆底横纹肌收缩的强度和耐力无关[30]。因此，关于肛提肌裂孔面积的研究结果严重限制我们理解妊娠对盆底横纹肌结构的影响。

在我们实验室最近进行的一项研究中，我们首次证明在大鼠模型中，妊娠诱导盆底横纹肌内在结构发生独特的适应性改变[31]。我们发现，在妊娠状态下，盆底横纹肌通过串联肌节延长肌纤维长度，从而增加其延展性。肌肉损伤主要由分娩期肌节过度应力 / 张力引起[32, 33]，肌纤维长度增加，将机械应变分布到更多的肌节上，可能防止分娩期肌节过度应力导致的肌肉损伤。明确妊娠对盆底横纹肌生物力学影响的重要性包括两个方面：①提高我们对分娩期盆底横纹肌损伤发病机制的理解；②明确无盆底横纹肌分娩损伤女性与盆底横纹肌分娩损伤女性的差异因素。

10.4　阴道分娩对盆底生物力学的影响

阴道分娩是盆底功能障碍发病最大的流行病学风险因素[34-36]。尽管剖宫产不能完全保护盆底免受妊娠的不良影响，但目前公布的数据清楚地表明，与单纯妊娠相比，分娩方式增加盆底功能障碍的发病风险[37-41]。研究数据表明，未临产剖宫产分娩和进入第二产程后剖宫产分娩女性的盆腔器官脱垂发病率并没有差异，但均低于阴道分娩女性发病率[37]。尽管阴道分娩女性盆底功能障碍发病率高，但对盆底支持结构的病理改变及导致其功能障碍机制的深入研究尚未见报道。明确分娩对盆底生物力学的影响对于理解产后盆底功能障碍的病理生理学非常重要。如上所述，机械因素将阴道分娩和盆底功能障碍发病机制联系起来。

从上述研究和其他类似研究中可

以明显看出，妊娠期盆底组织发生了显著的生化改变。这些因妊娠诱导的适应性改变反过来对分娩期盆底主要支持结构的机械功能产生深远的影响。妊娠对盆底组织的主要生物力学影响表现为盆底组织硬度显著降低，并转向黏弹性特点[25]。这些改变使盆底组织具有更好的扩张性，更能耐受横截面方向施加的更高应力，促进胎儿的分娩，同时防止产妇分娩损伤。人体研究证明，阴道弹性蛋白酶活性较高与无并发症的自然阴道分娩之间存在相关性，即自然阴道分娩反过来保护女性免受阴道手术助产相关的盆底损伤[13]。在各种模型中进行的离体动物试验研究表明，自然阴道分娩后阴道及其支持结构的机械功能能够完全恢复[18, 20, 23, 42]。此外，绵羊阴道生物力学研究结果显示存在明显的马林斯效应（Mullins effect），即组织的机械响应取决于先前施加的最大载荷。组织在初始载荷后机械响应依赖于先前获得的最大应力，其特征是妊娠期阴道组织应变增加[18]。在整个分娩过程中，盆底组织在子宫收缩时承受载荷，随后子宫收缩之间载荷“卸载”。因此，这些材料特性成为理解阴道分娩时盆底组织力学功能的重要因素。

多个采用纵向载荷拉伸试验的研究表明，盆底组织在妊娠期发生硬度和抗拉强度显著降低的适应性效应，因此组织在载荷增加的时候更容易损伤。因此，阴道分娩过程产生的局部载荷很容易超过因妊娠而发生适应性改变的盆底组织的承载能力，从而导致与分娩相关的创伤。此外，承受机械应力和应变的阴道组织中，胶原酶活性上调，蛋白水解酶活性与应变大小成比例改变[43]。因此，当分娩期承受大量应力和应变时，细胞外基质代谢会进一步向降解方向转变。小鼠模型的研究表明，除了胶原降解外，机械载荷的增加在阴道弹性蛋白亚型转换中起着重要作用[19]。有趣的是，在妊娠动物中，随着阴道弹性蛋白酶的激活，纤维蛋白5和弹性蛋白原表达增加，这两种蛋白是产生成熟弹性蛋白所必需的。这些数据表明，弹性蛋白纤维的重组可能在分娩后阴道机械功能恢复中起着重要作用[44]。分娩期对阴道施加过多的机械载荷可能会改变弹性蛋白酶的蛋白水解活性和组织恢复所需的合成及组装之间的平衡，为随后的盆腔器官脱垂奠定基础。

与体外研究结果不同的是，大鼠模型中进行的体内实验表明，自然阴道分娩导致产后机械性能的持续改变[15]。这种差异背后的可能原因是体内试验实现了更复杂的组织载荷，包括横向和纵向载荷。其次，体内试验能够评估分娩对阴道和所有支持和维持阴道结构组织的整体影响，这种整体影响是不能通过体外试验获得的。从动物模型的试验中我们发现，通过模拟分娩损伤时阴道组织承受较大的应力和应变，体外试验研究结果显示产后生化和生物力学参数不能完全恢复[45, 46]。综上所述，这些持续的不利变化提示了盆底功能障碍潜在的发病机制线索，将巨大胎儿、第二产程延长、阴道手术助产、分娩损伤等临床风险因素与随后的盆底功能障碍联系起来[38, 47]。

10.5　阴道分娩对盆底肌肉的影响

阴道分娩时盆底横纹肌损伤在PFD发病机制中扮演重要角色。最近的一项研究强调了分娩对盆底横纹肌功能的长期负面影响，而这种负面影响可以在阴道分娩结束后持续十年之久[48]。自然阴道分娩后肛提肌复合体缺陷是普遍存在的。通过影像学检查可以观察到1/3的女性存在肛提肌复合体缺陷，而产钳助产[49]的女性该比例达60%。此外，与完整的盆底横纹肌相比，影像学检查盆底横纹肌异常的女性发生PFD的风险显著增加[35]。大量研究表明，阴道分娩对盆底横纹肌的要求超过了盆底横纹肌的生理极限[50–52]。在妊娠结束时，女性最大屏气时达到的肛提肌裂孔面积比阴道分娩时胎儿头部所需的横截面积小4~5倍[28]。为了达到阴道分娩所需的横截面积，估计盆底横纹肌承受的最高应变高达300%[50, 51, 53]。这种剧烈的应变会导致影像学检查可见的盆底横纹肌异常，包括宏观创伤（撕脱伤）和镜下过度膨胀导致的不可逆创伤[54–56]。上述结论与肢体横纹肌的力学研究结果一致，即应变的大小决定了肌肉损伤的程度[33, 57, 58]。

由于直接研究盆底横纹肌面临明显的伦理限制等困难，因此大多数研究都采用计算机模型来探索阴道分娩的机制及其对盆底横纹肌的影响（见第22章）。越来越多的文献通过计算机模型来探索分娩力学，极大地提高了我们对阴道分娩对盆底横纹肌影响的认识。不幸的是，现有模型受限于缺乏可用的实验数据来描述非妊娠期和妊娠期盆底横纹肌的材料特性及模型验证。本构模型建模研究强调了材料特性的重要性。该研究表明，分娩期不同的肌肉硬度对分娩期盆底横纹肌的力学行为有深刻的影响[59]。最新的模型将材料特性归因于盆底横纹肌——各向异性和超黏弹性行为[25, 66]。与临床结果相一致，模型预测最靠近肛提肌裂孔的盆底横纹肌在分娩过程中承受最大的应力和应变。具体而言，耻骨尾骨肌附着点或肌肉附着耻骨部位的结缔组织处承受最大应力和应变[66]。

盆底横纹肌是一种复合材料，由收缩肌纤维及嵌入肌纤维间的网格状结缔组织构成[60]。研究发现，模型中盆底横纹肌肌纤维的激活来对抗外来应力，导致盆底组织承受更高的应力[61]。虽然肌纤维负责肌肉的动态力学，骨骼肌细胞外基质承担肌肉大部分的被动载荷。因此，骨骼肌硬度主要反映细胞外基质特性[60]。人们对阴道结缔组织及其支持结构进行了大量研究[62–65]。然而迄今为止，对盆底横纹肌及细胞外基质的被动力学性能还没有明确的认识。此外，这些肌肉复杂的解剖结构和MRI技术的限制阻碍了对单个肌肉边界和肌束走行方向的准确识别。妊娠引起的组织生物力学变化的定量数据对于发展能够准确反映阴道分娩对女性盆底主要组成成分影响的模型至关重要。

10.6 结论

妊娠导致盆底结缔组织、平滑肌和骨骼肌生化和生物力学特性发生了显著变化，具体表现：①妊娠导致盆底组织的适应性机械性能改变似乎有助于胎儿的分娩，同时防止产妇分娩损伤；②计算机模型必须考虑组织生物力学特性的变化，以准确预测盆底结构对妊娠和分娩相关应力和应变的反应；③阴道分娩导致的不稳定变化需要在组织学水平确认，以建立分娩与盆底支持结构功能障碍之间的机械联系；④需要阐述妊娠诱导适应性改变的机制，以便制定预防和治疗策略，最大限度地减少与阴道分娩相关疾病的发病率。

（万里、苗娅莉译，
赵志伟、苗娅莉校）

参考文献

[1] E.H. Sze, G.B. Sherard 3rd., J.M. Dolezal, Pregnancy, labor, delivery, and pelvic organ prolapse, Obstet. Gynecol. 100 (5 Pt 1) (2002) 981–986.

[2] J.C. Le Huec, et al., Equilibrium of the human body and the gravity line: the basics, Eur. Spine J. 20 (Suppl. 5) (2011) 558–563.

[3] C.S. Samuel, J.P. Coghlan, J.F. Bateman, Effects of relaxin, pregnancy and parturition on collagen metabolism in the rat pubic symphysis, J. Endocrinol. 159 (1) (1998) 117–125.

[4] A.C. Capson, J. Nashed, L. McLean, The role of lumbopelvic posture in pelvic floor muscle activation in continent women, J. Electromyogr. Kinesiol. 21 (1) (2011) 166–177.

[5] E.N. Unemori, et al., Relaxin induces an extracellular matrix-degrading phenotype in human lung fibroblasts in vitro and inhibits lung fibrosis in a murine model in vivo, J. Clin. Invest. 98 (12) (1996) 2739–2745.

[6] S.Palejwala, et al., Relaxin positively regulatesm atrixmetalloproteinase expressioninhumanlower uterine segment fibroblasts using a tyrosine kinase signaling pathway, Endocrinology 142 (8) (2001) 3405–3413.

[7] C.K. Too, G.D. Bryant-Greenwood, F.C. Greenwood, Relaxin increases the release of plasminogen activator, collagenase, and proteoglycanase from rat granulosa cells in vitro, Endocrinology 115 (3) (1984) 1043–1050.

[8] O.D. Sherwood, V.E. Crnekovic, Development of a homologous radioimmunoassay for rat relaxin, Endocrinology 104 (4) (1979) 893–897.

[9] O.D. Sherwood, et al., Radioimmunoassay of relaxin throughout pregnancy and during parturition in the rat, Endocrinology 107 (3) (1980) 691–698.

[10] Y.M. Soh, et al., Relaxin regulates hyaluronan synthesis and aquaporins in the cervix of late pregnant mice, Endocrinology 153 (12) (2012) 6054–6064.

[11] O.D. Sherwood, Relaxin's physiological roles and other diverse actions, Endocr. Rev. 25 (2) (2004) 205–234.

[12] M.A. Harvey, S.L. Johnston, G.A. Davies, Mid-trimester serum relaxin concentrations and postpartum pelvic floor dysfunction, Acta Obstet. Gynecol. Scand. 87 (12) (2008) 1315–1321.

[13] S.S. Oliphant, et al., Maternal adaptations in preparation for parturition predict uncomplicated spontaneous delivery outcome, Am. J. Obstet. Gynecol. 211 (6) (2014) 630.e1–630.e7.

[14] J.A. Daucher, et al., Adaptations of the rat vagina in pregnancy to accommodate delivery, Obstet. Gynecol. 109 (1) (2007) 128–135.

[15] M. Alperin, et al., Pregnancy-and delivery-

induced biomechanical changes in rat vagina persist postpartum, Int. Urogynecol. J. 21 (9) (2010) 1169–1174.
[16] A.L. O'Boyle, et al., Pelvic organ support in pregnancy and postpartum, Int. Urogynecol. J. Pelvic Floor Dysfunct. 16 (1) (2005) 69–72, discussion 72.
[17] S. Zhao, O.D. Sherwood, Monoclonal antibodies specific for rat relaxin. X. Endogenous relaxin induces changes in the histological characteristics of the rat vagina during the second half of pregnancy, Endocrinology 139 (11) (1998) 4726–4734.
[18] D. Ulrich, et al., Influence of reproductive status on tissue composition and biomechanical properties of ovine vagina, PLoS ONE 9 (4) (2014) e93172.
[19] D.D. Rahn, J.F. Acevedo, R.A. Word, Effect of vaginal distention on elastic fiber synthesis and matrix degradation in the vaginal wall: potential role in the pathogenesis of pelvic organ prolapse, Am. J. Physiol. Regul. Integr. Comp. Physiol. 295 (4) (2008) R1351–R1358.
[20] A. Feola, et al., Impact of pregnancy and vaginal delivery on the passive and active mechanics of the rat vagina, Ann. Biomed. Eng. 39 (1) (2011) 549–558.
[21] H.P. Dietz, A.B. Steensma, Which women are most affected by delivery-related changes in pelvic organ mobility? Eur. J. Obstet. Gynecol. Reprod. Biol. 111 (1) (2003) 15–18.
[22] P.A. Moalli, et al., A rat model to study the structural properties of the vagina and its supportive tissues, Am. J. Obstet. Gynecol. 192 (1) (2005) 80–88.
[23] J.L. Lowder, et al., Biomechanical adaptations of the rat vagina and supportive tissues in pregnancy to accommodate delivery, Obstet. Gynecol. 109 (1) (2007) 136–143.
[24] X. Liu, et al., Failure of elastic fiber homeostasis leads to pelvic floor disorders, Am. J. Pathol. 168 (2) (2006) 519–528.
[25] D. Jing, Experimental and Theoretical Biomechanical Analyses of the Second Stage of Labor, Department of Bioengineering, University of Michigan, Ann Arbor, MI, 2010.
[26] K.L. Shek, J. Kruger, H.P. Dietz, The effect of pregnancy on hiatal dimensions and urethral mobility: an observational study, Int. Urogynecol. J. 23 (11) (2012) 1561–1567.
[27] J. Staer-Jensen, et al., Ultrasonographic evaluation of pelvic organ support during pregnancy, Obstet. Gynecol. 122 (2 Pt 1) (2013) 329–336.
[28] F. Siafarikas, et al., Levator hiatus dimensions in late pregnancy and the process of labor: a 3-and 4-dimensional transperineal ultrasound study, Am. J. Obstet. Gynecol. 210 (5) (2014) 484.e1–484.e7.
[29] V. Lanzarone, H.P. Dietz, Three-dimensional ultrasound imaging of the levator hiatus in late pregnancy and associations with delivery outcomes, Aust. N. Z. J. Obstet. Gynaecol. 47 (3) (2007) 176–180.
[30] K. Bo, et al., Pelvic floor muscle variables and levator hiatus dimensions: a 3/4D transperineal ultrasound cross-sectional study on 300 nulliparous pregnant women, Int. Urogynecol. J. 25 (10) (2014) 1357–1361.
[31] M. Alperin, D.M. Lawley, M.C. Esparza, R.L. Lieber, Pregnancy induced adaptations in the intrinsic structure of rat pelvic floor muscles, Am. J. Obstet. Gynecol. 213 (2015) 191.e1–191.e7.
[32] R.L. Lieber, J. Friden, Muscle damage is not a function of muscle force but active muscle strain, J. Appl. Physiol. (1985) 74 (2) (1993) 520–526.
[33] G.L. Warren, et al., Mechanical factors in the initiation of eccentric contraction-induced injury in rat soleus muscle, J. Physiol. 464 (1993) 457–475.
[34] N.A. Clark, et al., Levator defects affect perineal position independently of prolapse status, Am. J. Obstet. Gynecol. 203 (6) (2010) 595.e17–595.e22.

[35] J.O.L. DeLancey, et al., Comparison of levator ani muscle defects and function in women with and without pelvic organ prolapse. Obstet. Gynecol. 109 (2 Pt 1) (2007) 295–302, http: //dx.doi.org/10.1097/01.AOG.0000250901.570 95.ba.

[36] J.A. Ashton-Miller, J.O. Delancey, On the biomechanics of vaginal birth and common sequelae, Annu. Rev. Biomed. Eng. 11 (2009) 163–176.

[37] V.L. Handa, et al., Pelvic floor disorders 5–10 years after vaginal or cesarean childbirth, Obstet. Gynecol. 118 (4) (2011) 777–784.

[38] L.M. Dolan, P. Hilton, Obstetric risk factors and pelvic floor dysfunction 20 years after first delivery, Int. Urogynecol. J. 21 (5) (2010) 535–544.

[39] C. Larsson, K. Kallen, E. Andolf, Cesarean section and risk of pelvic organ prolapse: a nested case–control study, Am. J. Obstet. Gynecol. 200 (3) (2009) 243.e1–243.e4.

[40] H.Y. Chin, et al., Postpartum urinary incontinence: a comparison of vaginal delivery, elective, and emergent cesarean section, Int. Urogynecol. J. Pelvic Floor Dysfunct. 17 (6) (2006) 631–635.

[41] V.L. Handa, et al., Progression and remission of pelvic organ prolapse: a longitudinal study of menopausal women, Am. J. Obstet. Gynecol. 190 (1) (2004) 27–32.

[42] D.D. Rahn, et al., Biomechanical properties of the vaginal wall: effect of pregnancy, elastic fiber deficiency, and pelvic organ prolapse, Am. J. Obstet. Gynecol. 198 (5) (2008) 590.e1–590.e6.

[43] C.M. Yang, et al., Mechanical strain induces collagenase-3 (MMP-13) expression in MC3T3-E1 osteoblastic cells, J. Biol. Chem. 279 (21) (2004) 22158–22165.

[44] P.G. Drewes, et al., Pelvic organ prolapse in fibulin-5 knockout mice: pregnancy-induced changes in elastic fiber homeostasis in mouse vagina, Am. J. Pathol. 170 (2) (2007) 578–589.

[45] M. Alperin, et al., Collagen scaffold: a treatment for simulated maternal birth injury in the rat model, Am. J. Obstet. Gynecol. 202 (6) (2010) 589.e1–589.e8.

[46] K.D. Sievert, et al., The effect of simulated birth trauma and/or ovariectomy on rodent continence mechanism. Part I: functional and structural change, J. Urol. 166 (1) (2001) 311–317.

[47] V.L. Handa, et al., Pelvic floor disorders after vaginal birth: effect of episiotomy, perineal laceration, and operative birth, Obstet. Gynecol. 119 (2 Pt 1) (2012) 233–239.

[48] H.U. Memon, V.L. Handa, Vaginal childbirth and pelvic floor disorders, Womens Health (Lond. Engl.) 9 (3) (2013) 265–277, quiz 276–277.

[49] R. Kearney, et al., Levator ani injury in primiparous women with forceps delivery for fetal distress, forceps for second stage arrest, and spontaneous delivery, Int. J. Gynaecol. Obstet. 111 (1) (2010) 19–22.

[50] K.C. Lien, et al., Levator ani muscle stretch induced by simulated vaginal birth, Obstet. Gynecol. 103 (1) (2004) 31–40.

[51] L. Hoyte, et al., Quantity and distribution of levator ani stretch during simulated vaginal childbirth, Am. J. Obstet. Gynecol. 199 (2) (2008) 198.e1–198.e5.

[52] L. Krofta, et al., Pubococcygeus-puborectalis trauma after forceps delivery: evaluation of the levator ani muscle with 3D/4D ultrasound, Int. Urogynecol. J. Pelvic Floor Dysfunct. 20 (10) (2009) 1175–1181.

[53] K. Svabik, K.L. Shek, H.P. Dietz, How much does the levator hiatus have to stretch during childbirth? BJOG 116 (12) (2009) 1657–1662.

[54] K.L. Shek, H.P. Dietz, Intrapartum risk factors for levator trauma, BJOG 117 (12) (2010) 1485–1492.

[55] H.P. Dietz, V. Lanzarone, Levator trauma after vaginal delivery, Obstet. Gynecol. 106 (4) (2005) 707–712.

[56] J. Cassado Garriga, et al., Tridimensional

sonographic anatomical changes on pelvic floor muscle according to the type of delivery, Int. Urogynecol. J. 22 (8) (2011) 1011–1018.

[57] J.A. Faulkner, S.V. Brooks, J.A. Opiteck, Injury to skeletal muscle fibers during contractions: conditions of occurrence and prevention, Phys. Ther. 73 (12) (1993) 911–921.

[58] R.L. Lieber, J. Friden, Mechanisms of muscle injury gleaned from animal models, Am. J. Phys. Med. Rehabil. 81 (11 Suppl.) (2002) S70–S79.

[59] M.P. Parente, et al., The influence of the material properties on the biomechanical behavior of the pelvic floor muscles during vaginal delivery, J. Biomech. 42 (9) (2009) 1301–1306.

[60] A.R. Gillies, R.L. Lieber, Structure and function of the skeletal muscle extracellular matrix, Muscle Nerve 44 (3) (2011) 318–331.

[61] M.P. Parente, et al., The influence of pelvic muscle activation during vaginal delivery, Obstet. Gynecol. 115 (4) (2010) 804–808.

[62] P.A. Norton, Pelvic floor disorders: the role of fascia and ligaments, Clin. Obstet. Gynecol. 36 (4) (1993) 926–938.

[63] E. Hirata, et al., Comparative histological study of levels 1–3 supportive tissues using pelvic floor semiserial sections from elderly nulliparous and multiparous women, J. Obstet. Gynaecol. Res. 37 (1) (2011) 13–23.

[64] B. Gabriel, et al., Uterosacral ligament in postmenopausal women with or without pelvic organ prolapse, Int. Urogynecol. J. 16 (6) (2005) 475–479.

[65] K. Yamamoto, et al., Decrease in elastin gene expression and protein synthesis in fibroblasts derived from cardinal ligaments of patients with prolapsus uteri, Cell Biol. Int. 21 (1997) 605–611.

[66] D. Jing, J.A. Ashton-Miller, J.O. DeLancey, A subject-specific anisotropic visco-hyperelastic finite element model of female pelvic floor stress and strain during the second stage of labor, J. Biomech. 45 (3) (2012) 455–460.

第 11 章　盆底生物力学环境

11.1　盆底生理功能

盆底骨骼肌（pelvic floor skeletal muscles，PFMs）由耻骨内脏肌（pubovisceral muscles），包括耻骨直肠肌（puborectalis）和耻骨尾骨肌（pubococcygeus muscles），髂骨尾骨肌（iliococcygeus）和尾骨肌（coccygeus muscles）组成[1]。在静止状态下，盆底骨骼肌处于肌紧张状态[2–5]。当姿势、运动和呼吸改变的时候，这种状态被阶段性肌肉活动取代[2–5]。尽管盆底骨骼肌中每一块肌肉均有不同的肌纤维走行方向，这种走行方向的差异表明每一块肌肉支配不同的动作，但这些肌肉只能整体收缩，并将盆底骨骼肌提升到盆腔更高的位置，从而提拉盆腔器官、缩小肛直肠角，使骶骨末端的尾骨弯曲[6–15]，同时也可收缩泌尿生殖裂孔，缩短裂孔前后径，缩小裂孔面积[16]，挤压阴道及尿道，拉紧阴道前壁，减轻筋膜的支撑应力[1, 3, 8, 17–22]（图 11–1）。盆底骨骼肌提升膀胱颈的程度似乎取决于伴随产生的腹内压[23]。在腹内压升高时，尽管盆底骨骼肌收缩，膀胱颈可能并不会抬高。盆底骨骼肌的紧张性收缩随着排尿开始而停止[2–5]。在与盆筋膜结合的平滑肌纤维中也可观察到类似的活动，平滑肌在储尿期收缩，并随着排尿而放松[21, 24]。

除了盆底骨骼肌收缩压迫尿道外，尿道固有结构也有利于控尿。尿道前壁和后壁相互紧贴，尿道黏膜呈纵向折叠，保持尿道密封状态[25]。在静止状态下，由 3 个因素以基本相同的比例来维持尿道闭合状态：横纹尿道括约肌、尿道黏膜和黏膜下血管床，以及尿道和尿道周围组织中的环形平滑肌和结缔组织[26]。随着膀胱容积的增加，环形尿道平滑肌、横纹尿道括约肌和盆底骨骼肌的活动性增加，以维持尿道闭合状态[27]。膀胱充盈时，尿道压力的增加大于膀胱压力的增加[28]。坐位和仰卧位时，尿道压力随着膀胱充盈而增加的模式是相同的；然而坐位时，最大尿道压力相对于膀胱压力并没有升高很多[28]。从平卧位到直立体位，最大尿道压力平均增加 23%[29]。

无论盆底骨骼肌是自主性收缩还是反射性收缩，横纹尿道括约肌均与盆底骨骼肌协同收缩[30–34]。文献报道，即使是在盆底骨骼肌薄弱或受损的女性中，也都具有尿道括约肌与盆底骨骼肌自主

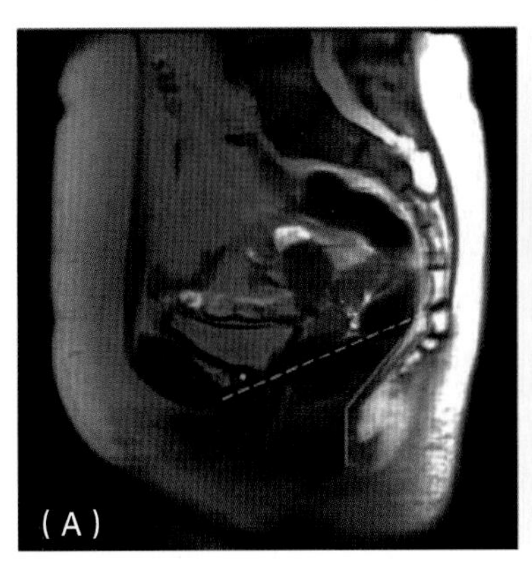

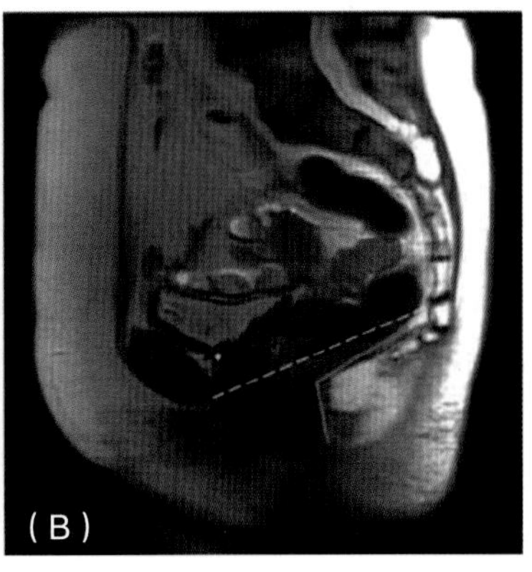

图 11-1　仰卧位女性骨盆正中矢状位图像。图 A 为盆底骨骼肌放松状态。图 B 为盆底骨骼肌最大收缩状态。黄色虚线：从耻骨联合下缘到骶尾关节前方，即耻尾线（pubococcygeal line，PCL）。注：与图 A 相比，图 B 中相对耻尾线尿道膀胱连接点（*）和肛直肠角（蓝色）更高。此外，肛直肠角（蓝色）变窄，尾骨弯曲（粉红色）增加。这些差异说明了盆底骨骼肌提升盆腔器官并将其向前拉动。

收缩同步的功能[34, 35]。

腹肌与盆底骨骼肌之间也存在协同关系[36-41]。研究表明，女性在未激活腹肌的情况下无法收缩盆底骨骼肌[38, 40, 42]。一直以来，腹肌收缩伴随盆底骨骼肌自动收缩，腹肌收缩的强度与盆底骨骼肌协同收缩正相关[36, 39, 41]。Sapsford 和 Hodges 报道在非洲尿自禁女性中，强烈的腹横肌收缩与盆底骨骼肌收缩在中断尿流和增加尿道压力方面具有相同的有效性[22, 40]。Madill 和 McLean[37] 也报道了通过测量盆底骨骼肌作用于阴道部位的压力，发现腹肌活动有助于增加阴道内压力。他们发现最初阴道内压力的升高主要由盆底骨骼肌产生，而在盆底骨骼肌最大自主收缩期的最后 30% 阶段，腹直肌、腹内斜肌和腹横肌参与产生压力（图 11-2）。然而，Bø 等[16] 发现，收缩腹横肌无助于缩小肛提肌裂孔面积。这一研究结果与上文 Sapsford 和 Hodges 的发现相结合证明，腹肌和尿道括约肌之间的协同作用可能比腹肌与盆底骨骼肌协同作用更强。

无论在腹肌自主收缩期或自动收缩期，均发现阴道内压力和盆底骨骼肌肌电活动增加先于腹内压升高和腹肌肌电活动，这一发现表明盆底骨骼肌收缩先于腹压的升高[42-48]。盆底骨骼肌预先牵拉使阴道前壁紧张，为腹压升高导致的腹部和盆腔器官下移做好了准备。盆底骨骼肌为对抗这种向下的位移，限制膀胱颈下降，通过阴道前壁挤压尿道[43, 45]。

腹压升高通过两种力开放尿道：其一为剪切力，由尿道前后壁不均匀分离而产生（当尿道后壁随着阴道移动时，尿道前壁受耻骨尿道韧带限制）；其二为排斥力，是升高的腹压推挤膀胱及其内容物的力量[49-51]。在盆底骨骼肌的辅助下，尿道外括约肌收缩可对抗上述力量[49]。咳嗽和向下屏气用力时，尿道压力和尿道括约肌肌电图振幅的增加证明了这一点[30-33, 43]。

盆底骨骼肌和尿道括约肌收缩的

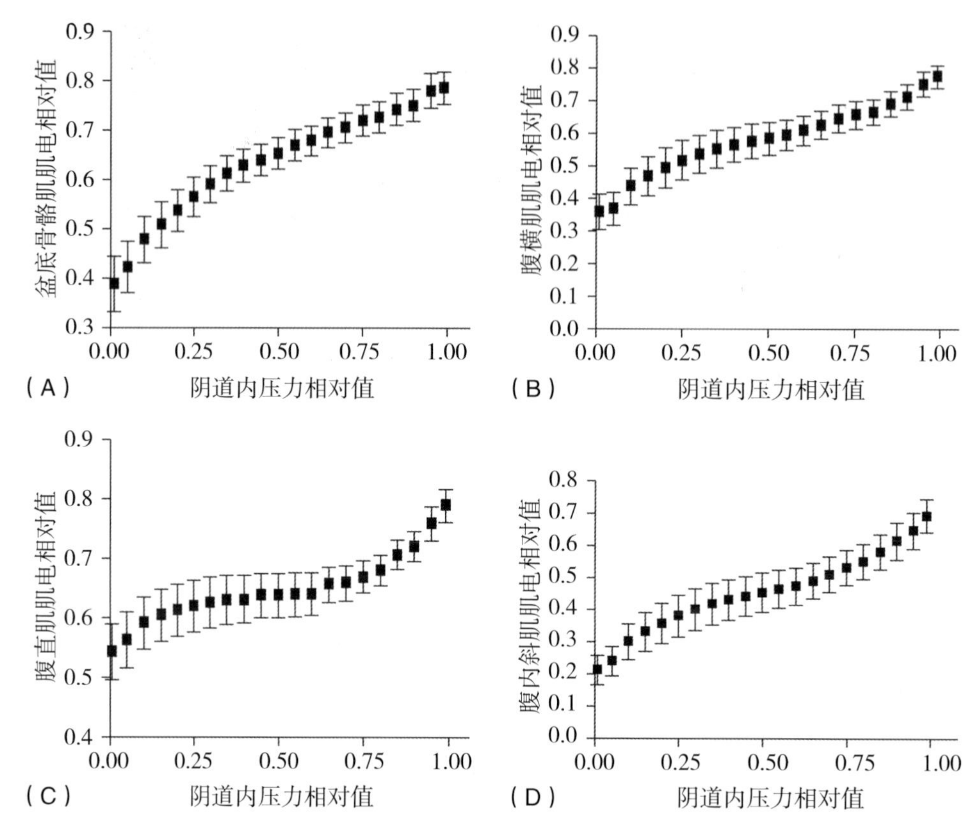

图 11-2 阴道内压力 - 盆底骨骼肌肌电曲线图。图 A 为盆底骨骼肌肌电与阴道内压力关系。图 B 为腹横肌肌电（transversus abdominus，TA）与阴道内压力关系。图 C 为腹直肌（rectus abdominus，RA）肌电与阴道内压力关系。图 D 为腹内斜肌（internal obliques, IO）肌电与阴道内压力关系。每条曲线显示阴道内压力每增加 5% 时肌肉激活的水平（最大肌电百分比）。图中黑色正方形表示肌电的平均百分比，上下横线表示 95% 置信区间。在任何情况下，肌电值都不会达到 100%。因为在压力达到最大值后，肌肉收缩继续增加。曲线陡升表明肌肉收缩促进压力升高，而曲线平坦表明肌肉收缩对压力产生的作用较小。（图片引自 S.J. Madill, L. McLean, Relationship between abdominal and pelvic floor muscle activation and intravaginal pressure during pelvic floor muscle contractions in healthy continent women, Neurourol. Urodyn. 25（7）（2006）722–730.）

时机对于预防尿失禁至关重要。咳嗽、腹部自主收缩和肢体运动都可使盆底骨骼肌预先收缩，以抵消相应的腹压升高[17, 42, 47, 48]。尿自禁女性，咳嗽伴随尿道压升高早于膀胱压升高约 240 毫秒[32, 52]。在没有盆底功能障碍的女性中，咳嗽的力度与相应肛门外括约肌收缩的肌电图振幅之间存在着很强的相关性[53]。

11.2 因与果：盆底生物力学损害与尿失禁和盆腔器官脱垂

11.2.1 压力性尿失禁

压力性尿失禁的发病原因尚不清楚，尽管有人认为其发病机制可能是盆底骨骼肌协同尿道横纹括约肌功能丧失导致无法充分抵抗腹压升高，这种功能丧失会因为筋膜支持能力缺失而加剧[9, 32, 43, 49, 54–56]。近端尿道、尿道外括约肌、盆底骨骼肌、盆腔筋膜、阴部神经和肛提肌神经损伤，以及反射性盆底骨骼肌和尿道括约肌活动的改变均与压力性尿失禁的发生有关[49, 57, 58]。DeLancey 等最新报道[59]，中年女性尿道闭合压降低（d=1.47）相较于尿道支持（$d \leqslant 0.50$）或盆底骨骼肌强度（$d \leqslant 0.60$）更能预测压力性尿失禁，且尿道闭合压是预测初产妇压力性尿失禁（d=0.91）的最强单一预测因素。同一研究小组的另一项研究发现，尿道闭合压和尿道支持共同占阴道分娩后压力性尿失禁风险的 41%[60]。

与尿自禁女性相比，压力性尿失禁患者结构尚存在一些差异，如尿道括约肌缩小、膀胱颈漏斗形成增加、尿道膀胱后角变大等[14]。盆底超声和 MRI 检查发现，压力性尿失禁患者的盆底骨骼肌更小、更薄，泌尿生殖裂孔更宽[62–69]。

文献报道，静息状态下压力性尿失禁患者的盆底骨骼肌与尿道括约肌活动存在差异。研究发现，压力性尿失禁患者在膀胱充盈测试和姿势改变时，盆底骨骼肌紧张性收缩活动会发生改变。在膀胱充盈测试时，压力性尿失禁患者尿道括约肌或盆底骨骼肌肌电图振幅未增加，而尿自禁女性则表现尿道括约肌或盆底骨骼肌肌电图振幅增加[28, 70]。同样，压力性尿失禁患者在有支撑和无支撑坐姿之间，盆底骨骼肌肌电活动的增加程度低于尿自禁女性[71]。相反，Smith 等发现[72]，与尿自禁女性相比，压力性尿失禁患者在静态站立位时呈现更大的姿势摇摆和更高的躯干和盆底骨骼肌肌电振幅。由于较高的躯干肌肉活动通常与僵硬的躯干和姿势摇摆减少有关[73]，这一发现表明，压力性尿失禁患者的盆底骨骼肌和腹肌协同功能可能受损。

研究者们使用测力仪检测静息状态下阴道内压，即张力。张力由盆底骨骼肌紧张性收缩和组织刚度 / 弹性共同产生。Morin 等[74]报告，绝经后压力性尿失禁女性阴道张力较低，无论是在静态或是在以恒定速度拉伸期间，均低于尿自禁女性。相反，DeLancey 等[60]发现，尿自禁初产妇与压力性尿失禁初产妇阴道张力没有明显差异；然而，与未产妇对照组相比，两组产妇的阴道张力均较低。上述研究中各组之间的差异可能与年龄相关。在年轻女性中，张力的差异似乎更多的是与妊娠和分娩相关，并不与是否尿失禁有关；而在绝经后女性中，张力的差异似乎更多的是与是否尿失禁有关。

在盆底骨骼肌自主收缩期间，与尿自禁对照组相比，压力性尿失禁患者的尿道外括约肌活动减少或缺失[35, 75, 76]。压力性尿失禁患者，通过自主收缩盆底骨骼肌产生尿道压力的能力也下降了[77]，且盆底骨骼肌收缩时尿道抬高程度较小[78, 79]。

关于压力性尿失禁患者盆底骨骼肌自主收缩能力是否受损，文献报道存在分歧。一些作者发现，相较于尿自禁女性，压力性尿失禁患者在尝试最大程度盆底骨骼肌自主收缩时，其盆底骨骼肌肌电图振幅较低，阴道内压力或阴道收缩力较小[67, 77–82]。而其他一些作者报告，压力性尿失禁患者和尿自禁女性在盆底骨骼肌最大自主收缩能力方面没有差异[59, 60, 72, 83–86]。有趣的是，两项研究发现，压力性尿失禁患者和尿自禁女性尽管在盆底骨骼肌最大自主收缩力方面没有差异，但是压力性尿失禁患者快速收缩的能力较低。这表明压力性尿失禁患者受损害最严重的可能是快肌纤维，仅仅测量最大压力、最大收缩力，肌电图振幅不足以比较压力性尿失禁患者和尿自禁女性盆底骨骼肌的功能[85, 86]。

与尿自禁女性相比，虽然压力性尿失禁患者在自主收缩盆底骨骼肌同时也会呈现协同性腹肌收缩，但腹肌肌电图激活的水平较低且腹壁肌肉激活的模式不同[82, 83]。如图 11–3 所示，与尿自禁女性相比，当阴道内压力开始升高时，压力性尿失禁患者的腹肌激活水平更高，且腹肌对阴道内压力的作用更小。这些发现可能表明，腹肌激活模式的改变可能在压力性尿失禁的发生中扮演一定角色，也可能是压力性尿失禁患者尽力避免激活腹肌，以免腹压升高导致漏尿。

研究发现，压力性尿失禁患者盆底骨骼肌自主收缩可被中断。压力性尿失禁患者根据咳嗽强度不同来调节盆底骨骼肌收缩力的能力减弱[87]。尿道压力升高减少并延迟[52, 88–90]，盆底骨骼肌肌电活动的升高也延迟[53, 91]。与盆底骨骼肌肌电峰值时间相比，压力性尿失禁患者阴道内压力峰值时间也出现延迟[84]。这项研究还发现，压力性尿失禁患者产生阴道内压力的速度较慢，且在阴道内压力开始升高时，盆底骨骼肌肌电值更高。这些发现表明，咳嗽期间漏尿可能是多种缺陷共同导致的结果，包括盆底骨骼肌激活延迟和力量传递中断。

在 Valsalva 和咳嗽期间，与尿自禁女性相比，压力性尿失禁患者尿道外括约肌活动减少或缺失[92]。在压力性尿失禁患者中，最大尿道闭合压随着重复咳嗽而降低，而尿自禁女性最大尿道闭合压并不会随着重复咳嗽而改变，这表明尿道括约肌 / 或盆底骨骼肌疲劳可能与压力性尿失禁发病有关。研究发现，相较于尿自禁女性，压力性尿失禁患者在咳嗽时膀胱颈活动度增大[55]，尿自禁女性咳嗽时肛门直肠交界处向腹侧移动，而压力性尿失禁患者肛直肠交界处向背侧移动[93]。相反，Bø 等[94]发现，7 名患有压力性尿失禁的未产妇在咳嗽时表现出与尿自禁对照组相似的盆底骨骼肌和尿道括约肌协同收缩。

在要求受试者改变姿势的过程中，压力性尿失禁患者的肌肉激活模式伴随不同的姿势其激活模式会发生改变。Smith 等[47]研究发现，压力性尿失禁患者快速肩膀运动时，盆底骨骼肌肌电激活时间延迟，尿自禁女性的三角肌活动开始前激活盆底骨骼肌，而压力性尿失禁患者三角肌活动开始后方激活盆底骨骼肌。他们还发现，压力性尿失禁患者在三角肌肌电活动开始时会呈现一段时间的盆底骨骼肌肌电活动下降。此外，压力性尿失禁患者体重意外下降 1 kg 时，其腹肌肌电振幅高于尿自禁女性[48]。当女性在膀胱充盈时完成上述动作时，

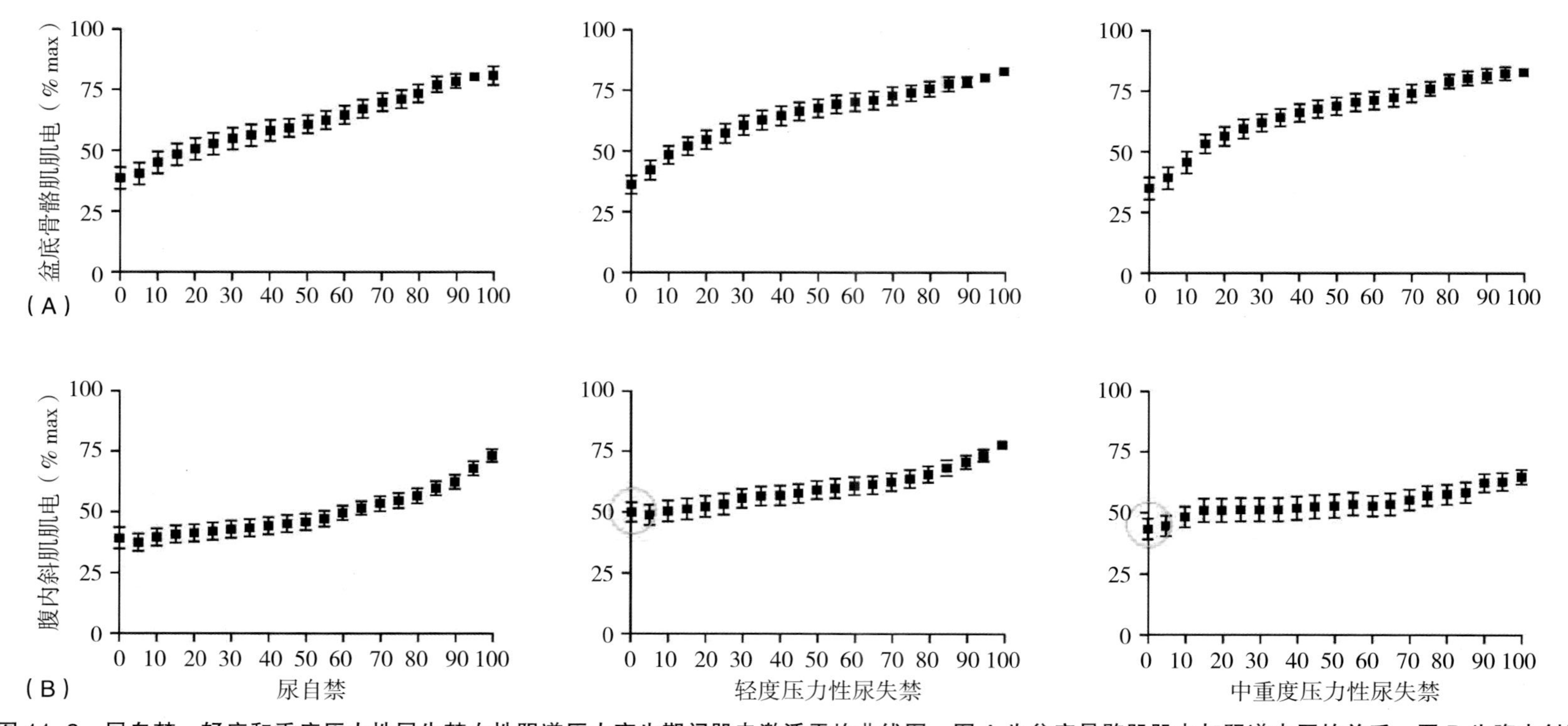

图 11-3 尿自禁、轻度和重度压力性尿失禁女性阴道压力产生期间肌电激活平均曲线图。图 A 为盆底骨骼肌肌电与阴道内压的关系。图 B 为腹内斜肌（internal obliques, IO）肌电与阴道内压的关系。腹内斜肌曲线是所有腹壁肌肉中最典型的曲线。每条曲线显示阴道内压力每增加 5% 时该肌肉激活的水平（最大肌电百分比）。正方形表示肌电的平均百分比，上下横线表示 1 个标准差。在任何情况下，肌电值都不会达到 100%，图中记录的是平均值。同时在压力达到最大值后，肌肉收缩继续增加。曲线陡升表明肌肉收缩促进压力升高；而曲线平坦表明肌肉收缩对压力产生的作用较小。红色圆圈表示，与尿自禁女性相比，压力性尿失禁患者在阴道内压力升高开始时，腹内斜肌肌电激活幅度（截距）显著更高。与尿自禁女性相比，压力性尿失禁患者腹内斜肌曲线斜率较低。各组盆底骨骼肌曲线无显著性差异。（图片引自 S.J. Madill, M.A. Harvey, L. McLean, Women with SUI demonstrate motor control differences during voluntary pelvic floor muscle contractions.Int. Urogynecol. J. Pelvic Floor Dysfunct.20（4）（2009）447–459.Published by Springer.）

腹肌肌电振幅甚至更大。

上述关于盆底骨骼肌肌电活动、强度和激活模式方面的明显相互矛盾的研究结果或许提示不同人群压力性尿失禁的发病原因是不同的，也提醒我们深入探索压力性尿失禁生物力学机制仍然是一项挑战性的工作。

11.2.2 混合性尿失禁

与压力性尿失禁相比，关于混合性尿失禁（mixed urinary incontinence，MUI）的研究要少得多。一项早期研究发现，混合性尿失禁患者的盆底骨骼肌肌电峰值振幅比尿自禁女性低，且振幅随着混合性尿失禁患者的年龄而降低，但尿自禁女性则没有上述改变[77]。混合性尿失禁患者与压力性尿失禁患者在盆底骨骼肌自主收缩产生尿道压力方面均较差，表现类似[75]，且与尿失禁严重程度相关，而与尿失禁类型无关。磁共振成像研究发现老年混合性尿失禁患者在静息状态时，盆底器官支持方面与尿自禁女性和压力性尿失禁患者相比存在差异，其膀胱颈和肛直肠交界处均低于耻骨联合下缘至骶尾关节连线[14]。这一研究结果显示，与压力性尿失禁患者相比，盆底支持结构（包括肌肉和筋膜）对混合性尿失禁患者的作用更大。

11.2.3 盆腔器官脱垂

盆腔器官脱垂患者的盆底形态和功能均发生了改变[6]。研究报道，盆腔器官脱垂患者的泌尿生殖裂孔大于对照组[95]。与对照组相比，盆腔器官脱垂女性更容易出现盆底骨骼肌缺陷，如撕脱伤、盆底骨骼肌无力和筋膜支持丧失[96-98]。在向下屏气时，盆腔器官脱垂患者比无脱垂对照组盆底下降更多[99]。盆底骨骼肌的形态和功能改变似乎使女性更容易脱垂，而不是脱垂导致盆底骨骼肌形态和功能的改变[100]。

与盆底骨骼肌完整的女性相比，盆底骨骼肌缺陷的女性其盆底骨骼肌收缩能力降低，且其通过收缩盆底骨骼肌缩小泌尿生殖裂孔的能力下降[96，101，102]。盆底骨骼肌损伤常见于耻骨内脏肌紧贴尿道和直肠的内下方部分[103，104]。这种肌肉损伤通常与盆筋膜腱弓和肛提肌腱弓前部损伤同时发生[105]。

11.3 盆底康复与盆底结构功能改变的关系

盆底骨骼肌锻炼能够改善盆底骨骼肌静息张力、独立和正确收缩盆底骨骼肌的能力、盆底骨骼肌肌力、尿道闭合压、盆底支持、盆腔器官脱垂分度[106-116]。令人惊讶的是，在盆底骨骼肌功能出现可量化的改善之前，尿控能力可能已经改善[117，118]。这一研究结果表明，盆底骨骼肌锻炼有助于尿道横纹括约肌的功能。即便是患有盆底骨骼肌撕脱伤的女性也可以通过盆底骨骼肌收缩增加尿道压力[34]，尽管这些女性肌电振幅增加的幅度比盆底骨骼肌完整的女性小[119]。这些研究结果支持盆底骨骼肌和括约肌之间具有协同作用，且盆底骨骼肌有助于改善尿道压力。

11.3.1　静息状态

在盆底骨骼肌锻炼后，盆底支持功能得到改善，肛直肠角缩小，尿道膀胱连接处位置提高[13，120]。最大程度盆底骨骼肌自主收缩和屏气时，尿道膀胱连接处高度增加，均表明肌肉和筋膜的支持得到了改善。超声检查提示盆底骨骼肌锻炼可增加盆底骨骼肌的厚度和横截面积[120，121]。横截面积的增加意味着肌肉肥大，是肌肉力量的间接参考标准[122]。

最近有两项报道，盆底骨骼肌锻炼可导致尿道括约肌改变，为盆底骨骼肌锻炼增加尿道压力和改善尿失禁提供了另一种机制。首先，McLean 等[123]报道，通过超声检查发现，12 周的盆底骨骼肌锻炼可明显增加尿道横纹括约肌的横截面积。随后 Madill 等[124]发现，通过 MRI 发现 12 周的盆底骨骼肌锻炼可明显增加尿道横纹括约肌的厚度，而尿道其他部位的厚度没有增加。这两项研究的研究人群不同，McLean 研究组纳入的是中年女性，而 Madill 研究组纳入的是 60 岁以上女性，年龄的差异表明盆底骨骼肌锻炼的作用可影响任何年龄的女性。

11.3.2　盆底骨骼肌收缩

通过盆底骨骼肌锻炼，能够改善女性自主收缩盆底骨骼肌的能力。随着力量和耐力的增加[125]，运动控制能力也得到了改善。Madill 等[13]发现，针对老年女性的 12 周盆底骨骼肌锻炼能够提高女性快速和重复收缩盆底骨骼肌的能力。他们还发现，与干预前相比，受试者在咳嗽之前更早的收缩盆底骨骼肌，并且在重复咳嗽之间能够保持盆底骨骼肌收缩。

11.3.3　屏气状态

Braekken 等[120]报告，在盆底骨骼肌锻炼后，通过超声检查可发现，在最大屏气状态时肛提肌裂孔和盆底骨骼肌拉伸长度变小。

11.3.4　盆底功能障碍女性的功能改变

已经证明盆底骨骼肌锻炼能够减少漏尿量和尿失禁发作的频率[106，125-127]。Skilling 和 Petros 等[128]发现，通过盆底骨骼肌锻炼恢复控尿能力的女性，即便遭遇突然的腹压升高，也能保持控尿。盆底骨骼肌锻炼能够提高和改善剧烈运动时的控尿能力，提高整体参与运动的能力[129-131]。文献报道，盆腔器官脱垂的女性进行盆底骨骼肌锻炼，可以减少临床症状，减轻盆腔器官脱垂的程度，具有与尿失禁女性类似的盆底骨骼肌功能改善[132-135]。

11.4　结论

盆底是由多个重叠结构组成的复杂生物力学系统。盆底骨骼肌在自主和自动控制下，呈现出高度依赖环境的精细反应。尿失禁和盆腔器官脱垂似乎是该系统各种缺陷组合的产物，缺少证据证明缺陷和症状之间存在直接的一对一关系。总的来说，盆底骨骼肌锻炼可减少尿失禁和盆腔器官脱垂的症状，同时解决很多可观察到的缺陷。包括可以改善尿道闭合压力，尿道括约肌和盆底骨骼肌厚度增加，盆底骨骼肌肌力和耐力提高，盆底骨骼肌和括约肌激活模式更接近尿自禁女性。不幸的是，盆底骨骼肌锻炼不能恢复结构性损伤，如撕脱伤或神经损伤，而且到目前为止，我们还无法预测女性究竟能够从盆底骨骼肌锻炼中获得多少益处。

（苗娅莉译，
赵志伟、苗娅莉校）

参考文献

[1] J.O.L. DeLancey, The anatomy of the pelvic floor, Curr. Opin. Obstet. Gynecol. 6 (1994) 313–316.

[2] A. Giannantoni, S.M. Di Stasi, A. Cucchi, E. Mearini, V. Bini, M. Porena, Pelvic floor muscle behaviour during Valsalva leak point pressure measurement in males and females affected by stress urinary incontinence, J. Urol. 170 (2003) 485–489.

[3] A. Shafik, S. Doss, S. Asaad, Etiology of the resting myoelectric activity of the levator ani muscle: physioanatomic study with a new theory, World J. Surg. 27 (2003) 309–314.

[4] R.L. Vereecken, J. Derluyn, H. Verduyn, Electromyography of the perineal striated muscles during cystometry, Urol. Int. 30 (1975) 92–98.

[5] R.L. Vereecken, H. Verduyn, The electrical activity of the paraurethral and perineal muscles in normal and pathological conditions, Br. J. Urol. 42 (1970) 457–463.

[6] J.A. Ashton-Miller, J.O. DeLancey, Functional anatomy of the female pelvic floor, Ann. N. Y. Acad. Sci. 1101 (2007) 266–296.

[7] K. Bø, F. Lilleås, T. Talseth, H. Hedland, Dynamic MRI of the pelvic floor muscles in an upright sitting position, Neurourol. Urodyn. 20 (2001) 167–174.

[8] C.E. Constantinou, G. Hvistendahl, A. Ryhammer, L.L. Nagel, J.C. Djurhuus, Determining the displacement of the pelvic floor and pelvic organs during voluntary contractions using magnetic resonance imaging in younger and older women, BJU Int. 90 (2002) 408–424.

[9] J.O.L. DeLancey, Anatomy and physiology of urinary continence, Clin. Obstet. Gynecol. 33 (1990) 298–307.

[10] S. Hjartadottir, J. Nilsson, C. Petersen, G. Lingman, The female pelvic floor: a dome — not a basin, Acta Obstet. Gynecol. Scand. 76 (1997) 567–571.

[11] A.H. Kegel, Progressive resistance exercise in the functional restoration of the perineal muscles, Am. J. Obstet. Gynecol. 56 (1948) 238–248.

[12] S. Madill, A. Tang, S. Pontbriand-Drolet, C. Dumoulin, Comparison of two methods for measuring the pubococcygeal line from sagittal-plane magnetic resonance imaging, Neurourol. Urodyn. 30 (2011) 1613–1619.

[13] S.J. Madill, S. Pontbriand-Drolet, A. Tang, C. Dumoulin, Effects of PFM rehabilitation on PFM function and morphology in older women, Neurourol. Urodyn. 32 (2013) 1086–1095.

[14] S. Pontbriand-Drolet, A. Tang, S.J. Madill, C. Tannenbaum, M.C. Lemieux, J. Corcos, C. Dumoulin, Differences in pelvic floor morphology between continent, stress urinary incontinent, and mixed urinary incontinent elderly women: an MRI study. Neurourol, Urodyn, 2015. http: //dx.doi.org/10.1002/nau.22743.

[15] A. Shafik, A new concept of the anatomy of the anal sphincter mechanism and the physiology of defecation: mass contraction of

the pelvic floor muscles, Int. Urogynecol. J. Pelvic Floor Dysfunct. 9 (1998) 28–32.

[16] K. Bø, I.H. Braekken, M. Majida, M.E. Engh, Constriction of the levator hiatus during instruction of pelvic floor or transversus abdominis contraction: a 4D ultrasound study, Int. Urogynecol. J. Pelvic Floor Dysfunct. 20 (2009) 27–32.

[17] F.M. Deindl, D.B. Vodusek, U. Hesse, B. Schussler, Activity patterns of pubococcygeal muscles in nulliparous continent women, Br. J. Urol. 72 (1993) 46–51.

[18] J.O.L. DeLancey, Anatomy and mechanics of structures around the vesical neck: how vesical neck position might affect its closure, Neurourol. Urodyn. 7 (1988) 161–162.

[19] J.O.L. DeLancey, Structural support of the urethra as it relates to stress urinary incontinence: the hammock hypothesis, Am. J. Obstet. Gynecol. 170 (1994) 1713–1723.

[20] J.O.L. DeLancey, J.A. Gosling, K. Creed, J.S. Dixon, V. Delmas, D. Landon, P.A. Norton, Gross anatomy and cell biology of the lower urinary tract, in: P. Abrams, L. Cardozo, S. Khoury, A. Wein (Eds.), Incontinence, second ed., Health Publications Ltd., Paris, 2002.

[21] P.E.P. Petros, An integral theory of female urinary incontinence, experimental and clinical considerations, Acta Obstet. Gynecol. Scand. 69 (1990) 7–31.

[22] R.R. Sapsford, B. Clarke, P.W. Hodges, The effect of abdominal and pelvic floor muscle activation patterns on urethral pressure, World J. Urol. 31 (2013) 639–644.

[23] B. Junginger, K. Baessler, R. Sapsford, P.W. Hodges, Effect of abdominal and pelvic floor tasks on muscle activity, abdominal pressure and bladder neck, Int. Urogynecol. J. Pelvic Floor Dysfunct. 21 (2010) 69–77.

[24] V.L. Handa, T.A. Harris, D.R. Ostergard, Protecting the pelvic floor: obstetric management to prevent incontinence and pelvic organ prolapse, Obstet. Gynecol. 88 (1996) 470–478.

[25] D.P. Keane, S. O'Sullivan, Urinary incontinence: anatomy, physiology and pathophysiology, Baillieres Best Pract. Res. Clin. Obstet. Gynaecol. 14 (2000) 207–226.

[26] T. Rud, K.-E. Anderson, M. Asmussen, A. Hunting, U. Ulmsten, Factors maintaining the intraurethral pressure in women, Invest. Urol. 17 (1980) 343–347.

[27] E.A. Tanagho, F.H. Meyers, D.R. Smith, Urethral resistance: its components and implications. I. Smooth muscle component, Invest. Urol. 7 (1969) 136–149.

[28] S. Sørensen, Urethral pressures during bladder filling, Scand. J. Urol. Nephrol. 23 (1989) 45–51.

[29] A. Massey, P. Abrams, Urodynamics of the female lower urinary tract, Urol. Clin. North Am. 12 (1985) 231–246.

[30] K.Baessler, K.Miska, R.Draths, B. Schuessler, Effects of voluntary pelvic floor contraction and relaxation on the urethral closure pressure, Int. Urogynecol. J. Pelvic Floor Dysfunct. 16 (2005) 187–191.

[31] K. Bø, R. Stien, Needle EMG registration of striated urethral wall and pelvic floor muscle activity patterns during cough, Valsalva, abdominal, hip adductor, and gluteal muscle contractions in nulliparous healthy females, Neurourol. Urodyn. 13 (1994) 35–41.

[32] C.E. Constantinou, D.E. Govan, Spatial distribution and timing of transmitted and reflexly generated urethral pressures in healthy women, J. Urol. 127 (1982) 964–969.

[33] G. Lose, H. Colstrup, Urethral pressure and power generation during coughing and voluntary contraction of the pelvic floor in healthy females, Br. J. Urol. 67 (1991) 573–579.

[34] J.M. Miller, W.H. Umek, J.O. DeLancey, J.A. Ashton-Miller, Can women without visible pubococcygeal muscle in MR images still increase urethral closure pressures? Am. J. Obstet. Gynecol. 191 (2004) 171–175.

[35] K. Kenton, L. Brubaker, Relationship between

levator ani contraction and motor unit activation in the urethral sphincter, Am. J. Obstet. Gynecol. 187 (2002) 403–406.

[36] K. Bø, B. Kvarstein, R. Hagen, S. Larsen, Pelvic floor muscle exercise for the treatment of female stress urinary incontinence: II. Validity of vaginal pressure measurements of pelvic floor muscle strength and the necessity of supplementary methods for control of correct contraction, Neurourol. Urodyn. 9 (1990) 479–487.

[37] S.J. Madill, L. Mclean, Relationship between abdominal and pelvic floor muscle activation and intravaginal pressure during pelvic floor muscle contractions in healthy continent women, Neurourol. Urodyn. 25 (2006) 722–730.

[38] S.J. Madill, L. Mclean, Quantification of abdominal and pelvic floor muscle synergies in response to voluntary pelvic floor muscle contractions, J. Electromyogr. Kinesiol. 18 (2008) 955–964.

[39] P. Neumann, V. Gill, Pelvic floor and abdominal muscle interaction: EMG activity and intraabdominal pressure, Int. Urogynecol. J. Pelvic Floor Dysfunct. 13 (2002) 125–132.

[40] R.R. Sapsford, P.W. Hodges, The effect of abdominal and pelvic floor muscle activation on urine flow in women, Int. Urogynecol. J. 23 (2012) 1225–1230.

[41] R.R. Sapsford, P.W. Hodges, C.A. Richardson, D. Cooper, S.J. Markwell, G.A. Jull, Co-activation of the abdominal and pelvic floor muscles during voluntary exercises, Neurourol. Urodyn. 20 (2001) 31–42.

[42] R.R. Sapsford, P.W. Hodges, Contraction of the pelvic floor muscles during abdominal maneuvers, Arch. Phys. Med. Rehabil. 82 (2001) 1081–1088.

[43] J.O.L. DeLancey, J.A. Ashton-Miller, Pathophysiology of adult urinary incontinence, Gastroenterology 126 (2004) S23–S32.

[44] P.W. Hodges, R. Sapsford, L.H.M. Pengel, Postural and respiratory functions of the pelvic floor muscles, Neurourol. Urodyn. 26 (2007) 362–371.

[45] U.M. Peschers, G. Fanger, G.N. Schaer, D.B. Vodusek, J.O. DeLancey, B. Schuessler, Bladder neck mobility in continent nulliparous women, BJOG 108 (2001) 320–324.

[46] M.D. Smith, M.W. Coppieters, P.W. Hodges, Postural response of the pelvic floor and abdominal muscles in women with and without incontinence, in: A. Rainoldi, M.A. Minetto (Eds.), XVI Congress of the International Society of Electrophysiology and Kinesiology, International Society of Electrophysiology and Kinesiology, Turin, Italy, 2006.

[47] M.D. Smith, M.W. Coppieters, P.W. Hodges, Postural activity of the pelvic floor muscles is delayed during rapid arm movements in women with stress urinary incontinence, Int. Urogynecol. J. Pelvic Floor Dysfunct. 18 (2007) 901–911.

[48] M.D. Smith, M.W. Coppieters, P.W. Hodges, Postural response of the pelvic floor and abdominal muscles in women with and without incontinence, Neurourol. Urodyn. 26 (2007) 377–385.

[49] H. Koelbl, V. Nitti, K. Baessler, S. Salvatore, A. Sultan, O. Yamaguchi, Committee 4: pathophysiology of urinary incontinence, faecal incontinence and pelvic organ prolapse, in: P. Abrams, L. Cardozo, S. Khoury, A. Wein (Eds.), Incontinence, fourth ed., Health Publications Ltd., Paris, 2009.

[50] J.L. Mostwin, R. Genadry, R. Saunders, A. Yang, Stress incontinence observed with real time sonography and dynamic fastscan magnetic resonance imaging — insights into pathophysiology, Scand. J. Urol. Nephrol. 35 (2001) 94–99.

[51] R.C. Sanders, R. Genadry, A. Yang, J.L. Mostwin, Imaging the female urethra with ultrasound, Ultrasound Q. 12 (1994) 167–183.

[52] J.B. van der Kooi, P.J.A. van Wanroy, M.C. De Jonge, J.A. Kornelis, Time separation

between cough pulses in bladder, rectum and urethra in women, J. Urol. 132 (1984) 1275–1278.

[53] X. Deffieux, P. Raibaut, P. Rene-Corail, R. Katz, M. Perrigot, S.S. Ismael, P. Thoumie, G. Amarenco, External anal sphincter contraction during cough: not a simple spinal reflex, Neurourol. Urodyn. 25 (2006) 782–787.

[54] K. Bø, Bekkenbunnstrening og urininkontinens — tren deg tett! Tidsskr. Nor. Laegeforen. 120 (2000) 3583–3589.

[55] D. Howard, J.M. Miller, J.O.L. DeLancey, J.A. Ashton-Miller, Differential effects of cough, Valsalva, and continence status on vesical neck movement, Obstet. Gynecol. 95 (2000) 535–540.

[56] E.D. James, The behaviour of the bladder during physical activity, Br. J. Urol. 50 (1978) 387–394.

[57] P. Busacchi, T. Perri, R. Paradisi, C. Oliverio, D. Santini, S. Guerrini, G. Barbara, V. Stanghellini, R. Corinaldesi, R. De Giorgio, Abnormalities of somatic peptide-containing nerves supplying the pelvic floor of women with genitourinary prolapse and stress urinary incontinence, Urology 63 (2004) 591–595.

[58] T. Washington Cannon, M.S. Damaser, Pathophysiology of the lower urinary tract: continence and incontinence, Clin. Obstet. Gynecol. 47 (2004) 28–35.

[59] J.O.L. DeLancey, E.R. Trowbridge, J.M. Miller, D.M. Morgan, K. Guire, D.E. Fenner, W.J. Weadock, J.A. Ashton-Miller, Stress urinary incontinence: relative importance of urethral support and urethral closure pressure, J. Urol. 179 (2008) 2286–2290.

[60] J.O. DeLancey, J.M. Miller, R. Kearney, D. Howard, P. Reddy, W. Umek, K.E. Guire, R.U. Margulies, J.A. Ashton-Miller, Vaginal birth and de novo stress incontinence: relative contributions of urethral dysfunction and mobility, Obstet. Gynecol. 110 (2007) 354–362.

[61] R. Kirschner-Hermanns, H.M. Klein, U. Muller, W. Schafer, G. Jakse, Intra-urethra ultrasound in women with stress incontinence, Br. J. Urol. 74 (1994) 315–318.

[62] P. Aukee, J.-P. Usenius, P. Kirkinen, An evaluation of pelvic floor anatomy and function by MRI, Eur. J. Obstet. Gynecol. Reprod. Biol. 112 (2004) 84–88.

[63] I.T. Bernstein, The pelvic floor muscles: muscle thickness in healthy and urinary-incontinent women measured by perineal ultrasonography with reference to the effect of pelvic floor training. Estrogen receptor studies, Neurourol. Urodyn. 16 (1997) 237–275.

[64] L. Hoyte, M. Jakab, S.K. Warfield, S. Shott, G. Flesh, J.R. Fielding, Levator ani thickness in symptomatic and asymptomatic women using magnetic resonance-based 3-dimensional color mapping, Am. J. Obstet. Gynecol. 191 (2004) 856–861.

[65] L. Hoyte, L. Schierlitz, K. Zou, G. Flesh, J.R. Fielding, Two-and 3-dimensional MRI comparison of levator ani structure, volume, and integrity in women with stress incontinence and prolapse, Am. J. Obstet. Gynecol. 185 (2001) 11–19.

[66] R. Kirschner-Hermanns, B. Wein, S. Niehaus, W. Schaefer, G. Jakse, The contribution of magnetic resonance imaging of the pelvic floor to the understanding of urinary incontinence, Br. J. Urol. 72 (1993) 715–718.

[67] S.Mørkved, K.A. Salvesen, K. Bø, S. Eik-Nes, Pelvic floor muscle strength and thickness in continent and incontinent nulliparous pregnant women, Int. Urogynecol. J. Pelvic Floor Dysfunct. 15 (2004) 384–390.

[68] E. Oliveira, R.A. Castro, C.C. Takano, L.R. Bezerra, M.G. Sartori, G.R. Lima, E.C. Baracat, M.J. Girao, Ultrasonographic and Doppler velocimetric evaluation of the levator ani muscle in premenopausal women with and without urinary stress incontinence, Eur. J. Obstet. Gynecol. Reprod. Biol. 133 (2007) 213–217.

[69] J. Stoker, E. Rociu, J.L.H. Ruud Bosch, E.J. Messelink, V.P.M. Van Der Hulst, A.G.

Groenendijk, M.J.C. Eijkemans, J.S. Lame´ris, High-resolution endovaginal MR imaging in stress urinary incontinence, Eur. Radiol. 13 (2003) 2031–2037.

[70] K. Kenton, E. Mueller, L. Brubaker, Continent women have better urethral neuromuscular function than those with stress incontinence, Int. Urogynecol. J. 22 (2011) 1479–1484.

[71] R.R. Sapsford, C.A. Richardson, C.F. Maher, P.W. Hodges, Pelvic floor muscle activity in different sitting postures in continent and incontinent women, Arch. Phys. Med. Rehabil. 89 (2008) 1741–1747.

[72] M.D. Smith, M.W. Coppieters, P.W. Hodges, Is balance different in women with and without stress urinary incontinence, Neurourol. Urodyn. 27 (2008) 71–78.

[73] N.P. Reeves, V. Everding, J. Cholewicki, E. Al, The effects of active and passive trunk stiffness on spine controllability, in: A. Rainoldi, M.A. Minetto (Eds.), Proceedings of the International Society for Electromyography and Kinesiology, Torino, Italy, 2006. p. 67.

[74] M. Morin, D. Gravel, D. Bourbonais, C. Dumoulin, S. Ouellet, Comparing pelvic floor muscle tone in postmenopausal continent and stress urinary incontinent women, Neurourol. Urodyn. 27 (2008) 610–611.

[75] A. Mattiasson, P. Teleman, Abnormal urethral motor function is common in female stress, mixed, and urge incontinence, Neurourol. Urodyn. 25 (2006) 703–708.

[76] P.M. Teleman, A. Mattiasson, Urethral pressure response patterns induced by squeeze in continent and incontinent women, Int. Urogynecol. J. Pelvic Floor Dysfunct. 18 (2007) 1027–1031.

[77] M. Gunnarsson, A. Mattiasson, Female stress, urge, and mixed urinary incontinence are associated with a chronic and progressive pelvic floor/vaginal neuromuscular disorder: an investigation of 317 healthy and incontinent women using vaginal surface electromyography, Neurourol. Urodyn. 18 (1999) 613–621.

[78] P.A. Law, J.C. Danin, D.M. Lamb, L. Regan, A. Darzi, W.M. Gedroyc, Dynamic imaging of the pelvic floor using an open-configuration magnetic resonance scanner, J. Magn. Reson. Imaging 13 (2001) 923–929.

[79] J.A. Thompson, P.B. O'Sullivan, N.K. Briffa, P. Neumann, Assessment of voluntary pelvic floor muscle contraction in continent and incontinent women using transperineal ultrasound, manual muscle testing and vaginal squeeze pressure measurements, Int. Urogynecol. J. Pelvic Floor Dysfunct. 17 (2006) 624–630.

[80] P. Aukee, J. Penttinen, O. Airaksinen, The effect of aging on the electromyographic activity of pelvic floor muscles. A comparative study among stress incontinent patients and asymptomatic women, Maturitas 44 (2003) 253–257.

[81] G. Hilde, J. Staer-Jensen, M. Ellstrom Engh, I.H. Braekken, K. Bo, Continence and pelvic floor status in nulliparous women at midterm pregnancy, Int. Urogynecol. J. 23 (2012) 1257–1263.

[82] J.A. Thompson, P.B. O'Sullivan, K. Briffa, P. Neumann, Altered muscle activation patterns in symptomatic women during pelvic floor muscle contraction and Valsalva manouevre, Neurourol. Urodyn. 25 (2006) 268–276.

[83] S.J. Madill, M.A. Harvey, L. Mclean, Women with SUI demonstrate motor control differences during voluntary pelvic floor muscle contractions, Int. Urogynecol. J. Pelvic Floor Dysfunct. 20 (2009) 447–459.

[84] S.J. Madill, M.A. Harvey, L. Mclean, Women with stress urinary incontinence demonstrate motor control differences during coughing, J. Electromyogr. Kinesiol. 20 (2010) 804–812.

[85] M. Morin, D. Bourbonnais, D. Gravel, C. Dumoulin, M.C. Lemieux, Pelvic floor muscle function in continent and stress urinary incontinent women using dynamometric measurements, Neurourol. Urodyn. 23 (2004)

668–674.

[86] D. Underwood, T. Calteaux, A. Cranston, S. Novotny, J. Hollman, Hip and pelvic floor muscle strength in women with and without stress urinary incontinence: a case-control study, J. Womens Health Phys. Therap. 36 (2012) 55–61.

[87] X. Deffieux, K. Hubeaux, R. Porcher, S.S. Ismael, P. Raibaut, G. Amarenco, Abnormal pelvic response to cough in women with stress urinary incontinence, Neurourol. Urodyn. 27 (2008) 291–296.

[88] H. Heidler, H. W€olk, U. Jonas, Urethral closure mechanism under stress conditions, Eur. Urol. 5 (1979) 110–112.

[89] G. Lose, Urethral pressure and power generation during coughing and voluntary contraction of the pelvic floor in females with genuine stress incontinence, Br. J. Urol. 67 (1991) 580–585.

[90] D. Pieber, F. Zivkovic, K. Tamussino, Timing of urethral pressure pulses before and after continence surgery, Neurourol. Urodyn. 17 (1998) 19–23.

[91] M. Barbic, B. Kralj, A. Cor, Compliance of the bladder neck supporting structures: importance of activity pattern of levator ani muscle and content of elastic fibers of endopelvic fascia, Neurourol. Urodyn. 22 (2003) 269–276.

[92] J.K. Nguyen, G.C. Gunn, N.N. Bhatia, The effect of patient position on leak-point pressure measurements in women with genuine stress incontinence, Int. Urogynecol. J. Pelvic Floor Dysfunct. 13 (2002) 9–14.

[93] Q. Peng, R. Jones, K. Shishido, C.E. Constantinou, Ultrasound evaluation of dynamic responses of female pelvic floor muscles, Ultrasound Med. Biol. 33 (2007) 342–352.

[94] K. Bø, R. Stien, S. Kulseng-Hanssen, M. Kristofferson, Clinical and urodynamic assessment of nulliparous young women with and without stress incontinence symptoms: a case-control study, Obstet. Gynecol. 84 (1994) 1028–1032.

[95] M. Majida, I. Braekken, K. Bo, J. Benth, M. Engh, Anterior but not posterior compartment prolapse is associated with levator hiatus area: a three-and four-dimensional transperineal ultrasound study, BJOG 118 (2011) 329–337.

[96] J.O. DeLancey, D.M. Morgan, D.E. Fenner, R. Kearney, K. Guire, J.M. Miller, H. Hussain, W. Umek, Y. Hsu, J.A. Ashton-Miller, Comparison of levator ani muscle defects and function in women with and without pelvic organ prolapse, Obstet. Gynecol. 109 (2007) 295–302.

[97] R.F. El Sayed, S. El Mashed, A. Farag, M.M. Morsy, M.S. Abdel Azim, Pelvic floor dysfunction: assessment with combined analysis of static and dynamic MR imaging findings, Radiology 248 (2008) 518–530.

[98] M. Huebner, R.U. Margulies, J.O. DeLancey, Pelvic architectural distortion is associated with pelvic organ prolapse, Int. Urogynecol. J. Pelvic Floor Dysfunct. 19 (2008) 863–867.

[99] Y. Hsu, A. Summers, H.K. Hussain, K.E. Guire, J.O. DeLancey, Levator plate angle in women with pelvic organ prolapse compared to women with normal support using dynamic MR imaging, Am. J. Obstet. Gynecol. 194 (2006) 1427–1433.

[100] B.P. Andrew, K.L. Shek, V. Chantarasorn, H.P. Dietz, Enlargement of the levator hiatus in female pelvic organ prolapse: cause or effect? Aust. N. Z. J. Obstet. Gynaecol. 53 (2013) 74–78.

[101] M. Majida, I.H. Braekken, K. Bo, M.E. Engh, Levator hiatus dimensions and pelvic floor function in women with and without major defects of the pubovisceral muscle, Int. Urogynecol. J. 23 (2012) 707–714.

[102] A.B. Steensma, M.L. Konstantinovic, C.W. Burger, D. De Ridder, D. Timmerman, J. Deprest, Prevalence of major levator abnormalities in symptomatic patients with an underactive pelvic floor contraction, Int. Urogynecol. J. 21 (2010) 861–867.

[103] H.P. Dietz, V. Lanzarone, Levator trauma

after vaginal delivery, Obstet. Gynecol. 106 (2005) 707–712.

[104] R.U. Margulies, M. Huebner, J.O.L. DeLancey, Origin and insertion points involved in levator ani muscle defects, Am. J. Obstet. Gynecol. 196 (2007) 251.e1–251.e5.

[105] K.A. Larson, J. Luo, A. Yousuf, J.A. Ashton-Miller, J.O. DeLancey, Measurement of the 3D geometry of the fascial arches in women with a unilateral levator defect and "architectural distortion", Int. Urogynecol. J. 23 (2012) 57–63.

[106] J. Balmforth, J. Bidmead, L. Cardozo, A. Hextall, B. Kelvin, J. Mantle, Raising the tone: a prospective observational study evaluating the effect of pelvic floor muscle training on bladder neck mobility and associated improvement in stress urinary incontinence, Neurourol. Urodyn. 23 (2004) 553–554.

[107] K. Bo, Pelvic floor muscle training in treatment of female stress urinary incontinence, pelvic organ prolapse and sexual dysfunction, World J. Urol. 30 (2012) 437–443.

[108] A.M.R. Di Gangi Herms, R. Veit, C. Reisenauer, A. Herms, W. Grodd, P. Enck, A. Stenzl, N. Birbaumer, Functional imaging of stress urinary incontinence, Neuroimage 29 (2006) 267–275.

[109] C. Dumoulin, Q. Peng, K. Stodkilde-Jorgensen, K. Shishido, C. Constantinou, Changes in levator ani anatomical configuration following physiotherapy in women with stress urinary incontinence, J. Urol. 178 (2007) 970–977.

[110] C. Griffin, M.C. Dougherty, H. Yarandi, Pelvic muscles during rest: responses to pelvic muscle exercise, Nurs. Res. 43 (1994) 164–167.

[111] M. Gunnarsson, S. Ahlmann, S. Lindstrom, I. Rosen, A. Mattiasson, Cortical magnetic stimulation in patients with genuine stress incontinence: correlation with results of pelvic floor exercises, Neurourol. Urodyn. 18 (1999) 437–445.

[112] M. Gunnarsson, P. Teleman, A. Mattiasson, J. Lidfeldt, C. Nerbrand, G. Samsioe, Effects of pelvic floor exercises in middle aged women with a history of naive urinary incontinence: a population based study, Eur. Urol. 41 (2002) 556–561.

[113] A. Hirsch, G. Weirauch, B. Steimer, K. Bihler, U.M. Peschers, F. Bergauer, B. Leib, T. Dimpfl, Treatment of female urinary incontinence with EMG-controlled biofeedback home training, Int. Urogynecol. J. Pelvic Floor Dysfunct. 10 (1999) 7–10.

[114] E. Kujansuu, The effect of pelvic floor exercises on urethral function in female stress urinary incontinence: an urodynamic study, Ann. Chir. Gynaecol. 72 (1983) 28–32.

[115] I.H. Pages, S. Jahr, M. Schaufele, E. Conradi, Comparative analysis of biofeedback and physical therapy for treatment of urinary stress incontinence in women, Am. J. Phys. Med. Rehabil. 80 (2001) 494–502.

[116] P.D. Wilson, T. Al Samarrai, M. Deakin, E. Kolbe, A.D.G. Brown, An objective assessment of physiotherapy for female genuine stress incontinence, Br. J. Obstet. Gynaecol. 94 (1987) 575–582.

[117] C. Dumoulin, M.C. Lemieux, D. Bourbonnais, D. Gravel, G. Bravo, M. Morin, Physiotherapy for persistent postnatal urinary incontinence: a randomized controlled trial, Obstet. Gynecol. 104 (2004) 504–510.

[118] M. Sherburn, M. Bird, M. Carey, K. Bo, M.P. Galea, Incontinence improves in older women after intensive pelvic floor muscle training: an assessor-blinded randomized controlled trial, Neurourol. Urodyn. 30 (2011) 317–324.

[119] H.P. Dietz, K.L. Shek, Levator function and voluntary augmentation of maximum urethral closure pressure, Int. Urogynecol. J. 23 (2012) 1035–1040.

[120] I.H. Braekken, M. Majida, M.E. Engh, K. Bo, Morphological changes after pelvic floor muscle training measured by 3-dimensional

ultrasonography: a randomized controlled trial, Obstet. Gynecol. 115 (2010) 317–324.

[121] B.T. Bernardes, A.P. Resende, L. Stupp, E. Oliveira, R.A. Castro, Z.I. Bella, M.J. Girao, M.G. Sartori, Efficacy of pelvic floor muscle training and hypopressive exercises for treating pelvic organ prolapse in women: randomized controlled trial, Sao Paulo Med. J. 130 (2012) 5–9.

[122] H.A. Devries, Physiology of Exercise for Physical Education and Athletics, Wm. C. Brown Publishers, Dubuque, IA, 1986.

[123] L. Mclean, K. Varette, E. Gentilcore-Saulnier, M.A. Harvey, K. Baker, E. Sauerbrei, Pelvic floor muscle training in women with stress urinary incontinence causes hypertrophy of the urethral sphincters and reduces bladder neck mobility during coughing, Neurourol. Urodyn. 32 (2013) 1096–1102.

[124] S.J. Madill, S. Pontbriand-Drolet, A. Tang, C. Dumoulin, Changes in urethral sphincter size following rehabilitation in older women with stress urinary incontinence, Int. Urogynecol. J. 26 (2015) 277–283.

[125] E.J.C. Hay-Smith, K. Bø, L.C.M. Berghmans, H.J.M. Hendricks, R.A. De Bie, E.S.C. van Waawijk van Doorn, Pelvic Floor Muscle Training for Urinary Incontinence in Women (Review) [Online], The Cochrane Library, 2002 (accessed 12.11.02).

[126] K. Bø, S. Larsen, O. Oseid, B. Kvarstein, R. Hagen, J. Jørgensen, Knowledge about and ability to correct pelvic floor muscle exercises in women with urinary stress incontinence, Neurourol. Urodyn. 7 (1998) 261–262.

[127] K.L. Burgio, J.C. Robinson, B.T. Engel, The role of biofeedback in Kegel exercise training for stress urinary incontinence, Am. J. Obstet. Gynecol. 154 (1986) 58–64.

[128] P.M. Skilling, P.E.P. Petros, Synergistic non-surgical management of pelvic floor dysfunction: second report, Int. Urogynecol. J. Pelvic Floor Dysfunct. 15 (2004) 106–110.

[129] K. Bø, Urinary incontinence, pelvic floor dysfunction, exercise and sport, Sports Med. 34 (2004) 451–464.

[130] K. Bø, R. Hagen, B. Kvarstein, S. Larsen, Pelvic floor muscle exercise for the treatment of female stress urinary incontinence: III. Effects of two different degrees of pelvic floor muscle exercises, Neurourol. Urodyn. 9 (1990) 489–502.

[131] R.A. Sherman, G.D. Davis, M.F. Wong, Behavioral treatment of exercise-induced urinary incontinence among female soldiers, Mil. Med. 162 (1997) 690–694.

[132] I.H. Braekken, M. Majida, M.E. Engh, K. Bo, Can pelvic floor muscle training reverse pelvic organ prolapse and reduce prolapse symptoms? An assessor-blinded, randomized, controlled trial, Am. J. Obstet. Gynecol. 203 (170) (2010) e1–e7.

[133] S. Hagen, D. Stark, C. Glazener, S. Dickson, S. Barry, A. Elders, H. Frawley, M.P. Galea, J. Logan, A. McDonald, G. Mcpherson, K.H. Moore, J. Norrie, A. Walker, D. Wilson, P.T. Collaborators, Individualised pelvic floor muscle training in women with pelvic organ prolapse (POPPY): a multicentre randomised controlled trial, Lancet 383 (2014) 796–806.

[134] D. Mcclurg, P. Hilton, L. Dolan, A. Monga, S. Hagen, H. Frawley, L. Dickinson, Pelvic floor muscle training as an adjunct to prolapse surgery: a randomised feasibility study, Int. Urogynecol. J. 25 (2014) 883–891.

[135] L. Stu¨pp, A.P. Resende, E. Oliveira, R.A. Castro, M.J. Girao, M.G. Sartori, Pelvic floor muscle training for treatment of pelvic organ prolapse: an assessor-blinded randomized controlled trial, Int. Urogynecol. J. 22 (2011) 1233–1239.

第三篇

盆底成像与分割

第 12 章　女性盆底功能的动态可视化

12.1　引言

在之前的章节里我们已经介绍盆腔器官能够完成包括性交、妊娠、分娩、尿便的贮存及排泄等各种功能。这些器官系统之间通过互相影响、协调合作来保证各自正常生理功能的实现。但在某些情况下，这些盆底器官的部分功能会遭到破坏并使机体表现为相应的病理状态，如很多女性都罹患的尿失禁、便失禁和盆腔器官脱垂，还可以表现为一些综合病证中的某一症状，如疼痛，而这类疼痛往往不一定能准确定位。因此，盆底功能障碍已成为严重影响个人、家庭乃至整个社会的全球性卫生问题。由于盆底功能障碍在女性中极为普遍而严重，且其与尿失禁（urinary incontinence，UI），尤其是压力性尿失禁的关系密切，故关于盆底（pelvic floor，PF）功能的研究已受到广泛关注。压力性尿失禁是指咳嗽、喷嚏，以及运动时的不自主漏尿，其严重程度会随着年龄增长而逐渐增加，故压力性尿失禁被 DeLancey[1] 称为"隐匿的流行病"。作为其诊断学方法的尿流动力学检查，正逐渐将重点集中到膀胱和尿道的基本功能检测上来，因为这些结构和压力性尿失禁的发病直接相关。对于压力性尿失禁而言，由于盆底功能能够直接影响尿道的功能，故在其诊治中发挥着更为关键的作用。

由于盆底功能的重要性，故应用各类检测方法，上至影像学检查[2-4]，下至探针应用[5-9]，对盆底功能进行评估是十分重要的。很显然，对于盆底动态检测仪器的技术要求极具复杂性和挑战性，既要个体化，又要微创乃至无创。在目前的临床实践中，经阴道或直肠的指诊肌力检测仍是大多数临床医生评估盆底肌群（pelvic floor muscles，PFMs）功能的方法。遗憾的是，由于盆底肌群的位置及其复杂的3D排列模式、相关结缔组织的生物力学因素影响，以及二者对骨盆的附着方式，故临床上应用无创手段对盆底肌群进行功能评估是十分困难的。另外，能够便捷的评估治疗结果或客观量化治疗有效性的诊断方法也很少见。与尿流动力学检查不同，能够对盆底功能障碍进行定位及性质描述，并量化评估的专业技术十分有限。这些因素还需要考虑到以下事实，在许多国家，作为物理治疗一线的物理治疗师在指导盆底肌训练时治疗尿失禁并评价疗效[10-13]。

我们之前计划在本章节里描述各种

评估盆底功能的方法，这些方法通过应用我们的新技术、参数及度量能对盆底功能进行最大程度的定量评估。这里首先介绍通过会阴超声成像及处理技术进行盆底功能的无创检测[14]。显然通过测量能产生很多不同的生物力学参数，这些参数在压力性尿失禁诊断中的作用还需要更多的对照研究。

在评估盆底功能时，临床上最基本的方法还是经阴道触诊[14]，所以在本文中，我们将描述一种阴道探针，这种探针能够将阴道闭合力这一生物力学指标量化[9]。应用探针收集压力性尿失禁患者和正常对照者在自主收缩和反射活动时盆底的数据。这种应用探针检测盆底功能是典型的有创操作，因为探针需要刺入阴道壁。阴道探针可被视为阴道指诊的补充方法，因为探针检测可以获得与盆底功能相关的生物力学结果，而单纯超声检查却做不到这点。Egorov 在文章中提到，和组织构成特性相关的重要生物力学参数需要直接测量。因此，正如下文中将要描述的，超声虽然可以提供盆底的运动学参数信息，如时间、位移、速度、加速度、运动轨迹及张力等，但是它无法测量盆底结构的作用力。

12.2　超声成像

会阴超声成像已经成为研究女性盆底生物力学特点的方法之一[5]。本章节我们将要阐述一些盆底功能的重要生物力学参数，这些参数对于理解盆底活动的潜在机制非常有帮助。可以通过超声成像的视频短片来了解盆底组织的动态功能。为了从视频片段中获得量化的生物力学数据，我们建立了一个坐标系。这个坐标系横跨耻骨联合、尿道、阴道和肛直肠交界处，观察这些部位最好是从矢状面的角度进行。为便于观察，如图 12–1 所示，这一坐标系恰好位于超

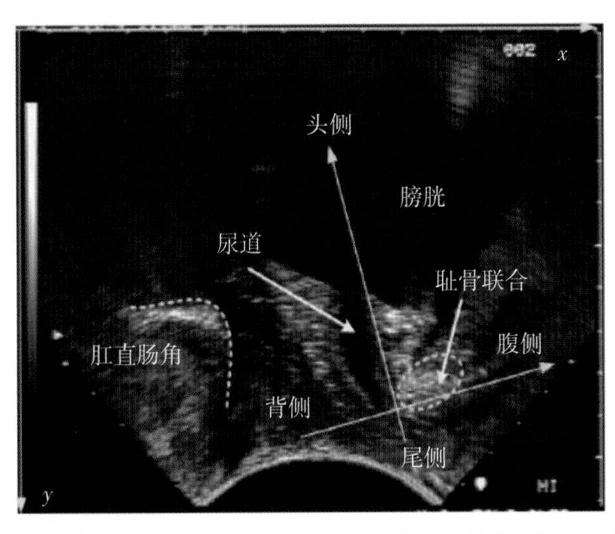

图 12–1　坐标系的原点位于耻骨联合。盆底组织发生位移时投射在坐标系两个轴向（腹 – 背侧轴向和头 – 尾侧轴向）上的坐标位置反映了盆底挤压尿道和支撑膀胱的功能。

声图像中的矢状位上。

在放松、收缩和屏气加压动作中，盆底组织可以发生一个或多个方向的移位：前后方向、上下方向。向腹侧（向前）移动可使盆底组织向耻骨联合方向靠近，向背侧（向后）移动则远离耻骨联合；向头侧（向上）的移动使盆底组织靠近头部，向尾侧（向下）移动则使组织靠近足部。

其他研究也支持上述关于方向上的选择。研究显示，在盆底肌肉收缩时，膀胱颈会向腹－头（前－上）侧移动[15]，使尿道靠近耻骨联合从而增加尿道的闭合压[16]；而在 Valsalva 动作中，随着腹压升高，膀胱颈则向背－尾（后－下）侧移动。基于上述情况建立了以骨性标记，即耻骨联合为原点的坐标系统（图 12–1）。在静息状态下，坐标系的两个轴分别平行或垂直于尿道。通过这个坐标系，就可以利用超声进行位移和时间的定量检测；进而通过位移和时间的检测结果，得出重要的生物力学参数——收缩速度；再通过对速度曲线进行数值微分，得到加速度这一参数值。

12.2.1 动态超声影像分析

如图 12–1 中超声图像所示，肛直肠角（anorectal angle，ARA）是最明确的解剖结构，它是直肠壶腹部与肛管形成的角。观察肛直肠角的移动变化可以分析盆底肌群的功能，这是因为肛提肌环绕肛直肠交界处，肛提肌收缩或松弛可以改变肛直肠交界处的位置。众所周知，肛直肠角和耻骨联合之间相对位置的远近与盆底肌群活动密切相关[17]。因此，肛提肌收缩力量的大小和方向可以确定肛直肠角相对于耻骨联合的位置变化。

利用动态追踪技术可以探测到盆底肌群和肛直肠角的这种位置变化特点，无论是盆底肌群的自主收缩还是 Valsalva 动作时的盆底肌群被动位移，都可以通过头－尾侧、腹－背侧两个轴向的动态追踪技术加以描述。最重要的是，动态追踪技术能够用来评估盆底反射活动中的生物力学参数，如评估咳嗽时，盆底肌肉的防御性反应及收缩[18]。

实际上，为了精确描绘咳嗽时肛直肠角的运动轨迹，有必要保证在每一帧图像中，作为参照物的耻骨联合看起来都应是静止不动、精确及不易变形的结构。然而，在检查过程中，超声探头的移动可能会在耻骨联合的图像上形成运动伪影。因此，需要在肛直肠角的动态检测中对耻骨联合图像的运动伪影部分进行追踪，并予以删除。为达到这一目标，我们以一个相匹配的模板为基础，开发一种自适应动态追踪程序，来测量耻骨联合的位移情况。还有一个类似的自适应匹配程序用于追踪肛直肠角的动态。然而，肛直肠角属于软组织结构，在诸如咳嗽之类的快速动作中尤其容易变形。因此，我们引入了一个权重系数来加速模板更新，使之与变形过程同步：为了减少初始模板大小和位置的影响，手动设定第一帧图像，对不同初始模板进行四次追踪，并取平均值作为结果。然后从肛直肠角运动中减去耻骨联合的运动，即可得到肛直肠角以耻骨联合为参照物的相对运动结果（图 12–2）。

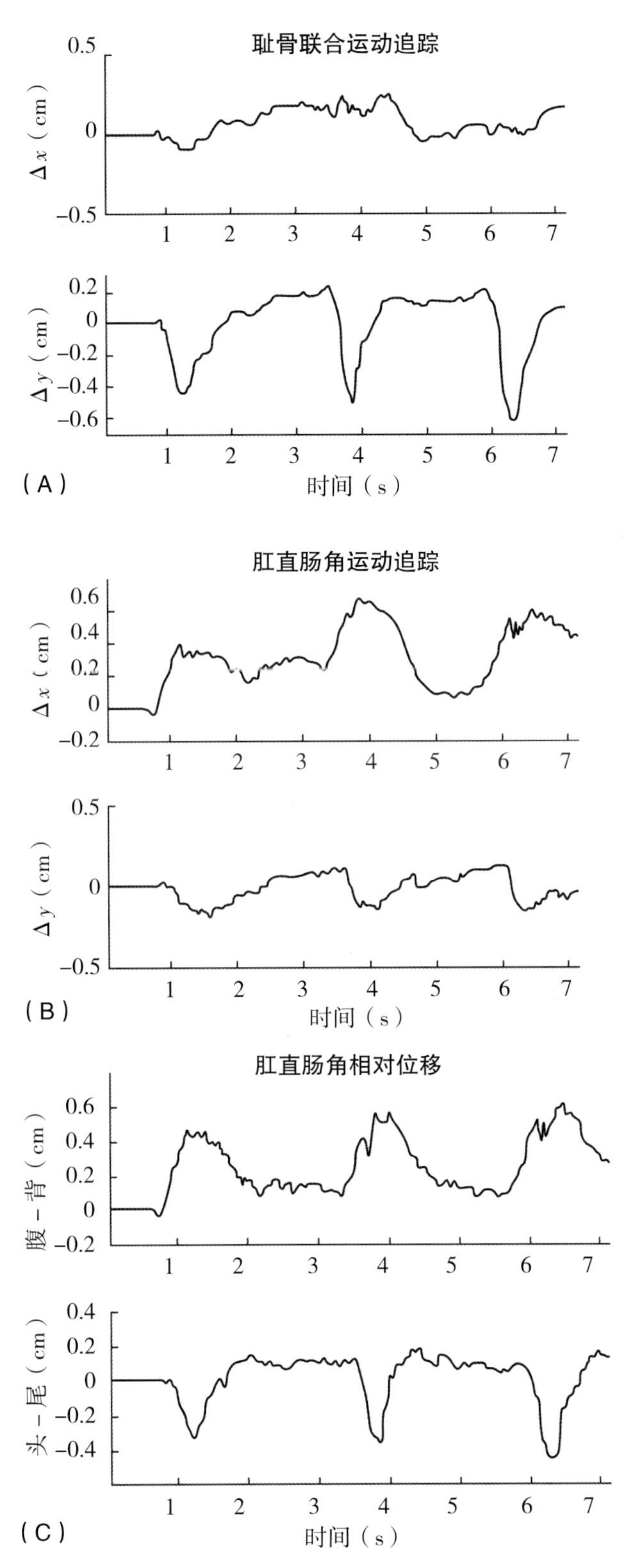

图 12–2　图 A 为耻骨联合动态描记曲线。图 B 为肛直肠角动态描记曲线。图 C 为肛直肠角腹 – 背轴向和头 – 尾轴向上的相对位移变化。

记录和储存这些快速、连续的图像序列以供分析，这些视频序列包含完整的支持结构动态信息。静止状态时支持结构所在位置，以及特定事件或诱发尿失禁动作（如咳嗽）时支持结构的位移均可以得到测量。然而，这些方法不能提供支持结构从静止到达最终位置的运动轨迹信息。此外，由于此类压力事件的速度很快，观察者无法及时并全面了解特定时刻的整体运动方向，发生运动时的速度，或产生的加速度。这些参数在盆底肌群的检测和康复领域都很重要。

为了更好地理解这些运动机制，我们开展一些方法来获取盆底肌群作用在尿道、阴道、直肠上的一系列动态改变，并使之可视化。这一方法将坐标系固定在耻骨联合上。耻骨联合是一个在各种不同动作中都能被识别的固定标记。

运用 2D 追踪程序对正常个体和压力性尿失禁患者咳嗽时的超声图像进行采集和分析。评估参数包括咳嗽时肛直肠交界处的运动轨迹和最大位移向量（图 12-3）。

这些超声实验结果显示：与压力性尿失禁患者相比，正常尿控个体的盆底肌群有两种机制能够在诸如咳嗽这样的加腹压动作中防止漏尿。这两种机制如下：

（1）在诸如咳嗽这样的动作时，腹压升高并将膀胱推向尾侧，而良好的盆底肌群收缩功能可以使膀胱和尿道后壁获得更好的头侧支持（图 12-4B 中绿色曲线）。

（2）当腹压升高并将尿道推向腹侧（向前）时，良好的盆底肌群收缩向背侧方向推动尿道顶向耻骨联合，因此增加了尿道闭合力（图 12-4A 中绿色曲线）。

12.2.2 盆底肌收缩时间

在预防尿失禁这个问题上，对盆底肌群收缩时间的调控与盆底肌群收缩力的强度同样甚至更加重要。正因如此，

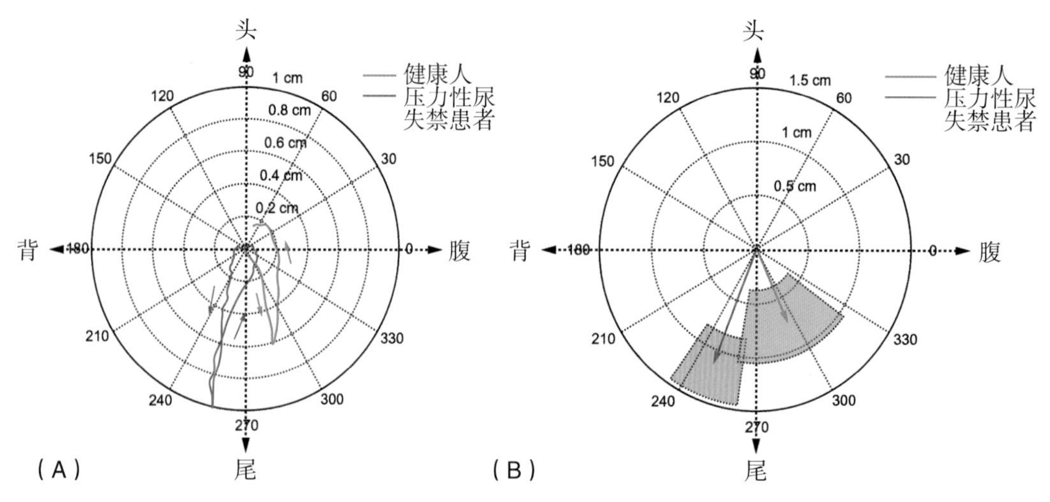

图 12-3 图 A 为在咳嗽时肛直肠交界处运动的最大位移向量轨迹曲线。正常个体是绿色曲线，压力性尿失禁患者是红色曲线。图 B 为标准差用透明饼状图标记。

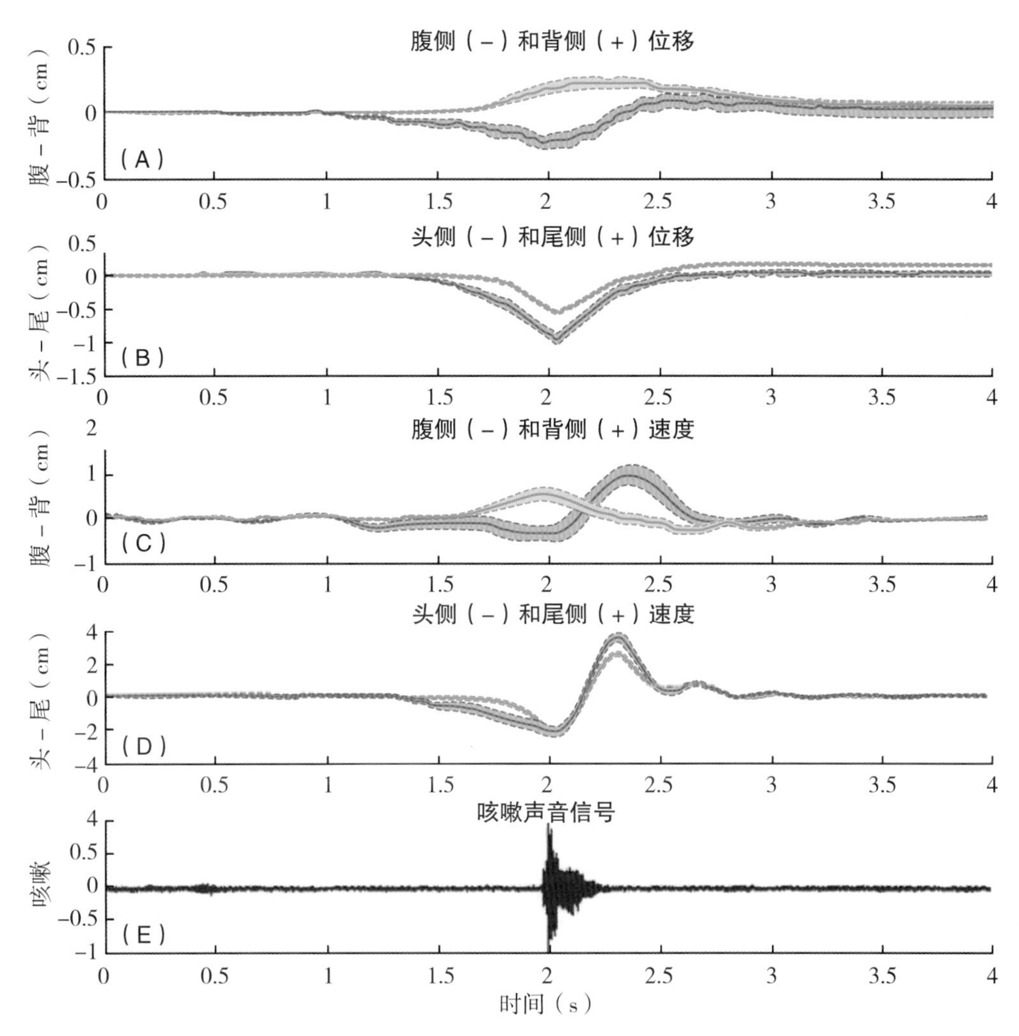

图 12-4　咳嗽时肛直肠交界处的位移（图 A 和 B）和位移速度（图 C 和 D），咳嗽声音信号（图 E）。正常个体是绿色曲线，压力性尿失禁患者是红色曲线。

我们将麦克风放置在受试者的胸部，来记录咳嗽发生和持续的时间。如同图 12-4A 和 12-4C，正常个体在腹压升高并将肛直肠交界处和尿道推向腹侧之前，就能够通过盆底肌群收缩先行将肛直肠交界处推向背侧（朝向尿道）。与之相反，压力性尿失禁患者的盆底肌群收缩发生于腹压升高之后。结果，肛直肠交界处和尿道先被推向腹侧，然后又以更快的速度回到背侧。这些就有可能导致尿道闭合力的波动和下降。

因此，一个研究尿失禁动力学的精确力学模型不仅要像大多数模型那样能够描述尿道闭合压力，还要能够描述盆底肌群收缩产生压力的时间、方向、强度，以及该压力是如何影响膀胱和尿道的内部压力及运动的。

12.2.4　咳嗽过程中膀胱 / 尿道和肛直肠角的运动路径

2D 矢状位成像有助于记录在自主

收缩、无意识反射、咳嗽或被动力量等不同状态下盆底肌群对器官活动的影响。盆底肌群导致的结构位移，通过检测膀胱、尿道和直肠等可视化器官的运动机制，确定参数度量单位并将结果量化，可以获得盆底肌群的功能及效应等重要信息。为此，我们使用动态超声成像技术扫描不同个体，从而获得并存储了一系列数字化视频资料。这些方法能够测量盆腔组织以迅速有力的方式运动时所需的时间，并有助于理解尿控的神经肌肉调控机制。图 12–5~12–7 是处理后的图像，在图中可以通过逐帧分割后的透明彩色编码来观察运动的时间、幅度和方向。

图 12–5A 显示了经逐帧分割技术生成的膀胱 / 尿道的序列位移情况，并标记出在最初 0.3 s 内盆底肌群反射性收缩产生的器官相对位移。图 12–5（B、C）显示的则是盆底肌群收缩 0.3 s 后的情况。图 12–5（A~C）的总记录时间是 1.2 s。很明显，在实时成像过程中，人类无法通过肉眼观察来记录细节或是将记录的参数量化。通过对膀胱 / 尿道、耻骨联合和肛直肠角轮廓进行逐帧分割的可视化检查，可以显示这些器官发生位置移动的时间和途径，包括如图中所示的快速起始阶段地向前运动，持续阶段和单次咳嗽的恢复阶段。

12.2.5 盆底肌群自主收缩过程中膀胱 / 尿道和肛直肠角的活动路径

与咳嗽时盆底肌群反射性收缩导致的快速移动模式不同，盆底肌群自主性收缩呈现一个慢时相过程。如图 12–6A 显示了典型的盆底肌群自主性收缩时盆腔器官移动的方向和时间。当盆底肌群收缩处于开始阶段时（图 12–6A），组织结构向腹 – 头侧，即前 – 上侧移动，然后松弛（图 12–6B），恢复至原来静息状态时的位置。然而在咳嗽时（图 12–5），盆底肌群则呈现出不同的反应模式，这也意味着自主性收缩和反射性收缩二者存在差别。

将图 12–5 的盆底肌群反射性收缩和图 12–6 的盆底肌群自主性收缩进行对比，显示如果移动方向相同的话，则二者在移动时间上存在显著差异。

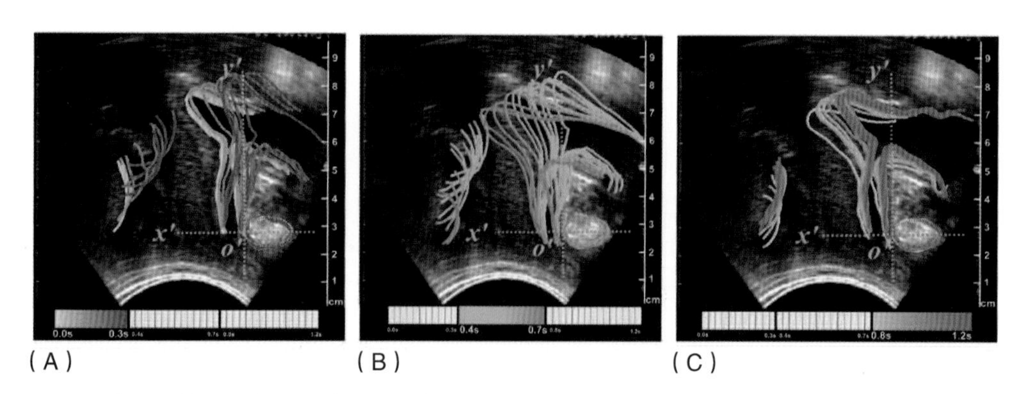

图 12–5　应用逐帧分割方法对膀胱 / 尿道、耻骨联合、肛直肠角图像进行分析，以显示其位移的时间和路径。图 A 为快速开始阶段；图 B 为持续阶段；图 C 为在单次咳嗽过程中，肛直肠角、膀胱的位移。

12.2.6　Valsalva 动作时膀胱 / 尿道和肛直肠角的活动路径

图 12-6 显示了盆底肌群自主性收缩时盆底器官位置的移动和时间，而与之不同的是，当用力升高腹压或 Valsalva 动作对盆底产生被动压迫时，盆底组织会反应性从静息状态下的位置向背 - 尾侧，即后 - 下侧移动，然后再恢复至静息位置。显然，盆底肌群自主性收缩导致的器官移位与 Valsalva 动作时盆底肌群被动收缩导致的反应不同，这些差异有助于探讨他们的作用机制。

如图 12-7 所示，有正常控尿功能的女性的盆底肌群功能呈现高度协调性。这一观察结果为盆底的“反馈控制假说”提供了有力的证据。这一假说认为，在咳嗽之前或咳嗽过程中，盆底结构的活动类似于一个反馈控制系统，从而能有效抵抗或限制咳嗽过程中器官向背 - 尾侧（后 - 下侧）的移动。对盆底结构的最终移动方向和移动距离进行比较得出的结果支持这一假说。在这些影像学观察的基础上，有证据显示盆底肌

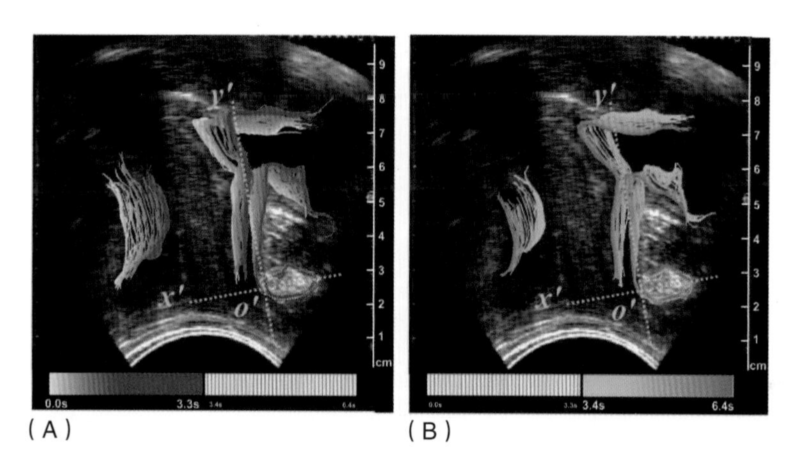

图 12-6　持续 6 s 的盆底肌群自主性收缩时的位移时相。收缩开始阶段（图 A），放松和恢复阶段（图 B）。

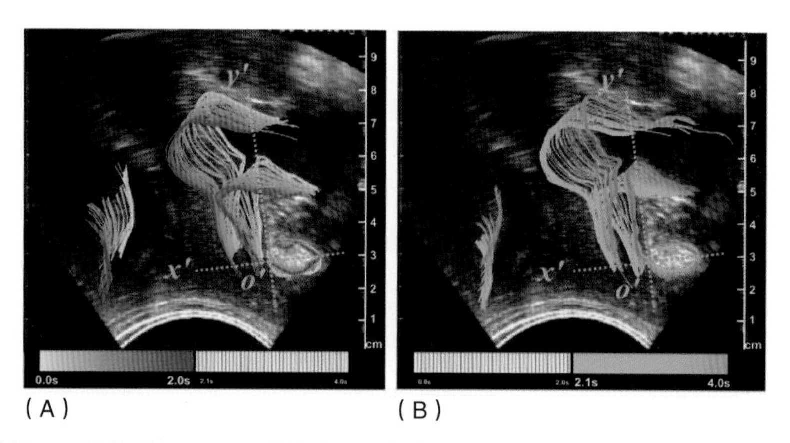

图 12-7　持续 4 s 的典型 Valsalva 动作时，器官被动移位的时间和方向（图 A）显示开始时段的向下运动（图 B）恢复到 Valsalva 动作前的位置。

群的功能可以被量化，通过一定的计算和分析还能进一步探讨其作用机制。然而，由于 2D 超声严重的局限性，所以无法综合展现所有肌群的作用。就此而言，我们可以探索对 3D、4D 超声的潜在应用，并用类似于 2D 的分析方法进行数据分析，从而在多个平面实现图像的可视化。

12.2.7　2D 动态超声图像的应变分析

与应用超声来评估心脏功能类似，我们也可以通过无量纲指数，一种反映收缩产生的变形程度的参数，来测量盆底肌群的应变[19]。文献[20]详细描述了这一方法学的详细信息，通过测量标记物在腹 – 背侧（前 – 后侧）和头 – 尾侧（上 – 下侧）方向上的移动距离可以计算出盆底肌群的应变。如图 12–8 所示，将标记物位移轨迹简化为一条直线，通过测量这一直线位移的相关数据，可以计算出盆底肌群的应变。计算如下：

时间为 t 时，应变 ε 计算如下：

$$\varepsilon_t = \frac{\left|\left|\dot{L}_t\right|\right| - \left|\left|\dot{L}_0\right|\right|}{\left|\left|\dot{L}_0\right|\right|} \qquad （公式 12–1）$$

$\left|\left|\dot{L}_0\right|\right|$是静息状态下（$t$=0），盆底肌肉的初始长度，通过超声测量得到。$\left|\left|\dot{L}_t\right|\right|$是时间为 t 时，盆底肌肉的长度，

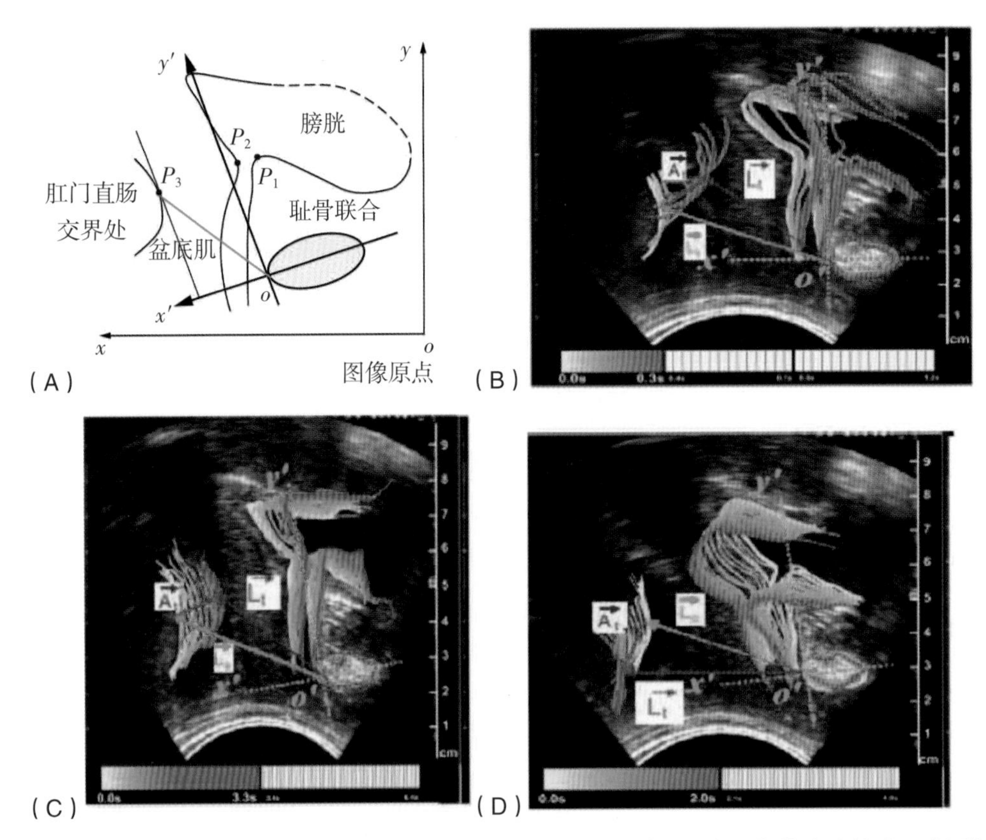

图 12–8　测量结果图示（A）与计算应变相关的超声下膀胱 / 尿道和肛直肠角的移动轨迹示意图（B）咳嗽反射状态（C）自主性收缩（D）Valsalva 动作

可以通过如下方程式计算得出。

$$||\overset{r}{\dot{L}}_t|| = \sqrt{\left(\overset{r}{\dot{l}}_{t,x}\right)^2 + \left(\overset{r}{\dot{l}}_{t,y}\right)}$$（公式 12-2）

$\dot{l}_{t,x}$ 是时间为 t 时，代表背－腹（后－前）方向的矢量，通过如下方程式计算得到

$$\dot{l}_{t,x} = \Delta\dot{x}_t + \dot{l}_{0,x}$$（公式 12-3）

同理，$\dot{l}_{t,y}$代表时间为 t 时，头－尾（上－下）方向的矢量，通过如下方程式计算得到

$$\dot{l}_{t,y} = \Delta\dot{y}_t + \dot{l}_{0,y}$$（公式 12-4）

$\dot{l}_{0,x}$和$\dot{l}_{0,y}$分别指静息状态下（t=0），背－腹（后－前）方向的矢量$\Delta\dot{x}_t$和$\Delta\dot{y}_t$头－尾（上－下）方向的矢量。

$\Delta\dot{x}_t$和$\Delta\dot{y}_t$分别指时间为 t 时的背－腹（后－前）方向和头－尾（上－下）方向的移动变量，可以通过之前的位移测量得到。代表矢量（$<\Delta\dot{x}_t, \Delta\dot{y}_t>$）。

为了进行矢量相加，需要从图像中得出$\Delta\dot{x}_t$和$\Delta\dot{y}_t$的数值，然后将两个矢量（腹－背、头－尾）相加；也就是说，这两个轴向上测得的位移数值必须是在同一测量时间内测量完成的。当测量时间确认后，要计算这些位移数值的平均数，并将之与平均测量时间一起建立一个数据列阵。与平均测量时间相对应的腹－背、头－尾方向位移测量值，将会从数据文件添加到数据列阵中。图 12-5 中的矢量$\dot{l}_{0,x}$和$\dot{l}_{0,y}$根据公式 12-3 和 12-4 与相应的位移测量值相加，再根据公式 12-2 计算每个时间点的应变。对无症状者和尿失禁患者分别取站立位咳嗽和仰卧位咳嗽，分别描绘 4 种状态下的“应变－时间曲线”。随后分别获取两组的最大盆底肌群应变，并进行统计学比较。

应变率（strain rate，SR）测量：利用位移测量数据及速度测量数据，可以计算无症状女性和尿失禁女性在咳嗽时盆底肌群的应变率。应变率可以通过下列公式测量：

$$\frac{dL}{L} \approx \frac{v(\gamma + \Delta\gamma) - v(\gamma)}{\Delta\gamma} dt = SR\,dt$$

（公式 12-5）

γ 代表肛直肠角的指示点，故 $\Delta\gamma = ||\dot{L}_t||$，可以通过公式 12-2 计算出来。

$$v(\gamma + \Delta\gamma) - v(\gamma) = \Delta v = \sqrt{(\Delta v_x)^2 + (\Delta v_y)^2}$$

（公式 12-6）

因为应变率定义为自然应变 ε 的时间导数$\left(\ln\frac{L}{L_0}\right)$，故应变率与应变 ε 的关系如下述公式：

$$\varepsilon = \exp\left(\int_{t_0}^{t} SR\,dt\right) - 1$$（公式 12-7）

根据公式 12-5，使用前面描述的测量应变相同的算法来计算应变率，此外还需要测量与腹－背和头－尾两个方向上匹配速度和位移的时间。因此，通过平均 4 个匹配值来计算平均时间值，使用 Microsoft Excel 应变测量中描述的类似方法将公式 12-6 应用于所有收集的数据点，绘制两组“应变率－时间曲线”，同时计算比较两组最大应变率值是否存在显著差异。

12.2.8　弹性特征

如前所述，超声成像促进了活体生物力学的分析研究。通过超声图像可以测量盆底组织的长度及位置移动等。这些分析研究内容也包含了对阴道、尿道组织弹性特征的研究。分析测量所得的

机体应答结果不可避免的包含机械力与神经、肌肉、结缔组织之间复杂的相互作用[21]。目前，对于组织结构如何行使其功能及发挥其生物力学特性的认识还并不全面。由于方法学上的限制，在同一组织上进行生物力学和生物化学试验是极具挑战性的。而且，大多数相关组织的生物力学数据都来自已患病的个体，而对于无症状的正常个体的数据，我们却知之甚少。我们对于安全性的考虑限制了我们从正常对照组中获得大量组织样本的能力。对于大多数有临床症状患者的阴道组织的生物力学性能评估，都是通过应用测试组织生物力学特性的单轴负载技术改造后来完成的。这项技术现在经常被用来检测阴道组织的弹性、黏性、可塑性特征。但这种方法的应用受限，是因为它只提供 1-D 力的位移特征，并要求应用大块样本来保证处于均匀的应力状态。

一项新的组织特征研究显示，无论有无盆腔器官脱垂，女性阴道的僵硬度与胶原蛋白的表达相关[21]。其研究结果如图 12-11 所示，盆腔器官脱垂患者与正常对照组的阴道僵硬度在 2D 层面存在差异。

应用阴道壁组织图（图 12-9A），通过正切弹性模量这一参数比较阴道壁组织弹性生物力学特点。纵轴和色彩图以 kPa 为单位显示阴道壁组织的僵硬程

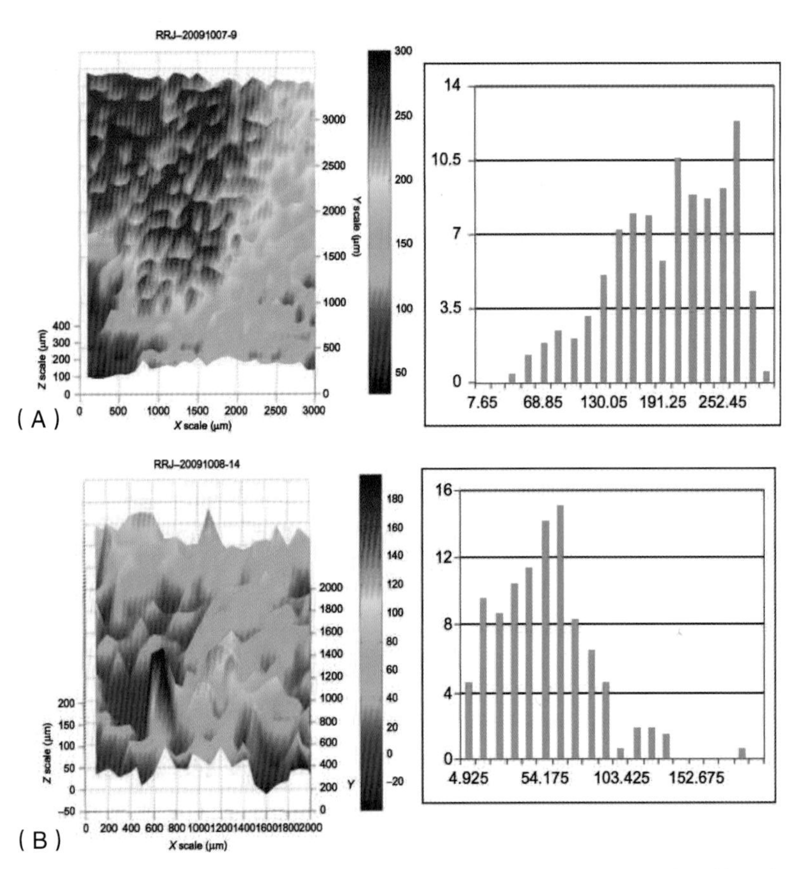

图 12-9　图 A 为 78 岁盆腔器官脱垂女性阴道壁组织僵硬度。图 B 为 80 岁尿控正常女性阴道壁组织僵硬度。

度。红色区域表示更高的组织僵硬度。蓝色区域表示低僵硬度。通过僵硬度的直方图显示，盆腔器官脱垂患者组织平均僵硬度高于正常对照组。

在此项研究中，我们对正常及盆腔器官脱垂女性的阴道组织生物力学特性进行了评估，结果证明 I 型、Ⅲ型胶原蛋白含量与量化的组织生物力学特性相关。我们观察到，病例组的阴道壁僵硬度高于正常对照组。这一结果与 Egorov 等应用阴道壁触觉成像进行研究得出的数据一致[8]，也和传统单轴拉伸试验获得的数据一致。总的来说，传统单轴拉伸试验研究数据表明，与正常组织比较，脱垂组织弹性小、僵硬度高、最大应力强度低。我们的数据与此一致，这也表明使用压电扫描探头是一种可靠的测量组织生物力学特性的方法，而且不需要大块的组织学样本。从生物力学角度来看，I 型胶原蛋白弹性差，但抗拉伸力强；Ⅲ型胶原蛋白弹性高，更多见于柔韧灵活的组织中[21, 22]。

12.2.9 阴道探头

虽然使用上述超声成像技术可评估盆底功能的各个方面，也可能探索盆底功能作用机制并发现解剖学缺陷，但在目前的临床实践中，阴道手指触诊仍然十分必要。阴道指诊这样的检查可以提供病理方面的定性信息，但没有办法进行定量测量来确定个体功能性特点。同样地，一些能加强盆底功能的保守治疗方法仍然是主观的且依赖操作者[10–14]。因此，有必要记录阴道壁产生的生物力学的大小和方向，以及自主收缩时的主动收缩力和咳嗽反射时的被动收缩力。因为阴道指诊的准确性高度依赖检查者的经验和记录能力，所以设计并制造一个能进行更多生物力学精确测量的设备是十分必要的。已有文献[6–9]对这样的设备进行了评估和报道，每一种装置对其制造者而言都具有其特殊性和实用性。而且具有商业用途的设备已经开始进入市场。本章节将介绍我们的传感器系统的原理。如图 12–10 所示，该传感器被用来测量阴道壁的力学特性及盆底肌群产生的压力强度。传感器系统由下列元件组成：一个带有 4 个力量和位移传感器、可追踪位置（x，y，z）并有定向功能（方位角、仰角和滚动角），具有 6 个自由度测量功能的探头。探头由一个可伸缩、低惯性、悬臂探头，以及 4 个方向（前、后、左、右）的位移和力传感器组成。为了保护患者，在将探头插入阴道时要在探头上套一个女用避孕套。探头置入完毕后，直径调节器将从其关闭位置逐渐释放打开，从而使传感器紧贴阴道壁。用该系统测量了 25 例正常个体和 10 例压力性尿失禁患者仰卧位时的阴道压力。

结果显示，在静息时[正常对照组：（1.67 ± 0.13）N/cm^2，压力性尿失禁患者病例组：（1.15 ± 0.18）N/cm^2，P=0.048]和盆底肌群 50% 收缩时[正常对照组：（2.05 ± 0.13）N/cm^2，压力性尿失禁患者病例组：（1.35 ± 0.20）N/cm^2，P=0.009]，正常个体阴道壁盆底肌群侧的平均接触压力均明显高于压力性尿失禁患者病例组。图 12–11 显示的是应用该探头测量正常个体及压力性尿失禁患者

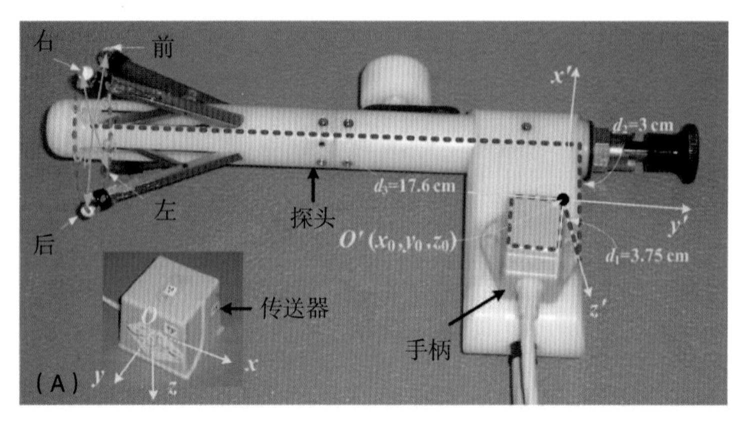

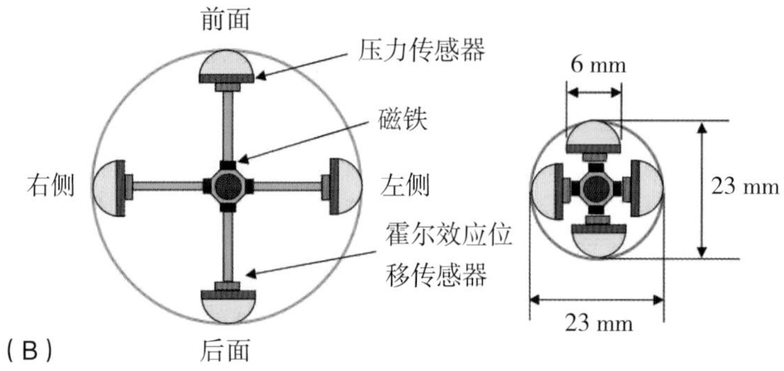

图 12-10　图 A 为传感器系统图片。图 B 为探头横截面。

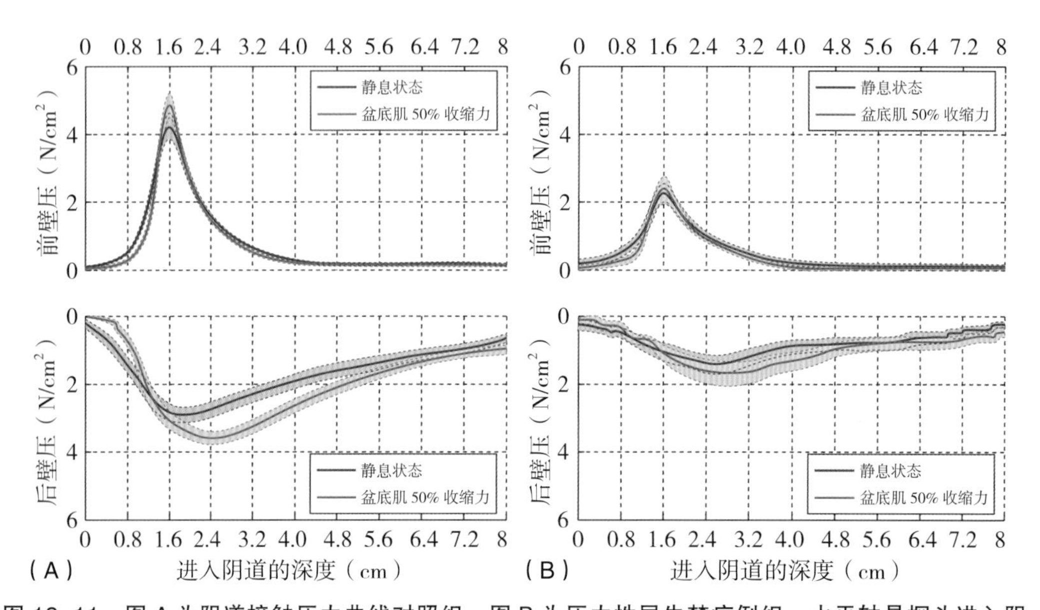

图 12-11　图 A 为阴道接触压力曲线对照组，图 B 为压力性尿失禁病例组。水平轴是探头进入阴道的深度，垂直轴是阴道接触压。从力学的角度讲，图 12-10 所示的探头有 4 个传感器。这 4 个传感器测得的压力值可以反映环绕阴道壁 1 周 360° 的压力分布情况。

的压力曲线分布，可见阴道前段的压力明显大于阴道后段。在盆底肌群收缩达 50% 峰值时，阴道各段压力均相应增高。

近些年陆续开发了许多结构不同的阴道探头，其中有些是评估组织弹性特征的，而非评估压力 [8]。这里要重点指出的是，使用探头测量获得的阴道壁闭合压是不对称的，图 12–12 显示了阴道壁的最大闭合压力位于阴道前壁。

如图 12–12 所示，对于所有受试者而言，最大阴道闭合压力位于阴道入口内侧 1.5 cm 的阴道前壁，与之相对应的阴道后壁压力则稍弱之。Egorov 在本书中另一章节中的研究测量显示，与正常女性比较，尿失禁女性的阴道闭合压力显著降低，僵硬度降低。

应用类似技术（如功能性阴道窥器）发现，尿失禁女性在阴道壁被动收缩力、收缩持久性及收缩速度方面与控尿功能正常的女性相比均显著降低 [6, 7]。由于盆底肌群强化训练可减轻压力性尿失禁症状 [10, 11, 23]，那么这一治疗机制是否能够有助于明确参与控尿的特定或关键的肌肉组成呢？弄清楚这一点是非常重要的。目前尚不清楚盆底锻炼是模仿盆底肌群的正常生理活动，还是一种代偿策略。尽管如此，对肌肉的唤醒治疗方案确实是最有效的康复治疗手段。为了达到唤醒的目的，医生需要最大限度地了解盆底各方面的功能，并将这些知识传授给患者。

12.2.10　超声成像参数小结

会阴超声成像提供了一种便捷且无创的方法来评估盆底功能并记录相关的生物力学指标。已经有研究表明，反射性盆底收缩的发生时间对维持正常的尿控是非常关键的。盆腔器官在 Valsalva 动作下从静息状态发生移位，这意味着盆底韧带的状态和支持结构（如子宫体、膀胱、盆底肌群直肠部分）的僵硬度都在 Valsalva 动作时发生了最大限度地变化。自主性盆底肌群收缩时膀胱位移的大小可以作为肌肉肌力大小的一个指标。有研究表明，阴道壁组织的弹性在

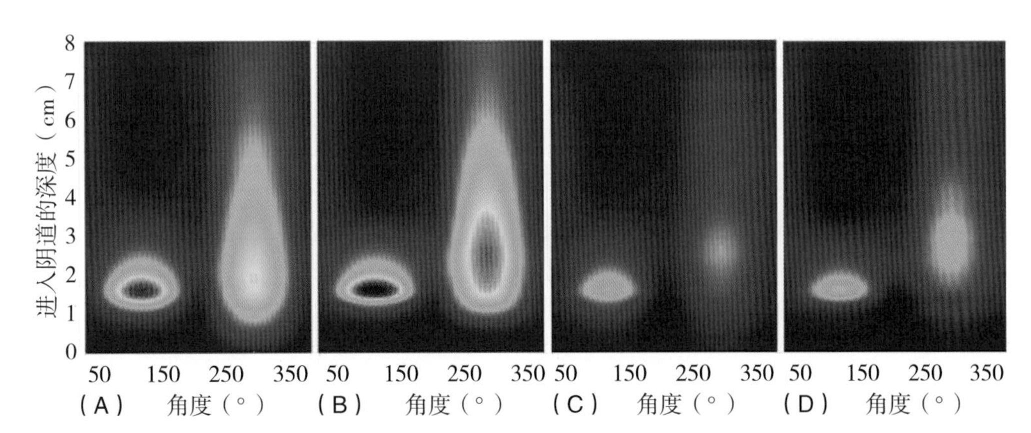

图 12–12　环绕阴道壁 1 周 360° 的阴道闭合压力分布。图 A 为正常个体静息状态下阴道闭合压力。图 B 为正常个体盆底收缩之后的阴道闭合压力。图 C 为压力性尿失禁患者静息状态下阴道闭合压力。图 D 为压力性尿失禁患者盆底收缩之后的阴道闭合压力。

维持尿控的机制中起着重要作用。通过大量的分析方法最终确定了生物力学功能参数。

综上所述，我们集中阐述了应用无创超声来评估盆底的生物力学功能，并确定了相应的度量单位如下：位移、速度、加速度、运动轨迹、时间和应变。但是，这些度量值的大小取决于其他参数，如组织弹性特征和收缩力。需要应用一些有创检查，如阴道探头来记录盆底的收缩力。类似的探头装置还可以用来评估物理治疗或其他治疗方案的疗效。

（宋悦译，苗娅莉校）

参考文献

[1] J.O. DeLancey, The hidden epidemic of pelvic floor dysfunction: achievable goals for improved prevention and treatment, Am. J. Obstet. Gynecol. 192 (5) (2005) 1488–1495.

[2] S.H. Yang, W.C. Huang, S.Y. Yang, E. Yang, J.M. Yang, Validation of new ultrasound parameters for quantifying pelvic floor muscle contraction, Ultrasound Obstet. Gynecol. 144 (Suppl. 1) (2009) S159–S165. Review.

[3] C.E. Constantinou, Dynamics of female pelvic floor function using urodynamics, ultrasound and magnetic resonance imaging (MRI). Eur. J. Obstet. Gynecol. Reprod. Biol. 144 (Suppl. 1) (2009) S159–S165, http: //dx.doi.org/10.1016/j.ejogrb.2009.02.021. Review.

[4] R.C. Lovegrove Jones, Q. Peng, M. Stokes, V.F. Humphrey, C. Payne, C.E.Constantinou, Mechanisms of pelvic floor muscle function and the effect on the urethra during a cough, Eur. Urol. 57 (6) (2010) 1101–1110, http: //dx.doi.org/10.1016/j.eururo.2009.06.011. PMID: 19560261.

[5] H.P. Dietz, M. Erdmann, K.L. Shek, Reflex contraction of the levator ani in women symptomatic for pelvic floor disorders, Ultrasound Obstet. Gynecol. 40 (2) (2012) 215–218, http: //dx.doi.org/10.1002/uog.11087. PMID: 22223551.

[6] J.M. Miller, J.A. Ashton-Miller, D. Perruchini, J.O. DeLancey, Test-retest reliability of an instrumented speculum for measuring vaginal closure force, Neurourol. Urodyn. 26 (6) (2007) 858–863.

[7] M. Morin, D. Gravel, D. Bourbonnais, C. Dumoulin, S. Ouellet, Reliability of dynamometric passive properties of the pelvic floor muscles in postmenopausal women with stress urinary incontinence, Neurourol. Urodyn. 27 (8) (2008) 819–825.

[8] V. Egorov, H. van Raalte, A.P. Sarvazyan, Vaginal tactile imaging, IEEE Trans. Biomed. Eng. 57 (7) (2010) 1736–1744, http: //dx.doi.org/10.1109/TBME.2010.2045757. PMID: 20483695.

[9] C.E. Constantinou, S. Omata, Direction sensitive sensor probe for the evaluation of voluntary and reflex pelvic floor contractions, Neurourol. Urodyn. 26 (3) (2007) 386–391. PMID: 17301962.

[10] K. Bø, G. Hilde, J. Stær-Jensen, F. Siafarikas, M.K. Tennfjord, M.E. Engh, Postpartum pelvic floor muscle training and pelvic organ prolapse—a randomized trial of primiparous women, Am. J. Obstet. Gynecol. 212 (1) (2015) 38.e1–38.e7, http: //dx.doi.org/10.1016/j.ajog.2014.06.049. PMID: 24983687.

[11] K. Bø, G. Hilde, M.K. Tennfjord, J. Stær-Jensen, F. Siafarikas, M.E. Engh, Pelvic floor muscle variables and levator hiatus dimensions: a 3/4D transperineal ultrasound cross-sectional study on 300 nulliparous pregnant women, Int. Urogynecol. J. 25 (10) (2014) 1357–1361, http: //dx.doi. org/10.1007/

s00192-014-2408-8. PMID: 24828605. 276 C.E.

[12] F. Siafarikas, J. Stær-Jensen, G. Hilde, K. Bø, M. Ellström Engh, Levator hiatus dimensions in late pregnancy and the process of labor: a 3-and 4-dimensional transperineal ultrasound study, Am. J. Obstet. Gynecol. 210 (5) (2014) 484.e1–484.e7, http: //dx.doi.org/10.1016/j.ajog.2014.02.021. PMID: 24569040.

[13] J.A. Thompson, P.B. O'Sullivan, N.K. Briffa, P. Neumann, Differences in muscle activation patterns during pelvic floor muscle contraction and Valsalva maneuver, Neurourol. Urodyn. 25 (2) (2006) 148–155. PMID: 16302270.

[14] I. Volløyhaug, S. Mørkved, Ø. Salvesen, K.Å. Salvesen, Assessment of pelvic floor muscle contraction with palpation, perineometry and transperineal ultrasound: a cross-sectional study. Ultrasound Obstet. Gynecol. (2015), http: //dx.doi.org/10.1002/uog.15731.

[15] J.M. Miller, J.A. Ashton-Miller, J.O. DeLancey, A pelvic muscle precontraction can reduce coughrelated urine loss in selected women with mild SUI, J. Am. Geriatr. Soc. 46 (7) (1998) 870–874. PMID: 9670874.

[16] D. Howard, J.M. Miller, J.O. Delancey, J.A. Ashton-Miller, Differential effects of cough, valsalva, and continence status on vesical neck movement, Obstet. Gynecol. 95 (4) (2000) 535–540. PMID: 10725485.

[17] C.E. Constantinou, D.E. Govan, Spatial distribution and timing of transmitted and reflexly generated urethral pressures in healthy women, J. Urol. 127 (5) (1982) 964–969. PMID: 7201031.

[18] G.C. Nesbitt, S. Mankad, Strain and strain rate imaging in cardiomyopathy, Echocardiography 26 (2009) 337–344.

[19] S. Rahmanian, R. Jones, Q. Peng, C.E. Constantinou, Visualization of biomechanical properties of female pelvic floor function using video motion tracking of ultrasound imaging, Stud. Health Technol. Inform. 132 (2008) 390–395. PMID: 18391328.

[20] L. Zhou, J.H. Lee, Y. Wen, C. Constantinou, M. Yoshinobu, S. Omata, B. Chen, Biomechanical properties and associated collagen composition in vaginal tissue of women with pelvic organ prolapse, J. Urol. 188 (3) (2012) 875–880, http: //dx.doi.org/10.1016/j.juro.2012.05.017. PMID: 22819408.

[21] P. Chantereau, M. Brieu, M. Kammal, J. Farthmann, B. Gabriel, M. Cosson, Mechanical properties of pelvic soft tissue of young women and impact of aging, Int. Urogynecol. J. 25 (11) (2014) 1547–1553, http: //dx.doi.org/10.1007/s00192-014-2439-1. PMID: 25007897.

[22] P.A. Norton, Pelvic floor disorders: the role of fascia and ligaments, Clin. Obstet. Gynecol. 36 (4) (1993) 926–938. PMID: 8293593. Review.

第 13 章　盆底磁共振成像

13.1　引言

磁共振成像（MRI）技术的进步提高了信噪比，加快了图像采集速度，加强了盆底电影序列研究的能力。对于出现盆底功能障碍症状的女性患者而言，尤其是对那些涉及多个腔室缺陷的女性患者，这些进展使 MRI 在女性盆底解剖方面得到了越来越多的应用。

MRI 可同时评估盆底结构异常及判断盆底异常下降的程度，这与涉及不同腔室缺陷所产生的临床症状严重程度相关[1]。

动态盆底 MRI 序列的设定和解读早先主要依赖于正中矢状位 T2 加权 MRI 和盆腔脏器在静止和最大应变两个状态下位置的识别。测量生物特征标记径线，如耻骨尾骨线（pubococcygeal line，PCL）、M 线、H 线和肛提肌板，量化了盆底解剖和功能信息。

本章旨在通过对盆底 MRI 研究进展的解读和报道，提高对盆底复杂解剖结构的理解，并讨论盆底下降的正常和异常表现。

13.2　盆底磁共振成像

从历史上看，盆底功能可以通过临床体检和透视来评估，前者受敏感性的限制，尤其是对肠膨出而言，难于准确判断[2]。后者能够在患者静息和应力状态下提供膀胱或直肠肛管的实时成像，使用不透放射性的材料，并进一步留下视频记录。缺点包括辐射暴露和需要在透视室里设置放射排泄卫生间。超声评估，需要对操作者进行专门的培训，因此应用并不普遍，之前的章节我们有专门的讨论。

动态 MRI 采用与透视相同的诊断原则，其电影模式由大量图像组成，可作为视频观看，具有同时评估多腔室病变的优点。MRI 最适于临床多腔室缺陷或复杂病症的术前评估和术后复发的评估。

与其他检查方法相比，其优点还包括 MRI 可以多平面成像，在 T2 加权序列中具有优越的软组织对比度。液体（尿液和腔内凝胶）和脂肪是高亮信号，盆腔脏器腔壁则呈中低信号，与低信号强度的骨皮质和肌肉能够区分开来（图 13-1）。

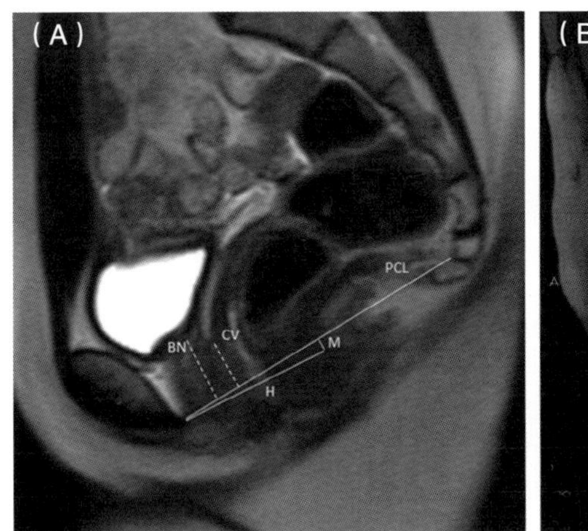

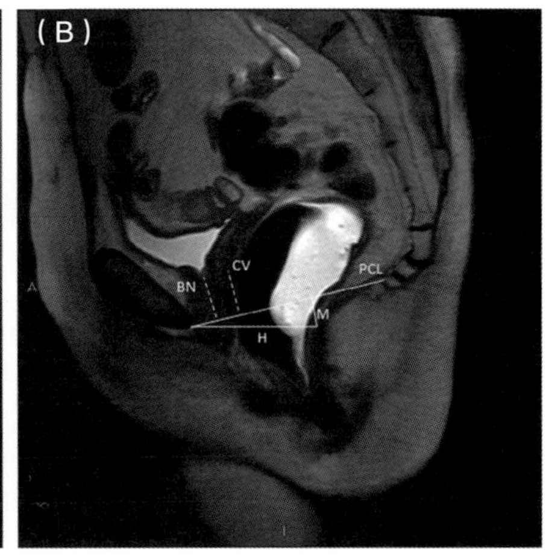

图 13-1 图 A 为正常女性在盆底静止和应力状态下矢状位 MRI 耻骨尾骨线（PCL）从耻骨联合下缘到最后一个尾椎关节的连线。H 线代表从耻骨联合下缘到肛直肠交界处后壁连线，相当于肛提肌裂孔的前后径。PCL 与 H 线的垂直距离构成 M 线。图 B 为排泄时直肠下降，肛门口打开，允许粪便通过。膀胱颈（BN）和子宫颈唇（CV）仍位于 PCL 之上。

MRI 是一种无创、安全的方式，无电离辐射，也不需要静脉造影。MRI 的主要禁忌证是与磁场不兼容的体内植入物和患者出现幽闭恐惧症。

13.3 技术

患者无须特殊准备。在常规 MRI 研究中，患者处于仰卧位或左侧卧位。开放式磁体可使直肠脱垂[2]、轻度直肠膨出、直肠套叠[4]的检出率增加，且其采用的坐姿检查更符合生理需求，但是由于张力远远大于重力，在临床上评估直肠脱垂或直肠膨出相关疾病及膀胱下降异常并无优势，因此临床较少应用[5]。

检查时，使用相控阵线圈覆盖患者会阴区和大腿近端。阴道内线圈也可选用，尽管阴道内线圈有助于评估压力性尿失禁[6]，但其刚性材质会导致阴道顺应性减少，从而引起医生的担忧。在患者的膝盖下放置一个楔形物[7]，可以帮助患者在检查中使力。通常，我们会选用 60 cm^3 的超声凝胶经直头柔性导管推入患者直肠，并与钆螯合剂混合使用，以增加直肠壁的可见性。阴道内通常不需放置填充物，但如有需要，可以使用钡膏。

矢状位 T2 加权图像，选定厚度为 10 mm，视野（field of view，FOV）为 30 cm，动态序列因不同供应商而异，包括单次激发快速自旋回波（single shot fast spin echo，SSFSE，GE 医疗扫描仪）或半傅立叶采集单次激发涡轮自旋回波（Half fourier Acquisition Single shot Turbo spin Echo，HASTE，西门子医疗扫描仪）[8]。正中矢状面扫描首先在患者静息状态下进行，该层面定义为包含耻骨联合、阴道和骶骨的图像。然后分别在 Valsalva 运动和模拟排便过程中获得 T2 加权图像（图 13–2）。在扫描前指导患者进行 Valsalva 运动可促进患者合作和提高扫描图像质量。实时真实快速成像稳态进动（true fast imaging with steady state precession，truFISP，西门子医疗解决扫描方案）序列和其他供应商特定的技术是盆底 MRI 的常规序列，用于评估盆底动态[9]。

轴位图像横跨双侧髋关节水平，对齐耻骨直肠肌平面，使用 20~24 cm 的小视野（图 13–2）。标准 5 mm T2 加权快速自旋回波序列（fast spin echo，FSE，GE 医疗扫描仪）或涡轮自旋回波序列（turbo spin echo，TSE，西门子医疗扫描仪）图像通常作为常规序列应用[8]。3D T2 序列允许薄层扫描，但信号对比度的降低削弱了软组织分辨能力。高分辨率 T2 加权成像能够显示盆底肌肉和筋膜，特别是尿道周围结构（图 13–2）。冠状位成像有时在评估正常肛提肌膨隆曲线形态时有用。总的来说，这些序列需要 20 分钟才能完成，MRI 扫描建议方案如表 13–1 所示。

13.4 解读

评估盆腔脏器位置所需的大多数参数都需在 MRI 正中矢状面测量。尿道、宫颈、阴道、肛直肠交界处、肛提肌板、尾骨等固定结构都可以在一张图像中显示出来（图 13–1）。

耻骨直肠肌在轴位图像上靠近中线。虽然它的位置在正中矢状位图像上不能直接看到，但可以从它与耻骨联合后壁的附着部位推断出来。耻骨直肠肌包裹肛直肠交界处的后部，并走向耻骨联合（图 13–3）。

一旦确定了中线，就可以在图像上标注参考线了。临床最广泛接受并

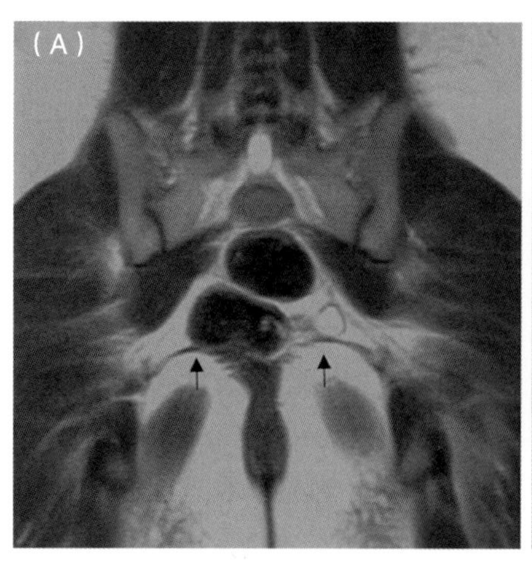

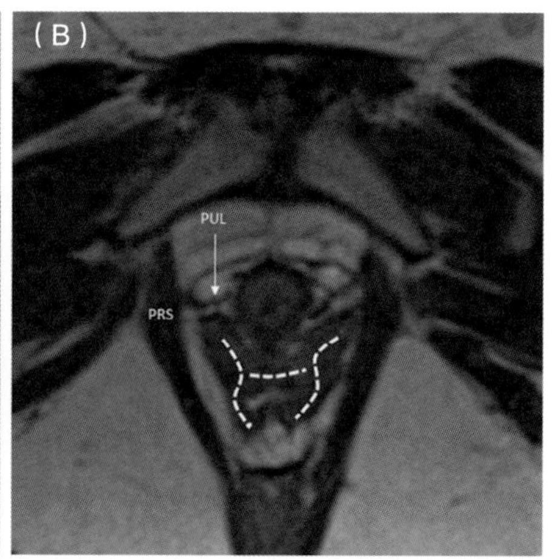

图 13–2 正常女性盆底冠状位和轴位 MRI。图 A 为肛提肌通常呈向上膨隆的线样低信号影（黑色箭头）。图 B 为在另一名患者的耻骨直肠悬吊带（puborectalis sling，PRS）平面的 T2WI 轴位图像中，阴道呈正常“H”形或蝶形（曲线）。尿道周围韧带（periurethral ligaments，PUL）也在这张高分辨率图像中很好地显示出来。

表 13-1　盆底功能障碍动态盆底 MRI 常用序列

序列	位置	重复时间	回波时间	层厚 / 层间距	视野	矩阵	标记
定位	矢状位、轴位、冠状位	10	5	10 mm/0	350~400	128 × 256	-
定位：盆底	矢状位、轴位、冠状位	10	5	10 mm/0	250~300	128 × 256	耻骨联合中心，60% 时相过采样
HASTE	矢状位	2000	96	5 mm/0	280	205 × 256	100% 时相过采样屏住呼吸 / Valsalva/2 动作序贯 /IPAT
T2 Spc 3D	轴位	2000	123	1 mm	256	256 × 256	75% 时相过采样 / IPAT
T2 TSE	冠状位	6000	114	4 mm/ 0.8 mm	250	288 × 320	100% 时相过采样 /IPAT
FISP	矢状位	4.45	1.98	4 mm/0	210	256 × 256	100% 时相过采样屏住呼吸 / Valsalva/IPAT

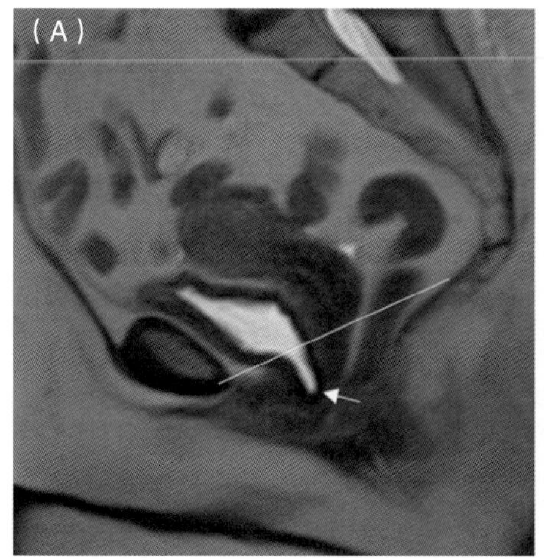

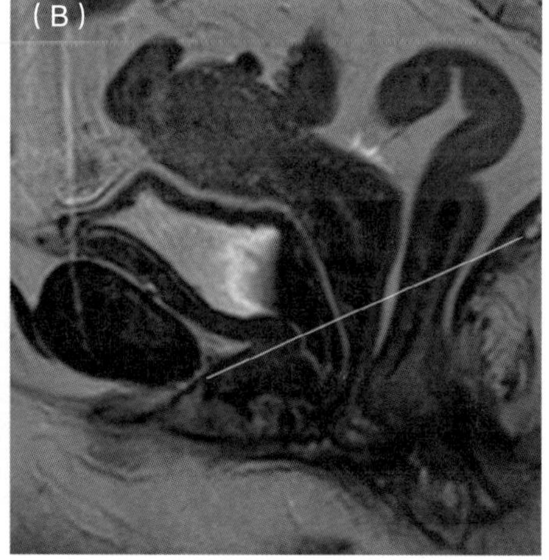

图 13-3　轻度膀胱膨出。图 A 为 61 岁女性，患有便秘和尿失禁。由于尿液在 T2 加权像上呈高信号，膀胱膨出（箭头）在大视野 HASTE 图像中很容易识别，它位于耻骨尾骨线（白色线）下方 1.8 cm。图 B 为在小视野的高分辨率 T2W TSE 图像上，与耻骨尾骨线相邻的宫颈前唇能更好地显示。

有较高应用可行性的参考线是耻骨尾骨线 [10]。耻骨尾骨线（图 13-1）是从耻骨联合下缘到最后一个可见的尾椎关节的连线，在 T2 加权图像上，这两个关节信号很低，都很容易识别。

除了耻骨尾骨线，H 线也较常用，它是耻骨联合到肛直肠交界处的连线。通常短于 4.5 cm，如果超过 5 cm[11]，提示了肛提肌裂孔的前后径扩大、耻骨直肠肌松弛，或是筋膜支撑结构撕裂。当耻骨直肠悬吊带薄弱时，在轴位图像上可见肛提肌裂孔横径和前后径加宽和拉长（图 13-4）。

从耻骨尾骨线到 H 线的垂直距离是 M 线，M 线用于测量盆底下降的程度。静息状态下，肛提肌裂孔下降程度通常不超过耻骨尾骨线下 2 cm[12]。脱垂的严重程度被武断的分为轻、中、重度，下降幅度分别为小于 3 cm、小于 6 cm、大于等于 6 cm[13]。

类似于耻骨尾骨线，另一种选择是将耻骨中线（midpubic line，MPL）作为测量标志。它对应于阴道处女膜水平，类似于临床检查[14]。选择耻骨尾骨线还是耻骨中线，取决于推荐 MRI 检查的临床医生和放射科报告医生的个人偏好和对测量线的熟悉程度。

之前讨论了在最大用力状态或模拟

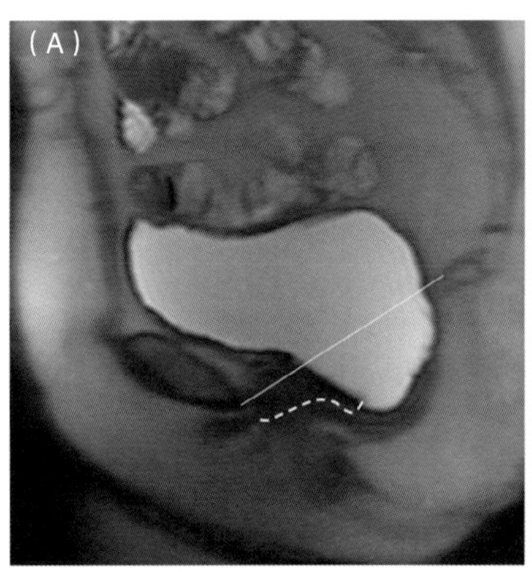

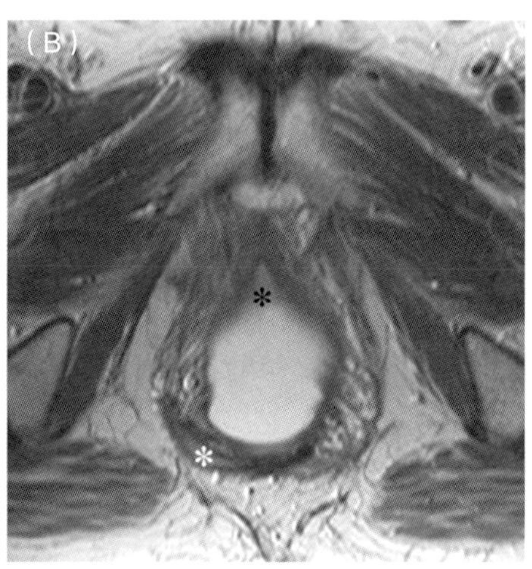

图 13-4　重度膀胱膨出。图 A 为 62 岁肛门癌患者接受了经腹全子宫切除术。随后，她出现尿频和排尿困难，症状持续数月，MRI 显示新发膀胱膨出，膀胱颈部远低于耻骨尾骨线（实线），尿道轴呈水平转向（虚线）。图 B 为膀胱颈有时在轴位图像（黑色星号）上看得更清楚。阴道穹窿（白色星号）由于重度膀胱膨出向后移位。

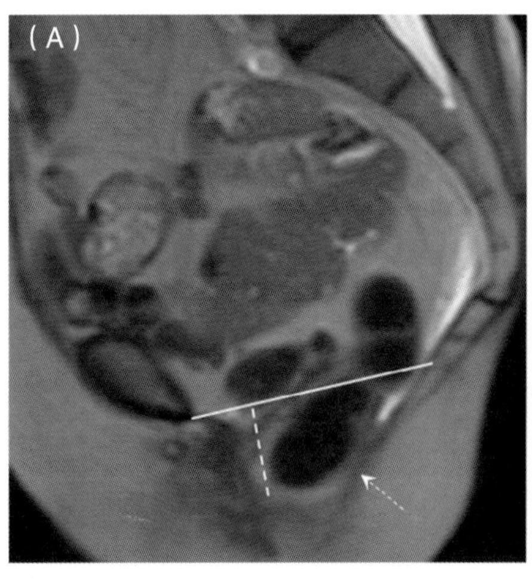

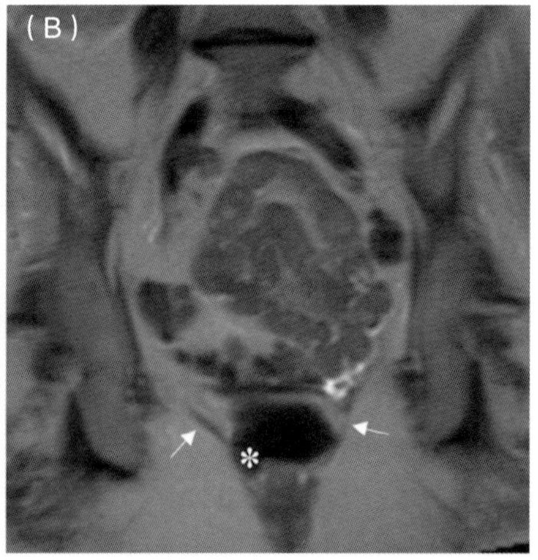

图 13-5　直肠脱垂。图 A 为 77 岁患者因膀胱癌接受膀胱切除术和 TAHBSO 治疗。肛直肠交界处位置异常（虚线），位于耻骨尾骨线（实线）线下 3.5 cm，肛提肌板尾侧倾角增加（箭头虚线）。图 B 为在冠状位 T2WI 图像上，右侧可见小的直肠脱垂（* 号）。髂骨尾骨肌的扇形曲线（箭头）消失，表明了盆底后腔室支持结构薄弱。

排便状态下，判断盆腔器官脱垂程度的依据需测量各解剖标志点到标志线的垂直距离。这些解剖标志点为膀胱底部的后下侧面，宫颈前唇，或子宫切除术后阴道顶端后上部，以及肛直肠交界处的前面。

可观察到内脏位置异常和轮廓，如直肠、乙状结肠、小肠、膀胱的外翻分别对应直肠膨出、乙状结肠膨出、肠疝、膀胱膨出。

13.5　压力性尿失禁

膀胱和尿道交界处通常位于耻骨结节上 1/3 或 1/2。膀胱颈狭窄和尿道内口呈漏斗状很常见。膀胱膨出通常表现为一较宽的突出物，在尿液显示为高信号的 T2 加权序列上很容易识别（图 13-4）。

静息状态时，膀胱尿道交界处位于耻骨尾骨线上方至少 2 cm 处。尿道通常与骶骨垂直或轻微成角。正常排尿情况下，膀胱尿道交界处会延伸至耻骨尾骨线以下。尿道保持垂直或向耻骨联合少许移位。如膀胱尿道交界处向耻骨联合旋转表明尿道出现了高运动性。

盆底异常下降会导致尿道轴旋转到一个更高水平的方向（图 13-6），矢状位 MRI 可见。这种旋转效应甚至有可能在用力时阻止排尿。尿道周围、尿道旁和耻骨尿道韧带也可能被扭曲，轴位图像上显示更清晰（图 13-4）。

13.6　膀胱及子宫脱垂

阴道的顶、中、下三部分分别由宫旁组织 / 阴道旁、腱弓和会阴体支撑，会阴体在正中线区域可见。阴道前壁与尿道的位置很接近，因此并发病理情况也很常见（图 13-3）。

阴道的典型表现为蝶形或“H”形（图 13-2），盆底异常下降时阴道形态会发生改变或正常形态消失，提示尿道支持功能的丧失[15-17]。

在应力状态下，正常的子宫阴道交界处及阴道后穹窿通常位于耻骨尾骨线上方 1 cm 以上。接近耻骨尾骨线或超过耻骨尾骨线以下，提示盆底支持减弱。

正常情况下，肛直肠角呈锐角，显示耻骨直肠肌和耻骨附着部位的完整性。盆底功能障碍时，肛直肠角变宽，伴随着 H 线和 M 线的拉长。此外，盆底功能障碍时，直肠阴道间隙增宽，肛提肌裂孔扩大，耻骨直肠肌侧突。在轴位图像上，右侧耻骨直肠肌可能比左侧耻骨直肠肌薄，可能是受到了化学位移伪影[18]的影响。

13.7　直肠脱垂和便秘

直肠前膨出，常表现为肠道外形的异常隆起（图 13-6），临床可见并与慢性便秘相关。小肠肠疝表现为小肠自道格拉斯窝脱入阴道。根据直肠壁相对于预期轮廓距离的测量，可对直肠膨出进行放射学分类，轻度、中度或重度直肠膨出的测量值分别达 2 cm、4 cm 以下和 4 cm 及以上。在有症状的女性患者中，排便后膨出的直肠内有残留物通常是进行手术修复的指征[19]（图 13-5~13-8）。

在排便[16]时，肛提肌板尾侧倾角（正常个体与耻骨尾骨线平行）增加[20] 10° 以上，伴随髂骨尾骨肌和耻骨直肠肌薄弱，常提示后腔室支撑能力不足（图 13-7、13-8）。

MRI 具有良好的软组织对比，在充分排便阶段，应力充足，可以识别仅涉及黏膜的肠套叠与涉及整个肠壁的肠套叠（图 13-8）[21]，这有助于做出直肠黏

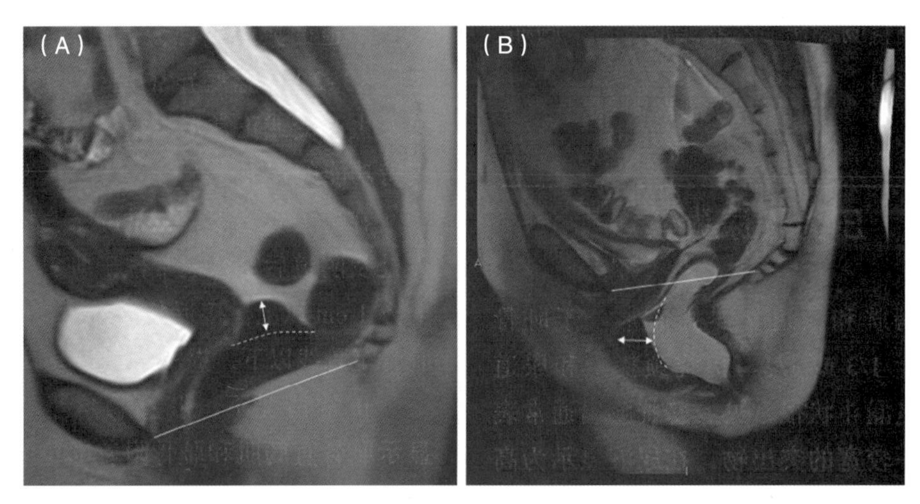

图 13-6 直肠前突。两病例分别表现为耻骨尾骨线（实线）上方（图 A）和下方（图 B）为直肠前突，凸起部位（箭头线）突出于直肠预期轮廓（虚线）外。当直肠被空气或腔内凝胶充盈，尤其是在坐位，直肠前突能得到更好的显示。

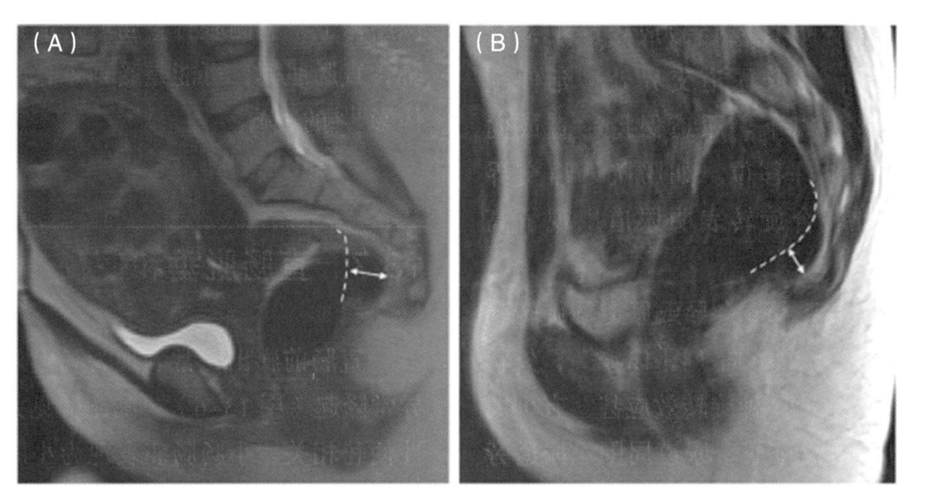

图 13-7 直肠后突。52 岁子宫多发肌瘤伴持续性便秘患者。图 A 为超出直肠预期轮廓（虚线）2.4 cm（箭头线）的中度直肠后突，符合其症状。图 B 为无症状患者也可见小的直肠后突影像，说明有必要将影像学检查结果与临床表现联系起来。

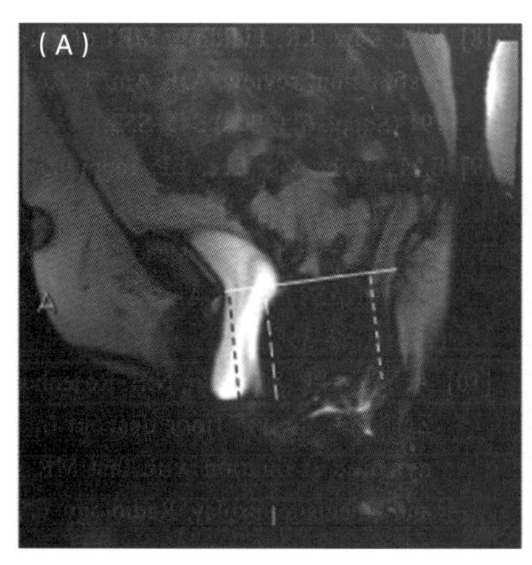

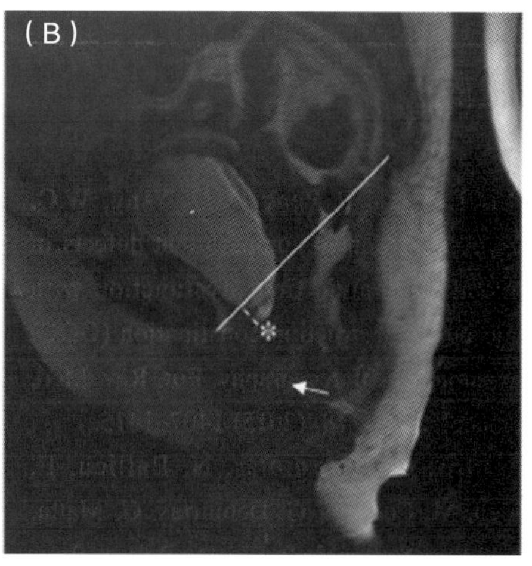

图 13-8　多器官异常下降。图 A 为本例患者表现的三腔室完全脱垂，重度膀胱膨出（黑色虚线），重度子宫脱垂（白色长虚线），肛直肠交界处异常降低（白色虚线），子宫后倾使肛直肠交界处受压和移位。图 B 为另一位患者表现的全层肠套叠（箭头），同时显示膀胱颈异常降低（*）低于耻骨尾骨线（白色实线）。

膜切除或直肠外固定[22]的选择。

造影剂的排泄可能受到仰卧位的限制，需要 Valsalva 运动辅助。真性盆腔神经痛伴随耻骨直肠肌反常收缩，有时可以通过识别肛直肠角在排便过程中延迟开放（在静息和排泄之间通常超过 15°）[13]，与仰卧位排便困难区分开来。

除了盆腔脏器运动功能评估外，MRI 还提供了直接评估盆底肌肉的机会。冠状面成像显示，肛提肌正常表现为向上凸起（图 13-2），提示髂骨尾骨肌支撑的完整性。另一方面，轴位成像最能显示耻骨直肠肌的完整性（图 13-2）。

对于不同程度脱垂的肛提肌形态特征的 3D MRI 研究需采用其他评估参数[24]。例如，肛提肌至耻骨联合间距，是测量耻骨联合间隙到肛提肌悬索最前方的前后距离，在轴位图像上评估。这个间距是耻骨直肠肌附着在耻骨上的标志，有助于维持尿道、阴道和肛门外括约肌的功能，间距扩大与脱垂[25]的加重有关。

此外，肌肉撕裂可以通过评价形态完整性来评估，如肌肉厚度的损失和减少，T2 加权信号不均匀增高提示水肿，以及由此导致的功能丧失和不对称情况发生（图 13-4）。

13.8　结论

静态和动态 MRI 是一种独特的诊断工具，可以识别骨盆肌肉、内脏和筋膜。应力状态下盆底的移动影响各结构之间的关系。除了制定外科手术计划外，这种几何评估方法还可以用在对极端生物力学事件的计算分析上，如分娩损伤，后者因为伦理而无法在活体妇女中进行实验研究。

（武靖译，苗娅莉校）

参考文献

[1] M. Li, T. Jiang, P. Peng, X.Q. Yang, W.C. Wang, Association of compartment defects in anorectal and pelvic floor dysfunction with female outlet obstruction constipation (OOC) by dynamic MR defecography, Eur. Rev. Med. Pharmacol. Sci. 19 (8) (2015) 1407–1415.

[2] G.T. Bitti, G.M. Argiolas, N. Ballicu, E. Caddeo, M. Cecconi, G. Demurtas, G. Matta, M.T. Peltz, S. Secci, P. Siotto, Pelvic floor failure: MR imaging evaluation of anatomic and functional abnormalities, Radiographics 34 (2) (2014) 429–448, http: //dx.doi.org/10.1148/rg.342125050.

[3] H.K. Pannu, M.C. Javitt, P. Glanc, P.R. Bhosale, M.G. Harisinghani, N.J. Khati, D.G. Mitchell, D. A. Nyberg, P.V. Pandharipande, T.D. Shipp, C.L. Siegel, L. Simpson, D.J. Wall, J.J. Wong-You-Cheong, ACR appropriateness criteria pelvic floor dysfunction, J. Am. Coll. Radiol. 12 (2) (2015) 134–142, http: //dx.doi.org/10.1016/j.jacr.2014.10.021 (Epub 2014 Oct 31).

[4] L.S. Dvorkin, F. Hetzer, S.M. Scott, N.S. Williams, W. Gedroye, P.J. Lunniss, Open-magnet MR defecography compared with evacuation proctography in the diagnosis and management of patients with rectal intussusception, Colorectal Dis. 6 (2004) 45–53.

[5] R. Seynaeve, I. Billiet, P. Vossaert, P. Verleyen, A. Steegmans, MR imaging of the pelvic floor, JBRBTR 89 (2006) 182–189.

[6] N. Tasali, R. Cubuk, O. Sinanoğ lu, K. Sahin, B. Saydam, MRI in stress urinary incontinence: endovaginal MRI with an intracavitary coil and dynamic pelvic MRI, Urol. J. 9 (1) (2012) 397–404.

[7] C.A. Woodfield, S. Krishnamoorthy, B.S. Hampton, J.M. Brody, Imaging pelvic floor disorders: trend toward comprehensive MRI, AJR Am. J. Roentgenol. 194 (6) (2010) 1640–1649.

[8] Y.M. Law, J.R. Fielding, MRI of pelvic floor dysfunction: rcvicw, AJR Am. J. Rocntgcnol. 191 (Suppl. 6) (2008) S45–S53.

[9] E.M. Hecht, V.S. Lee, T.P. Tanpitukpongse, et al., MRI of pelvic floor dysfunction: dynamic true fast imaging with steady-state precession versus HASTE, AJR Am. J. Roentgenol. 191 (2008) 352–358.

[10] A. Yang, J.L. Mostwin, N.B. Rosenheim, E.A. Zerhouni, Pelvic floor descent in women: dynamic evaluation with fast MR imaging and cinematic display, Radiology 179 (1991) 25–33.

[11] C.V. Comiter, S.P. Vasavada, Z.L. Barbaric, A.E. Gousse, S. Raz, Grading pelvic floor prolapse and pelvic floor relaxation using dynamic magnetic resonance imaging, Urology 54 (1999) 454–457.

[12] R.B. Thapar, R.V. Patankar, R.D. Kamat, R.R. Thapar, V. Chemburkar, MR defecography for obstructed defecation syndrome, Indian J. Radiol. Imaging 25 (1) (2015) 25–30, http: //dx.doi.org/10.4103/0971-3026.

[13] M.C. Colaiacomo, G. Masselli, E. Polettini, S. Lanciotti, E. Casciani, L. Bertini, G. Gualdi, Dynamic MR imaging of the pelvic floor: a pictorial review, Radiographics 29 (3) (2009) e35.

[14] C.A. Woodfield, B.S. Hampton, V. Sung, J.M. Brody, Magnetic resonance imaging of pelvic organ prolapse: comparing pubococcygeal and midpubic lines with clinical staging, Int. Urogynecol. J. Pelvic Floor Dysfunct. 20 (2009) 695–701.

[15] A.A. Tillack, B.N. Joe, B.M. Yeh, S.L. Jun, J. Kornak, S. Zhao, D. Deng, Vaginal shape at resting pelvic MRI: predictor of pelvic floor weakness? Clin. Imaging 39 (2) (2015) 285–288, http: //dx. doi.org/10.1016/j.clinimag.2014.10.007 (Epub 2014 Oct 25).

[16] J.R. Fielding, MR imaging of pelvic floor relaxation, Radiol. Clin. N. Am. 41 (2003) 747–756.

[17] J. Stoker, S. Halligan, C.I. Bartram, Pelvic

floor imaging, Radiology 218 (2001) 621–641.

[18] L. Boyadzhyan, S.S. Raman, S. Raz, Role of static and dynamic MR imaging in surgical pelvic floor dysfunction, Radiographics 28 (4) (2008) 949–967, http: //dx.doi.org/10.1148/rg.284075139.

[19] C.W. Hicks, M. Weinstein, M. Wakamatsu, L. Savitt, S. Pulliam, L. Bordeianou, In patients with rectoceles and obstructed defecation syndrome, surgery should be the option of last resort, Surgery 155 (4) (2014) 659–667, http: //dx.doi.org/10.1016/j.surg.2013.11.013 (Epub 2013 Dec 5).

[20] L. Hoyte, L. Schierlitz, K. Zou, G. Flesh, J.R. Fielding, Two-and 3-dimensional MRI comparison of levator ani structure, volume, and integrity in women with stress incontinence and prolapse, Am. J. Obstet. Gynecol. 185 (1) (2001) 11–19.

[21] M. Flusberg, V.A. Sahni, S.M. Erturk, K.J. Mortele, Dynamic MR defecography: assessment of the usefulness of the defecation phase, AJR Am. J. Roentgenol. 196 (4) (2011) W394–W399.

[22] J. Tsiaoussis, E. Chrysos, M. Glynos, J.S. Vassilakis, E. Xynos, Pathophysiology and treatment of anterior rectal mucosal prolapse syndrome, Br. J. Surg. 85 (1998) 1699–1702.

[23] K.J. Mortele, J. Fairhurst, DynamicMRdefeco graphy of the posterior compartment: indications, techniques and MRI features, Eur. J. Radiol. 61 (2007) 462–472.

[24] L. Ping, C. Ruolan, C. Chunlin, H. Lu, G. Chuanjia, C. Lan, P. Cheng, W. Jun, L. Kedan, L. Xuan, W. Jianping, R. Daokun, T. Huanqing, T. Lei, Z. Shizhen, Anatomical characteristics of the pelvic floor muscles in young nulliparous women based on three-dimensional MRI, Zhonghua Fu Chan Ke Za Zhi 49 (5) (2014) 336–340.

[25] K. Singh, M. Jakab, W.M. Reid, L.A. Berger, L. Hoyte, Three-dimensional magnetic resonance imaging assessment of levator ani morphologic features in different grades of prolapse, Am. J. Obstet. Gynecol. 188 (4) (2003) 910–915.

第 14 章　盆腔器官的几何呈现

14.1　磁共振图像的采集

必须首先获取磁共振图像数据集方能实现盆腔器官图像的识别和分割。现代磁共振图像是通过将患者待查的身体部位置于磁共振机的强磁场内来获得的。磁共振机带有环绕患者身体（如躯干相控阵线圈）或体腔内（如阴道内线圈）的接收“线圈”。

磁共振图像堆栈中的每帧“切片”都是一个 512×512 像素的矩阵，每个像素能够代表 256 个灰度。因为磁共振图像良好的组织清晰度和高分辨率，质子密度（或 T2 加权）磁共振序列通常用作分割的图像源。磁共振图像可选择一到多个平面，如轴位、矢状位和冠状位进行成像。根据不同的磁共振序列，每个 2D“切片”的平面上，像素尺寸在 0.2 mm 到 1.0 mm 之间，“切片”厚度（层距）在 1 mm 到 5 mm 之间。层距越小，获取的数据越多，扫描出的图片分辨率越高。但是，分辨率的提高也意味着扫描时间的延长和/或磁共振机的损耗增加（因为需要更高的磁场场强）。磁共振扫描视野一般和女性盆腔的宽度（横径）和高度（前后径）相适应。

“平面内”扫描维度由像素分辨率（512×512 像素）决定，图像堆栈的“高度”由层距和层数决定。举例来说，对于一个 15 cm 的典型轴位盆腔扫描区域来说，如果每张截面层距是 5 mm，那么这个磁共振数据集中就会有 30 张图片。需要在出现目标器官或组织的每一个切片上进行识别并勾画出轮廓，完成分割。理想的结果是建立的 3D 边界充分包含目标器官和组织。

表 14–1 展示了一个在我们中心应用 T2 加权磁共振的例子，该序列适合盆腔脏器的分割和重建。

表 14–1　GE 3T 磁共振扫描仪 HDXT 序列 – 扫描序列参数 – 躯干相位阵列线圈

序列	位置	重复时间	回波时间	层厚/层间距（mm）	视野（cm）	矩阵	标记
定位	矢状位、轴位、冠状位	Min	100	8	40	256×128	—
FRSE-XL	矢状位	2000	85	3/0	26	352×192	100% 时相过采样
FRSE-XL	轴位	4900	85	3/0	26	352×192	100% 时相过采样
FRSE-XL	冠状位	4900	85	3/0	26	352×192	100% 时相过采样

14.2　盆腔脏器的识别

分割就是在磁共振图像集中每张图片上勾画出目标器官和组织轮廓的过程。只有彻底理解了磁共振解剖结构，才可能在每张图片上正确识别出目标器官和组织。

附图分别展示了目标器官分割前后的磁共振灰度图像（图 14-1 和 14-2）。轴位、矢状位和冠状位的图片依次显示在用户界面右侧，3D 视图显示在用户界面左侧。

有许多用来进行灰度图像分割的软件，我们中心使用的是 3D Slicer（www.slicer.org），一款用来浏览、分割和 3D 转换放射图像的免费公共软件[1]。本章图像分割均使用 3D Slicer 软件。

14.3　盆腔脏器的图像分割

可以通过手动方法实现图像分割，比如操作者在一套图像数据中每一张相关图片上手动勾勒出目标器官。这要求操作者对于所研究的身体区域有足够的解剖学知识。如果操作者每次只在一张图片上勾勒，那么沿着组织边界在逐层图片上持续完成这项工作也是一个挑战。图 14-3 展示了轴位上手动分割出的膀胱、肛提肌、闭孔、直肠、阴道和骨盆等区域。

14.4　图像分割的类型

分割是根据组织和器官结构将磁共

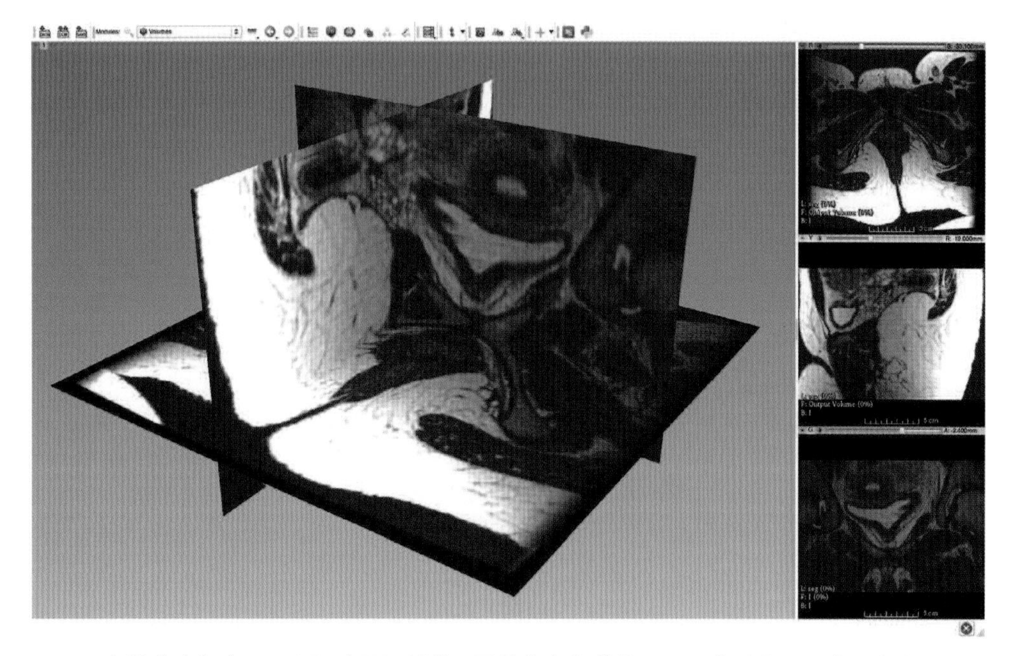

图 14-1　女性盆底解剖平面图。左图：轴位、冠状位和矢状位三平面相交视图。右图（由上至下）：轴位、矢状位及冠状位视图。

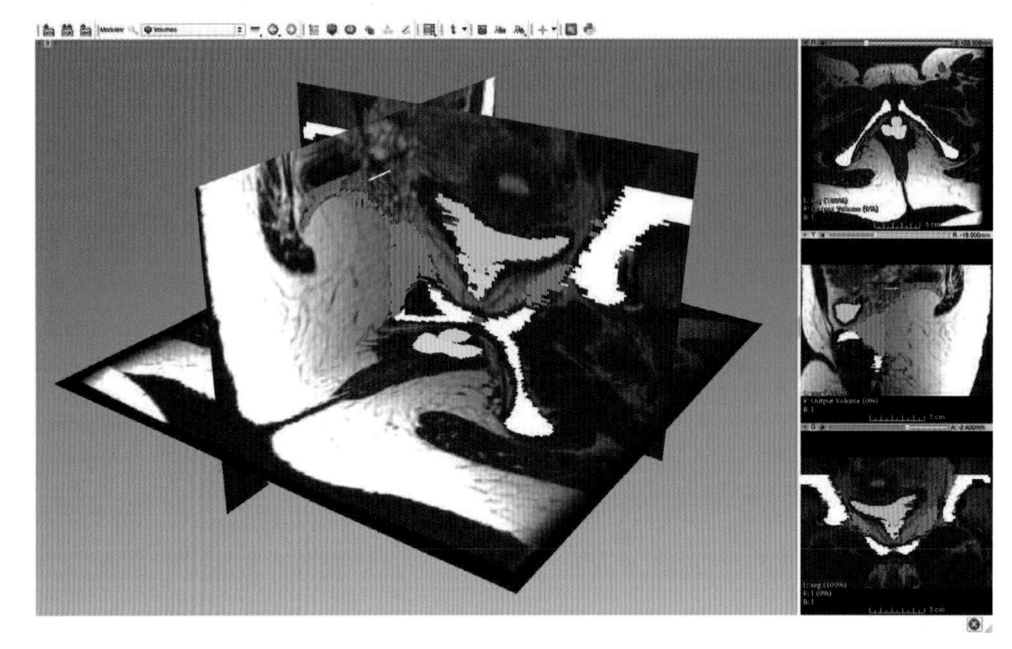

图 14-2　组织分割上色后的女性骨盆解剖平面图。

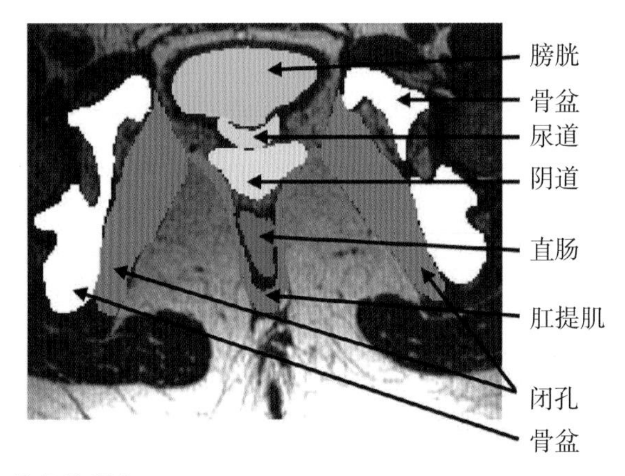

图 14-3　手动分割获得的器官。

振图像区分成相应的多个部分的过程。手动分割，即操作者手动浏览每张图片，并将重要的组织边界勾勒出来，是迄今为止应用最广泛的分割类型。但是，计算机辅助和全自动分割程序随着技术的成熟而得到广泛应用。这些不同的分割类型将在后续段落中进一步详述。

14.4.1　手动分割

手动分割一般一次只处理一张图片，因此对于一个盆腔数据集来说，一个器官的描绘需要重复多次。具体的重复次数取决于该磁共振扫描采集了多少张图片，以及有多少张图片包含有目标器官。在手动分割的初始界面，操作者要在目标组织区域内完成绘制分割。通过这种方法，在每张图片的目标区域上拖动一个“画刷”来标出感兴趣组织中的每个像素。图 14-4 部分展现了分割膀胱时的涂画操作。

因为手动分割耗费时间，为便于操作者更快标记出感兴趣的区域，各类分割程序研发了许多工具。例如，3D Slicer 中的智能魔杖工具可以自身位置为中心向外延展，从而自动选择周围强度相似的像素 [2]。图 14-5 中左侧的图像显示了单击魔杖工具的效果：选择整群像素直至组织边界，因为在边界处像素强度值发生了显著变化。另外，图 14-5 中央图像展示了一个水平追踪工具，它用光标勾画定位分割区域，并且可以审查 3D Slicer 自动建议的外周轮廓。最后，右边的图像展示了单击一下水平追踪工具后的选择结果。

14.4.2　标签图集

通过在每张片子上标记相同目标像素区域来区分出所想要的组织，生成的几何数据集合称为标签图。标签图是原始磁共振图像上相同强度的体

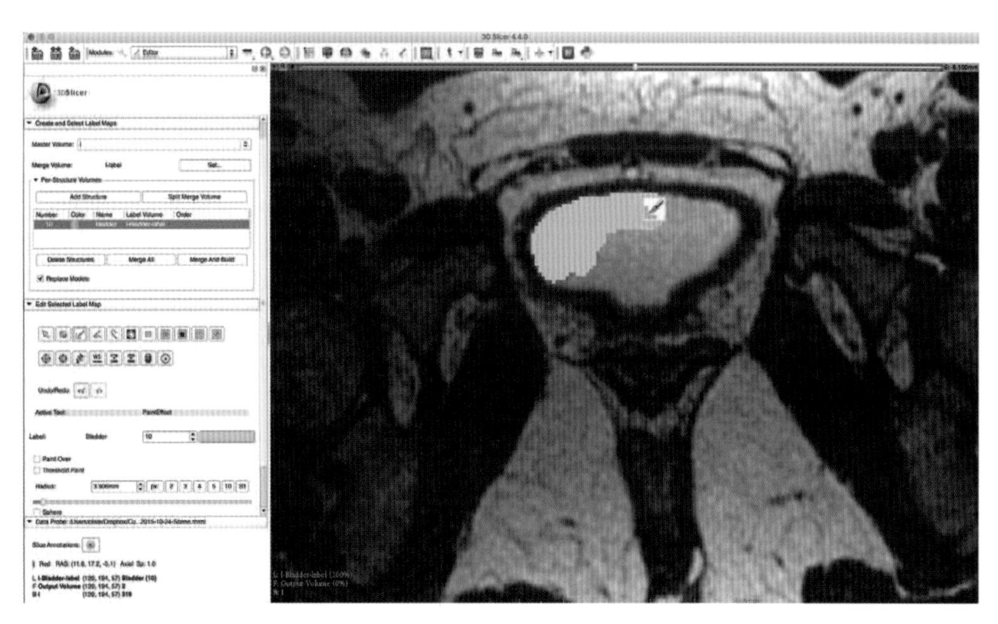

图 14-4　通过绘画标签进行手动分割。

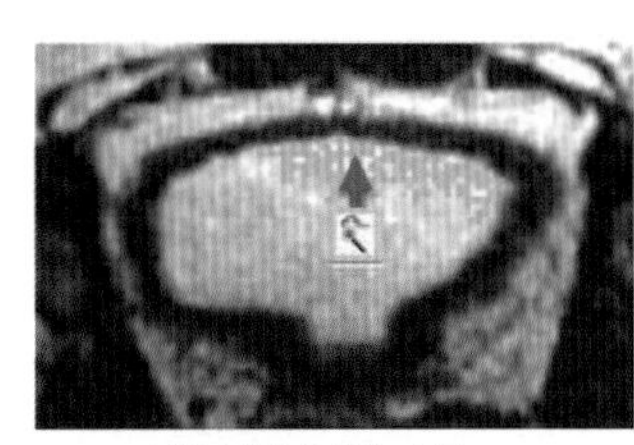

魔法棒分割工具

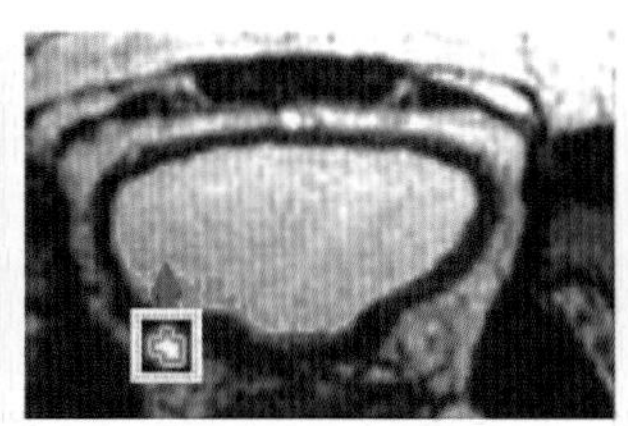

选择前的水平追踪工具勾画分割区域轮廓

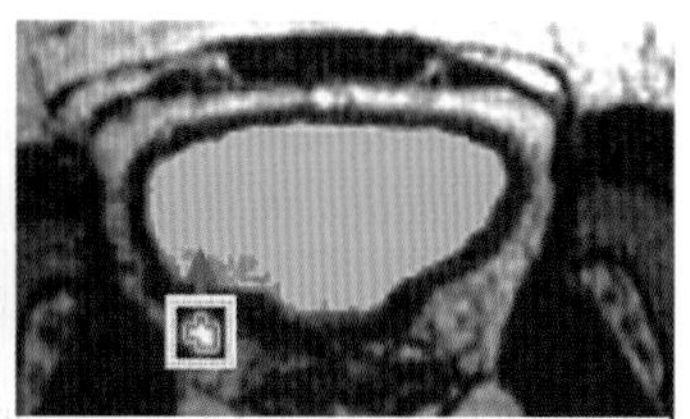

选择后的水平追踪工具确认分割区域

图 14-5　使用智能手动选择工具。

积，其被称为体元，代表器官的位置。标签图上的每个体元被归类为一个背景值或一个分割区域相应的值（图 14-6）。已渲染的标签图上的彩色组织对应不同的分割标签。实际上，标签图是从一个空体积开始，将所有体元赋予背景值，然后通过手动或自动方式分割指定的体元值。

14.4.3 手动分割的局限性

专业研究者可以充分利用手动分割来鉴别和标识感兴趣的组织。然而，这种方法在观察者间和观察者内可重复性较低，在某些情况中存在其他专业人员无法接受的风险[3]。手动分割操作者技能水平可能是获取最佳结果的限制因素。此外，手动分割操作繁琐，通常需要花费大量时间来获得女性盆腔器官的标签图，从而限制了在任何给定时间段进行比较分析数据集的数量。

14.4.4 半自动分割

半自动分割是通过分析体元强度的计算机算法与指导算法的专业分割者相互确定印证源体积内目标区域位置的过程。在半自动分割中，分割者使用 2D 或 3D 图像分析算法来识别目标区域。有许多不同的图像分析算法用于自动和半自动分割，这是计算机科学中一个具有挑战性的领域，新的算法在被不断开发出来。出于我们的目的，我们将大多数自动分割算法分为三类：基于强度的分割，区域生长分割和模板驱动分割。

基于强度的分割算法直接根据体元值（或灰度——在采集期间通过磁共振扫描仪为每个像素分配 256 个或更多灰度）来完成选择或舍弃。例如，选择体元值超过给定的灰度阈值或给定灰度的上、下限之间。这些算法通常不能完全满足盆底分割的需要，因此不再进一步讨论。

最简单的区域生长分割示例之一是种子区域生长，其中组织内的种子点位置是手动选择的，然后算法自动从种子点扩展，尝试填充相似强度的区域，并在边界（体元值之间快速变化）停止扩展。这种方法可以很好地填充相对均匀的区域（如充满尿液的膀胱或对比度强的粪便），但如果体元强度在组织边界处没有足够急剧变化，则也会扩展到相

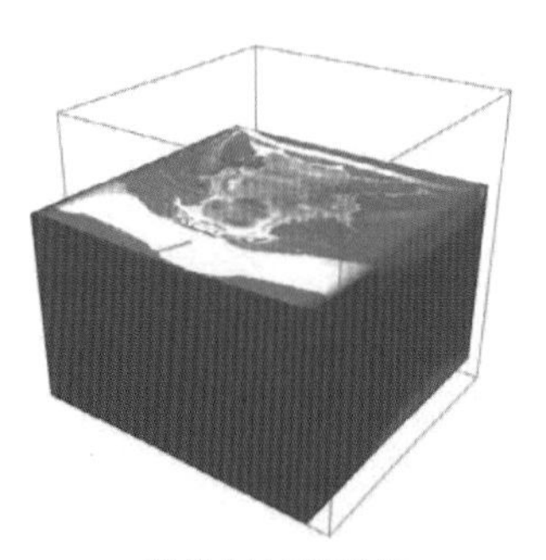

磁共振灰度堆栈

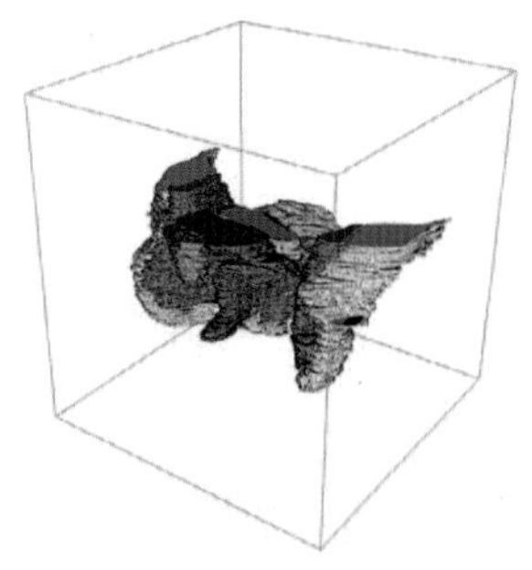

对应的标签图堆栈

图 14-6 磁共振灰度堆栈和标签图堆栈——标签图堆栈是通过标签图切片依次“堆积”起来形成的。未明确分割的区域被赋予“背景”值，对应于标签图空白区域相。

邻组织中。在图 14-7 中，使用 3D 区域生长算法对膀胱进行分割。在顶部轴位视图中，分割者已将种子点（标记为 F-1 和 F-2）放置在待分割的组织内。底行显示算法如何从种子点生长出来，但仍保持在组织边界内。半自动分割算法的最新进展，如 GrowCut 算法[4]，已经解决了传统区域生长方法的局限性，并有望在一定程度上减少未来半自动分割所需的工作量。

半自动分割使用给定组织的光强度作为分割算法的基础参照。对于与周围组织具有良好对比度的组织，这是一个很好的选择。例如，充满液体的膀胱或对比度强的直肠。然而，由于许多骨盆组织具有相似的光强度，因此该方法对于分割大多数其他盆底器官和组织而言并不可靠。但有一个例外——阴道，可以用对比凝胶或糊剂填充阴道，以便更好地区分阴道解剖结构。实际上，半自动分割通常需要大量的人工干预来指导分割过程，并且需要对要分割的每个数据集重复核验，从而限制了在合理时间段内分析处理数据集的数量。

最后一类分割算法，即模板驱动分割，是在早期分割方法基础上不断发展的替代方案。技术的算法通过比较多对匹配灰度图像和分割图像来学习如何分割身体区域中的组织[5]。当已知身体区域呈现未知数据集时，自动分割算法使用其来自模板 / 灰度对的学习来估计新数据集的分割。然后，专业分割者可以指导算法以根据需要改进调整分割结果。这种“指导”过程不仅可以改善分割结果，还可以为算法库添加新模板以供将来使用。这种方法的优点是可以相对快速地分割大量数据集，从而为大量图像的比较分

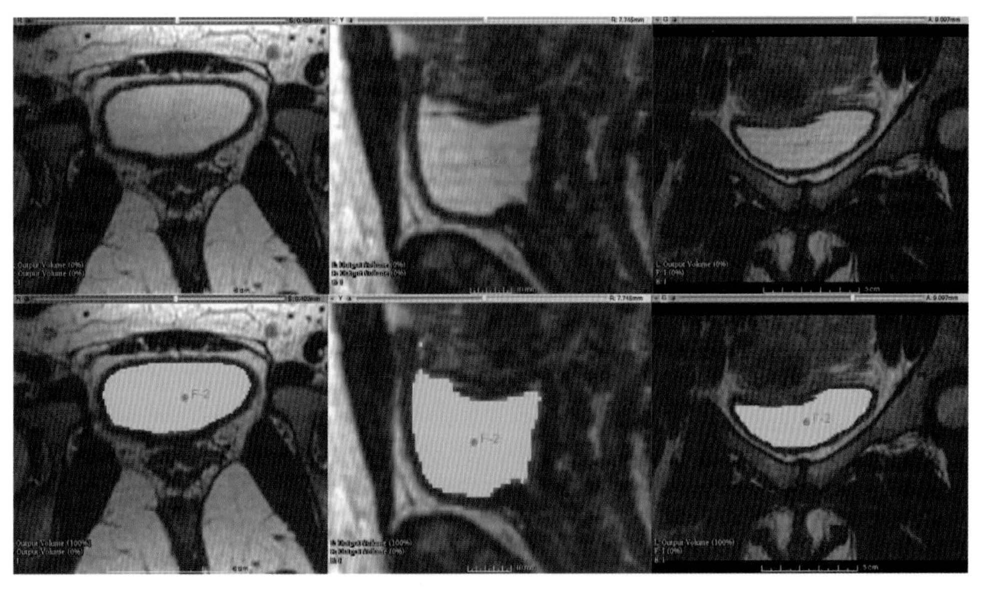

图 14-7　采用 3D 区域生长方法分割膀胱。上图（从左至右）为轴位、冠状位和矢状位灰度图。膀胱中的尿液在上图轻微着色，并在下图中被分割为桃色区域。种子点 F-1 和 F-2 是由分割者提供的。围绕膀胱的黑色区域是膀胱壁。

析打开了大门。在后面的章节中将更详细地讨论自动分割算法。

14.5 几何模型

分割步骤完成后，我们得到一个包含所有已识别盆底组织的标签图集。可以在标签图上直接完成一些几何分析操作，其他几何分析操作则需要生成包含体元的多边形表面。对于器官的 3D 渲染或可视化，通常需要一个表面，这些分割生成的表面称为模型。

多边形曲面模型由体元到表面转换算法创建的。该算法最早的例子之一是移动立方体算法（marching cubes algorithm）[6]。移动立方体算法和类似的算法产生等值面，这些是相互连接的 3D 表面，可以追踪区域之间的边界[7]。根据所需几何表面的类型，有多种技术可用于生成等值面。通常，表面首先由等值面算法创建，然后进行平滑处理，以减少精确绘制体元边界的“阶梯”模式。图 14-8 分别显示了由区域生长膀胱分割（图 14-7）产生的平滑表面和未经平滑处理非平滑表面。注意在非平滑模型上可看到“阶梯”模式。

仔细观察这些表面可以发现，它们完全由相互连接的三角形组成。高阶多边形（具有三个以上边的多边形）通常不用于这些曲面的拟合，因为任意边界总是可以使用三角形来拟合，而使用高阶多边形并不总是适合任意形状。最常见的三角形曲面替代方法是连接三角形的规则网格或 Delaunay 三角剖分，其中较大的三角形用于表示曲率较小的区域[8]。Delaunay 三角剖分很受欢迎，因为它们需要更少的三角形，尽管在创建较大三角形的松弛过程中会产生一些位置误差。图 14-8 中的平滑模型使用 Delaunay 风格的三角形——在模型更平滑的区域中使用更大的三角形。

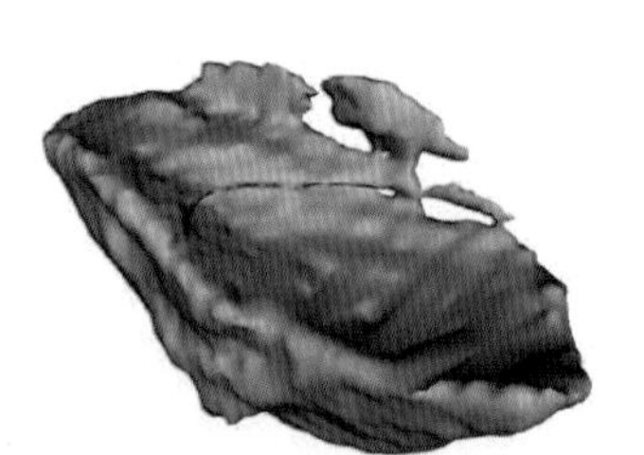

平滑表面 -3896 多边形

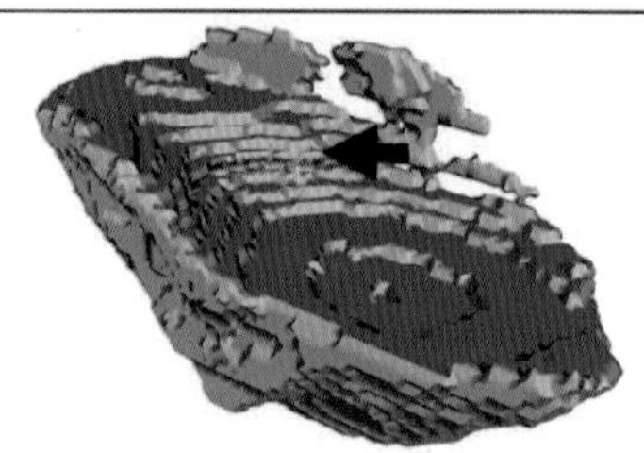

不平滑表面 -4477 多边形

图 14-8　图 14-7 中膀胱组织表面模型。上图：平滑处理后的 3D 表面。下图：未经平滑处理的 3D 表面。注意表面尖锐的不连续处，被称为“阶梯”（黑色箭头处）。

正如预期的那样，松弛三角网格可能导致某些局部的形状变化。然而，平滑模型可以更好地代表盆底组织解剖结构的真实形状，因为平滑操作消除了磁共振扫描仪有限的图像分辨率引起的误差。平滑算法和等值面算法的执行行为可以通过参数进行修改，必须对参数进行调整以生成适合不同分析任务的最佳模型。例如，使用比精确生物力学接触分析所需的更低的多边形计数，可以成功地完成视觉检查的渲染。

在过去的 30 年里，计算机图形学界不断改进多边形缩减和多边形平滑算法。早期的多边形缩减工作[9]已经适应了当今医学界和科学分析界的需求[10]。现在，工程和生物力学专家可以更好地理解不同机械计算所需的几何表示。例如，如果表面模型用于器官之间接触的情况，则需要进一步处理以创建内部结构信息，来支持计算分析模拟方法[11, 12]。

为了完成盆底器官的几何模型，为每个器官创建单独的表面模型，然后将这些模型组合成多器官模型数据集。最后一组 3D 盆底模型使用 3D Slicer 用户界面和图 14-9 中的原始磁共振图像一起显示。

14.6　最佳几何重建的障碍

可能有许多原因导致盆腔组织几何模型可能与精确的真实解剖结构不同。首先，磁共振图像方案可影响成像图片的对比度，在进行分割的时候，难以将目标组织 / 器官从背景中分离出来。在这种情况下，当源数据集的对比度不足时，便难以准确地完成手动分割或半自动分割。另外，在获取磁共振系列数据

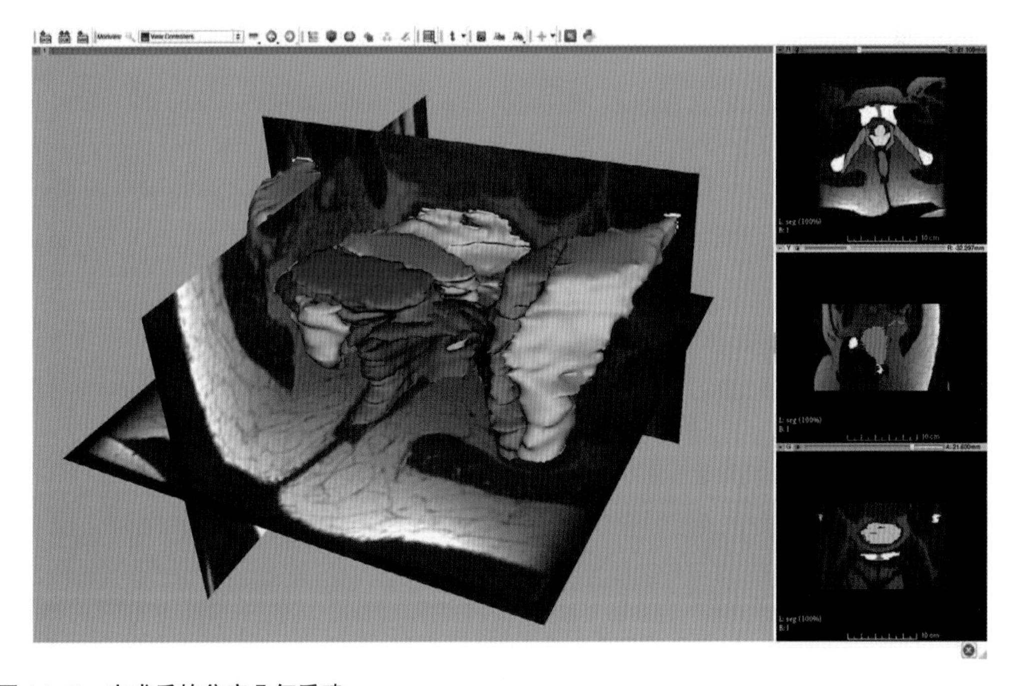

图 14-9　完成后的盆底几何重建。

期间，机架系统处于运动状态。由于机械移位或患者移动引起的位置误差可能导致一个或多个切片移位或记录错误信息。如果图像在整个序列中没有充分地彼此配准，则分割结果的质量将降低。在本节中，我们将介绍几个在分割过程中发生错误的示例。

对于大多数磁共振方案，沿着与扫描平面正交轴的层间距离可以显著大于平面内像素尺寸。轴向距离比平面内像素尺寸大 5 倍并不罕见。这可以损害分割的准确性，因为有明显的阶梯效应。图 14-10 则证明了这一点，其轴向平面（左侧面）的平面内分辨率提供了 0.67 mm/ 像素的精细细节，但是层间距离为 5.0 mm / 像素。请注意矢状位视图（中间图，白色箭头）和产生的 3D 直肠模型（右侧图，白色箭头）中的阶梯效应。在生物力学分析应用时，在 3 个平面中将磁共振采集方案调整为统一的体元大小能够进一步优化几何重建。

14.6.1 手动分割的可靠性 / 可重复性

由于目前正确组织分割的参考标准仍然是手动分割，因此需要对盆底解剖学有深入了解的专业分割者才能完成高质量的分割。当源图像中的结构不明显时，必须了解盆底解剖结构才能正确描绘组织边界。

即使是专业分割者，重复性仍然具有挑战性。我们让 3 个专业分割者分别检查 20 个盆腔磁共振图像数据集，每个分割者以随机顺序在 3 个不同的场合分割盆腔器官，验证受试者间和受试者内的重复性[3]。

结果显示，除膀胱外，所有器官的敏感性均较低，但阳性预测值（positive predictive value，PPV）较高。高阳性预测值意味着每个分割者对器官的位置能达成一致，低灵敏度表明他们对于边界位置存在较大的差异。图 14-11 中举例说明了高一致性和低一致性的组织结构。

14.6.2 计算分割组织的体积

由于在磁共振扫描采集期间建立了数据集的体元大小，因此可以直接计算标签图中分配给每个单独标签值的体元（请记住，标签图具有与源图像相同的体元尺寸），并计算出每个分割器官的

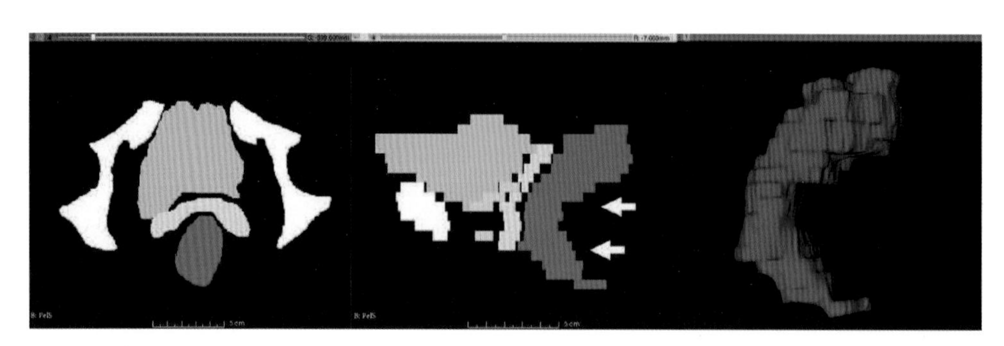

图 14-10 高层间距离导致的低正交分辨率效应。从左到右：轴面，矢状面和 3D 直肠重建。白色是骨，黄色是膀胱，粉色是阴道，蓝色是直肠。白色箭头所示为“阶梯”效应。

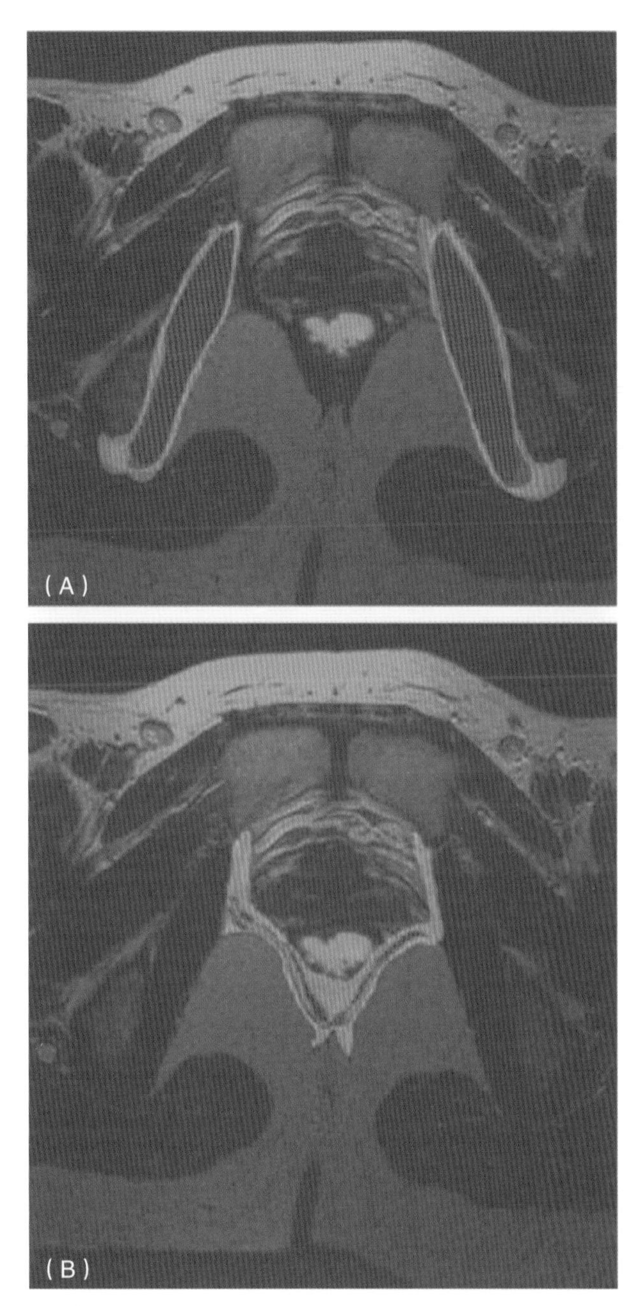

图 14–11　专家分割的可重复性。图 A 显示了高度一致性的器官分割结果（闭孔内肌），图 B 显示了低度一致性的器官分割结果（肛提肌）。在图 A 中，红色区域为 9 位分割者完全一致的区域，橙色为较少一致性的区域，黄色、绿色、蓝色标志着区域一致性逐次降低。

体积大小。表 14–2 中给出了专业分割者手动分割的先前图中使用的数据集的器官体积表。了解解剖结构对于正确分割是重要的，因为从表中可以看出分割不仅是将具有相似体元强度的区域分割成单独的类别（这里的多个组织包含不同强度的体元），还要遵循适当的组织边界。

表 14-2　手动分割 MRI 数据集的器官体积

组织	体元量	体积(cm^3)	最低体元值	最高体元值	平均体元值	体元值标准差
骨盆	214, 577	130.97	4	344	94.97	33.51
阴道	55, 075	33.62	13	284	82.81	30.94
闭孔肌	155, 912	95.16	0	373	59.62	29.42
输尿管	7967	4.86	14	210	66.52	22.10
膀胱	52, 748	32.19	13	391	252.79	57.71
直肠	43.860	26.77	12	344	89.16	31.32
肛提肌	34, 478	21.04	10	394	105.59	55.74
尾骨	4467	2.73	13	537	213.72	125.11
耻骨联合	3668	2.24	13	167	55.52	22.05

统计列（体元最小值、最大值、平均值和标准差）有助于我们进一步了解映射到每个组织的体元。标准差为我们提供了每种组织类型强度变化的范围。具体来说，具有较低标准差的组织在整个体积中具有更均匀的体元强度。具有大量均匀强度和少量不同强度异常值的区域仍可表现为较低的标准差。让我们以耻骨联合分割为例做进一步的说明（图 14-11）。耻骨联合具有较低的标准差，其体元相对均匀，平均值（55.52），明显低于最小值和最大值的平均值（分别为 13 和 167）。这告诉我们组织主要由低强度值的暗色像素组成，但标签中也存在一些高强度像素，该结论可通过肉眼检查其中一个轴向切片得到确认，如图 14-12 所示。在所示的切片中，耻骨联合标签图内的一个区域似乎被相邻骨骼的一个区域占据。该重叠效应是高强度像素的来源（在暗区域中，大多数像素值在 30 到 60 的范围内，但个别像素测量值可到达 151），并且可以在组织体表的水平上观察到这一重叠的影响。因此，即使很小的分割误差也会对体积计算产生明显的影响。

另外，为了获得最佳效果，用于浏览和标记解剖结构的可视界面必须尽量精确，否则它也可能引起误差。我们用一个场景来说明这一点，将区域生长分割方法用于先前由专业分割者分割的相同磁共振图集，区域生长分割未能分割一些器官，但能够分割膀胱，结果显示与手动分割相比，区域生长分割算法的最终体积减小了约 10%，定量比较细节如表 14-3 所示。

为什么会发生这样的差异？仔细检查手动分割和半自动分割的标签图（图 14-13），发现手动分割是使用较旧版本的分割工具操作的，并且似乎是在较低分辨率背景下绘制的。手动选择的区域更“块状”且包括算法边界之外的额外像素。最小体元值结果支持该假设：手动分割包括低强度像素（强度为 13），这些可能来自理想组织边界之外的区域。

我们的假设是，在手动分割操作时，

未呈现完整分辨率版本，在获取 2D 源图像时（分割是在 3D Slicer 软件的用户界面操作）恰巧处于 3D Slicer 软件版本 3 和 4 版本之间切换时，源图像可能在版本 3 中发生分辨率丢失，而版本 4 中始终呈现本机分辨率。这是作者对软件

表 14-3　手动对比自动分割膀胱——分割体积的变化

组织	体元量	体积（cm^3）	最低体元值	最高体元值	平均体元值	体元值标准差
（A）专家手动分割膀胱	52.748	32.19	13	391	252.79	57.71
（B）区域生长算法计算膀胱	47, 445	28.96	107	391	266.66	40.88
（A-B）体积差	5303	3.24				
体积差百分数	10.05					

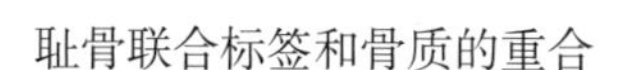

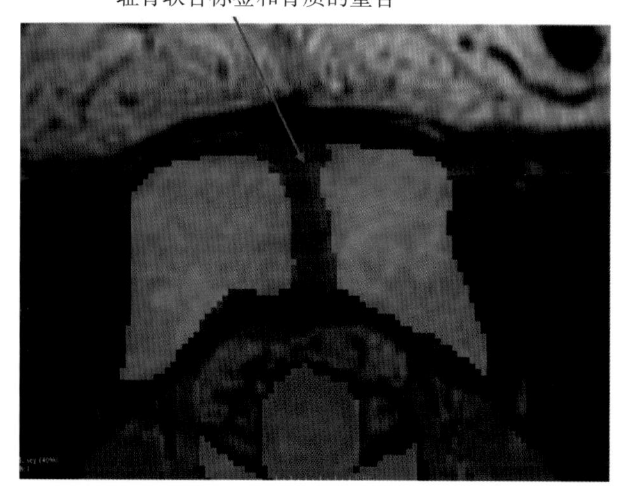

图 14-12　耻骨联合标签和骨质的重合。

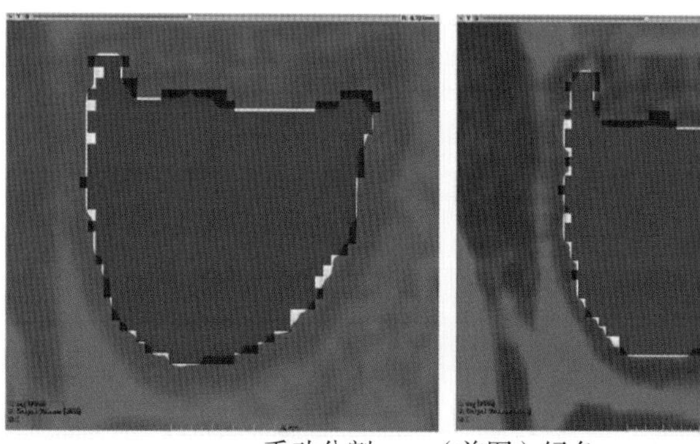

图 14-13　手动和半自动分割的准确性。

工具使用过程的回忆，但最终也由所呈现的测量结果证实。显然，如果要获得高保真度的分割结果，则需要用户详细了解用户界面和演示工具的局限性。

我们展示这些插图是为了强调需要适当的算法、分割专家的细致培训，以及用于验证分割结果的保真性、可重复性和可靠性的适当工具。

即使有这些因素，我们也需要认识到在分割过程中可能会产生错误，并对几何组织模型的准确性产生不利影响。这是一个重要的观点，因为几何体的创建只是创建适合于计算分析模型的过程中的一个步骤。几何呈现中的误差有可能在模型生成和分析阶段被放大，从而产生错误和不可用的结果。未来的验证工具对于确保从磁共振图像到计算分析结果的路径稳定并产生适当的结果至关重要。

14.7 结论

创建适合可视化或计算分析的模型需要生成标签图。使用当前方法可以轻松地创建严格用于可视化和学习的模型。然而，从磁共振图像源数据集生成目标组织的标签图是创建适用于盆底生物力学分析的计算分析几何模型的关键，且仍在不断发展。

目前主要有三个问题使得标签图生成变得复杂：可重复性、保真度和生成标签图所需的时间。随后的一章将重点介绍用于自动化分割过程的工具和算法的开发，以及不断提高结果可靠性和保真度的途径。根据定义，这些自动化工具将大大降低对手动干预的需求，从而将分割转换为一种很大程度上的计算活动。在这种情况下，分割的时间将由计算能力控制，而不是当前的手动瓶颈。这将增加在给定时间内可以完成的分割数量，从而为使用盆底成像数据进行大规模计算研究铺平了道路。

（刘天航、孙秀丽译，
苗娅莉、孙秀丽校）

参考文献

[1] R. Kikinis, S.D. Pieper, K.G. Vosburgh, 3D Slicer: a platform for subject-specific image analysis, visualization, and clinical support. in: F.A. Jolesz (Ed.), Intraoperative Imaging and Image-Guided Therapy, Springer, New York, 2013, pp. 277–289, http: //dx.doi.org/10.1007/978-1-4614-7657-3_19.

[2] Slicer, 3D Slicer version 4.4 modules documentation tutorial, http: //www.slicer.org/slicerWiki/index.php/Documentation/4.4/Modules/Editor#Tutorials, 2015 (accessed 23.10.15).

[3] L. Hoyte, et al., Segmentations of MRI images of the female pelvic floor, a study of inter- and intrareader reliability. J. Magn. Reson. Imaging 33 (3) (2011) 684–691, http: //dx.doi.org/10.1002/jmri.22478.

[4] A. Hamamci, N. Kucuk, K. Karaman, K. Engin, G. Unal, Tumor-cut: segmentation of brain tumors on contrast enhanced MR images for radiosurgery applications, IEEE Trans. Med. Imaging 31 (3) (2012) 790–804.

[5] O. Commowick, A. Akhondi-Asi, S.K. Warfield, Estimating a reference standard segmentation with

spatially varying performance parameters: local MAP STAPLE. IEEE Trans. Med. Imaging 31 (8) (2012) 1593–1606, http: //dx.doi.org/10.1109/TMI.2012.2197406 (Epub 2012 May 2).

[6] W.E. Lorensen, H.E. Cline, Marching cubes: a high resolution 3D surface construction algorithm. in: Proceedings of the 14th Annual Conference on Computer Graphics and Interactive Techniques—SIGGRAPH '87, 1987, http: //dx.doi.org/10.1145/37401.37422.

[7] W. Schroeder, K.W. Martin, B. Lorensen, The Visualization Toolkit: An Object-Oriented Approach to 3D Graphics, fourth ed., Kitware, Inc., 2006. ISBN-13: 978-1930934191, ISBN-10: 193093419X.

[8] H. Edelsbrunner, E.P. Mucke, Three-dimensional alpha shapes, ACM Trans. Graph. 13 (1994) 43–72.

[9] W.J. Schroeder, J.A. Zarge, W.E. Lorensen, Decimation of triangle meshes. in: Proceedings of the 19th Annual Conference on Computer Graphics and Interactive Techniques — SIGGRAPH '92, 1992, http: //dx.doi.org/10.1145/133994.134010.

[10] P.P. Pe´bay, D. Thompson, J. Shepherd, P. Knupp, C. Lisle, V.A. Magnotta, N.M. Grosland, New applications of the verdict library for standardized mesh verification pre, post, and end-to-end processing, in: Proceedings of the 16th International Meshing Roundtable, Springer, Berlin, Heidelberg, ISBN 978-3-540-75102-1, 2008, pp. 535–552.

[11] D.C. Simkins, A. Kumar, N. Collier, L.B. Whitenack, Geometry representation, modification and iterative design using RKEM, Comput. Methods Appl. Mech. Eng. 196 (41–44) (2007) 4304–4320.

[12] N.M. Grosland, K.H. Shivanna, V.A. Magnotta, N.A. Kallemeyn, N.A. Devries, S.C. Tadepalli, C.R. Lisle, IA-FEMesh: an open-source, interactive, multiblock approach to anatomic finite element model development, Comput. Methods Prog. Biomed. 94 (1) (2009) 96–107.

第 15 章　盆底图像的分割

15.1　简介

基于 MRI 的 3D 重建已成功用于评估正常女性和盆底功能障碍女性的盆底肌肉和支持组织[1, 2]。此外，基于 MRI 的 3D 重建模型已被用于建立模拟阴道分娩的有限元和无单元计算机模型[3, 4]，为深入了解与阴道分娩相关的盆底损伤高危因素提供了依据。有限元法也已被用来评估阴道前壁支持结构及研究膀胱膨出的发生机制[5]。盆底磁共振图像的精准分割是构建适于计算机分析的 3D 重建几何模型的一个重要步骤。分割是在数据集里每层灰阶图像上勾勒目标脏器或组织的边界构成。

目前，3D 重建模型是由一系列手工分割的标签图生成的，需要花费数个小时，通过繁琐的手工边界提取来生成每一个重建 3D 模型。这种手工分割的瓶颈限制了及时可靠生成计算机模型的数量，因此限制了可用于统计学比较的研究对象的数量，从而限制了其潜在的临床应用价值。除此之外，女性盆底支持结构非常复杂，即使对于专家，这些结构的手工分割也相当有挑战性。此外，手工分割存在观察者内、观察者间变异[6]。观察者内可重复性低和需要花费长时间分割数据集，限制了其对大量数据集进行有意义的计算分析的能力。为了解决手工分割的局限性，人们已经开始更多关注自动分割技术[7-10]。

可靠的自动分割有可能消除手工分割的瓶颈，这将大大增加可用于分析和比较的研究模拟模型的数量，使我们能够从研究对象的观察中获得有意义的结论。例如，自动分割可以比较分娩过程中肛提肌拉伸程度及分布差异情况[3]。

通过多个模板的校准和融合来实现分割的算法为盆底 MRI 自动分割带来了希望。在这类分割技术中，以目标结构为基准将模板集校准，目标结构分割利用模板和目标之间的相似度融合算法进行推断。然而，这些算法受到每个模板校准瑕疵的限制，每个模板由图像和它的分割组成，对目标而言，取决于模板分割误差。许多算法试图将图像信号强度和模板标签联合并作为两个独立的信息源，从而力求优化分割的性能，通过局部信号强度加权投票方案实现决策融合。此类方法是一种线性意见池的形式，但是此应用的性能并不理想[11]。我们假设，与目标图像的参考标准分割相比，通过评估每个模板的贡献，可以实现更好的决策融合，进而开发一个新的分割算法来实现女性盆底 MRI 的自动分割。该算法通过评估并修正模板与目标图像的不完全配准、模板切割的不精确性两方面来实现高性能。该算法是同时真值和性能水平评估（simultaneous truth and performance level estimation，STAPLE）算法[12]的推广，其中参照分割被用于评估并推断模板融合的最佳权重。局部图像相似性测量用来推测局部可靠性权重，该权重通过一种新的对数意见池有助于融合。

15.2　图像获取

图像分割从磁共振的灰度数据集为起点，有时称为源图像。理想状态下，灰度图像每层及层间需要有足够的分辨率以便区分不同组织类型。T2/ 质子密度加权成像是获得最佳组织分辨率的扫描方案，其平面内分辨率范围是 0.5~1.0 mm，层厚 2~3 mm。代表性的 1.5T 磁共振仪相控阵表面线圈的轴位图像获取方案：轴位 T2 涡轮自旋回波序列（turbo spin echo，TSE），重复时间 / 回波时间 =5000/132 ms，视野 =200 cm，层厚 / 层距 =3 mm/ 交错模式，无间隙，翻转角 =180°。可以据此或类似的方案，获得一系列适用于分割的磁共振图像。

15.3　手工分割 / 模板库生成

众所周知，交互式手动分割存在专家自身和专家间的变异。即使是训练有素的专家和明确的分割方案仍会生成不一致的分割，特别是在图像对比度减低的区域，如在感兴趣结构间的边界区域。此外，专家们的重复分割区域也会显示自身或者个体间的变异[12]。因此，对于每个数据集，应获得来自多个评估者的重复手工分割。然后将每层图像手工分割融合，来作为相应数据集的基准分割。Local MAP STAPLE（一种算法的名字）是同时真值和性能水平评估最大后验公式的局部实现，其中性能参数的先验概率由 β 分布建模，是评估每层图像标准基准分割的极好方法[13]。Local MAP STAPLE 具有最低的 Dice 重叠变异系数[14, 15]，提示它与每个输入分割更相似。该过程如图 15-1 所示，其中 9 个结构分别由 3 个不同评估者手动分割 3 次，并使用 Local MAP STAPLE 进行融合。

15.3.1　图像配准

配准可以定义为两幅图像对应特征在拓扑保持映射空间中对齐的最大化。我们已经开发了一种基于区块比对算法（block matching algorithm，BMA）的配准方法，它可以迭代地增加分配给具有更可靠对应关系的区域的权重[16]。与寻求每个相邻区域中的最佳对应关系的常规区块比对算法相比，我们寻找多个对应关系并在期望最大化（expectation-maximization，EM）过程中迭代调整分配权重给每个对应关系。此功能至关重要，特别是当某些区域没有任何对应关系（如结肠和小肠），这些可能出现在灰阶图像中，但不在分割模板里。这种情况下，最相似的区块对应关系不一定是正确的。此外，我们的算法适用于存在一些只有部分对应关系结构的主体间图像配准，这在其他配准算法中可能是有问题的。

对于主体间盆底磁共振图像配准特别存在两个主要挑战：第一个来自于当两个受试者间存在显著的解剖差异时；第二个挑战来自于存在无对应关系的区域，这取决于视野。

基于区块比对算法，我们的配准算法用来计算每个图像中每个区块与第二个图像的邻域中的所有区块之间的相似度。测量的相似度说明了每对区块之间的初始对应关系。接下来，我们的方法在多分辨率框架中使用期望最大化策略，迭代地为具有更可靠对应关系的区块分配更多权重，这降低了没有对应关系区域的错误影响。

15.3.2 信号强度与标签融合

盆底分割算法主要是半自动分割，由于个体间盆底解剖变异和诸如闭孔内肌等结构的复杂性，目前局限于某些解剖结构，如阴道、膀胱及直肠[7-10]。为了克服这些局限性，我们开发了一种功能强大的基于多模板融合算法来高精度分割盆底结构[17]。

多模板与目标的融合是用于图像分割的一项被广泛应用的技术家族。该方法将一组模板图像与目标图像配准，并使用模板加权组合来生成目标图像的分割。多数投票是实现此目的的最简单的融合算法[18]。然而，它设定每个模

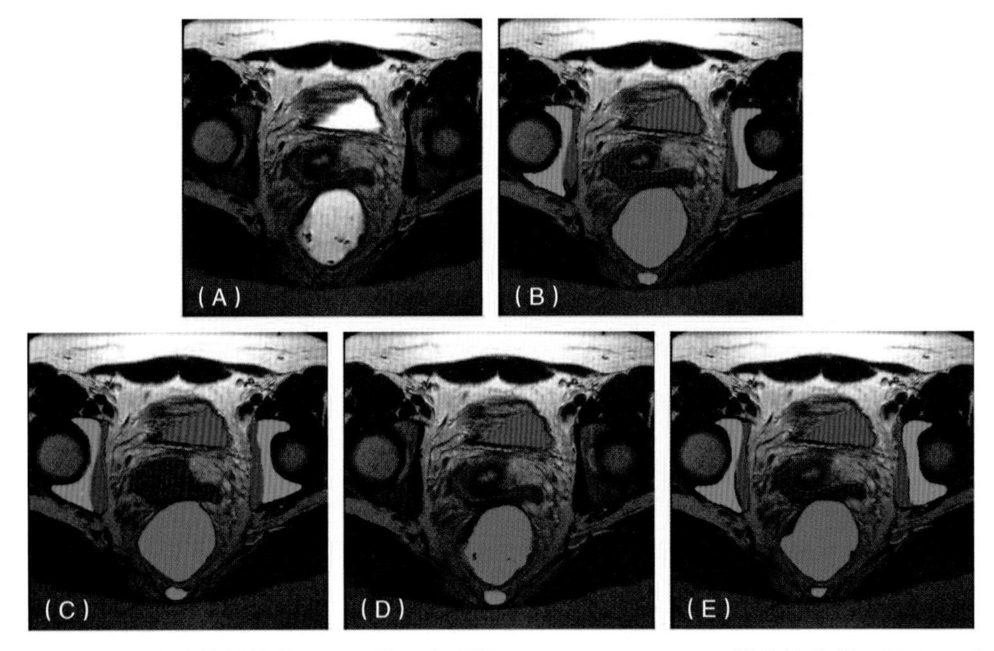

图 15-1 图 A 为女性骨盆的 MRI。图 B 为利用 Local MAP STAPLE 的估计分割。图 C~E 为来自每位专家的手动分割。图示：骨盆（粉色）；阴道（深蓝）；闭孔内肌（红色）；膀胱（紫色）；尾骨（蓝色）；直肠（灰色）。

板贡献相同，并且只有当每个模板对目标的解剖结构同样忠实再现时才是准确的。但是，模板的分割和模板到目标的配准都存在误差。因此，融合算法应当检测误差并降低其对目标图像分割的影响。

在这里，我们一一描述这些误差源。可以将图像配准定义为在拓扑保持映射空间中两个图像相应特征对齐的最大化。微分同胚配准算法（diffeomorphic registration algorithms）通过在两个图像之间进行平滑和可逆转换来确保拓扑保持映射。其依据是，由于正常发育，每个组织都有一个真正的解剖结构。因此，每个正常组织均可以微分同胚的映射到任何其他对等的正常组织上。然而，在实践中，这些配准算法无一能将两个图像解剖结构精准对齐。因此，在这些类型的算法中，没有一个能将模板与目标图像完全对齐。接下来阐述拓扑保持映射配准算法主要问题的两个原因，特别是微分同胚图像配准方法。

第一，图像强度与基础解剖结构之间的关系非常复杂。医学成像设备可以呈现某些物理量的空间分布。然而，测量的物理量和组织的解剖结构之间存在不完全对应的关系。这是由于不同组织的MRI特性相似，导致MRI缺乏特异性，以及诸如噪声、强度不均匀、伪影和部分容积效应等问题。因此，虽然两个相似组织的解剖结构可以与一些微分构型图对齐，但他们相应强度的图像可能不是彼此的微分构型映射。这意味着目标图像和模板在某些区域存在无法捕获的个体间差异，这些差异无法通过平滑和可逆转换捕获。

第二，非刚体配准算法需要设定参数。这些参数的最优值是未知的，而且每对图像的最佳值也是不同的。此外，找到这些参数的全部最优值实际上是不可能实现的。因此在实际配准问题中，不可能完美地优化参数。此外，即使有最佳参数，也会因模型选择不当而产生根本性误差。由于注册参数不理想，这会导致不必要的固有注册错误。

模板的不满意分割是误差的另外一个来源，它与配准精度无关。手动或自动分割算法可用于模板的分割。使用分割可能同时存在随机和系统误差[12.19.20]。通过测量目标图像和模板局部强度的相似性不能检测出这些误差。事实上，将模板完美的与目标图像配准，所有模板都将与目标图像具有相同的强度相似性；但是，由于模板分割过程中存在误差，它们相应的分割将不尽相同。因此，在融合过程中考虑到这些不可避免的误差对于一个成功的多模板分割算法是非常重要。

Warfield 等开发了同时真值和性能水平评估算法，通过与所需目标分割进行比较，来估算对齐模板的最佳权重。这种融合方法是一种期望最大化算法，它迭代估计模板和目标分割的性能[12]。在每次迭代中，模板的性能参数都是在与估计参考标准分割进行比较的基础上来进行估计的，然后用于更新参考标准分割。为了提高最终分割质量，开发了多个融合方法。特别是空间自适应性评估和先验有效性评估是非常重要的[12, 21, 22]。此外，也开发了许多融合问题的替代公式[13, 20, 21, 23-27]。

局部加权投票方法（locally weighted voting methods）利用模板和目标图像局部强度的相似性来评估模板的可靠权重[11, 28-33]。这种方法的目的是图像配准误差的目视检查意味着在对齐较差的解剖区域目标图像和模板间存在局部信号的差异。此外，对齐模板的相应分割图像和目标图像中的标签不兼容是由于解剖差异造成的。因此，使用目标图像和模板间局部强度的相似度来评估模板的局部可靠性权重是合理的。

局部加权投票融合算法（locally weighted voting fusion algorithms）使用了强度相似性来计算每个模板的权重来补偿对齐不准的缺陷。但是，由于强度和标签信息是作为两个独立信息源组合在一起的，它们在模板误差方面的性能是受到多数投票算法（majority voting algorithm）性能的限制。事实上，如果对齐是完美的，这些融合方法对多数投票是相同的。另一方面，基于同时真值和性能水平评估的融合算法可以识别和代偿模板与配准的误差，因为每个模板的贡献都与目标图像的参考标准分割进行了比较。

在研究中[17]，我们直接在同时真值和性能水平评估框架中使用了模板和目标图像的强度信息，来提高模板性能估计和目标图像分割性能的准确性。强度信息有助于融合算法更好的检测和补偿配准误差。我们将强度信息作为新的信息源来达到更精准可靠的基于同时真值和性能水平评估的融合算法。

为了形成加权投票，可以使用两个著名的模型：线性意见池（linear opinion pools）和对数意见池（logarithmic opinion pools）[34, 35]。所有局部加权投票融合方法都利用线性意见池在融合过程中整合权重的可信度，其中评估者概率的线性加权平均值用作聚合方法[35]。与线性意见池相关的问题之一是它通常是多模式的[35]。此外，它对加权的选择相对不敏感，并且它不是外部贝叶斯（Bayesian）[35]。另一方面，在对数意见池中，使用评估者概率的对数的线性加权均数来作为聚合方法。与线性意见池相反，对数意见池通常是单峰分布的，并且可以是外部贝叶斯[35]。

因此，我们开发了一种决策融合算法，它使用对数意见池来将分割与相关基于局部强度相似的可靠性权重进行融合。我们已经证明对数意见池有允许这个问题的一个易处理公式，且可以用定点解精确解决，还可以使用闭式近似快速求解。与线性意见池融合算法不同，在我们的融合算法中，通过估算渐进参考标准分割的相似性来对投票和强度的贡献进行最佳加权。我们的融合算法同时补偿了融合过程中模板与配准两方面误差，显著提高了目标分割的准确性。图 15-2 显示了 9 个盆底支持结构示例，分别使用了我们方法中的自动分割和手动分割。

15.3.3　形状及体积分析

健康和患病人群解剖结构中的细微改变与变异通常很难通过主观临床评估发现和量化。因此，基于形状和体积指标的定量评估已经被越来越多的用来评

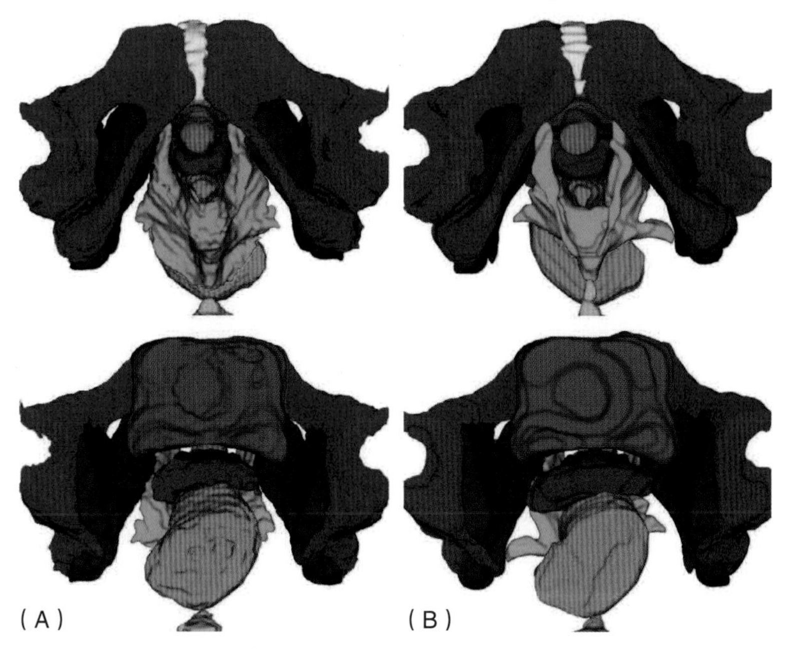

图 15-2　9 个盆底支持结构的 3D 可视化分割模型。图 A 为 LOP-STAPLE 自动分割，图 B 为手动分割。图示为骨盆（蓝紫色）；阴道（靛蓝）；闭孔内肌（棕色）；尿道（红色）；膀胱（橄榄色）；直肠（深橙色）；肛提肌（绿色）；尾骨（橘色）；耻骨联合（黄色）。

估受试者群体的解剖变异。可以用主成分分析（principal component analysis，PCA）方法获得线性不相关向量的分布中了解一类形状的变异度。假设人群中形状向量的分布可以通过多元高斯（multivariate Gaussian）分布建模，则可以使用线性主成分分析；但是，上述假设通常不成立。事实上，解剖形状变异通常遵循复杂的非线性变形，这些变形无法通过线性主成分分析精确建模。使用非线性主成分分析方法适用于解剖形状分析。为了克服这个问题，可以使用主成分分析的非线性扩展。最重要、最有趣的选择之一是内核主成分分析（kernel PCA，KPCA）[36]。使用内核主成分分析可以构建捕捉非线性变异的形状先验。

15.4　结论

精准可靠的盆底组织的分割对使用计算机分析工具无创的研究分娩参数的变异至关重要，这些变异可能导致分娩相关的组织损伤。但是，手动分割费时且可靠性极低。自动盆底组织分割方法提供了可靠的分割大量 MRI 数据集的机会，适用于计算机分析，这有助于提高我们对分娩相关损伤根源的机制的理解。

我们提出了一种自动分割算法，它同时评估分割标签和强度的相似度。该算法估计了目标图像分割和每个模板的性能。为了估计模板局部的可靠性权重，使用了目标图像和模板的局部强度相似度。我们已经证明融合分割算法在统计学上是优于文献报道的其他算法的[17]。该自动分割算法有望能使将来评估大量女性盆底 MRI 数据集成为可能。

（谢冰、孙秀丽译，
苗娅莉、孙秀丽校）

参考文献

[1] A.A.Rodrigues Jr., R. Bassaly, M.McCullough, H.L. Terwilliger, S. Hart, K.Downes, L. Hoyte, Levator ani subtended volume: a novel parameter to evaluate levator ani muscle laxity in pelvic organ prolapse, Am. J. Obstet. Gynecol. 206 (3) (2012) 244-e1.

[2] L. Hoyte, L. Schierlitz, K. Zou, G. Flesh, J.R. Fielding, Two-and 3-dimensional MRI comparison of levator ani structure, volume, and integrity in women with stress incontinence and prolapse, Am. J. Obstet. Gynecol. 185 (1) (2001) 11–19.

[3] L. Hoyte, M.S. Damaser, S.K. Warfield, G. Chukkapalli, A. Majumdar, D.J. Choi, A. Trivedi, P. Krysl, Quantity and distribution of levator ani stretch during simulated vaginal childbirth, Am. J. Obstet. Gynecol. 199 (2) (2008) 198-e1.

[4] K.-C. Lien, B. Mooney, J.O. DeLancey, J.A. Ashton-Miller, Levator ani muscle stretch induced by simulated vaginal birth, Obstet. Gynecol. 103 (1) (2004) 31.

[5] L. Chen, J.A. Ashton-Miller, J.O. DeLancey, A 3D finite element model of anterior vaginal wall support to evaluate mechanisms underlying cystocele formation, J. Biomech. 42 (10) (2009) 1371–1377.

[6] L. Hoyte, W. Ye, L. Brubaker, J.R. Fielding, M.E. Lockhart, M.E. Heilbrun, M.B. Brown, S.K. Warfield, Segmentations of MRI images of the female pelvic floor: a study of inter- and intra-reader reliability, J. Magn. Reson. Imaging 33 (3) (2011) 684–691.

[7] J.M. Venuti, C. Imielinska, P. Molholt, New views of male pelvic anatomy: role of computergenerated 3D images, Clin. Anat. 17 (3) (2004) 261–271.

[8] X. Li, Semi-automatic segmentation of normal female pelvic floor structures from magnetic resonance images, Ph.D. Dissertation, Cleveland State University, 2009.

[9] Z. Ma, R.N.M. Jorge, et al., A shape guided CV model to segment the levator ani muscle in axial magnetic resonance images, Med. Eng. Phys. 32 (7) (2010) 766–774.

[10] Z. Ma, J.M.R.S. Tavares, R.N. Jorge, T. Mascarenhas, A review of algorithms for medical image segmentation and their applications to the female pelvic cavity, Comput. Methods Biomech. Biomed. Eng. 13 (2) (2010) 235–246.

[11] X. Artaechevarria, A. Munoz-Barrutia, Combination strategies in multi-atlas image segmentation: application to brain MR data, IEEE Trans. Med. Imaging 28 (8) (2009) 1266–1277.

[12] S.K. Warfield, K.H. Zou, W.M. Wells, Simultaneous truth and performance level estimation (STAPLE): an algorithm for the validation of image segmentation, IEEE Trans. Med. Imaging 23 (7) (2004) 903–921.

[13] O. Commowick, A. Akhondi-Asl, S.K. Warfield, Estimating a reference standard segmentation with spatially varying performance parameters: local MAP STAPLE, IEEE Trans. Med. Imaging 31 (8) (2012) 1593–1606.

[14] L.R. Dice, Measures of the amount of ecologic association between species, Ecology 26 (3) (1945) 297–302.

[15] A.G. Bedeian, K. Mossholder, On the use of the coefficient of variation as a measure

of diversity, Org. Res. Methods 3 (3) (2000) 285–297.

[16] S. Ourselin, A. Roche, S. Prima, N. Ayache, Block matching: a general framework to improve robustness of rigid registration of medical images, in: Medical Image Computing and Computer-Assisted Intervention — MICCAI, 2000, pp. 557–566.

[17] A. Akhondi-Asl, L. Hoyte, M.E. Lockhart, S.K. Warfield, A logarithmic opinion pool based STAPLE algorithm for the fusion of segmentations with associated reliability weights, IEEE Trans. Med. Imaging 33 (10) (2014) 1997–2009.

[18] T. Rohlfing, D.B. Russakoff, C.R. Maurer Jr., Expectation maximization strategies for multi-atlas multi-label segmentation, in: Information Processing in Medical Imaging, vol. 2732, 2003, pp. 210–221.

[19] S.K. Warfield, K.H. Zou, W.M. Wells, Validation of image segmentation by estimating rater bias and variance, Philos. Trans. R. Soc. A Math. Phys. Eng. Sci. 366 (1874) (2008) 2361–2375.

[20] O. Commowick, S.K. Warfield, A continuous STAPLE for scalar, vector and tensor images: an application to DTI analysis, IEEE Trans. Med. Imaging 28 (6) (2009) 838–846.

[21] A.J. Asman, B.A. Landman, Robust statistical label fusion through consensus level, labeler accuracy, and truth estimation (COLLATE), IEEE Trans. Med. Imaging 30 (10) (2011) 1779–1794.

[22] B.A. Landman, A.J. Asman, A.G. Scoggins, J.A. Bogovic, F. Xing, J.L. Prince, Robust statistical fusion of image labels, IEEE Trans. Med. Imaging 31 (2) (2011) 512–522.

[23] O. Commowick, S.K. Warfield, Incorporating priors on expert performance parameters for segmentation validation and label fusion: a maximum a posteriori STAPLE, in: Medical Image Computing and Computer-Assisted Intervention (MICCAI'10), ser. LNCS, vol. 6363, 2010, pp. 25–32.

[24] A. Akhondi-Asl, S.K. Warfield, Estimation of the prior distribution of ground truth in the STAPLE algorithm: an empirical Bayesian approach, in: Medical Image Computing and Computer-Assisted Intervention — MICCAI, 2012, pp. 593–600.

[25] T.R. Langerak, U.A. van der Heide, A.N.T.J. Kotte, M.A. Viergever, M. van Vulpen, J.P. Pluim, Label fusion in atlas-based segmentation using a selective and iterative method for performance level estimation (SIMPLE), IEEE Trans. Med. Imaging 29 (12) (2010) 2000–2008.

[26] A.J. Asman, B.A. Landman, Formulating spatially varying performance in the statistical fusion framework, IEEE Trans. Med. Imaging 31 (6) (2012) 1326–1336.

[27] A. Akhondi-Asl, S.K. Warfield, Simultaneous truth and performance level estimation through fusion of probabilistic segmentations, IEEE Trans. Med. Imaging 32 (10) (2013) 1840–1852.

[28] M. Sabuncu, B. Yeo, K. Van Leemput, B. Fischl, P. Golland, A generative model for image segmentation based on label fusion, IEEE Trans. Med. Imaging 99 (2010) 1.

[29] E.M. van Rikxoort, I. Isgum, Y. Arzhaeva, M. Staring, S. Klein, M.A. Viergever, J.P. Pluim, B. van Ginneken, Adaptive local multi-atlas segmentation: application to the heart and the caudate nucleus, Med. Image Anal. 14 (1) (2010) 39–49.

[30] J.M.P. L€otjonen, R.Wolz, J.R. Koikkalainen, L. Thurfjell, G. Waldemar, H. Soininen, D. Rueckert, Fast and robust multi-atlas segmentation of brain magnetic resonance images, Neuroimage 49 (3) (2010) 2352–2365.

[31] P.A. Yushkevich, H. Wang, J. Pluta, S.R. Das, C. Craige, B.B. Avants, M. Weiner, S. Mueller, Nearly automatic segmentation of hippocampal subfields in in vivo focal T2-weighted MRI, Neuroimage 53 (4) (2010)

1208–1224.

[32] A.R. Khan, N. Cherbuin, W. Wen, K.J. Anstey, P. Sachdev, M.F. Beg, Optimal weights for local multi-atlas fusion using supervised learning and dynamic information (SuperDyn): validation on hippocampus segmentation, Neuroimage 56 (1) (2011) 126–139.

[33] H. Wang, J.W. Suh, S.R. Das, J.B. Pluta, C. Craige, P.A. Yushkevich, Multi-atlas segmentation with joint label fusion. IEEE Trans. Pattern Anal. Mach. Intell. 35 (3) (2013) 611–623. http: //dx.doi.org/10.1109/TPAMI.2012.143.

[34] C. Genest, J.V. Zidek, Combining probability distributions: a critique and an annotated bibliography, Stat. Sci. 1 (1) (1986) 114–135.

[35] M. Rufo, J. Martín, C. Pérez, Log-linear pool to combine prior distributions: a suggestion for a calibration-based approach, Bayesian Anal. 7 (2) (2012) 411–438.

[36] L.J. Cao, K.S. Chua, W.K. Chong, H.P. Lee, Q.M. Gu, A comparison of PCA, KPCA and ICA for dimensionality reduction in support vector machine, Neurocomputing 55 (1) (2003) 321–336.

第 16 章　触觉成像与盆底生物力学特征

16.1　触觉成像

16.1.1　简介

几个世纪以来，软组织触诊一直是最普遍和最成功的医学诊断技术之一[1]。人类触觉可以区分不同疾病状态下相关的软组织结构力学的变化[2]。然而，触诊存在一个问题，即无法量化、缺乏客观性、在不同的检查者之间缺乏可重复性。

20 世纪末出现了一种名为弹性成像的新技术，可用来测量和显示软组织黏弹性，由此传统意义上的触诊获得了新生[3]。回顾文献表明，有关弹性成像的文献从 1992 年的 1 篇增长到 2014 年的 1019 篇，这些文献的大量增加见证了生物力学的新篇章（PubMed——搜索条件“Elastography”）。

弹性成像包括应力对软组织的作用及测量应力作用下产生的组织力学反应。有多种方法应用于组织应力和测量组织应力响应。至少可以通过 4 种不同的方式产生应力：例如，压力探头、外部振动器、声辐射力和生理运动源（如心脏运动、流体流动）等外界力量[3]。最常见的测量组织应力响应的方法包括超声、MRI 和触觉成像（tactile imaging，TI）。表 16-1 显示了不同的方法及它们的基本特征、设备成本评估和临床应用。

女性盆腔器官可通过触诊进行评估，在生理状态[5, 6]、健康和疾病状态[7, 8]下可能具有不同的黏弹性特征。这使得盆底组织易于接受弹性成像技术[9]的评估。绘制盆底组织弹性图为定量、可重复性地评估和监测盆底生物力学提供了新的可能性。

16.1.2　定义

触觉成像也被称为机械成像，是一种将触觉转换成数字图像的医学成像方式。触觉图像是 $P(x, y, z)$ 的函数，其中 P 是施加在软组织表面并使其变形的压力，x、y 和 z 是测量压力 P 的坐标[9-13]。触觉图像是一种压力图，组织变形的方向必须明确[13]。触觉成像非常类似于触诊，因为设备的探头表面装有压力传感器，在临床检查过程中，探头的作用类似于人的手指，使软组织变形，并检测压力模式的变化。传感器探头移动到要研究的组织表面，在被研究组织的多个位置对压力响应进行评估。这些结果用于生成 2D 或 3D 图像，显示被研

表 16-1 弹性成像方法及其基本特征

方法	压力产生	测量值	成像和分辨率	成像深度	设备成本	目前的临床应用
磁共振弹性成像	应力作用于组织表面，组织振动	诱导波 3D 位移模式	3D 0.5~5 mm	200 mm	$$$	乳房，肝脏，大脑，心脏，肺，肌肉，前列腺，甲状腺[3]
超声弹性成像	应力作用于组织表面，生理运动	2D/3D 组织位移 / 应变	2D/3D 1~3 mm	60 mm	$$	乳腺，甲状腺，淋巴结，动脉壁，心肝，前列腺[3]
剪切波超声弹性成像	组织振动，辐射力	1D/2D 剪切波速	1D/2D 1~2 mm	60 mm	$$	乳房，肝脏，肌肉，前列腺，甲状腺[3]
触觉成像	应力作用于组织表面	组织表面 2D 压力图形，传感器定位	2D/3D 1~2 mm	40 mm	$	乳房，前列腺，肌肉，阴道[4]

究组织区域的压力分布。

触觉成像的示例载于：http: //link.springer.com/content/esm/art: 10.1007/s00192-014-2549-9/file/ Media Objects/192_2014_2549_MOESM1_ESM.mp4.

功能性触觉成像（functional TI，FTI）是触觉成像的一个分支技术，它将肌肉活动转化为感兴趣区域的动态压力模式 $P(x,y,t)$，其中 t 是时间，x、y 是测量压力 P 的坐标。要研究的肌肉活动可能包括自主收缩（如收缩盆底肌）、不随意反射性收缩（如由咳嗽引起的）、无意识的放松或 Valsalva（向下）动作。

16.1.3 理论阐述

要将组织完全表达为一个机械系统，需要大量的参数。其中包括剪切弹性模量（shear elasticity modulus）和杨氏模量（Young’s modulus）、体积压缩模量（bulk compressional modulus）、非线性、泊松比（Poisson’s ratio）、黏度、孔隙弹性参数（poroelastic parameters）、各向异性和异质性指标等[14-16]。然而，在大多数实际情况下，即使只有一个弹性参数，如杨氏模量（E），也可能足以诊断[17-20]。通过触诊来检测机械异质性完全基于传感组织的杨氏模量的变化（或剪切弹性模量 μ，约等于软组织 E/3）[3, 21-24]。由于软组织体积压缩模量（K）通常比剪切弹性模量大几个数量级，故软组织也被认为具有一定的不可压缩性。因此，施加在软组织上的短时外力主要导致受力组织的形状发生变化，而体积保持恒定，且精确度较高。如果软组织变形，应力和应变模式之间的关系完全由杨氏模量决定，而不管组织的 K 值是多少。体积压缩模量和剪切弹性模量取决于组织的不同特征。体积压缩模量依赖于分子间短程相互作用，主要由组织分子组成来决定，而剪切弹性模量主要由组织的结构特征、细胞结构和更高层次的结构决定[23]。所有软组织的体积压缩

模量接近于水，差异仅在 10% 左右[23]。与此相反，组织结构特征的变化范围要大得多，比如不同组织中细胞的几何参数、异质性和各向异性的程度。不同软组织的剪切弹性模量变化超过 4 个数量级，甚至在同一组织内剪切弹性模量也可能变化成百上千个百分点，比如在肿瘤进展过程中或普通肌肉收缩过程中[25]。

通常，3D 触觉图像 $P(x, y, z)$ 的反问题解决方案可以将组织弹性分布的重建作为坐标 x、y 和 z 的函数。不幸的是，由于它是非线性不适定问题，对大多数实际对象来说，反问题的求解几乎是不可能的。触觉成像可以揭示组织或器官的解剖结构和弹性分布，因为它保持了变形组织的应力 – 应变关系[26-27]。通过对感兴趣区域的线性转换，看来可以将 3D 触觉图像转化为弹性图像。这意味着，在一般情况下，空间梯度 $\partial P(x, y, z)/\partial x$，$\partial P(x, y, z)/\partial y$，和 $\partial P(x, y, z)/\partial z$ 实际上可用于组织弹性的定量评估，因为它们经过验证[9-13, 26-31]可对不同解剖结构的组织进行定量比较和分析。

16.1.4　历史

文献回顾显示，1979 年 Frei 等[32, 33]首次描述了与触觉成像相关的技术实现，他还提出了一种检查乳房的仪器。该装置使用多个间隔的压电力传感器。传感器通过一个压力元件压在乳房上，对软组织施加周期性或稳定的压力。Gentle 提出了另一种评估按压乳房时压力分布模式的方法[34]。利用受抑内全反射 / 受抑全反射原理（frustrated total internal reflection，FTIR）对压力分布进行光学监测以产生亮度分布。使用这种技术，乳房假体的模拟肿块可探测直径最小可达 6 mm。但作者无法获得任何关于真实乳房肿块的定量数据。失败的原因是注册系统不够敏感，而且志愿者能够承受的负荷比模拟中要少。然后，Dario 等（1988）和 Sabatini 等（1990）设计了一个机器人系统，它能够执行复杂的感觉运动序列，旨在通过机器人关节手指的触诊来收集某些身体功能的信息，该关节手指包括关节力，位置传感器，检测嵌入生物软组织硬化区域的压电聚合物类皮肤传感器[35, 36]。Koganezawa 等描述了另一种利用机器人系统检测乳房肿块的方法。

Sarvazyan 在 1992 年提出了一种可用来筛选和记录的机械成像方法。该方法利用组织表面的压力分布来评估乳腺病变和前列腺结节的性质[7]。机械成像于 1997 年问世，它是一种医学诊断手段，并配备了机械传感器的成像设备[10, 38]。Wellman（1999）的博士论文《触觉成像》和 Galea（2004）的《触觉成像信息映射》介绍了一种触诊乳腺肿块性质的文件系统，以提高临床乳腺检查的客观程度[39, 40]。尽管美国食品及药物管理局在 2003 年首次批准了基于 Tekscan 压力阵列的乳房触觉成像设备[41]，但是由于其灵敏度低且电阻传感器的重复性差，该装置并不可靠。为了研发和实现触觉传感器，人们在各种配置条件下探索了许多物理原理：如电阻、电感、电容、光电（optical optoelectric）、磁、压电和电声原理[42, 43]。Oie 等[44]设计了触觉映射系统（扫描触觉显微镜），空间分辨率有 5 μm（5 μm 直径即触觉提示，使用锆钛酸传感器），并在猪动脉模型中验证了其弹性评估的适用性。

在过去的十年里，基于触觉成像技术的一些设备已经得到了发展，并在前列腺[26]、乳腺[27]、肌筋膜触发点[30]和阴道[9]的软组织成像和弹性评估方面已经得到了临床验证。电容式压力传感器阵列在所有这些应用中都得到了使用。每个压力传感器传感面积约为 2 mm × 2 mm，在高达 60 kPa 的工作范围内，灵敏度为 20~70 Pa。探头设计、阵列中传感器数量（多达 256 个）、数据处理算法都适应特定需求。

Constantinou 和 Omata[45] 开发了一种带有 4 个力传感器的定向阴道探头，用来评估盆底等张收缩时产生的力和位移。ManoScan 360° 探头有 256 个用于肛门直肠检测的触觉敏感微传感器，可完成阴道触觉成像测试[46]。

16.1.5 应用

16.1.5.1 乳房

终生患乳腺癌的概率为 13%[47]。持续降低死亡率的关键是以高成本效益的方式及早发现和准确诊断。乳房触觉探头具有 2D 压力传感器阵列（12 × 16 个传感器），用于从乳房获取触觉成像反应，以检测可疑病变[27]。操作时需润滑探头，滑过乳房表面。由于组织异质性本身可以作为参考坐标，因此不使用运动跟踪或定位系统。当检测到可疑位置时，探头操作切换到局部扫描，该扫描由两个过程完成：探头压在乳房上，在检测异常部位做圆周运动。检查人员在正交投影中实时观察肿块 / 病灶的累积横截面显像，实时完成乳腺组织的 3D 图像合成和特征计算[27]。179 例患者的多位点临床研究表明，乳腺机械成像仪为乳腺组织异常图像形成和病变特征的检测及测量提供了可靠的图像。与良性病变相比，恶性乳腺病变（组织学证实）的硬度和硬化应变增加、移动性降低、边界长度延长。对 147 个良、32 个恶性病变的鉴别能力进行统计分析，敏感性为 91.4%，特异性为 86.8%[28]。

16.1.5.2 前列腺癌

我们设计了一种带有 2D 压力传感器阵列（8 × 16 个传感器）的经直肠探头，以获取前列腺的压力模式。此外，它还有 2D 压力传感器阵列（3 × 16 个传感器）来测量探头相对于括约肌的位置，以及由加速度计、磁力仪和陀螺仪组成的 3D 方向传感器。该探头通过捕捉前列腺的几何和弹性特征，提供了前列腺的实时 3D 触觉图像，并揭示了腺体[26]内的组织异常。根据受试者操作特征曲线[29]下面积显示，设备与直肠指诊（digital rectal examination，DRE）检测可触及结节的相关性为 81%。

16.1.5.3 肌筋膜触发点

在肌紧张状态下的骨骼肌内发现具体且柔软的触痛结节及相关症状群，可能诊断为肌筋膜痛综合征。该综合征为常见病症，普遍存在且临床意义重大[48]。我们设计了适用于肌肉的触觉成像肌肉探头，配备 192 个耐用的触觉传感器。通过 50 例受试者（健康对照组 27 例，慢性颈痛组 23 例）的临床研究表明，慢性颈痛组肌肉组织机械异质性更强，更坚硬（$P<0.05$）[30]。同时也发现，在 3D 触觉图像合成和疼痛触发点的识别中存在一些困难。

16.1.5.4　女性盆底

盆底疾病影响大多数女性的一生[49-51]。因盆腔器官脱垂或尿失禁而接受手术的终生风险为 11%[52, 53]。美国食品及药物管理局从制造商收集的市场数据显示，2010 年美国约有 30 万女性接受了手术治疗以修复盆腔器官脱垂，约有 26 万女性接受了手术治疗以修复压力性尿失禁[54]。再次手术的风险很高[55, 56]。在盆底非手术治疗过程中，妊娠期和产后，以及随着年龄的增长长期在运动和军事活动重负荷下，盆底生物力学均可发生显著的变化。下面的章节描述了评估生物力学特性的触觉成像方法和该领域临床研究的结果。

16.1.6　局限性

触觉成像方法的第一个局限性是获得的触觉图像或功能 $P(x, y, z)$ 依赖于探头的大小、组织或器官解剖及边界条件。使用润滑剂，接触面积为 15 μm^2[44] 和 20 μm^2[27] 的探头证明了获得同一组织的 $P(x, y, z)$ 的绝对值不同。但是，通过对两组图像数据集进行比较，可以发现它们之间有很多相似之处和共同特征。这两种探头在 $P(x, y, z)$ 内均显示出密切的相对分布，可使组织表征成为可能。

一般来说，使用触觉成像探头进行检查是高度依赖操作人员的，类似于结肠镜检查[57]。需要对操作员进行培训，以量化和标准化操作员技能[58]。通过专门的探头设计、数据处理算法和对操作者的实时反馈，也可以使对操作者的依赖性最小化。例如，对于乳房触觉成像探头来说，为了减少应用组织变形对触觉成像性能的影响，对探头曲率进行了优化。此外，计算探头倾斜度，并在软件设计时[27] 从图像背景中减去探头偏度。优化前列腺探头与前列腺可重复接触的条件。为了实时确定和显现探头相对于前列腺的位置，我们另外设置一个触觉阵列用于尿道括约肌成像，并作为参考结构[26]。如图 16-1（探头 3）所示，阴道探头的设计旨在尽可能消除对操作者技能的依赖。

触觉成像的可重复性是软组织成像的一个重要考量因素，软组织成像可能表现出非线性和黏弹性，并可能存在迟滞现象。在使用带有高精度参考空气压力传感器的空气泵腔进行重复校准时，集成在触觉成像探头内的压力传感器的技术重现性很容易建立。硅树脂模型的再成像允许对弹性介质进行可重复性评估。临床重复性评价要求在受控条件下完成特定的临床方案。建立对特定疾病敏感的新的诊断阈值或影像学标志物 / 成像标记不需要了解临床重现性，只要该标志物在敏感性 / 特异性、诊断准确性或对疾病的依赖性上具有统计学意义。

触觉成像深度、检测能力和空间分辨率可能会增加局限性。这些参数取决于探头/传感器的几何形状和检测目标。对于乳房触觉成像探头，我们观察到触觉成像比人类手指具有更高的灵敏度；触觉成像检测结节深度达到40 mm，是用手指触诊[27]深度的两倍以上。人类手指可以分辨出韦伯分数(Weber fraction)（定义为能够可靠检测到的基线值以上的相对增加量）在0.13到0.46范围内的成对弹性样品的硬度。这意味着，在46%的情况下，人类手指无法通过触摸可靠地分辨出组织的硬度差异[62]。这些数字没有考虑到人类大脑在触觉探索后对感知信息的记忆时间不足2秒[63]。在女性盆底的整个组织弹性范围内，用于阴道触觉成像探头[12]的压力传感器的硬度识别范围在2%~10%之间。触觉成像软件可以支持1.0 mm的分辨率，但是目前压力传感器的分辨率是2.0 mm或更大。已经证明，在组织机械成像中使用动态和空间运动组件，可以实现相对于传感器尺寸的空间分辨率的显著提高（10倍以上）。

阴道触觉成像可以清楚地报告$P(x, y, z)$作为阴道组织变形的函数。然而，探头不能“看到”所有的解剖结构层次或被研究组织下方的全部背景。因此，探头实质上是读取探头下面的组织复合物的响应[对于远端后壁——阴

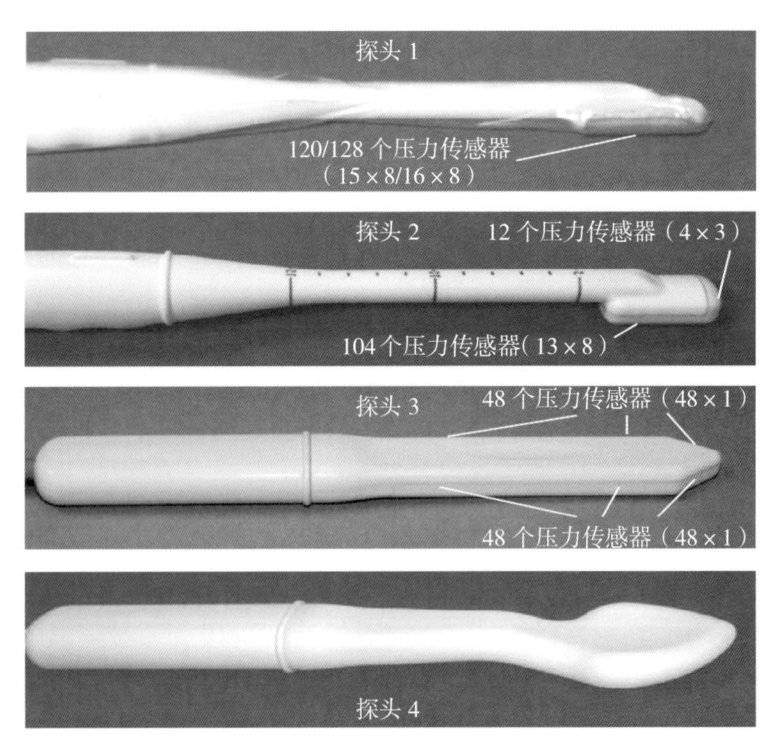

图16-1　阴道触觉成像探头。探头1具有2D压力传感器阵列（传感器尺寸2.5 mm×2.0 mm）；探头2有两个2D压力传感器阵列（传感器尺寸2.5 mm×2.0 mm）；探头3有两个线性压力传感器阵列（传感器尺寸2.5 mm×4.0 mm）；探头4是为会阴成像设计的。

道黏膜、肌层、浆膜、直肠阴道隔、直肠浆膜、肌层、黏膜、大便（如有）、黏膜、肌层、浆膜、肛提板、肛尾缝，取决于按压的力度]。然而，阴道触觉成像可以定量观察阴道内用手触诊到的所有复合结构。此外，触觉成像探头可以在一个视觉框架内从整个阴道相对的两侧获取数据，其分辨率高于人类手指（图 16–14~16–16）。阴道壁对于触觉探头来说是“透明的”；它们很容易变形，并可显示盆底支持结构[13]。如前所述，组织模型上 5~10 mm 的变形可以使触觉探头“看到”20~35 mm 的深度[4, 27]。

16.2　台架测试

16.2.1　探头设计

在过去的 10 年中，已经设计和临床验证了超过 10 种不同的触觉成像探头，分别用于前列腺[26]、乳腺[27]、肌肉[30]、阴道和盆底评估[9]。4 个阴道探头如图 16–1 所示。随后设计并测试了用于 3D 成像的探头 1 和探头 2。探头 2 有一个附加的传感器阵列，用于与子宫颈接触。探头 3 的设计目的是减少操作人员的依赖，并能够沿着整个长度使阴道两侧成像，包括肌肉功能。探头 4 的设计目的是用于在分娩前大变形情况下的 3D 会阴成像（原型）。例如，探头 3 装有电容式压力传感器，其灵敏度（定义为平均噪声级）约 0.1 mmHg，精度约 3 mmHg，空间分辨率 1~2 mm，动态响应 40 ms，测量范围可达 500 mmHg。

触觉成像探头需要与润滑凝胶一起使用，以提供与变形组织可重复的边界 / 接触条件。这些条件被分类为滑动边界条件。触觉成像探头测量的是施加的压力，而不是力。力是一个矢量，包括振幅和方向。为触觉成像探头设计的压力传感器对探头运动过程中可能产生的力的切向分量不敏感。传感器测量压力，定义为力的垂直分量除以面积。该探头不仅可用于组织表面垂直方向的组织压缩，还可用于在组织和 / 或探头仰角上滑动。这些探头操作允许从组织表面积累多个压力模式，为所研究领域或器官构成一个完整的触觉图像[11, 26, 27]。

16.2.2　精确度和再现性

阴道模型如图 16–2B 所示，由双组分硅树脂制成 [SEMI–COSIL by Wacker Chemical Corporation（Adrian，MI）and RTV6166，6186 by GE Silicones（Albany，New York）][64]。由这些组件制造的零件的杨氏模量范围在 2~100 kPa 之间，由组织弹性计控制[65]。软组织标本被压缩在电子天平的目标板和带有小圆头的线性驱动压头之间。弹性计的设计使半无限介质的变形模型适用于根据收集的力 – 位移数据计算样品的杨氏模量[14]。所使用的硅酮可以视为弹性、均匀、各向同性的材料。试验模型被设计为近似于临床条件下由同一触觉成像探头收集的正常和病变的盆底情况下的压力模式。研发一个将触觉图像中的空间压力梯度转化为杨氏模量的非线性模型，并在多个硅胶模型上得到发展和验证。

采用 2D 图像滤波算法，配合 3D 坐标转换，将运动跟踪数据转换为每个压力传感器的 3D 坐标，创建分辨率为 1.0 mm 的 3D 触觉图像[27]。显示器上的图像呈现与 MRI 一样，由 3 个垂直截面呈现。

图 16–2 展示了探头 1（图 16–1）在盆底模型中（图 16–2A）的成像能力。该模型是由商业上可用的装置改造而来，其中内部橡胶部件被替换为具有真实机械特性的硅胶部件[11]。该模型用于解剖特征的成像验证。图 16–2B 所示的一套阴道模型用于进行成像准确性和重现性评价。

以下数值程序用于 2D/3D 触觉成像的处理：

（a）最适合作为两个图像的相互位置[27]。

（b）从相同组织模型或受试者[26]中获得的多幅图像的平均图像。

（c）分析图像（I_{an}）相对于参考图像（I_{ref}）的图像偏差。

触觉成像偏移（TID）的计算公式：

$$TID(x,y,z)=\frac{\sum_{x,y,z}\left(I_{an}(x,y,z)-I_{ref}(x,y,z)\right)^2}{\sum_{x,y,z}I_{ref}(x,y,z)^2}\times 100\%$$

（公式 16–1）

在按照上述程序（b）对两幅图像进行平均之前，使用了最佳拟合程序（a）。反复应用程序（a）和（b）分别对多幅图像求平均。程序（c）用于相对于平均图像（I_{ref}）的成像再现性评估。

16.2.2.1 精确度

检查过程包括对类似图 16–2B 所示阴道模型的内壁进行多次挤压，直到获得一个周向 3D 触觉成像。操作者实时观察探头在阴道模型内的位置，以及显示的 3D 触觉成像的 3 个横截面。触觉成像准确度采用视觉主观评分，从 1 到 5（无图像，差，一般，好，很好）以描述 3D 触觉成像与阴道模型的实际示意图间的相对比较。使用触觉成像探头 1（图 16–2）计算 35 次检查的平均成像评分为 3.9（图 16–2）。

每个阴道模型的真实弹性图（I_{em}）有两个校正因子（常数和线形构件），I_{an}（公式 16–1）的触觉成像偏移计算相对于真实弹性图（I_{em}），表现出 30%~40% 范围的偏差，考虑到 3D 压力图（触觉成像）与 3D 弹性分布的比较，可以认为这是一个很好的结果。观察弹性图的矢状面和图 16–2B 中的触觉成像，我们可以看到一个可检测的对应关系。然而，比较弹性分布图像和 I_{ref} 或者比较触觉成像是更为可取的，弹性分布图像是触觉成像 I_{an} 的反机械问题求解的结果，触觉成像是由已有的触觉成像 I_{an} 的一个直接机械问题解决方案产生的。基于已知成分的阴道组织模型的实验，我们发现阴道触觉成像仪（vaginal tactile imager，VTI）允许组织弹性在 2%~10% 范围内区分组织弹性，测量精度为 10%~15%，鉴于已知与疾病相关的弹性偏差变化高达 10 000%，这足以进行定量弹性评估[4, 31, 65]。

通过在阴道组织模型中加入柔软的部分来模拟脱垂情况，我们估计触觉成

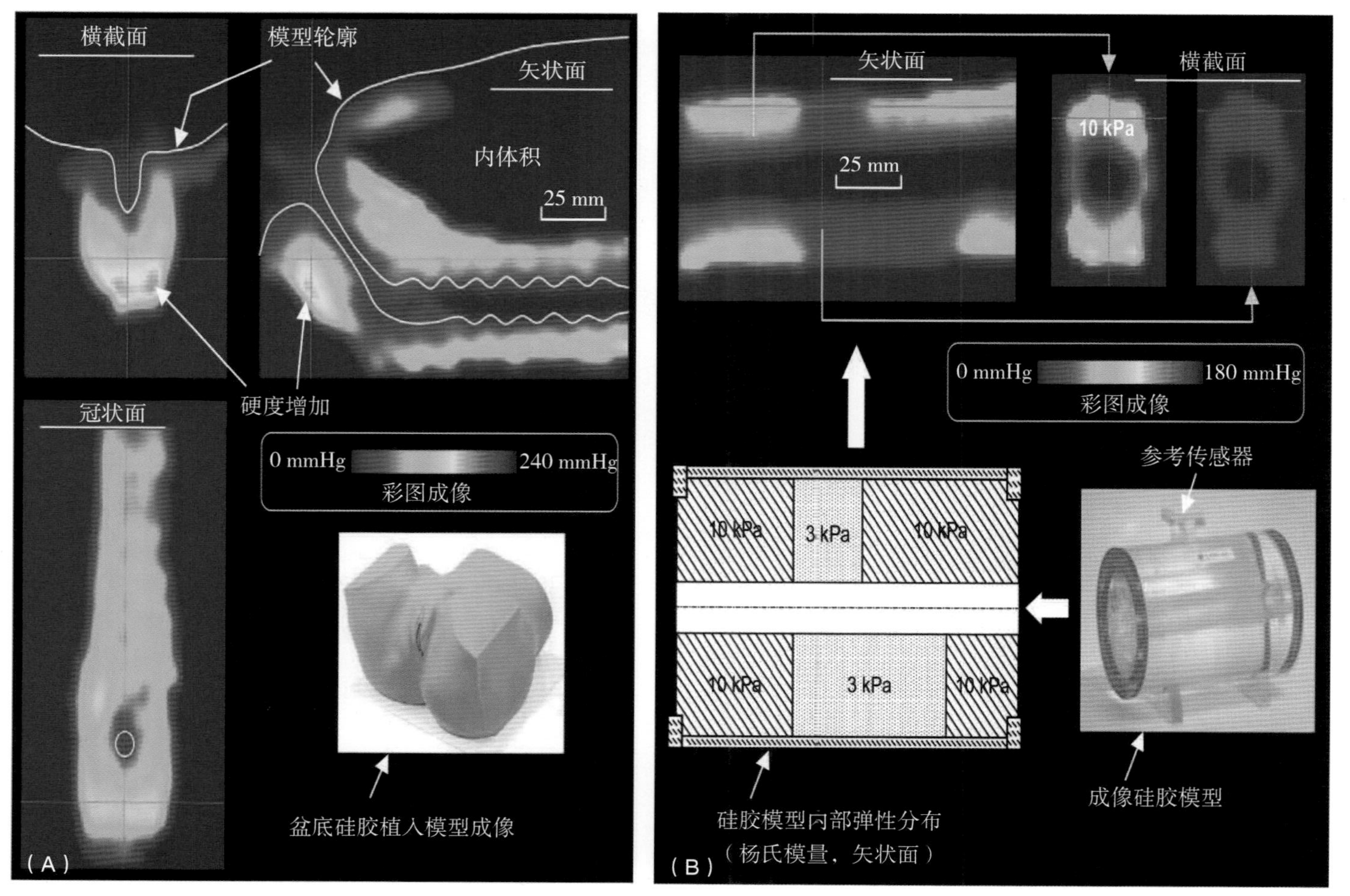

图 16-2　图 A 为盆底模型触觉成像，图 B 为阴道模型阴道触觉成像仪台架测试和验证。

像尺寸测量的准确性为 ±（2~5）mm；对于较硬部分，我们发现阴道触觉成像仪尺寸测量的精度为 ±（2~3）mm。

16.2.2.2 再现性

成像再现性计算为公式 16-1 中定义的触觉成像偏移的标准差（standard deviation，SD），其中以同一阴道模型多次检查的平均图像为参考。我们发现标准差在 4.2% 到 5.8% 之间，这取决于模型设计和所包含组件的弹性。测量解剖尺寸的再现性在 1~3 mm 内，压力测量的再现性为 2 mmHg，杨氏模量测量在 2~20 kPa 范围内的再现性为 0.3~1.8 kPa。

16.3 临床应用

在对阴道触觉成像仪方法的可行性进行临床评估后，重点研究不同阶段的盆腔支持，评估识别可能预测盆腔器官脱垂发展的条件的可能性，并研究不同年龄和产次的盆底组织的反应。采用触觉成像标记物评价盆腔器官脱垂，研究盆底组织对功能性动作的反应。

16.3.1 临床研究的可行性

在一项涉及 13 名受试者的临床研究中，采用配有 2D 压力传感器阵列和倾斜传感器的探头 1（图 16-1）评估阴道触觉成像仪技术的临床可行性。检查是在膀胱和直肠排空的情况下进行的。将探头固定在阴道前壁或后壁（图 16-3），获得并绘制作用力与探头仰角的关系。仰角与探头的位移成正比，探头的位移产生施加的应力。正常和盆腔器官脱垂的结果如图 16-4 和图 16-5 所示。将组织弹性指标（E_s）定义为扫描头施加的力与仰角的斜率，将组织弹性描述为应力应变比[15]。这些结果表明，正常阴道前腔室 E_s 比脱垂Ⅲ度高 7.2（1.8 N/deg *VS*. 0.25 N/deg）；正常阴道后腔室 E_s 值比脱垂Ⅱ度高 3.1（1.1 N/deg *VS*. 0.35 N/deg）。这种显著的组织弹性

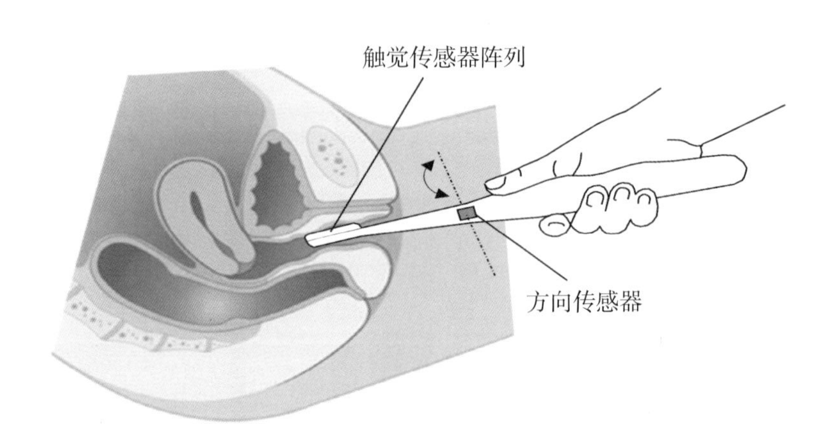

图 16-3 安装在探头上的 2D 压力传感器阵列允许在人为施加压力的情况下采集阴道壁压力（应力）模式作为角度位置的函数。（图片改编自 V. Egorov, H. van Raalte, A. Sarvazyan, Vaginal tactile imaging, IEEE Trans. Biomed. Eng. 57（7）（2010）1736−1744.）

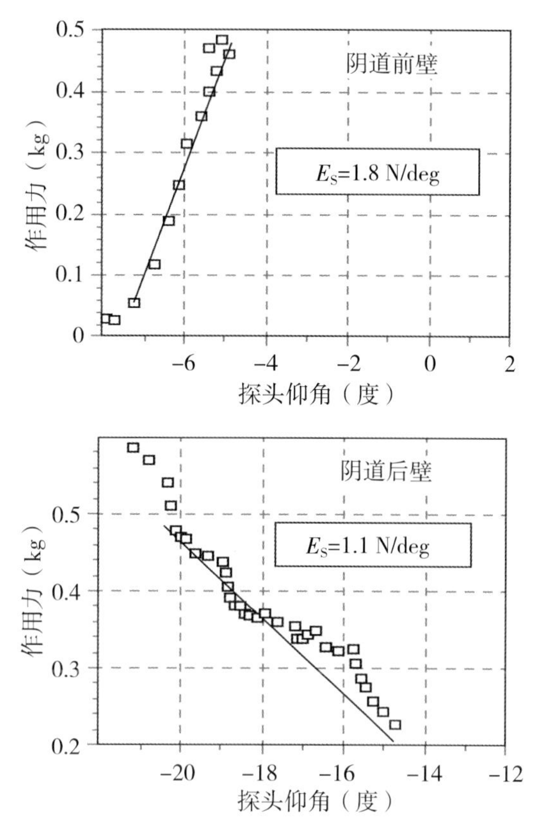

图 16-4　39 岁盆底正常女性的负荷曲线。测得的力与探头仰角的斜率（E_s）表示了阴道中部组织的平均弹性。（图片改编自 V. Egorov, H. van Raalte, A. Sarvazyan, Vaginal tactile imaging, IEEE Trans. Biomed. Eng. 57（7）（2010）1736−1744.）

差异（720% 和 310%）超过了所使用方法的估计测量误差 [9]。

采用上述的触觉成像探头观察阴道壁修补术 [9] 的植入补片与自体组织之间的组织弹性对比。图 16-6 是一名 59 岁妇女的阴道前、后腔室的压力模式（触觉成像）。该妇女曾做过前盆腔网片手术，以及线性垂直后壁切口的自体组织阴道后壁修补术。颜色图案代表在对组织施压下的触觉压力分布。彩色图像的 *x*、*y* 空间坐标显示了阴道壁的横向（*x*）和纵向（*y*）方向，弹性是阴道壁的特征。这些模式可以显示并定量评估补片中增加的硬度。阴道后壁修补术后，触觉成像显示阴道后壁硬度也有少量增加（黄色区域），与用手指触诊发现的切口“疤痕”组织有关。如图 16-6 所示，对硬度最强的组织进行定量评价，横轴（水平轴）与扫描头所受的总作用力成正比，纵轴是与观测区内最大实测值相关的最大压力。这些载荷曲线的斜率表示了软组织内嵌入结构的弹性偏差 [26, 27]。

本研究表明，阴道触觉成像有可能对组织的定量生物力学特征做出贡献，也有可能将正常组织与脱垂相关组织区分开来，可以对重建手术后的植入体内结构进行表征。

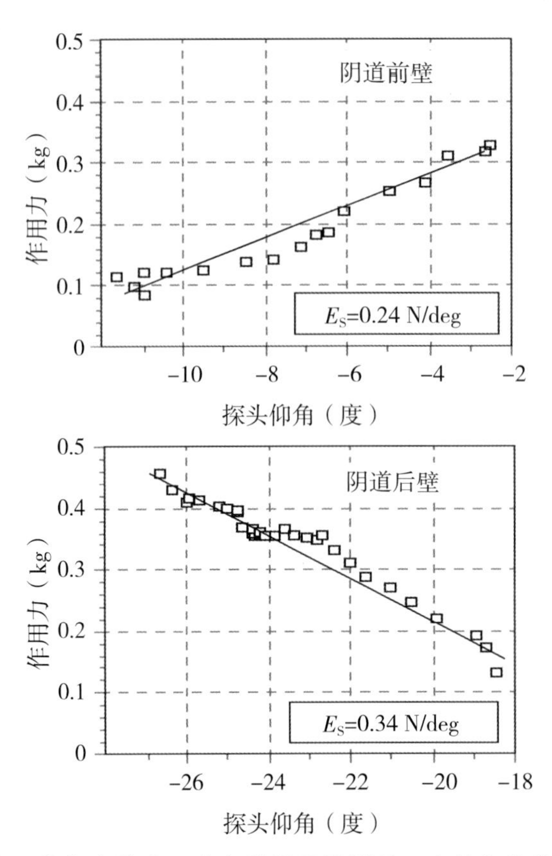

图 16–5　69 岁女性的阴道前壁脱垂 III 度和阴道后壁脱垂 II 度的负荷曲线。测得的力与探头仰角的斜率（E_s）表示了阴道中部组织的平均弹性。（图片改编自 V. Egorov, H. van Raalte, A. Sarvazyan, Vaginal tactile imaging, IEEE Trans. Biomed. Eng. 57（7）（2010）1736–1744.）

16.3.2　量化脱垂条件

下一步研究的基本目的是评估正常和脱垂情况下阴道和组织弹性定量的 3D 触觉成像的临床适用性。包含 31 例受试者的临床研究采用改进的触觉成像设计[11]。

更新后的系统包括经阴道探头、运动跟踪系统、数据采集电子单元及带有触摸屏显示器的电脑。在检查过程中，将 2D 压力传感器阵列安装在与阴道壁接触的探头表面。探头长 45 mm，直径 20 mm。压力传感器阵列由 128 个电容式压力传感器组成（探头 1，图 16–2）。平均来说，每个压力传感器的灵敏度为 0.15 mmHg，再现性约为 2.2 mmHg，操作范围为 225 mmHg。六自由度运动跟踪系统提供的探头定位精确度优于 1 mm，角度精确度约为 0.25°。电子单元通过压力传感器采集数据，通过运动跟踪传感器同步数据，通过 USB 端口与电脑通信。数据采集速率是每秒约 25 个压力模式。

阴道触觉成像仪检查是在常规妇科检查的标准体位下进行的。检查时，膀胱排空。在检查过程中，阴道触觉成像仪探头套有带有润滑剂的一次性塑料护套。完整的阴道触觉成像仪检查需要

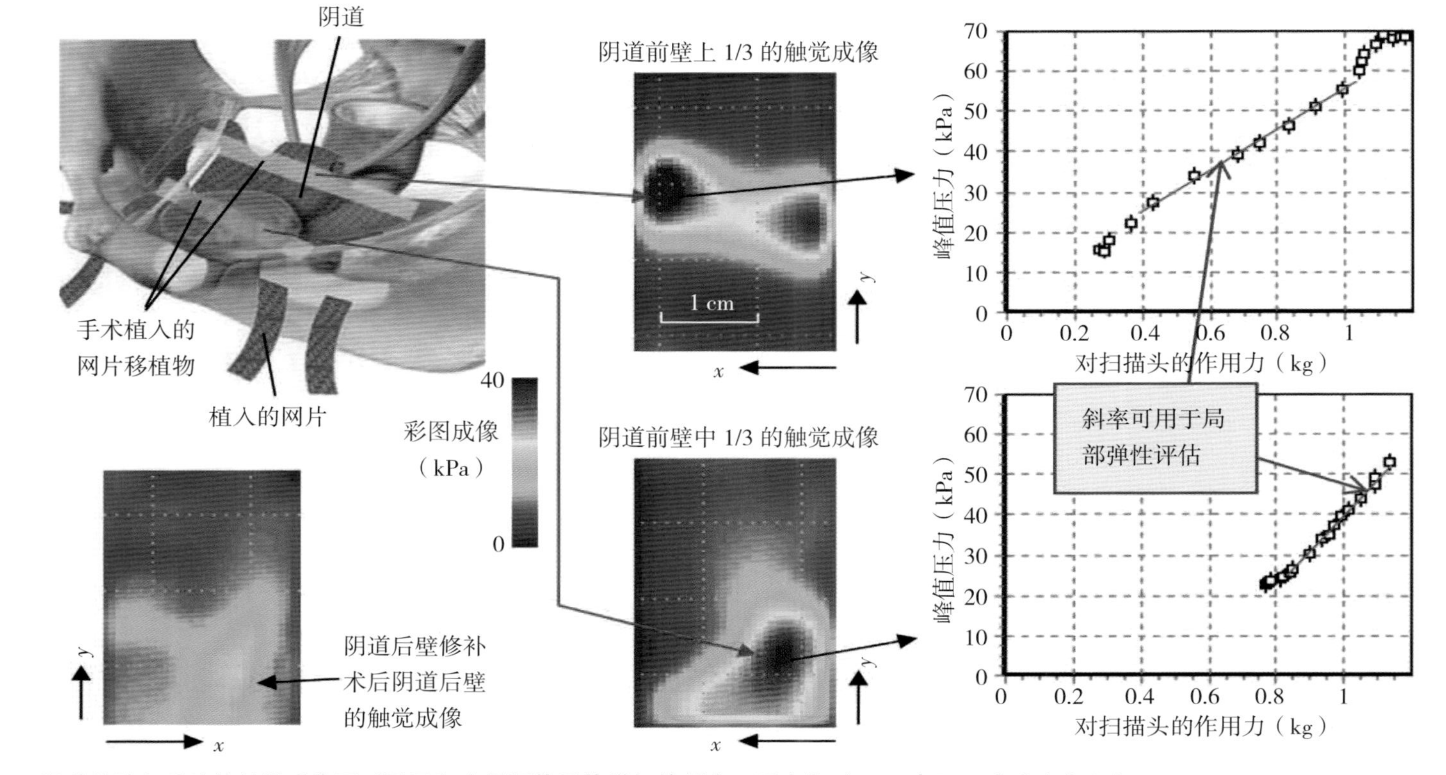

图 16-6　阴道前壁和后壁的触觉成像可以显示和定量评估网片增加的硬度，压力值以 kPa 表示。（图片改编自 V. Egorov, H. van Raalte, A. Sarvazyan, Vaginal tactile imaging, IEEE Trans. Biomed. Eng. 57（7）（2010）1736–1744.）

3~5 分钟才能完成。操作者实时观察 3D 阴道压力图与阴道触觉成像仪探头位置的 3 个正交投影。阴道触觉成像仪临床操作人员在阴道触觉成像仪临床应用前会接受盆底模型的培训，以规范成像技术。检查过程包括对阴道壁进行多次按压，构成阴道的环形 3D 触觉成像或压力图，并以数字格式存储所获得的数据。

31 名女性参与了这项研究。其中，23 名女性是正常的，平均年龄 58 岁。在 8 名盆腔器官脱垂女性中，2 人Ⅰ度脱垂，2 人Ⅱ度脱垂，4 人Ⅲ度脱垂，这 8 名女性的平均年龄为 70 岁。正常组与脱垂组在解剖和组织弹性方面存在差异。图 16-7 是正常女性和脱垂女性的检查结果。具体来说，图 16-7A 为 1 名 63 岁盆底解剖正常女性在体检过程中用手指触诊的 3D 阴道触觉成像的横截面和矢状面。计算矩形指定区域的杨氏模量（E），发现前壁顶端位置为 7 kPa，后壁顶端位置为 13 kPa。右侧阴道顶端，杨氏模量为 10 kPa（图 16-7A 横截面）。测量阴道顶端前后间距为 14 mm（图 16-7A 矢状面）。图 16-7B 为 1 名 77 岁阴道前壁和后壁上半部分脱垂Ⅲ度患者，经阴道子宫切除术及阴道前壁修补术后不到 1 年复发的阴道触觉成像仪 3D 阴道触觉图像的横截面和矢状面。在这个病例中，前壁顶端杨氏模量为 1.8 kPa，在顶端后壁为 1.5 kPa，左侧阴道顶端杨氏模量为 2.8 kPa（图 16-7B 横截面）。测量阴道顶端前后间距为 37 mm（图 16-7B 矢状面）。

箱线图显示了中位数（中间水平线）的置信区间、25% 和 75% 四分位数（图 16-8 和图 16-9）。箱线图不同部分之间的间距有助于比较方差。箱线图还可以识别偏度（不对称）和离群值（小圆）。两个患者样本的置信区间的交集或散度是配对 t 检验的直观类比。图 16-8 为不同分期盆腔器官脱垂阴道顶端和中段阴道前壁的组织弹性分布；其中正常（平均 55 岁）19 例，Ⅰ度 1 例，Ⅱ度 4 例，Ⅲ度 7 例（平均 70 岁）。数据显示，与正常相比，Ⅲ度脱垂的阴道前壁顶端的弹性模量下降 3.2 倍，中段阴道前壁的弹性模量下降 3.4 倍。从顶端到中段阴道前壁，平均弹性模量增加了 80%。图 16-9 为不同分度盆腔器官脱垂阴道顶端和中段阴道后壁的组织弹性分布；其中正常 23 例（平均年龄 58 岁），Ⅰ度 2 例，Ⅱ度 2 例，Ⅲ度 4 例（平均年龄 70 岁）。数据显示，与正常情况相比，Ⅲ度脱垂阴道后壁顶端的弹性模量下降了 3.1 倍，阴道后壁中段弹性模量下降了 2.2 倍。从顶端到中段阴道后壁，平均弹性模量增加 95%。正常情况下阴道前后壁组织弹性的平均值分别为 7.4 ± 4.3 kPa 和 6.2 ± 3.1 kPa。对于Ⅲ度脱垂来说，阴道前后壁组织弹性的平均值分别为 1.8 ± 0.7 kPa 和 1.8 ± 0.5 kPa。

图 16-8 和图 16-9 显示了盆腔器官脱垂阴道前后壁组织弹性的显著差异。对样本中位数置信区间的直观比较和方差分析（$P<0.0001$）表明，差异具有统计学意义。最受影响的部位是阴道前壁的中段和顶端，从正常到盆腔器官脱垂Ⅲ度，阴道前壁的弹性模量下降了 3.4 倍。受影响较小的是阴道后壁中段，

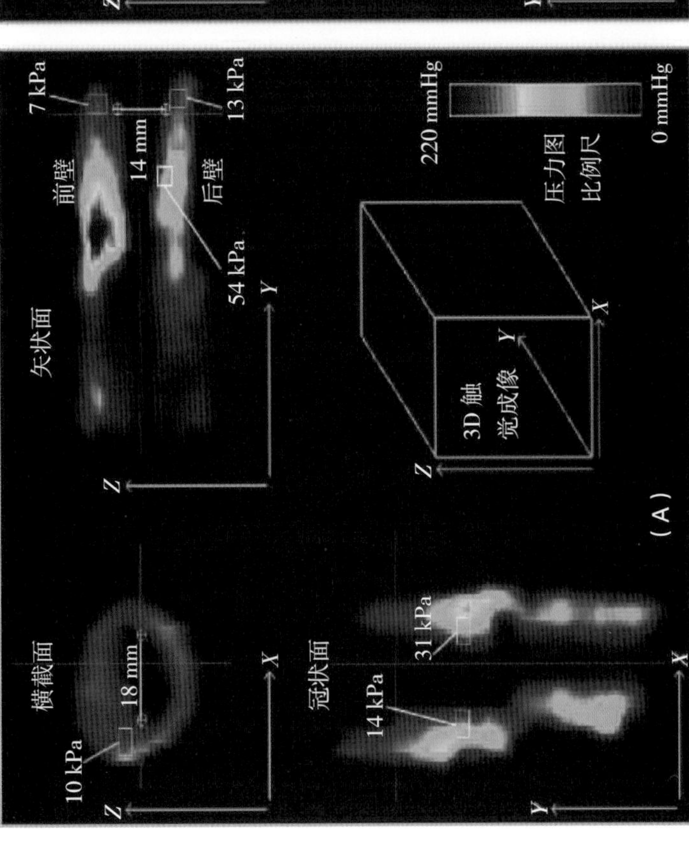

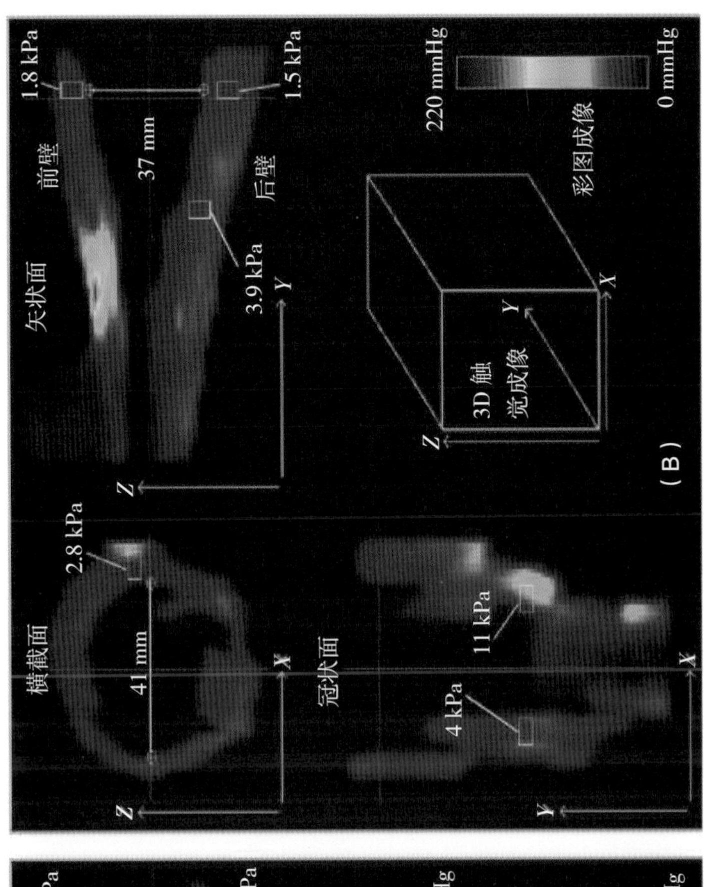

图 16–7　图 A 为盆底正常女性。图 B 为 III 度脱垂患者阴道触觉成像仪 3D 阴道触觉成像横截面。计算矩形指定区域的杨氏模量（kPa）。

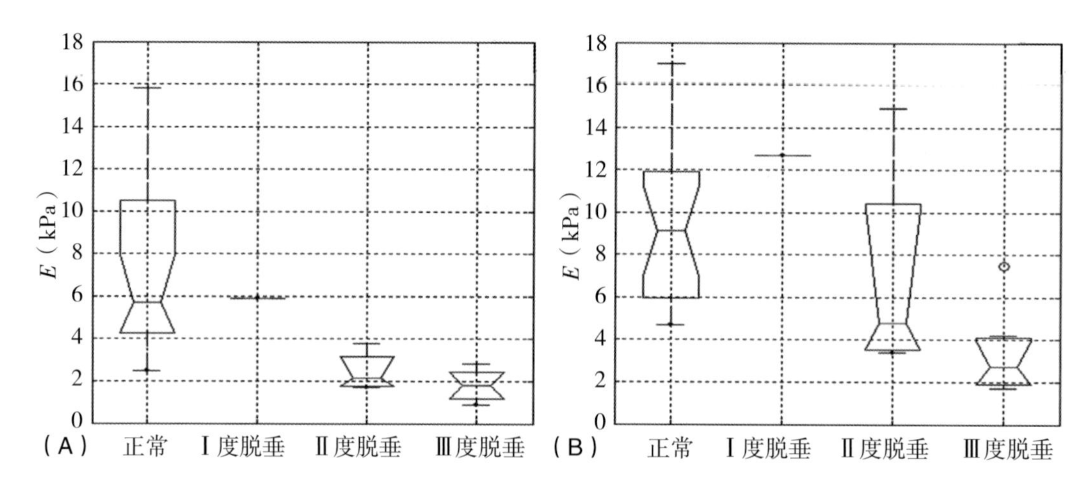

图 16-8 阴道前壁组织弹性，杨氏模量（E）与体检确定的前壁情况。图 A 为阴道前壁顶端，图 B 为阴道前壁中段。（图片引自 V. Egorov, H. van Raalte, V. Lucente, Quantifying vaginal tissue elasticity under normal and prolapse conditions by tactile imaging, Int. Urogynecol. J. 23（4）（2012）459−466.）

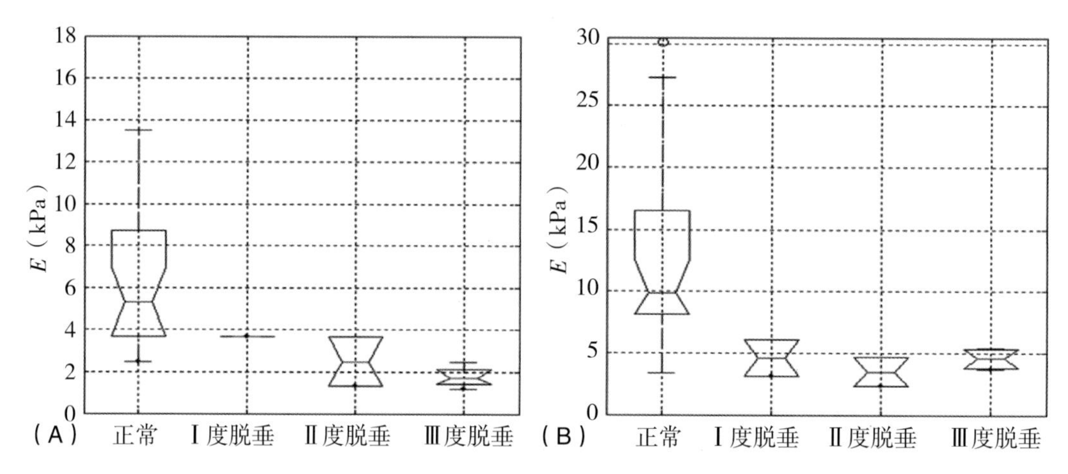

图 16-9 阴道后壁组织弹性，杨氏模量（E）与体检确定的前壁情况。图 A 为阴道后壁顶端，图 B 为阴道后壁中段。（图片引自 V. Egorov, H. van Raalte, V. Lucente, Quantifying vaginal tissue elasticity under normal and prolapse conditions by tactile imaging, Int. Urogynecol. J. 23（4）（2012）459−466.）

弹性模量下降了 2.2 倍；阴道顶端，弹性模量下降了 50%；阴道后壁中段，组织弹性下降无统计学意义[11]。这意味着在盆腔器官脱垂的情况下，水平（前、后）支撑结构最薄弱。

这些研究表明，阴道触觉成像仪可作为阴道 3D 成像和阴道组织弹性定量评估的手段，为进一步理解盆腔器官脱垂和手术治疗提供重要信息。

16.3.3 检测脱垂的条件

接下来的研究目的是评估阴道和盆底支撑结构组织弹性的正常值范围，

并探讨 3D 触觉成像在脱垂早期检测中的可能性[66]。

一项病例对照研究纳入 136 名妇女完成阴道触觉成像仪检查并评估该方法。研究对象包括 36 名盆底支持正常的女性，11 名脱垂Ⅰ度女性，43 名脱垂Ⅱ度女性，46 名脱垂Ⅲ度女性。平均年龄 56 ± 22 岁，范围为 21~90 岁。阴道触觉成像仪采用如图 16–2（探头 2）所示的经阴道探头和六个自由度运动跟踪系统。经阴道探头由 2 个压力传感器阵列、1 个温度传感器、1 个微加热器、1 个运动跟踪传感器组成。第 1 组阵列包括 104 个压力传感器，安装在探头表面直接接触阴道壁。第 2 组阵列包括 12 个压力传感器，安装在探头尖端接触子宫。在膀胱和直肠均排空状态下患者以截石位进行阴道触觉成像仪检查。完整的阴道触觉成像仪检查需要 3~5 min 完成。操作者实时观察 3D 阴道压力图与阴道触觉成像仪探头位置的 3 个正交投影。临床操作人员在临床操作阴道触觉成像仪前会接受盆底模型培训，以标准化成像技术。检查过程包括多次按压阴道壁，并制作阴道的 3D 触觉成像或压力图。组织弹性和杨氏模量，是根据 3D 触觉成像的空间梯度计算得到的。用已知弹性分布的硅胶样品验证后，使用一种非线性组织变形模型（见 16.2.2 精确度和再现性）。

所有 136 名登记的妇女都成功地接受了阴道触觉成像仪检查。记录和存储阴道及其周围结构的 3D 图像，建立正常盆底弹性分布及其变化规律。在解剖结构和组织弹性方面发现了正常状态和脱垂状态之间的巨大差异。具体来说，与正常相比，Ⅱ度和Ⅲ度脱垂患者阴道的组织弹性变化为 150%~300%。组织弹性 [杨氏模量（kPa）] 的正常范围（正常骨盆支持）对阴道前壁顶端来说是 5.3[27]；阴道后壁顶端为 4.4[23]；阴道前壁中段是 6.7[32]；阴道后壁中段是 8.0[67]；阴道侧壁中段是 7.5[31]。结果显示，正常情况下，Ⅰ度脱垂病例组织弹性范围与正常受试者有 50% 的重叠（图 16–10）。脱垂Ⅱ度和Ⅲ度的阴道前后壁组织弹性平均值为 2.9 ± 1.8 kPa。这些病例组织弹性范围与正常受试者只有约 5% 的重叠[66]。

阴道触觉成像仪可以量化阴道组织弹性，且阴道组织弹性正常人和Ⅱ、Ⅲ度脱垂患者之间有很大的差异。正常人和Ⅰ度脱垂患者之间阴道组织弹性的重叠意味着在某些情况下，Ⅰ度脱垂患者的阴道组织弹性与正常情况下相同；或者根据盆腔器官脱垂量化（POP–Q）分度系统的定义，杨氏模量值较低的正常人处于Ⅰ度脱垂组织弹性范围内。换句话说，随着组织弹性的降低，图 16–10 中正常值范围的较低水平或许可以检测出脱垂前状态，而在脱垂前状态是无法在解剖位置上观察到脱垂的情况，但需注意可能随着病情的发展而延迟出现脱垂症状。

载荷作用下阴道壁表面的压力分布图不仅揭示了阴道壁本身的弹性状况，而且基本揭示了阴道壁底层结构的弹性分布。探头施加的载荷越大，阴道周围结构就可以看得越深。组织越软，触觉成像可以观察到的结构就越深，因为这

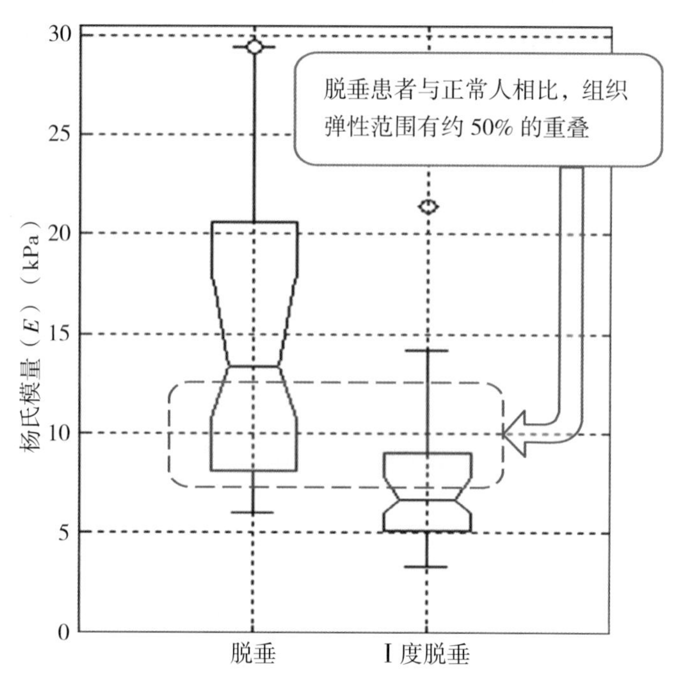

图 16-10　正常人与 I 度脱垂患者阴道前后壁中段的组织弹性对比。

些软组织可能会发生更大的变形。阴道侧壁中段弹性值的计算可能与下方耻骨直肠肌、肛提肌和闭孔内肌的情况有关；阴道后壁中段的弹性值可能与直肠阴道筋膜及会阴体情况有关；阴道后壁顶端的弹性值可能与子宫骶韧带情况有关；阴道前壁的弹性值可能与膀胱和耻骨宫颈筋膜情况有关。阴道壁的表面压力模式与应力变形后的组织位移可被视为阴道和盆底支持结构当前弹性状态的记录，盆底支持结构是生物力学系统的组成部分，维系了极其重要的一整套生理过程。

本研究的结论是，阴道触觉成像仪评估的阴道和盆底支撑结构组织弹性的正常值范围可以作为表示盆底状况的指标。至少在 50% 的病例中，似乎有可能使用阴道触觉成像仪来检测盆腔器官脱垂量化方法未观察到的早期脱垂情况。

16.3.4　年龄和产次的变化

通过前述量化脱垂部分的临床数据，可用阴道触觉成像仪评估不同年龄和产次的女性阴道组织弹性。图 16-11 为不同年龄、不同产次的阴道后壁中段的阴道组织弹性分布图。杨氏模量的平均值随着年龄的增长而降低，从 13.1 ± 7.8 kPa 降至 6.14 ± 3.0 kPa，随产次增加而减小，从 15.3 ± 9.7 kPa 降至 7.0 ± 4.4 kPa。

在阴道前壁及后壁顶端，发现了更大的组织弹性变化。28~35 岁组阴道前壁顶端的杨氏模量平均值为 13.2 ± 3.1 kPa，76~90 岁组平均值为 3.0 ± 1.5 kPa。在这两组人群中，阴道后壁顶端组织弹性平均值分别为 8.8 ± 2.6 kPa 和 2.6 ± 1.0 kPa。未生育过女性阴道前后壁顶端杨氏模量分别为 10.4 ± 4.2 kPa 和

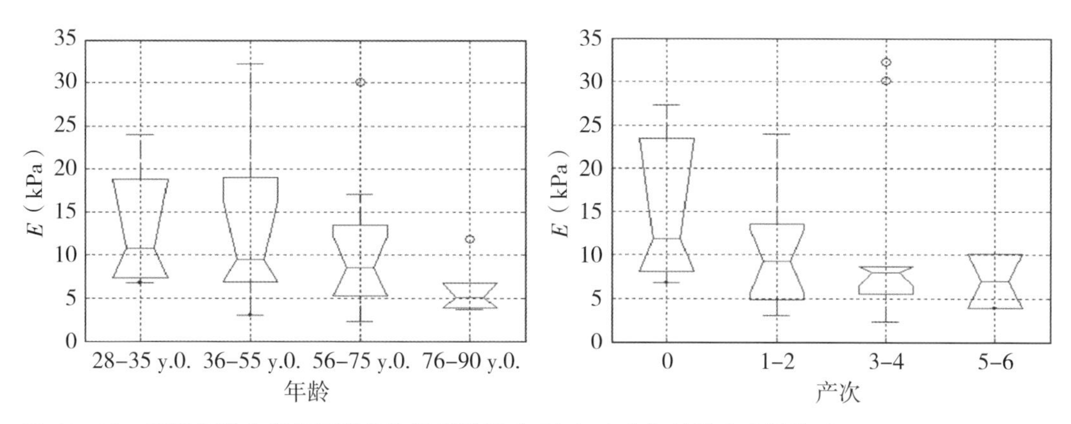

图 16–11　阴道后壁中段组织弹性和杨氏模量（*E*）与患者年龄及产次的关系。

7.0 ± 3.4 kPa。对于分娩 5~6 次的女性来说，阴道顶端前后壁的组织弹性平均值分别为 3.6 ± 2.5 kPa 和 2.8 ± 2.2 kPa。值得注意的是，所分析的数据在年龄和产次之间有弱相关性（r=0.21）。

这项研究表明，在阴道组织中，杨氏模量可能受到年龄和分娩的影响，分别占 77% 和 66%。

16.3.5　触觉成像标记点

在另一项临床研究中，22 名受试者使用探头 3 进行阴道触觉成像仪检查(图 16–1）[12, 13]。检查包括 4 个测试：①插入探头，②仰角，③旋转，④肌肉收缩。具体测试如下：

· 测试 1：沿着阴道前后壁全长完成触觉成像，压力梯度（弹性）和解剖学测量。

· 测试 2：完成与盆底支持结构相关的阴道前后壁顶端的触觉成像，压力梯度和解剖学测量。

· 测试 3：完成阴道左右侧壁的触觉成像（阴道壁周向触觉图像），解剖测量。

· 测试 4：从对侧沿整个阴道记录盆底肌肉收缩的动态压力响应，静态和动态反应。

通过对触觉成像的回顾，我们发现阴道触觉成像仪扫描中有几个解剖区域的压力峰值是一致的。选择这些区域作为进一步分析的标记点。有两个前标记点（A1，A2），两个后标记点（P1，P2）和一个外侧标记点（L1）。具体来说，我们沿着盆底以下位置进行标记分析：A1——阴道前壁处女膜附近，具有最大压力反馈；A2——A1 前方和近端；P1——阴道后壁处女膜附近；P2——P1 后方和近端；L1——阴道侧壁处女膜附近，具有最大压力峰值。图 16–12 显示了列出的位置，与盆腔器官脱垂量化点（如 Aa 和 Ba）的静态位置不同，A1、A2、B1、B2 和 L1 的压力峰值不是固定的位置，而是在不同患者之间有所不同。

图 16–13~16–16 在箱线图中总结了研究结果，并提供了 4 个测试 [13] 的图像示例。

数据显示，脱垂患者在特定位置

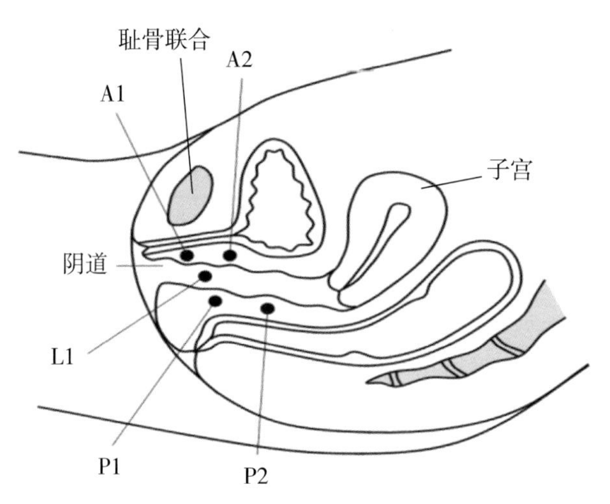

图 16-12 盆底阴道触觉成像仪标记点定位。A1 和 A2 位于阴道前壁，P1 和 P2 位于阴道后壁，L1 位于阴道侧壁（左侧和右侧）。（图片引自 H. van Raalte, V. Egorov, Tactile imaging markers to charac-terize female pelvic floor conditions, Open J. Obstet. Gynecol. 5（2015）505-515.）

的压力梯度测量值下降了 2~4 倍（200% 到 400%）（图 16-13B 和 16-13D），这可以解释为与正常人相比，压力梯度测量值下降了 2~4 倍。脱垂患者盆底肌肉收缩能力（肌肉强度）较正常人下降了 5 倍（500%）（图 16-16）。这些结果表明，脱垂患者在阴道和周围盆底支持系统中有显著的机械差异。除了记录组织变形过程中的触觉反馈，阴道触觉成像仪还可以获得肌肉强度的测量结果，并评估肌肉收缩对测量的生物力学特性的相对功能影响。在盆底肌肉收缩过程中观察到的 5 个压力峰值（图 16-16E）中，A1 位点（图 16-16E）可能是被夸大或是由于耻骨联合而产生的伪影，但该峰值确实有一个与静态结构的唯一阻力相矛盾的侧向分量。这些峰值具有复杂的动态模式，需要进一步研究。

本研究的结果表明，在一次阴道触觉成像仪检查[13]中，可以获得阴道触觉成像并与功能性盆底肌评估相结合。

16.3.6 功能成像

采用阴道触觉成像，使用探头 3（图 16-1）对 77 名女性 Valsalva 动作、随意肌收缩、非随意放松和非随意收缩时的盆底肌活动进行研究。受试者被分为正常组、盆腔器官脱垂组和压力性尿失禁组[68, 69]。数据分析有以下发现。

（1）在 Valsalva 期间，沿前、后腔室观察到的非均匀压力模式与盆底肌收缩期间观察到的有很大不同。高压区对应的是低支撑能力的软组织。这些高压区域（30~50 mmHg）似乎是通过内部应变（容易弯曲）穿透周围负载而形成的。这意味着该测试可以检测生物力学上薄弱的支撑结构及其位置。

（2）前与后、左和右之间显著的振幅差异（即自主肌肉收缩的比例），这可能识别肌肉撕脱和进一步表征其功

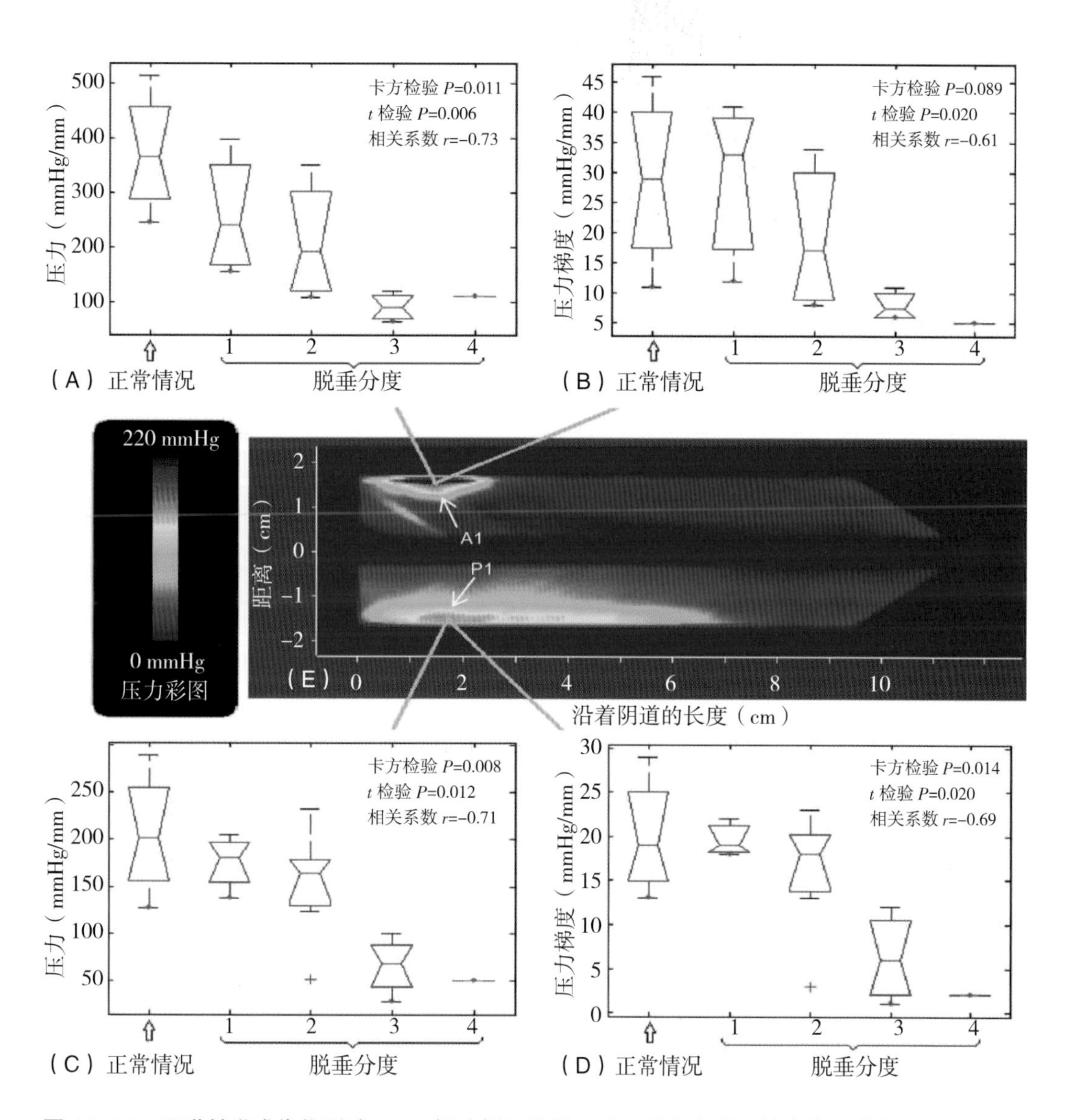

图 16-13　阴道触觉成像仪测试 1——探头插入结果。对不同程度脱垂敏感的阴道前壁远端（A、B 板）和阴道后壁远端（C、D 板）的触觉成像标记点。图 E 显示了该测试的典型压力响应图（触觉图像）。（图片引自 H. van Raalte, V. Egorov, Tactile imaging markers to characterize female pelvic floor conditions, Open J. Obstet. Gynecol. 5 (2015) 505–515.）

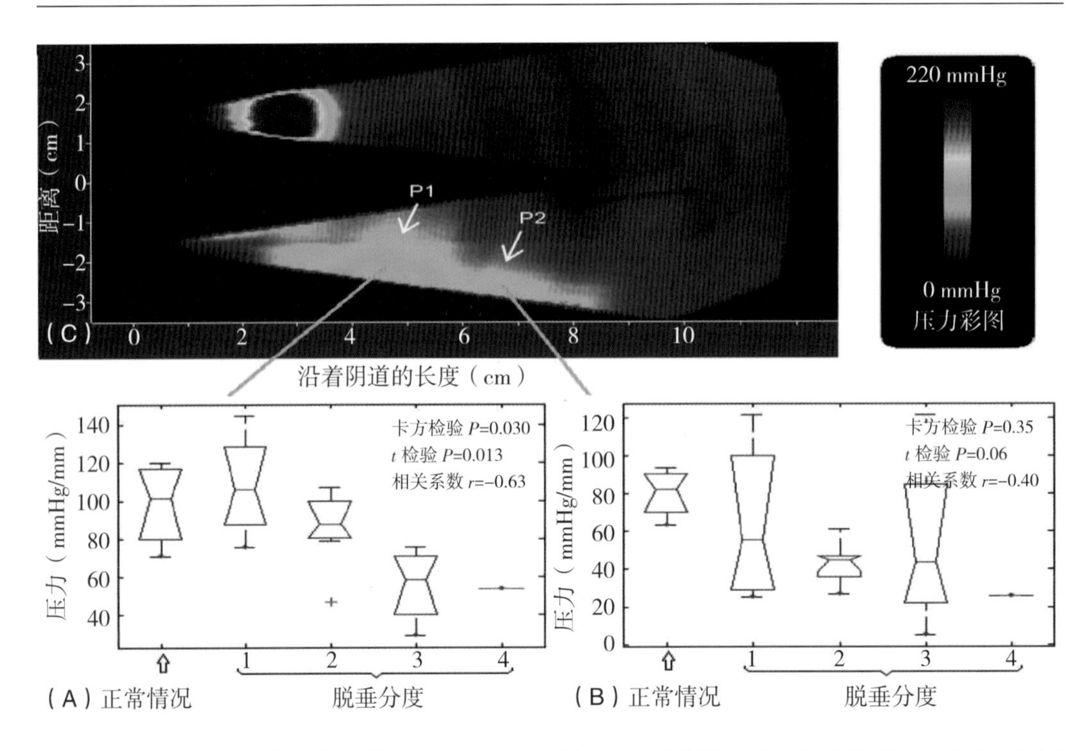

图 16-14　测试 2——探头仰角结果。对不同程度脱垂敏感的阴道后壁触觉成像标记点（图 A 和图 B）。图 C 显示了该测试的典型压力响应图（触觉图像）。（图片引自 H. van Raalte, V. Egorov, Tactile imaging markers to characterize female pelvic floor conditions, Open J. Obstet. Gynecol. 5（2015）505-515.）

能状况。用 3D 技术再现它们的动态似乎是可能的。

（3）在非随意肌放松过程中，要求患者保持盆底肌的持续张力。通过量化某一个感兴趣区域或特定肌肉随时间变化的压力下降，似乎有可能表征多种骨盆动态结构的功能状况。

（4）非随意肌收缩（咳嗽）期间的压力模式在振幅和峰值位置上与非随意肌收缩有很大不同。

（5）盆底功能正常的受试者在自发性和非自发性肌肉收缩时所施加的压力振幅均高于压力性尿失禁患者。

（6）压力性尿失禁条件下不随意肌收缩（咳嗽）时的压力模式与非压力性尿失禁条件下的压力模式有明显的结构差异。

（7）描述多种动态骨盆结构的功能状态似乎是可能的。

16.4　总结

韧带、筋膜和盆底肌之间存在着复杂的关系，它们提供了相应的支持并导致疾病发生。触觉成像能够实现不同部位生物力学缺陷的定量评估，如在特定位置的组织弹性变化、可能的肌肉撕裂、盆底肌功能薄弱。

阴道触觉成像仪提供了一个评估

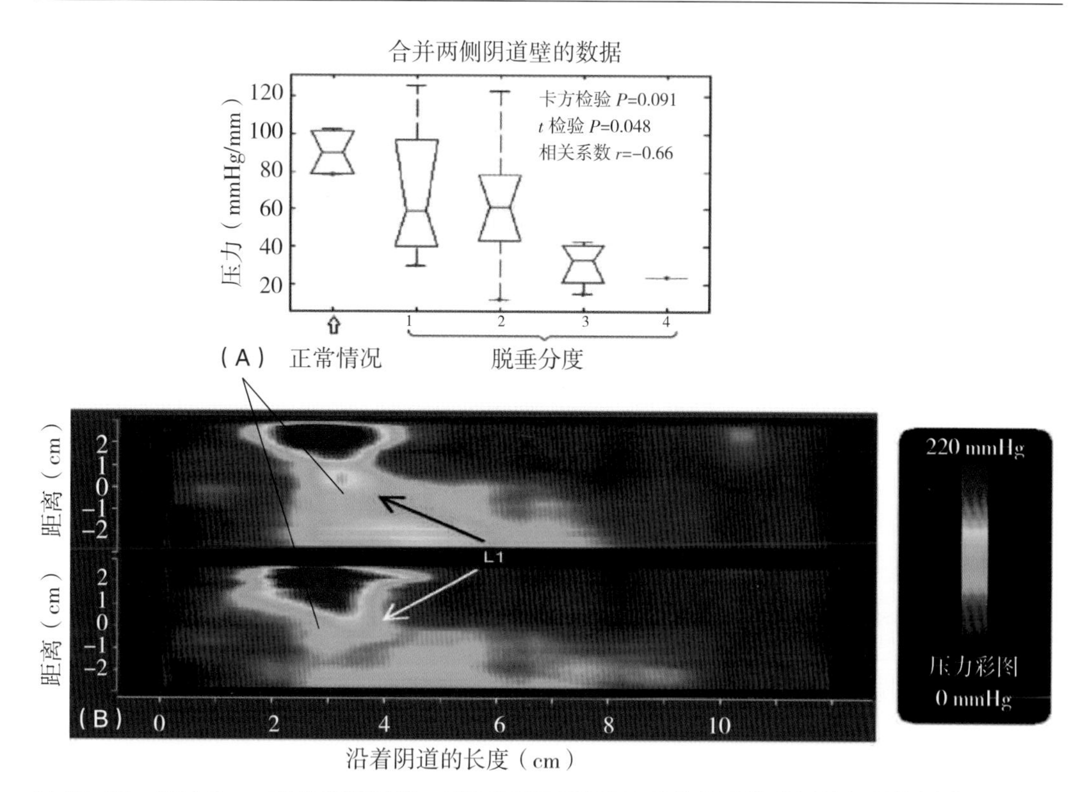

图 16-15　测试 3——探头旋转结果。对不同程度脱垂敏感的位于阴道侧壁远端位置（B 图）的触觉成像标记点。图 A 显示了该测试的典型压力响应图（触觉成像）。（图片引自 H. van Raalte, V. Egorov, Tactile imaging markers to characterize female pelvic floor conditions, Open J. Obstet. Gynecol. 5（2015）505–515.）

静息状态下阴道前壁、后壁和侧壁乃至整个阴道全长支撑功能的可能，使用人工施加偏转压力，以及随意和非随意肌肉收缩、非随意肌放松和 Valsalva 动作，能够通过大量不同的测量来评估支持结构缺损的个体变化，并确定特定的潜在标记来测量组织特性，因为它们与盆腔器官脱垂和 / 或压力性尿失禁患者的盆底支持相关。这项技术能够测量沿阴道壁的特定位置的盆底肌肉力量，并有助于关联所测组织特性的相对贡献。这些测量可以深入了解盆底支持结构的功能和状况，从而对受影响或有缺陷的生物力学结构进行定量诊断。阴道壁巨大扩张缺损和原发性顶端缺损、有症状和无症状脱垂的患者，或伴有压力性尿失禁或直肠症状的患者之间，肌肉功能可能存在非常重要的区别。在未来的研究中，重要的是评估盆底疾病症状的严重程度，以确定盆底肌功能、静息张力和相关组织弹性测量之间是否存在相关性。这可能有助于进一步区分盆底疾病的类型，其潜在的严重性，并了解如何以最有效的方式为患者制定个体化治疗方案。

迄今为止，将功能解剖学与体内组织特性相结合一直是一项具有挑战性的工作。将阴道触觉成像仪测量的力学性

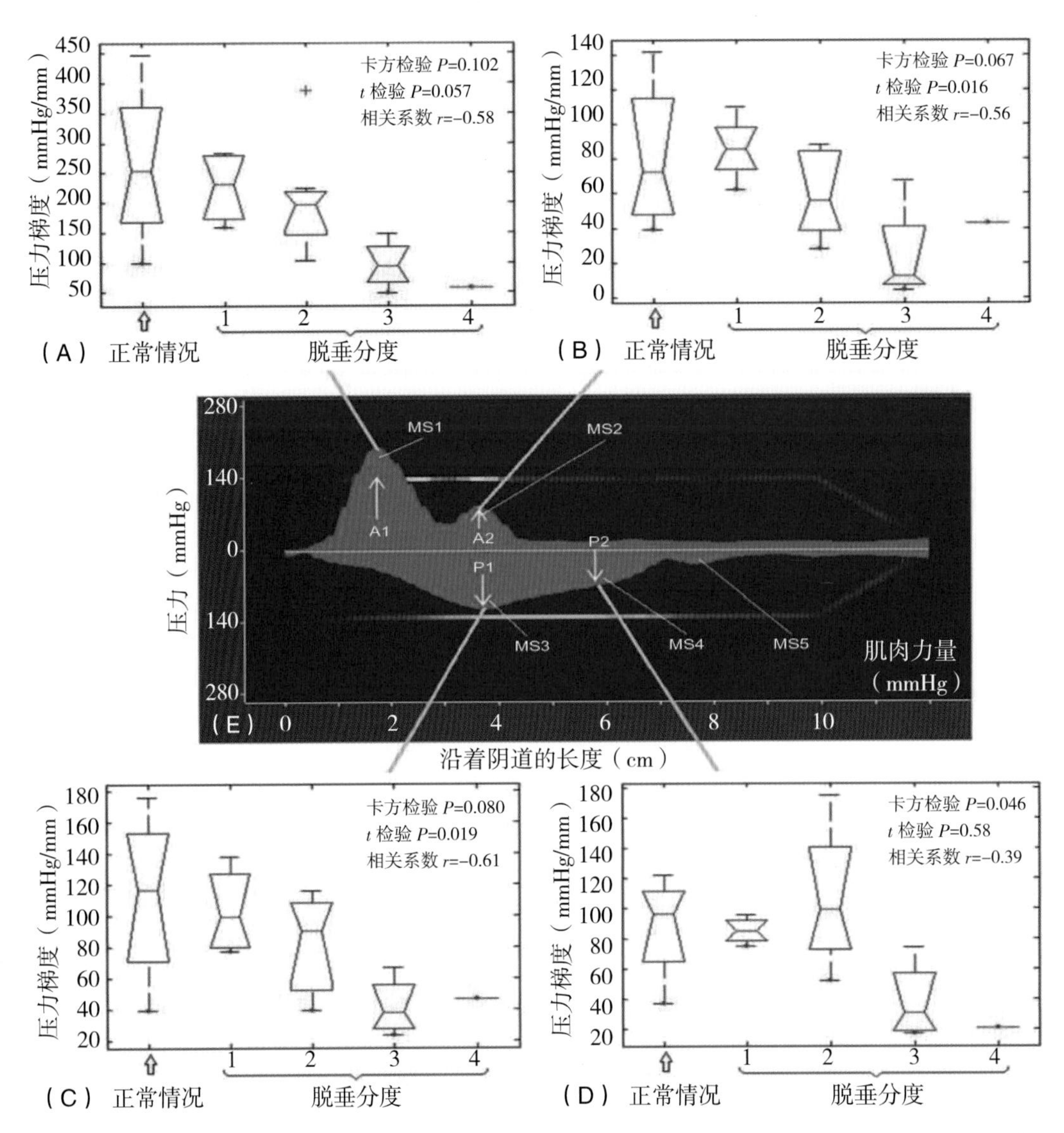

图 16-16　测试 4——盆底肌自主收缩。对不同程度脱垂敏感的阴道前壁（图 A 和 B）和阴道后壁（面板 C 和 D）的肌肉收缩能力。图 E 显示了该测试阴道前后壁的最大压力分布。（图片引自 H. van Raalte, V. Egorov, Tactile imaging markers to characterize female pelvic floor conditions, Open J. Obstet. Gynecol. 5（2015）505–515.）

能与动态 MRI 和超声测量相关联是非常有用的。结合这些模式，图像融合、解剖和功能评估将在决定治疗方法之前提供最佳的盆底情况评估。

16.5 结论

· 利用阴道触觉成像仪进行触觉成像可作为阴道 3D 成像和定量评估阴道组织的一种手段。

· 触觉成像通过评估盆底条件和功能，为盆腔器官脱垂的发展提供生物力学视角。

· 触觉成像可以通过定量、解剖敏感性和特异性的方式评估盆底肌状况 / 缺陷对压力性尿失禁的影响。

（王青、孙秀丽译，
苗娅莉、孙秀丽校）

参考文献

[1] W.L. Johnston, The role of static and motion palpation in structural diagnosis, J. Am. Osteopath. Assoc. 75 (4) (1975) 421–424.

[2] A. Sarvazyan, V. Egorov, N. Sarvazyan, Tactile sensing and tactile imaging in detection of cancer, in: K. E. Harold, A. Rasooly (Eds.), Biosensors and Molecular Technologies for Cancer Diagnostics, Taylor & Francis, Boca Raton, FL, 2012, pp. 337–352.

[3] A. Sarvazyan, T.J. Hall, M.W. Urban, M. Fatemi, S.R. Aglyamov, B.S. Garra, An overview of elastography—an emerging branch of medical imaging, Curr. Med. Imag. Rev. 7 (4) (2011) 255–282.

[4] A. Sarvazyan, V. Egorov, Mechanical imaging—a technology for 3-D visualization and characterization of soft tissue abnormalities: a review, Curr. Med. Imag. Rev. 8 (1) (2012) 64–73.

[5] D.D. Rahn, M.D. Ruff, S.A. Brown, H.F. Tibbals, R.A. Word, Biomechanical properties of the vaginal wall: effect of pregnancy, elastic fiber deficiency, and pelvic organ prolapse, Am. J. Obstet. Gynecol. 198 (5) (2008). 590. e1-6.

[6] X. Jiang, P. Asbach, K.J. Streitberger, A. Thomas, B. Hamm, J. Braun, I. Sack, J. Guo, In vivo highresolution magnetic resonance elastography of the uterine corpus and cervix, Eur. Radiol. 24 (12) (2014) 3025–3033.

[7] L. de Landsheere, S. Blacher, C. Munaut, B. Nusgens, C. Rubod, A. Noel, J.M. Foidart, M. Cosson, M. Nisolle, Changes in elastin density in different locations of the vaginal wall in women with pelvic organ prolapse, Int. Urogynecol. J. 25 (12) (2014) 1673–1681.

[8] J. Luo, T.M. Smith, J.A. Ashton-Miller, J.O. DeLancey, In vivo properties of uterine suspensory tissue in pelvic organ prolapse, J. Biomech. Eng. 136 (2) (2014) 021016.

[9] V. Egorov, H. van Raalte, A. Sarvazyan, Vaginal tactile imaging, IEEE Trans. Biomed. Eng. 57 (7) (2010) 1736–1744.

[10] A. Sarvazyan, Mechanical imaging: a new technology for medical diagnostics, Int. J. Med. Inform. 49 (2) (1998) 195–216.

[11] V. Egorov, H. van Raalte, V. Lucente, Quantifying vaginal tissue elasticity under normal and prolapse conditions by tactile imaging, Int. Urogynecol. J. 23 (4) (2012) 459–466.

[12] H. van Raalte, V. Egorov, Characterizing female pelvic floor conditions by tactile imaging, Int. Urogynecol. J. 26 (4) (2015) 607–609. with Video Supplement.

[13] H. van Raalte, V. Egorov, Tactile imaging markers to characterize female pelvic floor

conditions, Open J. Obstet. Gynecol. 5 (2015) 505–515.

[14] S. Timoshenko, J.N. Goodier, Theory of Elasticity, McGraw-Hill Book Company, New York, 1951. 1–508.

[15] L.D. Landau, E.M. Lipshitz, Theory of Elasticity, third ed., (1970). 1-172.

[16] A.T. Taber, Nonlinear Theory of Elasticity. Applications in Biomechanics, World Scientific Pub. Co. Inc., Toh Tuck Link, Singapore, 2004, pp. 1–416

[17] A.R. Skovoroda, A.N. Klishko, D.A. Gusakian, E.I. Maevskii, V.D. Ermilova, G.A. Oranskaia, A.P. Sarvazyan, Quantitative analysis of the mechanical characteristics of pathologically changed biological tissues, Biophysics 40 (6) (1995) 1359–1364.

[18] T.A. Krouskop, T.M. Wheeler, F. Kaller, B.S. Garra, T. Hall, Elastic moduli of breast and prostate tissues under compression, Ultrason. Imaging 20 (4) (1998) 260–274.

[19] R.Q. Erkamp, P. Wiggins, A.R. Skovoroda, S.Y. Emelianov, M. O'Donnell, Measuring the elastic modulus of small tissue samples, Ultrason. Imaging 20 (1) (1998) 17–28.

[20] P.S. Wellman, R.D. Howe, E. Dalton, K.A. Kern, Breast tissue stiffness in compression is correlated to histological diagnosis. Technical Report. Harvard BioRobotics Laboratory, 1999; pp. 1–15.

[21] F.A. Duck, Physical properties of tissue: a comprehensive reference book, in: Mechanical Properties of Tissue, Academic Press, London, San Diego, 1990, pp. 137–165 (Chapter 5).

[22] Y.C. Fung, Biomechanics: Mechanical Properties of Living Tissues, second ed., Springer-Verlag, New York, 1993, pp. 1–568.

[23] A. Sarvazyan, M. Levy, H.E. Bass, R.R. Stern (Eds.), Elastic Properties of Soft Tissues Handbook of Elastic Properties of Solids, Liquids, and Gases, vol. III, Academic Press, New York, 2001, pp. 107–127 (Chapter 5).

[24] S.F. Leung, Y.P. Zheng, C.Y.K. Choi, S.S.S. Mak, S.K.W. Chiu, B. Zee, et al., Quantitative measurement of post-irradiation neck fibrosis based on Young's modulus: descriptive of a new method and clinical results, Cancer 95 (2002) 656–662.

[25] T.A. Krouskop, D.R. Dougherty, F.S. Vinson, A pulsed Doppler ultrasonic system for making noninvasive measurements of the mechanical properties of soft tissue, J. Rehabil. Res. Dev. 24 (1987) 1–8.

[26] V. Egorov, S. Ayrapetyan, A.P. Sarvazyan, Prostate Mechanical Imaging: 3-D image composition and feature calculations, IEEE Trans. Med. Imaging 25 (10) (2006) 1329–1340.

[27] V. Egorov, A.P. Sarvazyan, Mechanical imaging of the breast, IEEE Trans. Med. Imaging 27 (9) (2008) 1275–1287.

[28] V. Egorov, T. Kearney, S.B. Pollak, C. Rohatgi, N. Sarvazyan, S. Airapetian, S. Browning, A. Sarvazyan, Differentiation of benign and malignant breast lesions by mechanical imaging, Breast Cancer Res. Treat. 118 (1) (2009) 67–80.

[29] R.E. Weiss, V. Egorov, S. Ayrapetyan, N. Sarvazyan, A. Sarvazyan, Prostate mechanical imaging: a new method for prostate assessment, Urology 71 (3) (2008) 425–429.

[30] D. Turo, P. Otto, V. Egorov, A. Sarvazyan, L.H. Gerber, S. Sikdar, Elastography and tactile imaging for mechanical characterization of superficial muscles, J. Acoust. Soc. Am. 132 (3) (2012) 1983.

[31] V. Egorov, M. Patel, A.P. Sarvazyan, Vaginal tactile imager for direct modulus estimation, in: Proceedings of the 10th International Tissue Elasticity Conference, Arlington, Texas, Oct 12-15, 2011, p. 59.

[32] E.H. Frei, B.D. Sollish, S. Yerushalmi, Inventors; Yeda Research and Development Co. Ltd., assignee. Instrument for viscoelastic measurement. U.S. Patent 4,144,877; March 1979.

[33] E.H. Frei, B.D. Sollish, S. Yerushalmi,

Inventors; Yeda Research and Development Co. Ltd., assignee. Instrument for viscoelastic measurement. U.S. Patent 4,250,894; Feb 1981.

[34] C.R. Gentle, Mammobarography: a possible method of mass breast screening, J. Biomed. Eng. 10 (2) (1988) 124–126.

[35] P. Dario, M. Bergamasco, A. Sabatini, Sensing body structures by an advanced robot system. Robotic and Automation, Proc. IEEE Int. Conf. 3 (1988) 1758–1763.

[36] A.M. Sabatini, P. Dario, M. Bergamasco, Interpretation of mechanical properties of soft tissues from tactile measurements, First Int. Symp. Exp. Robotics 139 (1990) 452–462.

[37] K. Koganezawa, A. Takanishi, S. Sugano, Development of Waseda Robot: The Study of Biomechanisms and Kato Laboratory, third ed., Waseda University, 1991.

[38] A.P. Sarvazyan, A.R. Skovoroda, Method and apparatus for elasticity imaging. U.S. Patent 5,524,636; filing date: Dec 21, 1992; publication date: June 11, 1996.

[39] P.S. Wellman, Tactile imaging. PhD Thesis. Harvard University's Division of Engineering and Applied Sciences Cambridge, MA, 1999, pp. 1–158.

[40] A.M. Galea, Mapping tactile imaging information: parameter estimation and deformable registration. PhD Thesis. Harvard University's Division of Engineering and Applied Sciences Cambridge, MA, 2004, pp. 1–235.

[41] P.S. Wellman, E.P. Dalton, D. Krag, K.A. Kern, R.D. Howe, Tactile imaging of breast masses: first clinical report, Arch. Surg. 136 (2) (2001) 204–208.

[42] P.P.L. Regtien, Tactile imaging, Sens. Actuators A Phys. 31 (1–3) (1992) 83–89.

[43] J. Tegin, J. Wikander, Tactile sensing in intelligent robotic manipulation—a review, Ind. Rob. 32 (1) (2005) 64–70.

[44] T. Oie, H. Suzuki, T. Fukuda, Y. Murayama, S. Omata, K. Kanda, Y. Nakayama, Tactile mapping system: a novel imaging technology for surface topography and elasticity of tissues or organs, Innovations (Phila) 4 (6) (2009) 345–350.

[45] C.E. Constantinou, S. Omata, Direction sensitive sensor probe for the evaluation of voluntary and reflex pelvic floor contractions, Neurourol.Urodyn. 26 (2007) 386–391.

[46] V. Raizada, V. Bhargava, S.A. Jung, A. Karstens, D. Pretorius, P. Krysl, R.K. Mittal, Dynamic assessment of the vaginal high-pressure zone using high-definition manometery, 3-dimensional ultrasound, and magnetic resonance imaging of the pelvic floor muscles, Am. J. Obstet. Gynecol. 203 (2) (2010). 172.e1-8.

[47] American Cancer Society, Breast Cancer Facts & Figures 2009–2010, American Cancer Society, Inc., Atlanta, GA, 2010, pp. 1–40.

[48] S.C. Han, P. Harrison, Myofascial pain syndrome and trigger-point management, Reg. Anesth. 22 (1) (1997) 89–101.

[49] S.E. Swift, The distribution of pelvic organ support in a population of female subjects seen for routine gynecologic health care, Am. J. Obstet. Gynecol. 183 (2000) 277–285.

[50] J.E. Jelovsek, C. Maher, M.D. Barber, Pelvic organ prolapse, Lancet 369 (9566) (2007) 1027–1038.

[51] I. Nygaard, M.D. Barber, K.L. Burgio, K. Kenton, S. Meikle, J. Schaffer, C. Spino, W.E. Whitehead, J. Wu, D.J. Brody, Pelvic Floor Disorders Network. Prevalence of Symptomatic Pelvic Floor Disorders in US Women, JAMA 300 (11) (2008) 1311–1316.

[52] F.J. Smith, C.D. Holman, R.E. Moorin, N. Tsokos, Lifetime risk of undergoing surgery for pelvic organ prolapse, Obstet. Gynecol. 116 (5) (2010) 1096–1100.

[53] A.L. Olsen, V.J. Smith, J.O. Bergstrom, et al., Epidemiology of surgically managed pelvic organ prolapse and urinary incontinence,

Obstet. Gynecol. 89 (1997) 501–506.

[54] Urogynecologic Surgical Mesh: Update on the Safety and Effectiveness of Transvaginal Placement for Pelvic Organ Prolapse, FDA, CDRH, July 2011. Accessed on-line on August 14, 2015: http://www. fda.gov/downloads/MedicalDevices/Safety/AlertsandNotices/UCM262760.pdf.

[55] S.H. Boyles, A.M. Weber, L. Meyn, Procedures for pelvic organ prolapse and urinary incontinence in the United States, 1979–1997, Am. J. Obstet. Gynecol. 188 (2003) 108–115.

[56] I. Nygaard, L. Brubaker, M. Halina, et al., Long-term outcomes following abdominal sacrocolpopexy for pelvic organ prolapse, JAMA 309 (19) (2013) 2016–2024.

[57] L.Y. Korman, V. Egorov, S. Tsuryupa, B. Corbin, M. Anderson, N. Sarvazyan, A. Sarvazyan, Characterization of forces applied by endoscopists during colonoscopy by using a wireless colonoscopy force monitor, Gastrointest. Endosc. 71 (2) (2010) 327–334.

[58] V. Egorov, A. Sarvazyan, Operator training and performance descriptor for prostate mechanical imaging, in: Proceedings of the 7th International Conference on the Ultrasonic Measurement and Imaging of Tissue Elasticity, Austin, Texas, Oct 27-30, 2008, p. 27.

[59] M.A. Srinivasan, R.H. LaMotte, Tactual discrimination of softness, J. Neurophysiol. 73 (1995) 88–101.

[60] F.K.B. Freyberger, B. Färber, Compliance discrimination of deformable objects by squeezing with one and two fingers, in: Proceedings of EuroHaptics, 2006, pp. 271–276.

[61] W.M. Bergmann Tiest, A.M.L. Kappers, Cues for haptic perception of compliance, IEEE Trans. Haptics 2 (2009) 189–199.

[62] E.H. Weber, E.R. Ross, D.J. Murray, E.H. Weber on Sense of Touch, Taylor & Francis, East Sussex, UK, 1996, pp. 1–260.

[63] R. Shih, A. Dubrowski, H. Carnahan, Evidence for haptic memory. In: EuroHaptics Conference, 2009 and Symposium on Haptic Interfaces for Virtual Environment and Teleoperator Systems. World Haptics 2009. Third Joint. 18-20 March 2009. IEEE, Salt Lake City, UT, pp. 145–149

[64] A.P. Sarvazyan, V. Egorov, Human tissue phantoms and methods for manufacturing thereof. U.S. Patent No. 7,419,376; Sept 2, 2008.

[65] V. Egorov, S. Tsyuryupa, S. Kanilo, M. Kogit, A. Sarvazyan, Soft tissue elastometer, Med. Eng. Phys. 30 (2) (2008) 206–212.

[66] H. van Raalte, V. Egorov, V. Lucente, M. Murphy, C. Saiz, 3D tactile imaging in early prolapse detection, in: International Continence Society 43rd Annual Meeting. Barcelona, Spain, August 26-30, 2013.

[67] A.P. Sarvazyan, Knowledge-Based Mechanical Imaging, in: Proceedings of the 10th IEEE Symposium on Computer-Based Medical Systems, 1997, pp. 120–125.

[68] H. van Raalte, V. Lucente, V. Egorov, High definition pressure mapping of the pelvic floor muscles during Valsalva manever, voluntary muscle contraction and involuntary relaxation, in: American Urogynecologic Society 36th Annual Meeting, Seattle, WA, October 13-17, 2015.

[69] H. van Raalte, V. Lucente, V. Egorov, Pressure mapping of voluntary and involuntary muscle contraction for assessment of SUI conditions, in: International Continence Society 45th Annual Meeting. Montreal, Canada, October 6-9, 2015.

第四篇

盆底生物力学建模与仿真

第17章 计算工具在生物力学中的作用

17.1 对更好软件工具的需求

生物力学的计算工具可以分为两大类，一类是用于影像和可视化图像的模型，另一类是能够表征物体行为的分析模型。由于生物体的几何特征不能用数学方法直接描述，通常会先用医学图像来描述生物体。因此，这种方法是必须要不断发展进步改善的。像MRI、电子计算机断层扫描（computed tomography，CT）这类成像系统，通过空间中一系列分散点来代表每一个物体，从而获得图像堆栈。基于离散点集，再进行数学描述。用这种方式，一组离散点（如骨盆的分段MRI）可以被转换成用于显示的可视化模型，或者适用于计算建模分析的分析模型。通常将可视化模型开发为来自标签云图数据的表面网格。即使从可视化模型开始，分析模型的开发也可能非常耗时。

顾名思义，可视化模型的主要目的是允许人们看到或可视化对象的3D渲染。大量的点很难直接描述，而可视化模型可以很好地帮助理解物体的形状和特征。对于这样的模型，如果它看起来很好，我们就会觉得它很好。

另一方面，分析模型在模拟生物结构受到物理过程（如化学扩散和电磁辐射等）冲击后的响应问题中起重要作用。例如，在骨盆底部，它可以用来对组织施加变形力并确定由该变形引起的应力和应变。

通常情况下，分析模型也可以用作可视化模型，但是它的功能远不止于此。分析模型可以让研究者研究和预测那些在实验中不可能发生或者伦理道德不允许的事情。通过这些模型，可以比较治疗方式或外科手术方式的差异，也可以权衡假体的类型和设计。如果可以将足够数量的图像数据集转换为可用于模拟的分析模型，那么就可以通过在流行病学研究中进行许多虚拟测试，来更好地理解和发现疾病机制。此外，分析模型本质上包含完整详细的力学变形历史和导出量。通过合理地创建分析模型，我们可以切开生物体器官的各个部分，来观察其内部情况，或者剥离那些阻碍我们清晰理解的复杂层次。

分析模型发展的一个重要阻碍就是从离散点集中构建数学几何描述。本章稍后将详细介绍这些细节，但是，从业人员需要采取一些替代方法去克服这个阻碍[1]。

在理想情况下，每个生物力学分析都将在确切的器官或感兴趣对象的详细分析模型上进行。这样的模型将补充详细的几何信息，并指定每个组织和连接元件的本构参数。然而对于日常的使用而言，这样会费钱费时。虽然可以通过简化几何形状来简化模型开发，但这就会使得模型变的理想化和概括化。对于教育和培训或一般性研究来说，这样的简化模型也许是足够的，并且从这些一级模型中可以学到很多东西[2]。

为了弥补这两种方法之间的差距，有些人使用了一个模板[1, 3-6]。在这种方法中，为单个器官建立详细的分析模型作为原始模板。尽管这很耗时，但仅需要做一次。然后，对于另一个模型，将此模型的离散点集与原始模板点集进行比较。通过这种比较，我们就可以将原始模板的详细分析模型变形或变换为我们感兴趣对象的形状。这比从头开发一个详细模型更快，而且比通用模型更接近实际的对象。然而，此方法也有缺点。首先，模型可能无法变成新物体的形状，仍然保留了原始模板分析模型的重要特性。此外，在模板模型中不存在，但在感兴趣的对象中存在的特征将丢失，反之亦然。例如，如果模板模型在某个位置有个洞存在，但是实际的模型没有，那么根据模板模型变换的模型就会有一个洞存在，尽管我们知道实际上它不会有。显然这些情况难以令人满意。

因此，我们需要一种从离散点集迅速和精确地生成分析模型的能力。研究盆底生物力学的计算工具必须具有以下几个特征：

（1）快速。不仅是计算时间，还包括耗费的时间和精力。

（2）精确真实地再现每个特定模型的几何特征。

（3）易于研究人员和临床医生使用。

（4）随时可供用户社区使用。

无网格分析（meshfree analysis）部分所讨论的新方法解决了第一项和第二项问题，并且在应用章节得到了证实。后两项问题，需要建立在技术解决前两项问题的商业产品的基础上，才能得到最好的解决办法。

17.2　方法和能力

17.2.1　过程概述

图 17-1 描述了从医学影像开发模型的一系列步骤。首先，开始于来自成像机器（MRI 或 CT 图中未示出）的一堆未经加工的原始切片。这些切片需要被分割成标签图（图 17-1A），即表示每个感兴趣组织或器官像素级的轮廓覆盖在源 MRI 堆栈上的。通过了解每一个像素和切片间距的物理尺寸，将最终的标签图集处理成点云或离散点集，如图 17-1C 所示。这些分散点集表示了被成像设备和分割标签图确定的物体。最后一步是生成一个最能代表物体几何特征的连续性数学描述。一旦数学描述可用，就可以将其用作可视化模型，或者如果合适的话，还可以将其用作分析模型。

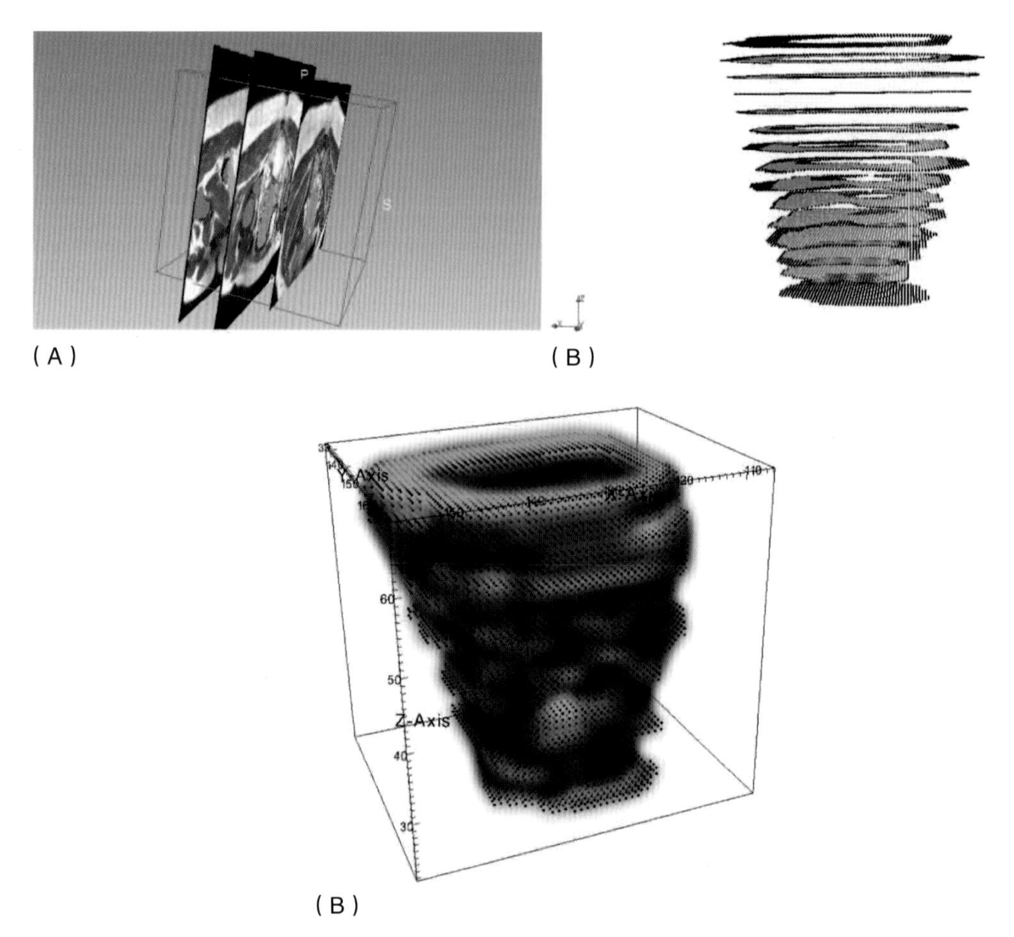

图17-1　医学图像处理为适合分析几何图形的步骤概述。图A为标签图，图B为点集，图C为3D模型。

17.2.1.1　视觉模型

最普遍的可视化表现形式就是网格曲面。网格曲面由一些多边形面组成，通常是三角形，或者它们连一起，形成了物体的表面。网格曲面的优点是它不仅生成速度快而且可视化效果好。事实上，现代的显卡有专门用来快速处理三角形网格曲面的硬件。然而这种表现形式也有几个不足：

（1）它仅仅显示了表面，并没有显示内部结构

（2）自动处理经常会导致重要的解剖学结构或几何结构的缺失，包括：

（a）相邻三角形之间的间隙。

（b）重复的顶点和 / 或三角形。

（c）三角形重叠。

（d）自相交表面。

对于主要视觉图形的应用，这些问题并不重要，网格曲面的速度和简单性优势超过了它的缺陷。然而，对于那些需要通过计算来确定变形的结构来响应的应用，网格曲面划分技术的缺点可能会变得显著。

17.2.1.2　可分析几何形状的定义

为了获得工程分析在了解盆底生物力学、评价潜在的分娩损伤及审查不同

治疗方案方面的优势，必须要开发一种可分析几何形状（analysis-suitable geometric，ASG）模型。具体来说，术语可分析几何形状用于区分离散点集的各种几何描述。在本文中，术语分析（analysis）表示控制感兴趣的物理过程的方程的解，如力学、电磁学等，并且通常用偏微分方程来描述。为了使之可分析，几何形状必须是完整实心的 3D 形状，而不仅仅只是表面，需要能在几何域上构造一组可微分的数学函数。这就要求，在分析之前需要解决几何间隙、跳跃和其他不规则行为。

17.2.2　有限元分析

也许最流行的可分析几何形状代表是有限元(finite element，FE)网格[7-12]。有限元网格扩展表面网格的概念，为包括完整多面体的 3D 描述。对于许多复杂的几何体，特别是生物系统中常见的几何形状,用可以创建有限元模型(finite element model，FEM）网格的自动网格划分软件，会遇到很多和表面网格相同的问题。有效的有限元模型网格必须满足与任何其他可分析几何形状相同的要求，因此需要进行繁琐的手动干预，以指导网格软件生成和修复网格，直到满足可分析几何形状的要求为止。这种劳动密集型活动可能比计算机解决物理问题的控制方程和后处理分析所需的时间更多。例如，在作者自己关于鲨鱼牙齿的研究中[13]，微型 CT 的扫描花费大约 1 h，并且由此产生的有限元分析消耗了大约 2 h 的中央处理机（central processing unit，CPU）时间。网格化部分需要大约 40 h 的手动编辑，来将分段的微型 CT 扫描转换为可用于有限元处理的可分析几何形状。在处理从微型 CT 获得的离散点集的过程中，人类和 CPU 花费的时间大约是 20 : 1。在一个盆底的例子中[2]，分娩模拟项目需要大约 18 个月才能完成，其中 15 个月用于手动开发相关器官的可分析几何形状模型。这种人为手动干预时间是在盆底中应用工程分析的最大障碍，因为骨盆的几何形状是复杂的、不规则的并且包含组织间隙。有限元模型分析方法的精确性取决于构成网格的多面体的纵横比。有几种方式可以定义横纵比，但本质上它是多面体最长边和最短边的比值，而且它也是衡量多面体是否“长而瘦”或“短而宽”的度量标准，“长而瘦”意味着高的横纵比。因此，人们希望网格是由具有小的横纵比的元素构成的，这种网格被称为质量网格。在网格化过程中花费的人力时间主要是在引导网格化软件创建高质量的网格。低质量的网格不仅会导致精度降低，同时它在大变形下也表现不佳，正如在分娩期间，从盆底肌肉中看到的那样。另一方面，有限元模型已经是一项非常成熟的技术，以多年的研究和强大的数学基础作为后盾。作为一种主导的工程分析技术，已经有了很多商业软件和大量的开源产品供选择。此外，正确编码的有限元模型软件在计算上是有效的。

17.2.3　无网格分析

为了克服有限元模型的一些缺点，经过多年的发展已经开发出许多有限元模型的可替代品，特别是当有限元模型区域对于网格质量有限制时。在由初始离散点集来描述几何的应用中，无网格方法似乎很适合这项工作。无网格方法有很多种，包括原始方法、光滑粒子流体动力学（smoothed particle hydrodynamics，SPH）[14, 15]、Galerkin无网格法（element free Galerkin）[16]、再生核质点法(reproducing kernel particle method, RKPM)[17]、扩散粒子法(diffuse particle method)[18]，Hpcloud 方法[19]、物质点法[20]等。本章重点介绍作为基础数值方法的再生核质点法。

在盆底问题中，生成有限元模型所用的全部费用都来自模型开发阶段。在处理盆底复杂的几何形状时，开发有限元模型通常需要繁琐的手工操作。因此通常情况下，患者特定的盆底模型会被高度理想化，以此来简化网格并且隐藏数据中的不规则性。数据不规则性可能会导致间隙、不连续和其他拓扑的问题。为了降低开发高精密度有限元网格的成本，标准做法是将几何体简化为壳体模型[7-9, 11, 12, 21, 22]，或者生成不一定包含患者全部特异性特征的体网格[10]。基于点集的无网格方法可以避免用网格精确描述复杂几何形状的麻烦。无网格方法可以替代造价昂贵的有限元网格，并且在有限元分析能力方面拥有对大变形问题的计算优势。如再生核质点法之类的无网格方法就是使用物体中的点（粒子）集离散化来代替有限元网格的。由于没有开发网格，因此可以在几分钟的计算机时间内自动生成无网格模型。需要重新强调的是，这里的“自动”意味着从点集开发可分析几何形状也不需要人为干预或指导。采用无网格方法，可使模型开发时间减少，从而使分析大量的数据集成为可能。

17.2.3.1 无网格修正隐式几何

无网格模型是由一系列名为无网格粒子的离散点构成的，无网格粒子的示例如图 17–2。每个无网格粒子与长度参数（ρ）及修正核心方程 $K(x)$ 有关，如参考文献[17,23]定义。核心方程被称为“修正”是因为从光滑粒子流体动力学方法得来的初始核心方程不满足一致性条件，因此再生核质点法的发起者使用函数来修正核心以恢复无网格近似的一致性。在定义域上定义的函数的表达式为：

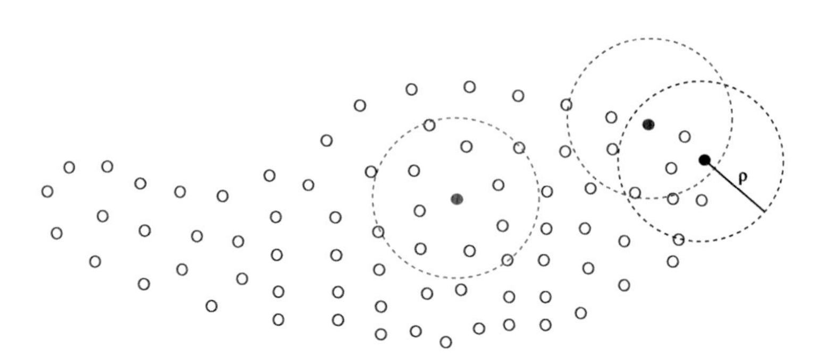

图 17–2　无网格粒子的集合。

$$\mathcal{I}f(x)=\int_{\Omega}\mathcal{K}_{\rho}(x-y,x)f(y)dy$$

（公式 17-1）

其中核心方程$\mathcal{K}_{\rho}$被定义为：

$$\mathcal{K}_{\rho}(x-y,x)=C_{\rho}(x-y,x)\boldsymbol{\Phi}_{\rho}(x-y)$$

（公式 17-2）

其中核心修正参数C_{ρ}被定义为：

$$C_{\rho}(x-y,x)=\mathbf{P}^{T}\left(\frac{x-y}{\rho}\right)\mathbf{b}(x)$$

（公式 17-3）

向量 **P** 包含某个阶多项式的单项式项。在目前的工作中，使用了三线性基，所以，

$$\mathbf{P}^{T}(x)=[1\ \ x\ \ y\ \ z\ \ xy\ \ yz\ \ zx\ \ xyz]$$

（公式 17-4）

最后，在每个评估点处计算称为标准化工具的向量 **b** 作为校正函数以近似强制执行一致性条件。一致性条件导致一组方程：

$$\left.\begin{array}{r}\sum_{I}\mathcal{K}_{\rho}(x-x_{I},x)\Delta x_{I}=1\\ \sum_{I}\left(\frac{x-x_{I}}{\rho}\right)\mathcal{K}_{\rho}(x-x_{I},x)\Delta x_{I}=0\\ \sum_{I}\left(\frac{y-y_{I}}{\rho}\right)\mathcal{K}_{\rho}(x-x_{I},x)\Delta x_{I}=0\\ \sum_{I}\left(\frac{z-z_{I}}{\rho}\right)\mathcal{K}_{\rho}(x-x_{I},x)\Delta x_{I}=0\\ \vdots\\ \sum_{I}\left(\frac{x-x_{I}}{\rho}\right)^{\alpha}\mathcal{K}_{\rho}(x-x_{I},x)\Delta x_{I}=0\end{array}\right\}$$

（公式 17-5）

其中α是一个多重指数$||\alpha||=n$。把方程式 17-2 和 17-3 代入方程式 17-5，得到下列的线性方程组：

$$\begin{pmatrix}m_0(x) & m_1(x) & \cdots & m_n(x)\\ m_1(x) & m_2(x) & \cdots & m_{n+1}(x)\\ \vdots & \vdots & \vdots & \vdots\\ m_n(x) & m_{n+1}(x) & \cdots & m_{2n}(x)\end{pmatrix}\begin{pmatrix}b_0(x)\\ b_1(x)\\ \vdots\\ b_n(x)\end{pmatrix}=\begin{pmatrix}1\\ 0\\ \vdots\\ 0\end{pmatrix}$$

（公式 17-6）

或者 $\mathbf{M}(x)\mathbf{b}(x)=\mathbf{P}(0)$。其中单独项$m_i(x)$由下式计算：

$$m_i(x)=\sum_{I}\left(\frac{x-x_I}{\rho}\right)^{i}\boldsymbol{\Phi}\left(\frac{x-x_I}{\rho}\right)\Delta V_I$$

（公式 17-7）

方程式 17-6 中的系统被称为矩方程，它的解服从于标准化工具 $\mathbf{b}(x)$ 的值。一旦标准化工具被确定，无网格近似的完整性会被恢复，同时所选择的多项式域可以被精确再现。无网格校正隐式几何（meshfree correction implicit geometry，MCIG）基于如下观察：图 17-3 中，近似域的定义为发生在力矩矩阵非奇异的情况下，因此就可以实现无网格近似。相反地，如果力矩矩阵是奇异的，就不会有物体。尽管物体由离散点集表示，但是它的近似域是平滑且连续的。通过使用力矩矩阵的条件数，在无网格校正隐式几何中定义近似域。条件数是矩阵求逆中误差的一个度量，在参考文献 [24] 中被定义为：

$$\kappa(\mathbf{A}):=||\mathbf{A}||||\mathbf{A}^{-1}||,\ \ \kappa\in(1,+\infty)$$

（公式 17-8）

最佳条件矩阵的参数$\kappa=1$，一个奇异的矩阵是$\kappa\rightarrow\infty$。无网格校正隐式几何函数定义如下：

$$\mathcal{F}(x)=\kappa(\mathbf{M}(x))^{-1}$$（公式 17-9）

其中 $\mathbf{M}(x)$ 是在一点处的力矩矩阵，是函数返回条件。注意在方程式 17-9 中，使用倒数条件数的倒数，函数范围为（0, 1]，用$\kappa^{-1}=0$表示奇异矩阵。通过选择无网格校正隐式几何函数的水平集，可以为几何体定义特定曲面，如图 17-4 所示，可以定义 3D 连续曲面或 2D 曲线。以下是无网格校正隐式几何对简单几何

对象，即立方体的演示。立方体用 27 个粒子表示，如图 17-5A 所示。无网格立方体的粒子无网格校正隐式几何表面如图 17-5B 和 17-5C 所示。注意这个立方体的角和边是圆形和光滑的，这是无网格校正隐式几何模型的基本，并且非常有利于在来自二进制数据的盆底影像中重建光滑的特征。无网格校正隐式几何可以直接根据成像数据计算，但它不会受到如体元模型中的混叠伪像的影响。如果进一步细化用于表示立方体的颗粒的数量，边缘和角落将会锐化，但不会完全消除圆角效应。很少有生物物体具有突然的尖锐边缘，因此无网格校正隐式几何的这一特征在生物力学中不成为问题。

17.2.4 方法比较

值得注意的是，有限元模型是一种非常成功且强大的工具，并且应该应用在最适合使用的问题中。但是，它仍然是一种数值逼近方法，因此，它必然是有一些局限性的。以下部分将重点介绍使用无网格方法对有限元模型进行生物力学分析的相对优缺点。

17.2.4.1 优点

使用无网格方法的主要好处是可分析几何形状的自动化。消除了生成有限元模型网格的繁琐步骤，并由简单的点集生成来代替。对不规则几何的生物数据进行网格划分往往会掩盖数据中的异常特征，这可能导致最终模拟中的错误。另一方面，无网格校正隐式几何通常会更加真实地表示数据的外观。在作者的经验中，无网格几何中的误差通常是由于图像的分割不良造成的。

在模拟盆底常见的大变形情况时，无网格方法也是优越的（例如，在分娩时，组织的伸展可以达到 3 倍或更多[25, 26]）。由于单元的变形失真，在大

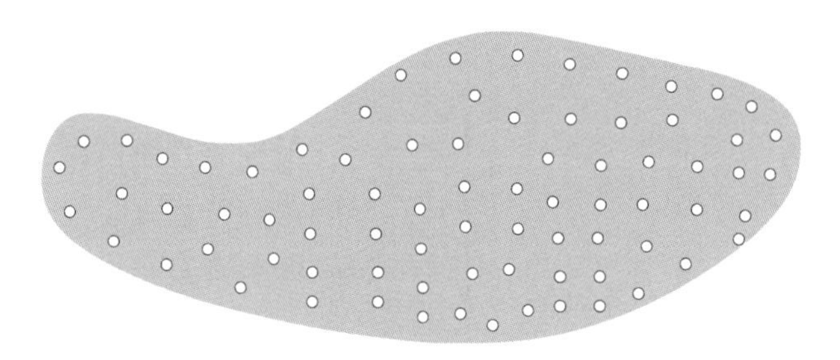

图 17-3 无网格粒子的近似域。

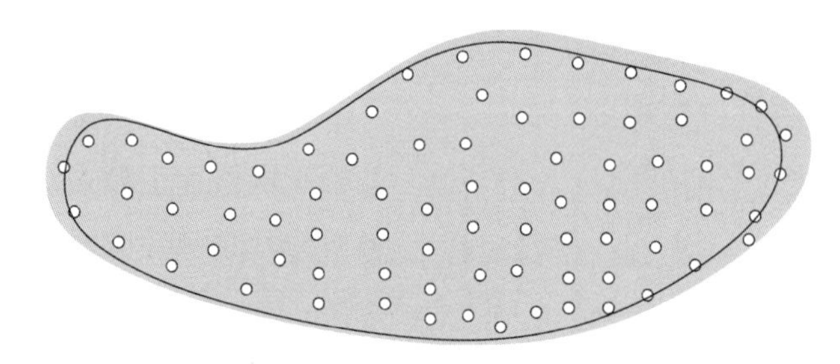

图 17-4 具有水平集的无网格粒子的近似域。

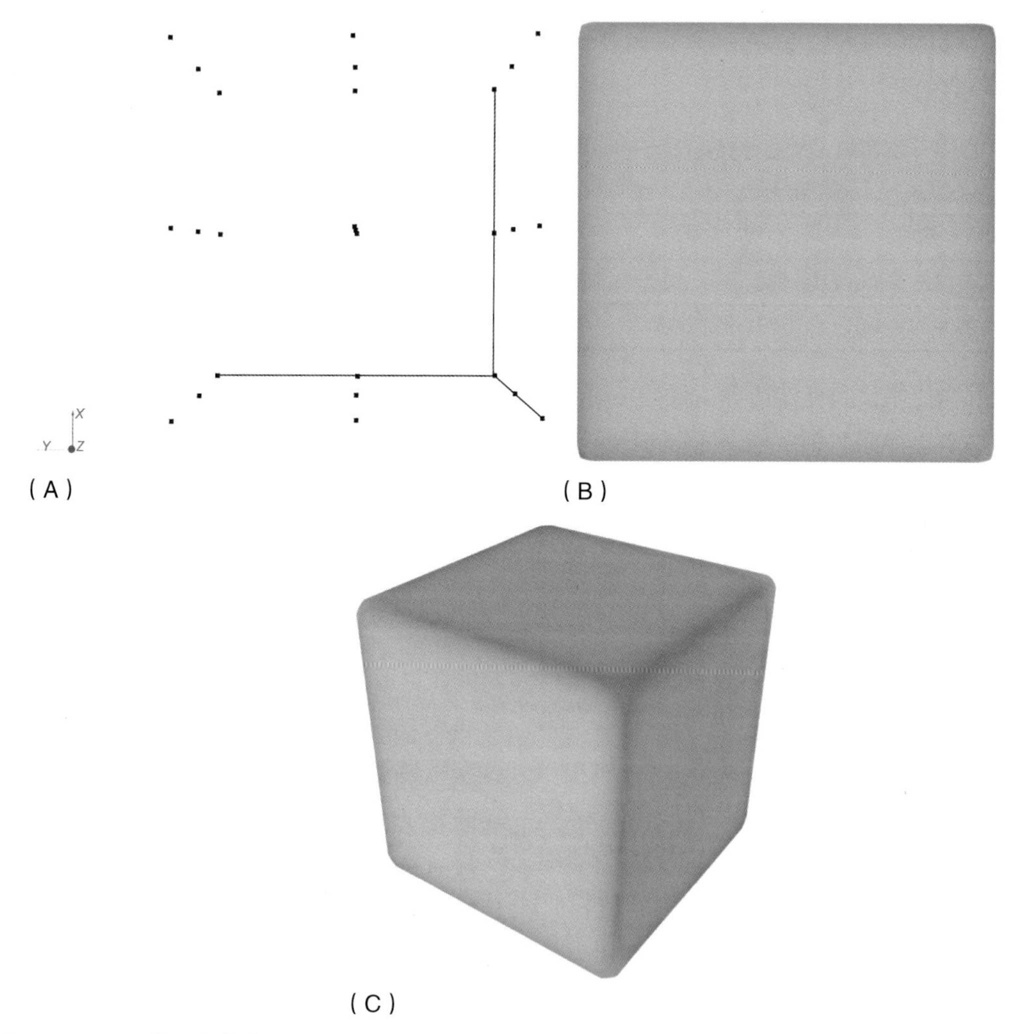

图 17-5　无网格立方体的无网格校正隐式几何表示。图 A 为再生核心粒子法的粒子，图 B 为前面，图 C 为透视面。

变形下有限元模拟可能失效。由于无网格方法不依赖于网格，因此对大变形的敏感性要小得多 [23]。

17.2.4.2　缺点

使用无网格方法带来的一个困难正是让它高效使用的地方，即缺少用于表示物体的网格。缺少网格使得 3D 可视化变得困难。实际上，所有计算机图形应用程序都基于使用网格来表示几何体。如果没有网格，很难看到初始几何体、变形结构或绘制物体上的求解量（如应力或应变）的值。在分析环境中，无网格形状函数进行每个求值时比有限元形状函数更昂贵。例如，作者的代码在同一结构中实现有限元和再生核质点法，再生核质点法解决方案比纯有限元解决方案慢 2~3 倍。但是，注意到表 17-1 中的相对人机时间，相比于可分析几何形状开发中节省的时间，CPU 用于分析所增加的 3 倍时间可以忽略不计。此外，与计算机时间相比，人的时间是昂贵的，因此把人力的花费转换为机器的花费总是合算的。

表 17-1 机器和人类进行鲨鱼牙齿分析所用时间

项目	分割	网格	分析
机器时间（min）	<1	<5	120
人类时间（min）	60	2400	0

当使用狄利克雷边界条件（Dirichlet）或基本边界条件时，无网格方法将会出现数学问题[23]。问题在于沿着粒子之间的边界的形状函数的计算不在粒子间进行线性插值。产生的净效应是，如果某一边界粒子沿着边界具有零位移，则在粒子之间，位移将不会恰好为零。这被称为弱执行，而非强制执行基本边界条件。在力学中，圣维男原理（St. Venant principle）指出，求解中的局部扰动仅产生局部效应。因此，沿边界的小缺陷仅在边界附近具有小的影响。所以，在大多数生物力学分析中，这可能不是一个问题。但是，如果这存在问题，也可以通过结合无网格和有限元方法来解决，即有限元模型只能沿边界使用，以强制执行必要的边界条件，而在其他地方使用无网格。仅沿着边界的某些部分的网格要求应该是更容易的网格化问题，并且人们可以得到两个方案中最好的方案[27, 28]。

17.3 应用

开发患者特定的盆底模型的效率导致许多新应用的产生。无论是在扰动如何影响个体，还是在扰动如何影响特定群体的意义上，这些应用都是可预测的。特异的计算建模可以用于确定患者的最佳外科手术干预方式，或者它可以用于确定患者群体在特定结果（如分娩损伤）的风险因素。该应用还可用于帮助设计植入假体，特别是预测不同假体设计在体内的表现。

应用的类型

根据研究者想要了解的内容，应用程序可以分为不同的类别。例如，要理解基本系统行为，简化的通用模型就足够了。这样的应用可能揭示盆底器官和肌肉之间基本的相互作用。通用解剖模型可以在有限元或无网格模型的基础上简化，同时它可以帮助快速理解，在未侵入的情况下的未知行为。显而易见，这些通用模型的使用范围受其简单性的限制。盆底是一种非常复杂的结构，如果将通用模型的结果应用于与通用模型在解剖结构上有显著差异的特定患者，则模型的过度简化可能导致严重的不正确的结果。

下一类应用是对个体的实际几何建模，即患者特定建模。这是高度详细的个人解剖结构模型，并且需要捕获解剖结构独特的细节。由于针对患者特定模型进行了几何形状的最小简化，因此可以假设避免了与简化相关的任何误差。这种类型的分析在分娩模拟得到印证。在图 17-6 中显示了 9 cm 球体通过产道期间肛提肌的几个变形阶段。该问题区域中的其他工作发表在参考文献[2, 29]中。

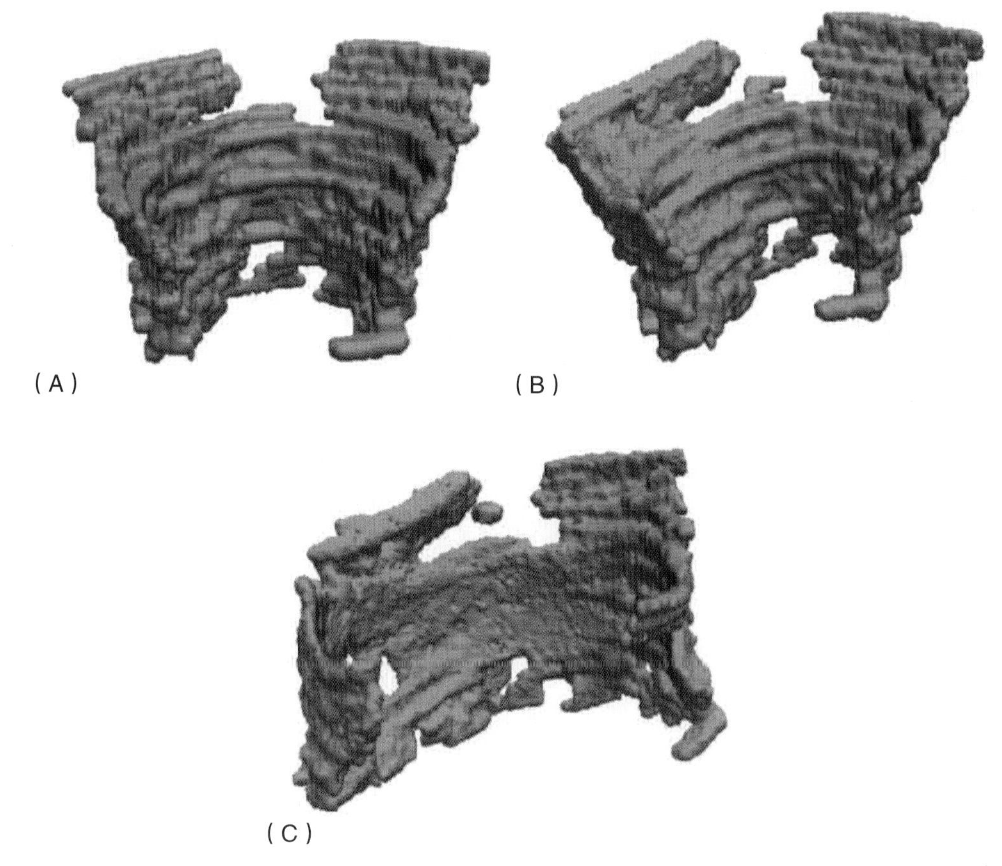

图 17-6 分娩模拟的各个阶段。图 A 为阶段 1，图 B 为阶段 2，图 C 为阶段 3。

第三种类型的应用是研究聚合或统计信息。在这个案例中，研究者寻求运行许多个性化模型并提取相同过程或刺激的响应分布，并比较仅由于个体解剖结构的差异而存在的响应差异。这需要生成和分析大量患者特异性模型以获得响应分布。例如，这种用途可能在流行病学研究中寻找患者特征和反应之间的相关性。

图 17-7 展示了关于分娩和阴道收缩的多名患者实例研究。该研究包括 12 个患者特异性模型，图 17-7A 中绘制了宫颈癌模拟放射治疗引起的阴道最大扭曲应变，在图 17-7B 中绘制了肛提肌在所有分娩阶段的最大扭曲应变。这些具体结果仅用于概念验证，尽管被认为不准确，但这些数字很好地说明了此类应用的好处。在图 17-7A 中，显然有一名患者从该组中脱颖而出。这可能是一种暗示，应该进一步详细分析该患者，以发现其与所研究的其他人群相比更高应变的原因。另一方面，在图 17-7B 中，没有出现清晰的图案，这可能表明感兴趣的指标要么不清楚，要么不是所研究问题的明确指标。

17.4 结论

在传统工程设计产品和流程的领域

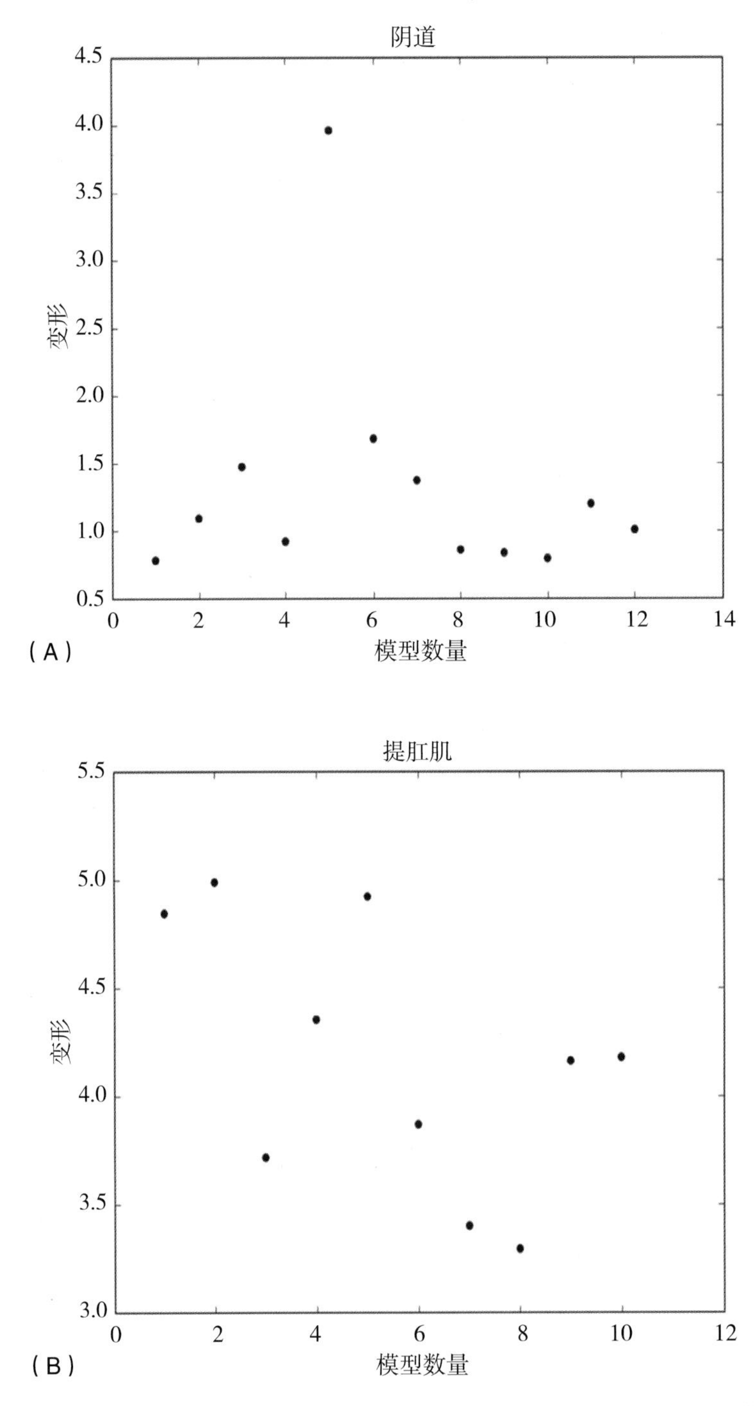

图 17–7 流行病学研究。图 A 为涉及 12 名患者的阴道收缩研究，图 B 为涉及 12 名患者的分娩研究。

中，计算建模为设计工程师提供了执行过于昂贵或物理上无法执行的虚拟测试的能力。此外，计算模型在各种情况下都能提供关于产品的行为或性能的几乎任何方面的大量详细信息。所有这些都使这些产品的质量、安全性和可靠性空前提高。生物力学中计算建模的有效性，为理解盆底及其组成部分和它们的力学特性方面提供了同样可能的进步。生物力学问题与传统工程设计问题有许多相似之处，但它们在几个重要方面有所不同，从而带来新的挑战。这些差异意味着在生物力学问题中难以直接使用传统的工程分析工具，所以需要新的工具。传统工程设计和生物力学的第一个基本步骤是获得逼真的可分析几何形状模型的能力。在产品设计中，这来自用于创建几何的计算机辅助设计系统。在生物力学中，它从一堆灰度图像开始，通常从诊断成像系统（如 MRI 或 CT）获得。将图像转换为几何模型的过程涉及标签图的创建，此过程本身需要耗费大量人力。为了真正实现生物力学几何的自动化创建，还需要自动分割。本书的另一章描述了自动分割的最新技术。

为了充分实现生物力学工程设计的愿景，人们还需要合适的材料响应模型和宏观过程模型来解释生物组织及生物系统所具有的而无生命物体不具有的许多复杂性。尽管如此，现在研究人员已经可以使用现有的简单材料和工艺模型来探索盆底系统的各种几何方面。可以进行大规模的研究，用大数据方法搜寻在各种条件下的相关性和相关因素。可以开始开发盆底对诸如分娩之类的响应的规范阈值，并进一步发展以寻找患者的各种病症（如脱垂）的风险因素。

（牟芸青、孙安强译，
苗娅莉校）

参考文献

[1] L. Baghdadi, D.A. Steinman, H.M. Ladak, Template-based finite-element mesh generation from medical images, Comput. Methods Prog. Biomed. 77 (1) (2005) 11–21.

[2] L. Hoyte, M.S. Damaser, S.K. Warfield, G. Chukkapalli, A. Majumdar, D.J. Choi, A. Trivedi, P. Krysl, Quantity and distribution of levator ani stretch during simulated vaginal childbirth, Am. J. Obstet. Gynecol. 199 (2) (2008) 198.e1–198.e5.

[3] M. Bucki, C. Lobos, Y. Payan, A fast and robust patient specific finite element mesh registration technique: application to 60 clinical cases, Med. Image Anal. 14 (3) (2010) 303–317.

[4] B. Couteau, Y. Payan, S. Lavalle, The mesh-matching algorithm: an automatic 3D mesh generator for finite element structures, J. Biomech. 33 (8) (2000) 1005–1009.

[5] S. Ji, J.C. Ford, R.M. Greenwald, J.G. Beckwith, K.D. Paulsen, L.A. Flashman, T.W. McAllister, Automated subject-specific, hexahedral mesh generation via image registration, Finite Elem. Anal. Des. 47 (10) (2011) 1178–1185.

[6] Z. Salo, M. Beek, C.M. Whyne, Evaluation of mesh morphing and mapping techniques in patient specific modeling of the human pelvis, Int. J. Numer. Methods Biomed. Eng. 29 (1) (2013) 104–113.

[7] D. d'Aulignac, J.A.C. Martins, E.B. Pires, T. Mascarenhas, R.M. Natal Jorge, A shell finite element model of the pelvic floor muscles, Comput. Methods Biomech. Biomed. Eng. 8 (5) (2005) 339–347. PMID: 16298856.

[8] D. Jing, J.A. Ashton-Miller, J.O. DeLancey, A subject-specific anisotropic visco-hyperelastic finite element model of female pelvic floor stress and strain during the second stage of labor, J. Biomech. 45 (3) (2012) 455–460.

[9] S.-L. Lee, A. Darzi, G.-Z. Yang, Subject specific finite element modelling of the levator

ani, in: J.S. Duncan, G. Gerig (Eds.), Medical Image Computing and Computer-Assisted Intervention MICCAI 2005, vol. 3749, Lecture Notes in Computer Science, Springer, Berlin/Heidelberg, 2005, pp. 360–367.
[10] X. Li, J.A. Kruger, M.P. Nash, P.M.F. Nielsen, Effects of fetal head motion on pelvic floor mechanics, in: K. Miller, P.M.F. Nielsen (Eds.), Computational Biomechanics for Medicine, Springer, New York, NY, 2010,, pp. 129–137.
[11] J.A.C. Martins, M.P.M. Pato, E.B. Pires, R.M. Natal Jorge, M. Parente, T. Mascarenhas, Finite element studies of the deformation of the pelvic floor, Ann. N. Y. Acad. Sci. 1101 (1) (2007) 316–334.
[12] M.P.L. Parente, R.M. Natal Jorge, T. Mascarenhas, A.A. Fernandes, J.A.C. Martins, Deformation of the pelvic floor muscles during a vaginal delivery, Int. Urogynecol. J. 19 (2008) 65–71.
[13] L.B. Whitenack, D.C. Simkins, P.J. Motta, Biology meets engineering: the structural mechanics of fossil and extant shark teeth, J. Morphol. 272 (2) (2011) 169–179.
[14] L.B. Lucy, A numerical approach to the testing of the fission hypothesis, Astron. J. 82 (1977) 1013–1024.
[15] R.A. Gingold, J.J. Monaghan, Smoothed particle hydrodynamics: theory and application to nonspherical stars, Mon. Not. R. Astron. Soc. 181 (3) (1977) 375–389.
[16] T. Belytschko, Y.Y. Liu, L. Gu, Element-free galerkin methods, Int. J. Numer. Methods Eng. 37 (1994) 229–256.
[17] W.K. Liu, S. Jun, Y.F. Zhang, Reproducing kernel particle methods, Int. J. Numer. Methods Fluids 20 (1995) 1081–1106.
[18] G. Touzot, P. Villon, B. Nayroles, Generalizing the finite element method: diffuse approximation and diffuse elements, Comput. Mech. 10 (5) (1992) 307.
[19] C. Armando Duarte, J. Tinsley Oden, An h-p adaptive method using clouds, Comput. Methods Appl. Mech. Eng. 139 (14) (1996) 237–262.
[20] D. Sulsky, Z. Chen, H.L. Schreyer, A particle method for history-dependent materials, Comput. Methods Appl. Mech. Eng. 118 (1) (1994) 179–196.
[21] P.Y. Noritomi, J.V. Lopes. da Silva, R.C. Ardoz Dellai, A. Fiorentino, L. Giorleo, E. Ceretti, Virtual modeling of a female pelvic floor and hypothesis for simulating biomechanical behavior during natural delivery, Procedia CIRP 5 (2013) 300–304. First CIRP Conference on BioManufacturing.
[22] G. Venugopala Rao, C. Rubod, M. Brieu, N. Bhatnagar, M. Cosson, Experiments and finite element modelling for the study of prolapse in the pelvic floor system, Comput. Methods Biomech. Biomed. Eng. 13 (3) (2010) 349–357. PMID: 20099169.
[23] S. Li, W.K. Liu, Meshfree and particle methods and their applications, Appl. Mech. Rev. 55 (1) (2002) 1–34.
[24] Y. Saad, Iterative Methods for Sparse Linear Systems, second ed., Society for Industrial and Applied Mathematics, Philadelphia, PA, 2003.
[25] K.-C. Lien, B. Mooney, J.O.L. DeLancey, J.A. Ashton-Miller, Levator ani muscle stretch induced by simulated vaginal birth, Obstet. Gynecol. 103 (1) (2004) 31–40.
[26] J.A. Ashton-Miller, J.O.L. DeLancey, Functional anatomy of the female pelvic floor, Ann. N. Y. Acad. Sci. 1101 (1) (2007) 266–296.
[27] A. Huerta, S. Fernández-Méndez, Enrichment and coupling of the finite element and meshless methods, Int. J. Numer. Methods Eng. 48 (11) (2000) 1615–1636.
[28] S. Fernández-Méndez, A. Huerta, Imposing essential boundary conditions in mesh-free methods, Comput. Methods Appl. Mech. Eng. 193 (12) (2004) 1257–1275.
[29] L. Hoyte, P. Krysl, G. Chukkapalli, A. Majumdar, D.J. Choi, A. Trivedi, S.K. Warfield, M.S. Damaser, Computational model of levator ani muscle stretch during vaginal delivery, J. Biomech. 39 (2006) S348.

第 18 章　盆底建模与仿真的应用

18.1　引言

盆底的计算生物力学模型为可靠评估分娩时盆底力学提供了新的定量方法，同时它还可能阐明盆底疾病的发病机制，为患者提供不同手术修复方案的结构分析，例如用于盆腔器官脱垂修复。计算建模需要对盆底肌肉的解剖学、力学和生理学特性进行复杂的整合。对肌肉的几何形状进行定义是相对简单的，通过使用目标区域的 MRI 已经实现了这一过程[1-5]。现今大多数 MRI 扫描仪可以提供高质量的图像，从而可以轻松识别和分割肌肉、器官及骨骼。目前建立精确的解剖学模型已成为可能。然而，要将肌肉功能和其他结构功能结合仍然具有挑战性。

本章将介绍盆底解剖结构 3D 计算模型的发展及如何使用它们来量化正常和异常的解剖结构；整合开发盆底功能计算模型所需的解剖结构信息和数学输入；应用这些模型研究分娩的机制；潜在的新应用（如脱垂患者不同手术方案的特异性评估）。盆底建模和模拟的其他临床应用将在以下章节中讨论，包括盆腔器官脱垂和失禁。

18.2　盆底解剖结构 3D 模型的开发

从 MRI 或计算机断层扫描（computed tomography，CT）中分割解剖结构并创建 3D 模型使我们能够使用更多定量的方法来描述解剖结构之间的空间关系。随着商业分割软件的蓬勃发展，这种能力已经实现。例如，3-D Slicer（http: //www.slicer.org/），ITK-snap（http: //www.itksnap.org），Amira（http: //www.fei.com/software/amira-3d-for-life-sciences/），ScanIP（http: //www.simpleware.com/software）等。

为了获得盆腔器官和肌肉的 3D 几何形状，研究人员通常从盆底区域的一系列磁共振图像着手，可以手动或半自动分割感兴趣的结构[6-9]。之后将分割的几何体导入到网格（或无网格）软件中以获得感兴趣结构适合模拟的描述。最初，大多数盆底的仿真模型是使用正常或无症状患者的 MRI 创建的，代表正常的解剖结构。由于技术的进步，后来扩展到包含盆底的病理状况，并且有更多的数据集可用于异常情况。

18.2.1 正常和异常盆底解剖 3D 模型

建立精确几何模型的方法已经相当成熟，肛提肌的解剖学几何结构[10-14]已被全面描述，也已完成盆底其他结构的 3D 模型。

Fielding 团队[6]和 Hoyte 团队[15]的早期工作，通过联合无症状且未生产女性轴向 MRI 和 3D 模型，描述了盆底的正常解剖结构。他们发现并证明肛提肌肌肉的体积和完整性与盆底功能障碍呈负相关（图 18-1），并建立了盆底肛提肌体积、裂孔尺寸和其他相关解剖结构的一系列标准值。这些模型不仅提供了有意义的教学工具，并且为识别盆底功能障碍异常解剖结构提供了参考标准。

这些早期模型强调了正常受试者解剖学形态的变异性，并且强调了为感兴趣的结构建立参考值及范围的重要性。使用基于人群的方法进行统计形状分析（statistical shape analysis，SSA）可以增加我们对于人群中解剖学差异性的了解，并有助于解释一些变异性。

Lee 等[16-18]通过正常受试者和排便障碍患者的 MRI，对体内肛提肌形状进行了大量的统计建模。与无症状受试者相比，排便障碍患者组泌尿生殖裂孔更宽。使用统计形状分析，作者证明基

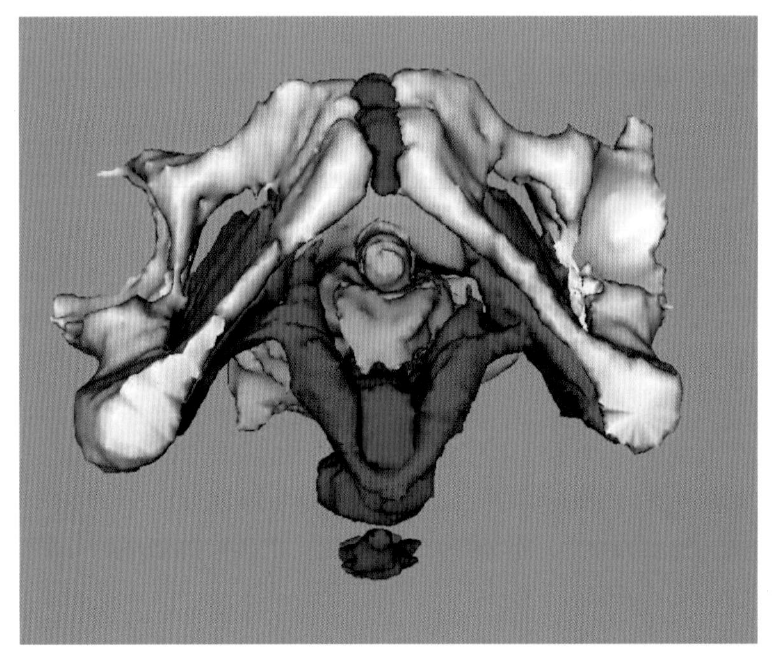

图 18-1 3D 重建图像。膀胱截石位骨盆 3D 重建模型（受试者在背侧仰卧位完成扫描）颜色说明：骨盆骨（白色）；耻骨联合和尾骨（灰色）；膀胱/尿道（黄色）；阴道（粉棕色）；肛提肌（红褐色）；闭孔内肌（紫褐色）；直－乙状结肠（蓝色）。（图片改编自 L. Hoyte, L. Schierlitz, K. Zou, G. Flesh, J.R. Fielding, Two-and 3-dimensional MRI comparison of levator ani structure, volume, and integrity in women with stress incontinence and prolapse, Am. J. Obstet. Gynecol. 185（1）（2001）11-19.）

于形状模型能够区分排便障碍患者和无症状者[18]。此外，模拟肛提肌收缩和拉伸观察到的应力主要发生在耻骨尾骨肌和耻骨直肠肌，与临床超声和 MRI 观察到的损伤相对应[19, 20]。

Hoyte 等[15, 21]根据分割数据创建肛提肌的体积渲染表面网格，并对表征肛提肌形态的手动量化参数进行了统计学分析。对无症状受试者、压力性尿失禁患者和脱垂患者进行了三向比较。在无症状受试者中发现了“最大的”和最完整的肛提肌，并且在脱垂患者中发现了完整性最差的肛提肌[21]。然后，该研究组调查了不同脱垂程度患者的肛提肌几何形状，并得出结论：肛提肌不对称、异常的程度与脱垂的严重程度呈正相关[22]。在更近的一项研究中，构建了肛提肌厚度的彩色图，用于定量描述无症状受试者和盆底功能障碍（压力性尿失禁或盆腔器官脱垂）患者的肛提肌体积。结果发现，肌肉附着点缺失及肛提肌萎缩在盆底功能障碍的女性中更为普遍[23]。

Zhuang 等[24]使用困难阴道分娩女性的 MRI 研发了一个 3D 几何模型来描述肌肉分离（撕脱损伤）。这些作者使用超声、MRI 和 3D 模型来阐明那些有撕脱伤的女性的肛提肌几何形状的改变。这些模型为临床医生和实习生提供了强大的可视化工具（图 18–2）[24]。

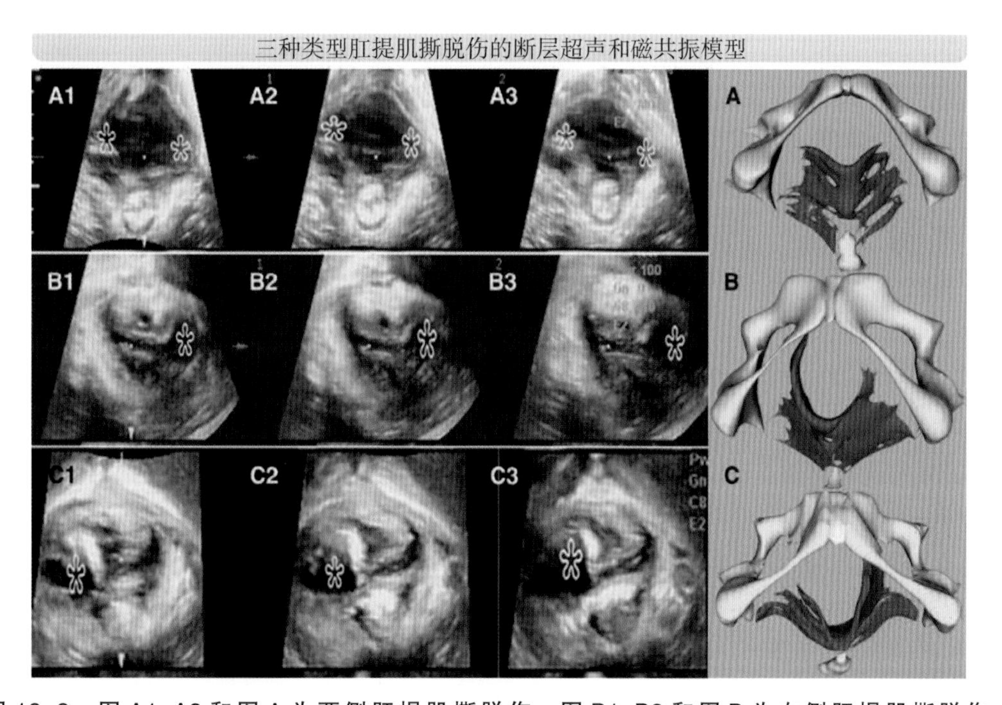

图 18–2　图 A1~A3 和图 A 为两侧肛提肌撕脱伤，图 B1~B3 和图 B 为左侧肛提肌撕脱伤，图 C1~ 图 3 和图 C 为右侧肛提肌撕脱伤。星形表示肛提肌缺陷。（图片改编自 R.R. Zhuang, Y.F. Song, Z.Q. Chen, M. Ma, H.J. Huang, J.H. Chen, Y.M. Li, Levator avulsion using a tomographic ultrasound and magnetic resonance–based model, Am. J. Obstet. Gynecol. 205（3）（2011）232. e231–232.e238.）

盆底 3D 模型有助于定量的展示正常和异常受试者盆底几何形状变化。随着成像质量的提高，分割软件的可访问性随着功能的增强而增加，该领域也在不断发展。

准确呈现盆底结构的3D解剖结构，可以为连续介质生物力学（continuum biomechanics）应用创建仿真模型。然而为了研究肌肉的生物力学，特别是它们的收缩功能，必须包含肌肉内能产生力的肌肉结构。最近开始将肌肉纤维结构的定量描述纳入计算模型中[35]。

18.2.2 肌肉纤维组织

大多数计算机模拟研究都假设肌纤维束与文献[33]中描述的起止走行方向一致，或者认为肌肉的力学特性是被动的、各向同性的[26]。

早期构建肌肉纤维组织模型的尝试依赖于尸体解剖。Janda 等[12]通过触诊和绳子测量防腐尸体，并第一个定性描述主要肛提肌肌肉束的排列。尽管此方法在描述肌纤维结构的初始阶段是有用的，但是众所周知尸体的防腐过程会影响肌肉结构。此外，在已发表的文献中很少包含 3D 定量化的信息[27]。最近的研究使用能够清晰分辨出肌肉束的高分辨率解剖影像数据，或弥散张量成像（diffusion tensor imaging，DTI）[28, 29]。弥散张量成像已被用于研究耻骨上肌、会阴体、肛门和尿道括约肌及闭孔内肌[30]。然而使用弥散张量成像来确定盆底肌肉纤维方向尚未得到验证。尤其是在体内成像中，弥散张量成像的应用仍然是推测性的[30]。尽管弥散张量成像也许可以充分表现出几种盆底肌肉的整体解剖结构，但是弥散张量成像不能清晰地识别相应的信息。此外，该程序目前受到手动播种过程的限制，这既耗时又主观[29, 30]。肛提肌中复杂的肌肉结构及其与周围软组织的密切贴近，使得在肌纤维追踪的过程中可能会引入误差[30]。这些因素表明，应慎重对待关于盆底肌的弥散张量成像数据[29, 30]。此外，该领域还需要进行更多研究以加快进程并检查出肌纤维追踪中的潜在错误。

一些研究使用可视化人体项目（visible human project®）的数据集（https://www.nlm.nih. gov/research/visible/visible_human.html），通过一系列的图像处理技术来提取四肢骨骼肌纤维方向的信息[31–33]。Dong 等[31]基于可视男性（visible man）的分割数据，构建了肢体肌肉的计算机模型，并证明了霍夫变换（Hough transform）在获取肌肉纤维方向中的作用。然而关于肌纤维组织的信息并未用于模拟肌肉变形，仅为了视觉的真实感。Sachse 等[32]使用基于图像梯度的索贝尔算子（Sobel operator）来确定各个像素处的肌纤维方向，并使用霍特林变换（Hotelling transform），在统计学上确定局部像素组的主轴方向。该技术仍然依赖于对肌肉解剖的基础知识和对方向的手动检测。最近，从可视女性（visible woman）数据集（https://www.nlm.nih.gov/research/visible/visible_human.html）中获取盆底区域的解剖图像，通过结构张量方法（structure tensor approach），生成盆底肌肉纤维结构的定量描述[34, 35]。然而通过可视人类(visible human) 数据集的肌纤维方向量化成像技术是受限的，受限于图像分辨率、样本切片及随后的肌纤维扭曲。这一点以及图像梯度的外推法，可能导致体内肌纤维组织的不真实表现。显然该领域需要进一步开展工作，以提供有关肌肉纤维结构的更精确和个性化的信息。

18.3　盆底的生物力学模型

生物力学模型能够定量预测盆底的力学特性，并有可能为肛提肌损伤和盆腔器官脱垂等疾病的病理学进程提供预测指标。然而为了充分实现这种潜力，必须获得解剖几何信息，包括组织连接和本构模型。几何信息可从 MRI 中获得，但本构模型不能。因此在这些模型应用于临床环境之前，这些参数（即本构组织模型）需要能被随时用作输入。模型模拟的输出也需要在合理的临床响应时间内生成。在我们开始实现患者个性化预测、诊断和治疗之前，必须建立一个包含详细基本信息的全面盆底建模框架。本节将讨论其中一些要求。

18.3.1　盆底肌肉本构模型

材料的力学行为通过其本构关系来描述，本构关系是应变 / 变形与应力 / 力之间的关系。在女性盆底软组织中可以观察到大的变形，特别是在分娩的第二阶段，或者是在其他能够使腹压升高的生理事件中，如大笑、打喷嚏或者咳嗽。不管是在各向同性还是各向异性的材料属性中，超弹性本构关系通常用于模拟发生大变形的软组织。盆底肌肉建模中，常用的超弹性本构关系包括新虎克（neo-Hookean）模型，穆尼 – 瑞福林（Mooney-Rivlin）模型和指数本构模型（exponential constitutive models）。Li 等[36] 使用新虎克模型和指数本构模型关系来比较盆底肌肉对模拟阴道分娩的响应，从而研究非线性对分娩机制的影响[36]。他们证明，组织弹性响应的非线性增加导致预估分娩力更高，同时肛提肌的应变空间分布更加均匀。他们证明，由于发生了大的应变，超出目前可用的实验数据，采用外推法推断本构行为的方式显著影响阴道分娩期间肛提肌的预测功能。

横向各向同性本构模型，包括 Holzapfel, Humphrey 和 Yin 提出的模型，也被用于模拟盆底肌肉[8, 25, 37, 38]。这些模型中的应变能函数由两部分组成：①各向同性部分，描述基础基质相对线性力学响应；②各向异性部分，用于量化对齐的胶原蛋白和肌肉纤维提供的额外非线性刚度。为了研究各向异性对分娩力学的影响，Li 等[38] 改变了肌纤维和基质组分之间的相对刚度，但保持肌纤维方向上的总应力 – 应变响应恒定，以匹配现有的实验数据[38]。作者证明，随着肌纤维各向异性的增加，分娩所需的力增加。该结论强调了获得有关肌肉力学性质实验数据的迫切需要，从而能更好地模拟盆底的力学性能来进行定量分析。

获得力学建模必需的合适实验数据，存在明显的困难。尽管有这些困难，

Jing 等[25] 对人类女性尸体的肛提肌进行了一系列双轴试验。将材料特性导出纳入各向异性黏性超弹性本构模型中，来估计第二产程的应力[25]。尽管该模型考虑了盆底肌肉的时间依赖黏弹性，但是材料参数是从非妊娠尸体组织估计得来的，它不可能准确地代表妊娠晚期的肌肉特性。为了解释妊娠的影响，根据在妊娠期松鼠猴上进行双轴试验的结果来确定该值[39]。

已有研究完成妊娠晚期阴道组织和下方的肛提肌的体内被动拉伸实验的初步工作[40]。使用新型弹力计测量组织硬度，该弹力计记录当阴道及其下方组织受控位移时，组织施加在弹力计窥镜尖端的被动力，通过回归力 / 位移的数据估计肌肉刚度（图 18-3）。弹力计的使用使我们发现了孕妇和非孕妇之间的被动刚度存在显著差异。这证明弹力计可能是一种有用的临床预测工具，但结果是否可用于计算机模拟尚未得到验证[41]。尽管使用非妊娠尸体组织取得了进步，但在弹力计移位过程中，不可能实现阴道分娩期间肌肉本构行为所需的更高应变。然而这是第一次量化大量女性孕期体内组织刚度的尝试。该结果可用于未来的生物力学模型，以研究肌肉刚度对分娩机制的影响。

18.3.2 运动约束

运动约束的应用对于所有计算模型都很重要。这些约束的规范通常建立在解剖学或临床知识的基础上。在大多数情况下，这需要在模型上固定一个位置，使其在模拟过程中不移动，通常是在肌肉或肌腱与骨骼的连接点处。确定盆底模型的固定约束位置是困难的，主要是由于盆底是由复杂的肌肉和结缔组织结构构成的。此外，包括其他盆腔器官，如膀胱和直肠，可能会改变力学响应，理想情况下这些都应包括在盆底模型中。这些结构将提供更真实的边界约束，但也需要接触力学的高级数值解。

18.3.2.1 盆底肌肉的约束

肛提肌侧面通过覆盖闭孔内肌的筋膜与肛提肌腱弓相连。为了解释这一点，

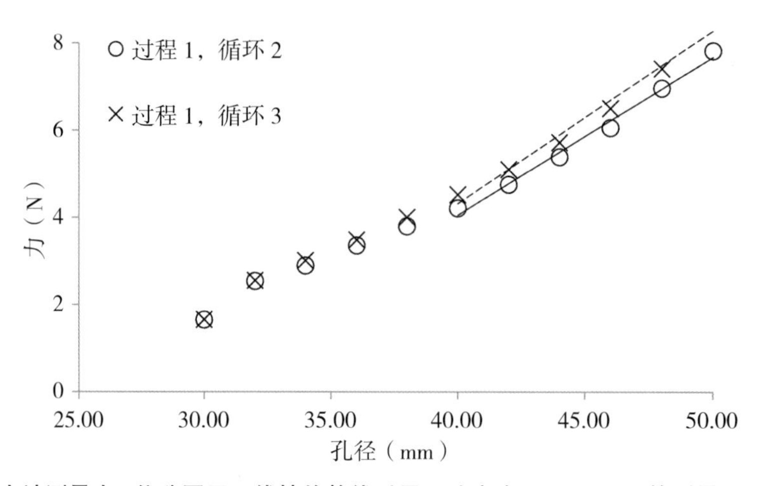

图 18-3 弹力计测量力 / 位移图示。线性趋势线适用于跨度为 40-50 mm 的测量。

一些研究在模型中包含了闭孔内肌的一部分，以将盆底上部的固定边界从经常发生分娩损伤的耻骨尾骨肌和耻骨直肠肌上移开。这也使髂骨尾骨肌在沿腱弓的附着处变形[9, 26, 42]。Kim 等最近的工作[43]已经证明肛提肌从内侧到外侧附着区域的变化。内侧部分看起来更厚，更紧密地附着在耻骨联合的骨膜上，而更多的侧向纤维附着在肛提肌腱弓上，在那里它们将会转变为髂骨尾骨肌[43]。

在模拟分娩时，很少有模型包括整个骨盆，因为人们认为通常只有骨盆出口具有临床重要性。对于部分模型来说，包含有局部[7]或完整的[44]耻骨结构，能为胎儿头部运动提供前约束（图 18-4）。与仅有部分耻骨的模型相比，包含完整的耻骨显著增加了分娩所需的力的预测值，并触发胎儿头部的不同运动[44]。Berardi 等[37]在空间上固定肛提肌与耻骨和尾骨的附着，为胎儿头部通过产道提供前后约束[37]。然而，在这个模型中，仍然规定了胎儿头部的通过。精确而又完整的骨盆和骨盆底部几何模型对于可靠的功能模拟至关重要。

18.3.2.2　控制胎儿头部下降

第二产程的机制是由几位产科医生在 18 世纪早期率先提出的，对此的大部分理解都是建立在这些早期先驱者的理论基础上。William Smellie（1697–1763）记录了影响阴道分娩的主要因素是骨盆和胎头的大小及形状。他于 1754 年发表了一套解剖学表格，描述了骨盆出口直径与胎头直径之间的关系[45]。20 世纪 60 年代的一项放射学研究证实了 Smellie 的测量结果，研究中对第二产程进行 X 光检查，测量胎头骨骼和骨盆的尺寸[46]。今天，骨性骨盆和胎头仍然是描述第二产程中“通道”（产道）和“乘客”（胎儿）的主要参数，几乎没有考虑盆底肌肉的作用[47, 48]。大多数分娩计算模型都规定了胎头通过的

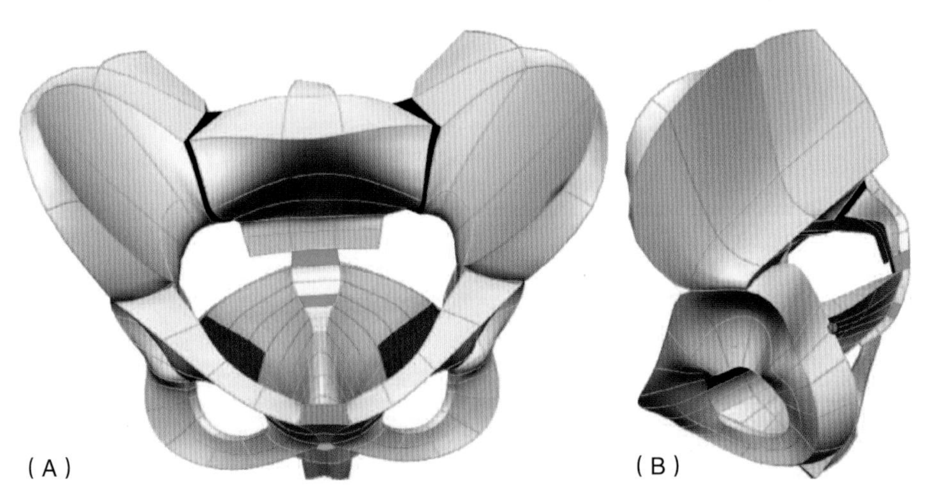

图 18-4　女性骨盆有限元模型的前视图（A）和侧视图（B）。图示为骨盆（淡黄色）、肛提肌（浅褐色）、部分闭孔内肌（褐红色）、外括约肌（金色）、骶骨关节（绿色）、会阴体（湖绿色）、骶髂关节（黑色）、肛尾韧带（紫色）、坐骨棘（红色）。

路径。因为在临床分娩中，胎头是通过一系列旋转、伏屈和仰伸姿势通过产道的[3, 9, 37]。该路径通常被描述为卡鲁斯曲线（curve of Carus），该曲线是德国解剖学家卡尔卡鲁斯（Karl G. Carus）在1789年首次提出的[49]。卡鲁斯曲线是通过连接骨盆入口、盆腔和骨盆出口平面的中心点而形成的假想线，其作为一种临床工具可以监测分娩的过程和胎儿通过产道下降的过程[48]。只有当能够确定胎头通过骨盆底的路径时，才能实现分娩模型的最小能量状态。胎头通过产道的高度依赖个体骨盆特定的几何形状、母体盆底，以及胎头位置、形状和大小。因此，预设胎头通过的模型通常会高估分娩时产生的阻力和拉伸。

Li等[26, 50]构建了第一个胎头能够以最小的移动和旋转通过产道的分娩模型[50]。该模型在垂直方向上仅规定了一个自由度（以实现下降），并且允许头部在其他方向上旋转和平移。结果显示，在通过盆底下降期间，胎头有大量运动，这似乎是由盆底几何形状的不同而导致的。这表明不可能所有人都适用统一的胎头下降路径。

18.4 盆底模型的应用

18.4.1 分娩力学分析

直到最近，人们才利用计算机模型研究肛提肌在分娩过程中的作用。这在一定程度上是因为人们对肛提肌功能有了更好的理解，并且越来越意识到阴道分娩、肛提肌损伤、尿失禁和盆腔器官脱垂之间的联系。

计算机建模的应用增加了我们对第二产程力学机制的理解，有助于该领域的进步。一些要素已经被研究并纳入分娩模型。例如，对多种不同的姿态、胎头位置和更精确的盆底几何结构[15, 21, 51–53]，然而同时还有未被定量描述的其他因素。为盆底模型提供可靠的实验数据（如孕期体内的肌肉力学特性和肌肉纤维结构）是盆底模型使用价值的一个重要限制。胎儿建模中也存在类似的限制。尽管简化可能会对模拟的准确度产生负面影响，但是已有研究小组制作了分娩的生物力学模型，模拟预测了肌肉变形、胎头重塑和不同胎位的影响[8, 9, 26, 37, 52]。这些预测模型已经产生了大量肌肉拉伸/应变和力的指标，但是这些数据尚未得到验证。因此本章中已经提到的注意事项必须适用于所有这些模型，且它们目前在临床背景中的应用还是有限的，但是可能会随着该领域的研究进展而不断增加。

18.4.2 生理变异对分娩机制的影响

研发计算模型的挑战之一是如何处理解剖结构发生的变异性，以及将会影响结果的其他因素的可变性。我们采用不同的方法研究了其中一些因素，将在本节讨论。

18.4.2.1 子宫收缩的意义

Lien等[54]使用了盆底肌肉的简化黏弹性生物力学模型，用不可压缩球体代表胎儿头部，以研究在第二产程期间不同模式的母体主动用力的有效性。将子宫收缩力和母体主动的力相加并应用于胎头，以促使其通过规定的路径。然后评估不同组合的推动力对第二阶段分娩持续时间的影响。三重推动模式，包括子宫收缩期间的三次自发推动，尽管该模式在能量消耗方面是最低效的，但该模式分娩时间最短。子宫收缩峰值时的自发推动具有最高的效率，因为它将母亲的力与子宫收缩力结合起来产生更高的推动力，并且每次子宫收缩时仅需要一次推动[54]。

18.4.2.2　胎头先露的意义

Parente 等[52]和 Jing 等[39]研究了枕后（occipito-posterior，OP）位对分娩机制的影响。先前的研究表明，与枕前（occipito-anterior，OA）位分娩相比，临产枕后位的模拟获得最大盆底肌肉拉伸比，表明肌肉损伤的风险更高[52]。后来的研究还发现，与临产枕前位相比，枕后位导致耻骨内脏肌的肌腱末端（结缔组织附着部位）拉伸比增加了 8.6%。

18.4.2.3　胎头建模的意义

有两项研究研究了第一产程胎头模型问题。Lapeer 和 Prager[55]在玻璃仿制品基础上构建了胎儿颅骨的有限元模型[55]。该模型由刚性骨板组成，采用穆尼 - 里夫林（Mooney-Rivlin）材料模型，使用正交各向异性线性弹性材料及可变形囟门和颅缝建模。将峰值分娩力（包括子宫收缩力和胎头 - 宫颈压力）应用于模型，并测量上颌骨垂直径、双顶径、枕下前囟径和眶垂直径的变化。模拟结果与临床实验非常吻合。Pu 等[56]采用了类似的建模方法，并研究了不同分娩力对胎头塑形的影响。使用改进的塑形指数来描述塑形程度，发现该指数随着分娩力的增加而增加[56]。

18.4.3　临床决策风险预测工具

分娩建模的重要目标是确定阴道分娩过程中盆底肌肉损伤的风险，并提供更好的临床建议以降低这种风险。这可以使用特定主题的计算模型或基于人群的方法来处理。几项大型流行病学研究已经确定了盆底肌肉损伤和最终盆底功能障碍发病的风险因素[57-59]。该方法依赖于风险因素与疾病发生之间的相关性统计结果，以及任何特定风险因素的概率分数。对于盆底肌肉损伤或盆底功能障碍的发展所涉及的潜在机制尚无明确认识。

为了实时评估分娩期的产科风险，需要能够快速评估分娩力学重要指标的统计模型。计算方法与预测统计模型的组合将更快地生成信息，并且可以在患者特异的基础上使用。

统计预测模型

特定受试者的分娩计算模型具有预测阴道分娩所需力学指数的能力，如所需的总力、最大主要拉伸比和最大主应力。这不仅需要个性化构建盆底和胎儿颅骨精确的解剖学几何模型，还需要其相互作用的计算模型。这个过程通常是非常耗时的，费用昂贵，且通常在临床环境中是无法实施的。使用统计建模的方法，结合来自生物力学模拟的结果，可能是克服此限制的一种方法。

Yan 等[34, 35]使用主成分分析方法对盆底肌肉的形态进行了形状统计分析，并对衍生模型进行分娩模拟。统计模型捕获了一组 12 名未生育女性盆底肌肉的主要形状变化，并量化了这些形状变化对分娩机制的影响[34, 35]。通过构建偏最小二乘回归（partial least squares regression，PLSR）模型对初始方法进行扩展，在胎儿颅骨的形状和尺寸基础上预测分娩的重要力学指数。利用 26 个特定受试胎儿头骨模型进行了一系列分娩生物力学模拟。使用胎儿头骨的几何结构及从模拟结果获得的力学指标来构建统计偏最小二乘回归模型。其中一个偏最小二乘回归模型使用常规测量的产前生物统计学参数，包括双顶径和胎头周长作为输入，预测分娩所需总力、最大主拉伸比和最大主应力[42]。在预先计算的生物力学模型数据库基础上，使用此类统计模型迅速预测分娩结果具有很大潜能。该方法的有效性还有待验证，并且是否适用于临床环境中还有待观察。

18.5 总结

盆底的计算模型及对分娩和盆底疾病的模拟在短时间内取得了相当大的进展[1, 37, 60]。现在已经能够准确地描述盆底肌肉组织和器官系统的复杂解剖结构[25, 60]。对盆底肌肉[18, 34, 35]、骨盆[44]和胎儿头部形状[42]的统计形状分析，促进建立基于人群的用于模拟分娩的模型。基于这些通用模型，该方法将能够快速生成患者特定的几何形状。这些模型的潜在应用是了解各种疾病所涉及的病理机制，如盆腔器官脱垂、尿失禁和分娩时的盆底损伤。这些知识将有助于我们了解组织力学的力学环境，并与临床知识一起，为治疗和预防策略提供一个令人兴奋的新途径。在盆底建模和仿真可以应用于临床环境之前，仍然需要面对许多挑战，但其中许多挑战现在正在解决。随着技术的进步和不可避免的收集定量实验数据能力的提高，这些模型很可能在未来的十年里被充分了解并发挥作用。这是一个拥有具有巨大潜力的新领域。在许多其他器官系统中正在广泛研究计算建模应用于临床场景，如心血管疾病、肌肉骨骼医学、肺病及其他[61–63]。

当使用这些模型作为疾病状态的风险预测因子时，许多相通的注意事项都是适用的。随着越来越多建模工具的出现和计算能力的提高，近年来取得了巨大的进展，这些模型很快就会成为医生工具箱的重要组成部分。

（高祖婕、孙安强译，苗娅莉校）

参考文献

[1] S. Brandaõ, M. Parente, T. Mascarenhas, A.R.G. da Silva, I. Ramos, R.N. Jorge,

Biomechanical study on the bladder neck and urethral positions: simulation of impairment of the pelvic ligaments, J. Biomech. 48 (2) (2015) 217–223.

[2] L. Hoyte, M.S. Damaser, S.K. Warfield, G. Chukkapalli, A. Majumdar, D.J. Choi, A. Trivedi, P. Krysl, Quantity and distribution of levator ani stretch during simulated vaginal childbirth, Am. J. Obstet. Gynecol. 99 (2) (2008) 198.e191–198.e195.

[3] K. Lien, B. Mooney, J.O.L. DeLancey, J. Ashton-Miller, Levator ani muscle stretch induced by simulated vaginal birth, Obstet. Gynecol. 103 (1) (2004) 31–40.

[4] G. Venugopala Rao, C. Rubod, M. Brieu, N. Bhatnagar, M. Cosson, Experiments and finite element modelling for the study of prolapse in the pelvic floor system, Comput. Methods Biomech. Biomed. Engin. 13 (3) (2010) 349–357.

[5] Y. Zhang, S. Kim, A.G. Erdman, K.P. Roberts, G.W. Timm, Feasibility of using a computer modeling approach to study SUI induced by landing a jump, Ann. Biomed. Eng. 37 (7) (2009) 1425–1433.

[6] J.R. Fielding, H. Dumanli, A.G. Schreyer, S. Okuda, D.T. Gering, K.H. Zou, R. Kikinis, F.A. Jolesz, MR-based three-dimensional modeling of the normal pelvic floor in women: quantification of muscle mass, Am. J. Roentgenol. 174 (3) (2000) 657–660.

[7] X. Li, J. Kruger, J. Chung, M. Nash, P. Nielsen, X. Li, J. Kruger, J. Chung, M. Nash, P. Nielsen, Modelling the pelvic floor for investigating difficulties in childbirth, in: Proc. SPIE (Medical Imaging) 6916, 69160V, 2008.

[8] J.A. Martins, M.P. Pato, E.B. Pires, R.M. Jorge, M. Parente, T. Mascarenhas, Finite element studies of the deformation of the pelvic floor, Ann. N. Y. Acad. Sci. 1101 (2007) 316–334.

[9] M. Parente, R. Jorge, T. Mascarenhas, A. Fernandes, J. Martins, Deformation of the pelvic floor muscles during a vaginal delivery, Int. Urogynecol. J. 19 (1) (2008) 65–71.

[10] C. Betschart, J. Kim, J.M. Miller, J.A. Ashton-Miller, J.O. DeLancey, Comparison of muscle fiber directions between different levator ani muscle subdivisions: in vivo MRI measurements in women, Int. Urogynecol. J. 25 (9) (2014) 1263–1268.

[11] B. Fröhlich, H. Hötzinger, H. Fritsch, Tomographical anatomy of the pelvis, pelvic floor, and related structures, Clin. Anat. 10 (4) (1997) 223–230.

[12] Š. Janda, F.C. Van Der Helm, S.B. de Blok, Measuring morphological parameters of the pelvic floor for finite element modelling purposes, J. Biomech. 36 (6) (2003) 749–757.

[13] R. Kearney, R. Sawhney, J.O. DeLancey, Levator ani muscle anatomy evaluated by origin-insertion pairs, Obstet. Gynecol. 104 (1) (2004) 168.

[14] R.U. Margulies, Y. Hsu, R. Kearney, T. Stein, W.H. Umek, J.O. DeLancey, Appearance of the levator ani muscle subdivisions in magnetic resonance images, Obstet. Gynecol. 107 (5) (2006) 1064.

[15] L. Hoyte, J.R. Fielding, E. Versi, C. Mamisch, C. Kolvenbach, R. Kikinis, Variations in levator ani volume and geometry in women: the application of MR based 3-D reconstruction in evaluating pelvic floor dysfunction, Arch. Esp. Urol. 54 (6) (2001) 532–539.

[16] S. Lee, P. Horkaew, A. Darzi, G. Yang, Optimal scan planning with statistical shape modelling of the levator ani, in: Medical Image Computing and Computer-Assisted Intervention — MICCAI 2003, Springer, New York, 2003, pp. 714–721.

[17] S. Lee, P. Horkaew, A. Darzi, G. Yang, Statistical shape modelling of the levator ani with thickness variation, in: Medical Image Computing and Computer-Assisted Intervention — MICCAI 2004, Springer, New York, 2004, pp. 258–265.

[18] S. Lee, E. Tan, V. Khullar, W. Gedroyc, A.

Darzi, G. Yang, Physical-based statistical shape modeling of the levator ani, IEEE Trans. Med. Imaging 28 (6) (2009) 926–936.

[19] H.P. Dietz, Pelvic floor ultrasound: a review, Am. J. Obstet. Gynecol. 202 (4) (2010) 321–334.

[20] R. Kearney, J.M. Miller, J.O. Delancey, Interrater reliability and physical examination of the pubovisceral portion of the levator ani muscle, validity comparisons using MR imaging. Neurourol. Urodyn. 25 (1) (2006) 50–54, http://dx.doi.org/10.1002/nau.20181.

[21] L. Hoyte, L. Schierlitz, K. Zou, G. Flesh, J.R. Fielding, Two- and 3-dimensional MRI comparison of levator ani structure, volume, and integrity in women with stress incontinence and prolapse, Am. J. Obstet. Gynecol. 185 (1) (2001) 11–19.

[22] K. Singh, M. Jakab, W.M. Reid, L.A. Berger, L. Hoyte, Three-dimensional magnetic resonance imaging assessment of levator ani morphologic features in different grades of prolapse, Am. J. Obstet. Gynecol. 188 (4) (2003) 910–915.

[23] L. Hoyte, M. Jakab, S.K. Warfield, S. Shott, G. Flesh, J.R. Fielding, Levator ani thickness variations in symptomatic and asymptomatic women using magnetic resonance-based 3-dimensional color mapping, Am. J. Obstet. Gynecol. 191 (3) (2004) 856–861.

[24] R.R. Zhuang, Y.F. Song, Z.Q. Chen, M. Ma, H.J. Huang, J.H. Chen, Y.M. Li, Levator avulsion using a tomographic ultrasound and magnetic resonance-based model. Am. J. Obstet. Gynecol. 205 (3) (2011) 232.e231–232.e238, http://dx.doi.org/10.1016/j.ajog.2011.03.052.

[25] D. Jing, J.A. Ashton-Miller, J.O. DeLancey, A subject-specific anisotropic visco-hyperelastic finite element model of female pelvic floor stress and strain during the second stage of labor, J. Biomech. 45 (3) (2012) 455–460.

[26] X. Li, J. Kruger, M. Nash, P. Nielsen, Effects of fetal head motion on pelvic floor mechanics, in: Computational Biomechanics for Medicine, IV, MICCAIWorkshop, Springer, New York, 2010, pp. 129–137.

[27] D.C. Martin, M.K. Medri, R.S. Chow, V. Oxorn, R.N. Leekam, A.M. Agur, N.H. Mckee, Comparing human skeletal muscle architectural parameters of cadavers with in vivo ultrasonographic measurements. J. Anat. 199 (04) (2001) 429–434, http://dx.doi.org/10.1017/S0021878201008251.

[28] J.F. Budzik, V. Le Thuc, X. Demondion, M. Morel, D. Chechin, A. Cotten, In vivo MR tractography of thigh muscles using diffusion imaging: initial results. Eur. Radiol. 17 (12) (2007) 3079–3085, http://dx.doi.org/10.1007/s00330-007-0713-z.

[29] M. Froeling, J. Oudeman, S. van den Berg, K. Nicolay, M. Maas, G.J. Strijkers, M.R. Drost, A.J. Nederveen, Reproducibility of diffusion tensor imaging in human forearm muscles at 3.0 T in a clinical setting. Magn. Reson. Med. 64 (4) (2010) 1182–1190, http://dx.doi.org/10.1002/mrm.22477.

[30] F.M. Zijta, M. Froeling, M.P. van der Paardt, M.M.E. Lakeman, S. Bipat, A.D. Montauban van Swijndregt, A.J. Nederveen, J. Stoker, Feasibility of diffusion tensor imaging (DTI) with fibre tractography of the normal female pelvic floor, Eur. Radiol. 21 (6) (2011) 1243–1249, http://dx. doi.org/10.1007/s00330-010-2044-8.

[31] F. Dong, G.J. Clapworthy, M.A. Krokos, J. Yao, An anatomy-based approach to human muscle modeling and deformation, IEEE Trans. Vis. Comput. Graph. 8 (2) (2002) 154–170.

[32] F. Sachse, M. Wolf, C. Werner, K. Meyer-Waarden, Extension of anatomical models of the human body: three-dimensional interpolation of muscle fiber orientation based on restrictions, J. Comput. Inf. Technol. 6 (1) (1998) 95–101.

[33] C. Waldby, The Visible Human Project: Informatic Bodies and Posthuman Medicine, Psychology Press, Hove, 2000.

[34] X. Yan, J. Kruger, M. Nash, P. Nielsen, A 3D statistical shape analysis of pelvic floor morphology in nulliparous women, Neurourol. Urodyn. 30 (6) (2011) 1043–1045.

[35] X. Yan, J.A. Kruger, M.P. Nash, P.M. Nielsen, A Quantitative Description of Pelvic Floor Muscle Fibre Organisation Computational Biomechanics for Medicine, Springer, New York, 2011. pp. 119–130.

[36] X. Li, J.A. Kruger, M.P. Nash, P.M. Nielsen, Effects of nonlinear muscle elasticity on pelvic floor mechanics during vaginal childbirth, J. Biomech. Eng. 132 (11) (2010) 111010.

[37] M. Berardi, O. Martinez-Romero, A. Elías-Zúñiga, M. Rodríguez, E. Ceretti, A. Fiorentino, G. Donzella, A. Avanzini, Levator ani deformation during the second stage of labour, Proc. Inst. Mech. Eng. H J. Eng. Med. 228 (5) (2014) 501–508.

[38] X. Li, J.A. Kruger, M.P. Nash, P.M. Nielsen, Anisotropic effects of the levator ani muscle during childbirth, Biomech. Model. Mechanobiol. 10 (4) (2011) 485–494.

[39] D. Jing, Experimental and Theoretical Biomechanical Analyses of the Second Stage of Labor, University of Michigan, Ann Arbor, 2010.

[40] J.A. Kruger, P.M. Nielsen, S.C. Budgett, A.J. Taberner, An automated hand-held elastometer for quantifying the passive stiffness of the levator ani muscle in women. Neurourol. Urodyn. 34 (2) (2013) 133–138, http://dx.doi.org/10.1002/nau.22537.

[41] T. Tian, J. Kruger, V. Wong, P. Nielsen, L. Hayward, J. Smalldridge, M. Nash, S. Budgett, Functional changes of the pelvic floor muscles following vaginal delivery: the effect of ethnicity and avulsion injury, Neurourol. Urodyn. 34 (2015) S171–S172.

[42] X. Yan, J.A. Kruger, P.M. Nielsen, M.P. Nash, Effects of fetal head shape variation on the second stage of labour, J. Biomech. 48 (9) (2015) 1593–1599.

[43] J. Kim, C. Betschart, R. Ramanah, J.A. Ashton-Miller, J.O. DeLancey, Anatomy of the pubovisceral muscle origin: macroscopic and microscopic findings within the injury zone, Neurourol. Urodyn. (2014), http://dx.doi.org/10.1002/nau.22649.

[44] X. Yan, J. Kruger, X. Li, M. Nash, P. Nielsen, Modelling effect of bony pelvis on childbirth mechanics, Neurourol. Urodyn. 32 (2013) 531–532.

[45] W. Smellie, A Set of Anatomical Tables, With Explanations, and an Abridgment of the Practice of Midwifery, Isaiah Thomas, Worchester, MA, 1793.

[46] U. Borell, I. Fernstrom, The mechanism of labour, Radiol. Clin. N. Am. 5 (1) (1967) 73–85.

[47] R. Bennett, L. Brown, The first stage of labour: physiology and early care, in: V. Bennet, L. Brown (Eds.), Myles Textbook for Midwives, eleventh ed., Churchill Livingstone, Edinburgh, 1990, pp. 145–209.

[48] S. Clayton, D. Fraser,T. Lewis,Obstetrics by TenTeachers, eleventh ed., EdwardArnold, London, 1970.

[49] Mosby's Medical Dictionary, Retrieved October 2015, from http://medical-dictionary.thefreedictionary.com/curve+of+Carus, 2009.

[50] X. Li, J. Kruger, M. Nash, P. Nielsen, Modelling fetal head motion and its mechanical interaction with the pelvic floor during childbirth, Neurourol. Urodyn. 28 (7) (2009) 672–673.

[51] K.F. Noakes, I.P. Bissett, A.J. Pullan, L.K. Cheng, Anatomically realistic three-dimensional meshes of the pelvic floor & anal canal for finite element analysis, Ann. Biomed. Eng. 36 (6) (2008) 1060–1071, http://dx.doi.org/10.1007/s10439-008-9471-6.

[52] M.P. Parente, R.M. Jorge, T. Mascarenhas, A.A. Fernandes, J.A. Martins, The influence of an occipito-posterior malposition on the biomechanical behavior of the pelvic floor, Eur. J. Obstet. Gynecol. Reprod. Biol. 144 (Suppl. 1) (2009) S166–S169.

[53] M.P. Parente, R.M. Natal Jorge, T. Mascarenhas, A.A. Fernandes, A.L. Silva-Filho, Computational modeling approach to study the effects of fetal head flexion during vaginal delivery, Am. J. Obstet. Gynecol. 203 (3) (2010) 217.e211–217.e216.

[54] K. Lien, J.O. DeLancey, J.A. Ashton-Miller, K.-C. Lien, J.O.L. DeLancey, J.A. Ashton-Miller, Biomechanical analyses of the efficacy of patterns of maternal effort on second-stage progress, Obstet. Gynecol. 113 (4) (2009) 873–880.

[55] R. Lapeer, R. Prager, Fetal head moulding: finite element analysis of a fetal skull subjected to uterine pressures during the first stage of labour, J. Biomech. 34 (9) (2001) 1125–1133.

[56] F. Pu, L. Xu, D. Li, S. Li, L. Sun, L. Wang, Y. Fan, Effect of different labor forces on fetal skull molding, Med. Eng. Phys. 33 (5) (2011) 620–625.

[57] C. Glazener, A. Elders, C. Macarthur, R.J. Lancashire, P. Herbison, S. Hagen, G. McPherson, D. Wilson, Childbirth and prolapse: long-term associations with the symptoms and objective measurement of pelvic organ prolapse, BJOG 120 (2) (2013) 161–168, http://dx.doi.org/10.1111/1471-0528.12075.

[58] J. Mant, R. Painter, M. Vessey, Epidemiology of genital prolapse: observations from the Oxford Family Planning Association Study, Br. J. Obstet. Gynaecol. 104 (5) (1997) 579–585.

[59] D.V. Valsky, M. Lipschuetz, A. Bord, I. Eldar, B. Messing, D. Hochner-Celnikier, S.M. Cohen, S. Yagel, Fetal head circumference and length of second stage of labor are risk factors for levator ani muscle injury, diagnosed by 3-dimensional transperineal ultrasound in primiparous women, Am. J. Obstet. Gynecol. 201 (1) (2009) 91.e91–91.e97.

[60] J. Luo, L. Chen, D.E. Fenner, J.A. Ashton-Miller, J.O. DeLancey, A multi-compartment 3-D finite element model of rectocele and its interaction with cystocele, J. Biomech. 48 (9) (2015) 1580–1586.

[61] K.S. Burrowes, A.R. Clark, M.L. Wilsher, D.G. Milne, M.H. Tawhai, Hypoxic pulmonary vasoconstriction as a contributor to response in acute pulmonary embolism, Ann. Biomed. Eng. (2014), http://dx.doi.org/10.1007/s10439-014-1011-y.

[62] J. Fernandez, P. Hunter, An anatomically based patient-specific finite element model of patella articulation: towards a diagnostic tool, Biomech. Model. Mechanobiol. 4 (1) (2005) 20–38.

[63] V.Y. Wang, H.I. Lam, D.B. Ennis, B.R. Cowan, A.A. Young, M.P. Nash, Modelling passive diastolic mechanics with quantitative MRI of cardiac structure and function, Med. Image Anal. 13 (5) (2009) 773–784.

第 19 章　盆底生物力学仿真模型的建立

19.1　引言

本章的目的是指导从业者开发具有盆底患者个体化特征的生物力学模型。生物力学结构信息源自医学影像数据集，往往通过计算机断层扫描或 MRI 获得。这里，视觉上的医学影像数据通常由一系列放射图像（切片）组成，每个切片代表患者身上感兴趣区域的一个截面。就骨盆而言，轴向获取的图像序列将跨越从骨盆的底端（坐骨结节）到骨盆入口的区域。切片之间有固定的距离，一般为 5~10 mm。然后识别并勾画出每个切片上感兴趣组织的轮廓，用以创建各组织标签，此过程称为分割。每个切片上的组织标签按图像序列重建，并通过软件处理，生成图像序列中各种组织类型（或标签）的 3D 几何形状。重建过程可能会夹杂伪影像，例如，当组织轮廓在相邻切片之间存在急剧变化时，会引起该组织不合实际的不连续性特征。这些伪影像是因采样错误而产生的，必须尽力去修复它们。

有限元方法（finite element method，FEM）是一种求解用来实现数值仿真的方程组的数学技术。有限元方法要求将几何实体网格化为许多小的单元，类似于将许多小面元拼接在一起，用以覆盖一个大的表面的方式。有限元网格定义了数值仿真所需的几何单元。除了几何单元以外，在实际的有限元仿真过程中，还需要给定适当的控制方程、材料参数和边界条件。

初始的 3D 几何结构是一种数字化模型，往往会存在因图像识别导致的伪影像，主要包括组织存在阶梯式变化（不同组织的明显转换）和组织间隙（组织区域的明显缺失）。这些伪影像是不真实的，从而会产生错误的结果。因此，在生成有限元网格之前，需要针对初始几何结构进行修复和平滑处理。这种修复可以通过手动或半自动化工具完成。

盆底的许多模拟（如分娩）涉及非常大的变形，如参考文献所述[1]，在模拟分娩过程中胎儿头部运动时，观察到盆底肌肉的拉伸比可以超过 3。在这种情况下，有限元网格可能会严重扭曲，进而导致模拟意外中止，最终不会得到有用的结果。针对这些情况，可以有效采用再生核质点法、Galerkin 无网格（element-free Galerkin，EFG）法之类的无网格方法。在前一章中，我们讨论过直接从组织标签的图像序列生成无网格模型的方法。而在本章中，将讨论如何将有限元网格模型转换为无网格模型。无网格方法使用点云来代表组织，而不是有限元模型中的多面体网格。该步骤主要涉及如何直接地将有限元模型网格的节点转换为无网格的质点。

运用医学影像开展生物力学仿真的流程如图 19–1 所示。

19.2 图像处理

医学影像数据由一组 m 个 2D 灰度图像组成，每个图像由 $n \times n$ 像素阵列构成。例如，盆底灰度图像如图 19–2A 所示。可以通过勾画任何感兴趣组织的边界线，如图 19–2B 所示，实现组织分

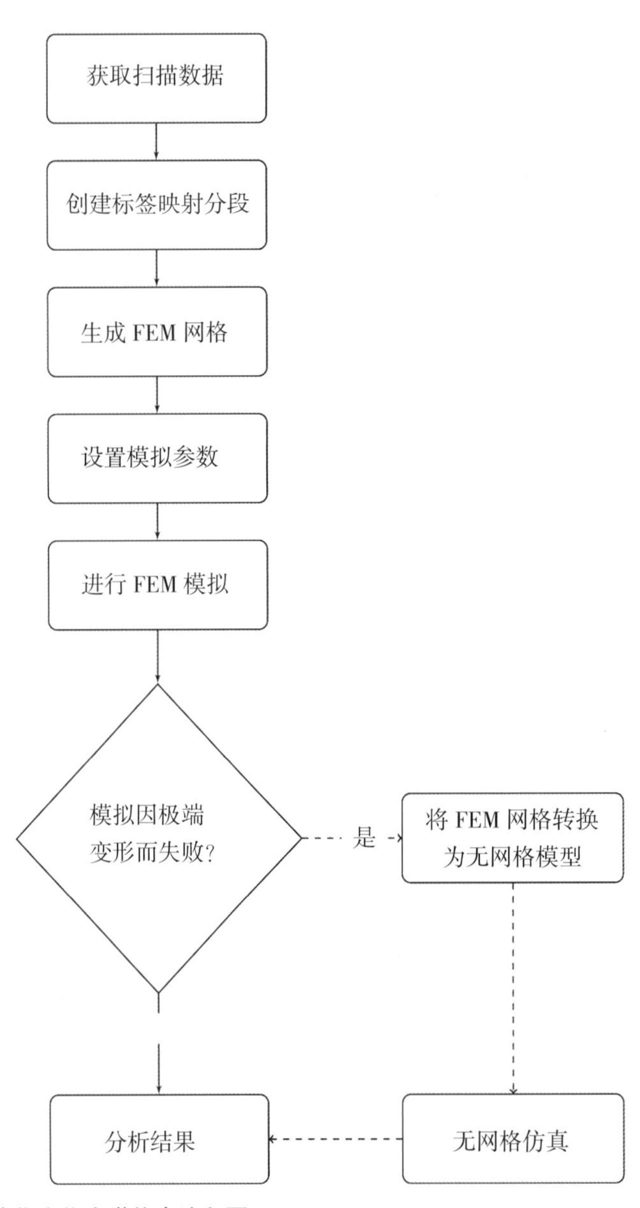

图 19–1 患者个体化生物力学仿真流程图。

割。进而依次标记指定组织边界线内的每个像素，如图 19-2C 所示。我们将完成图像标识的过程称为图像分割。分割图像的方法有许多种，从手工绘制边界到复杂的半自动方法。每种方法通常都会在组织的边界上产生噪声。针对边界噪声的统计滤波问题，如参考文献[2]所述，建立了一整套简单的规则。

19.3　获取几何图形

一旦组织生成标签图像后，可以按合适的图像间距，通过组织标签图像的堆叠来构建该组织的 3D 结构模型。如果将 2D 图像里像素的 3D 结构称为体元，则已标识图像的堆叠结构称为体元模型。肛提肌的体元模型如图 19-3A 所示。此时，通过每个体元生成一个六面体微小单元，可以将体元模型直接转换为有限元模型网格，从而得到大量的计算单元。由于数值仿真的计算成本与模型中的单元数量成正比，因此，在保留模型的几何完整性的同时，需要努力减少计算单元的数量。此外，体元模型往往具有不真实的粗糙表面，进而导致错误的结果。因此，为了提高模型的准确性，体元模型通常需要进行光滑处理。

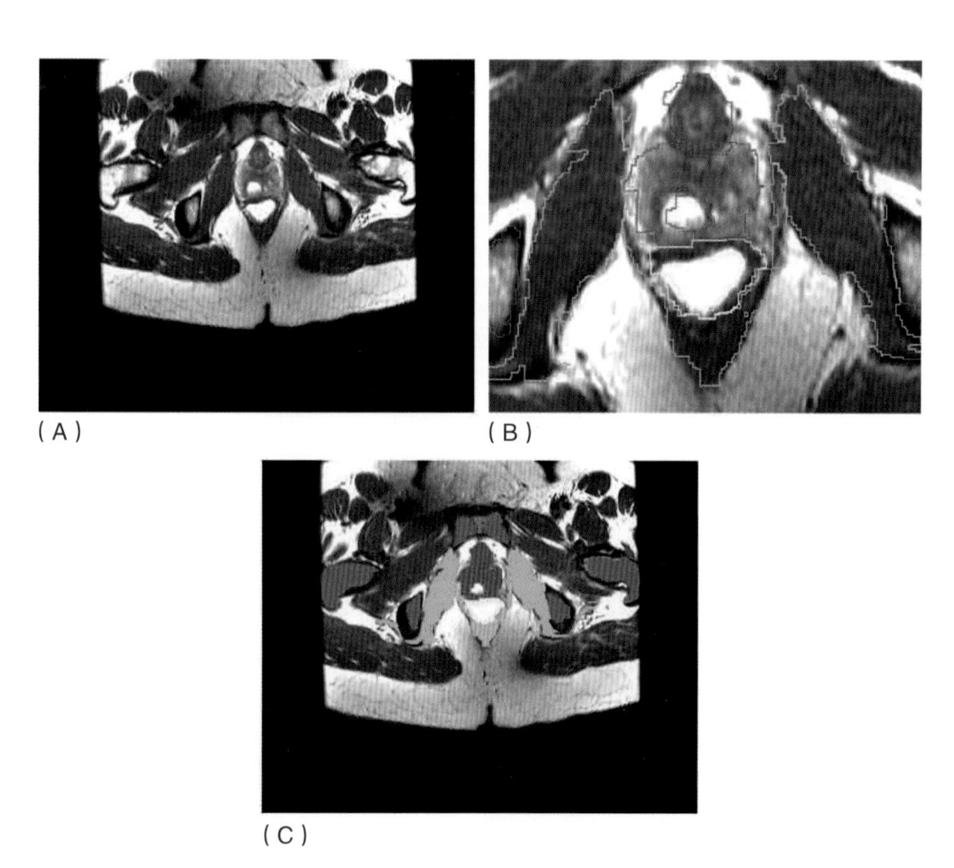

图 19-2　年轻无症状产妇膀胱颈远端轴向 MRI 扫描。图 A 为灰度图像，图 B 为半自动分割标签，图 C 为标签图。图示为骨骼（棕色），阴道（红色），肛提肌（灰色），闭孔内肌（绿色），直肠（白色），耻骨联合（蓝色）。

19.3.1 构建平滑的几何模型

在图 19-3A 中，可以看到体元模型的表面具有阶梯状特征，这是数字化模型的共同特征。这个阶梯被称为混淆性伪影像[3]。仿真模型中的混淆性伪影像是需要避免的，因为阶梯状的急剧变化特征会导致不真实的应力集中。如果要直接使用体元模型来生成有限元模型网格，如图 19-3B 所示，则首先必须对其进行平滑处理。在直接平滑处理体元模型的表面时，可以采用拉普拉斯平滑算法（Laplacian smoothing algorithm），该算法已在参考文献[2, 4]中得到讨论。有关拉普拉斯平滑算法的完整论述，请参阅文献[5]。另外一种平滑处理方式，可以采用等值线方法。等值线方法通过计算体元模型上的一些函数来实现，如到假定边界点的距离函数，然后采用渐进式立方体之类的算法，通过距离函数值为零的边界点实现平滑处理，进而生成网格。这种方法将产生平滑的几何模型，具体可详见参考文献[6, 7]。

确定了平滑几何体之后，下一步就是清除不理想的形貌特征。平滑的几何体粗看起来形貌可能很好，但仔细观察的话，会发现存在明显的不理想的形貌特征。不理想形貌特征的类型取决于所用到的几何平滑处理算法。包括来自数字化图像的伪影像（如图 19-4A 中所见的急剧变化产生的异常），拓扑结构的不一致性（如图 19-4B 中所见的孔洞），以及其他表面不规则现象。这些问题需要在开展有限元网格生成工作之前得到解决，而且往往可以通过网格编辑软件手动修复完成。

19.3.2 建立有限元网格

修复完不真实的伪影像之后，就可以对表面进行网格离散（平铺），过程中保留对数值仿真起重要作用的任何解剖结构上的表面特征。用于有限元模型最常见的网格单元（离散单元）类型是四节点线性四面体和八节点三线六面体。参考文献[8]中描述了这些和其他常见单元类型。对于四面体网格，表面将用三角形面元离散，而对于六面体网

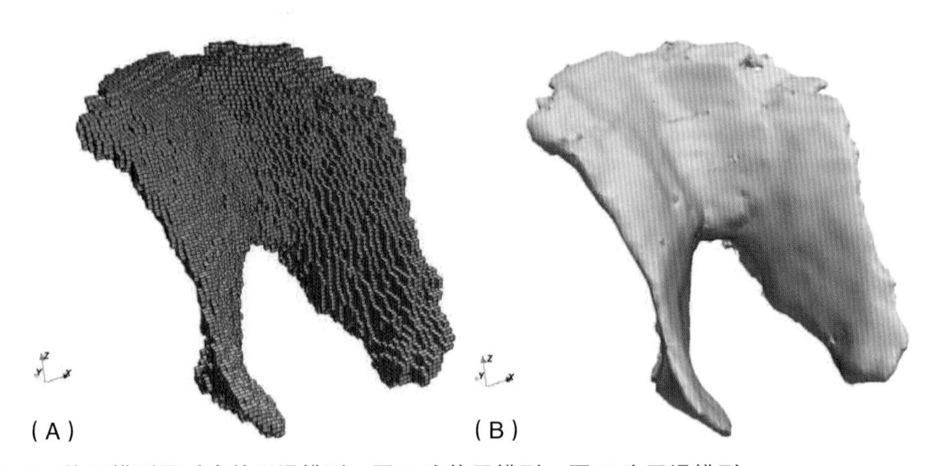

图 19-3 体元模型及对应的平滑模型。图 A 为体元模型，图 B 为平滑模型。

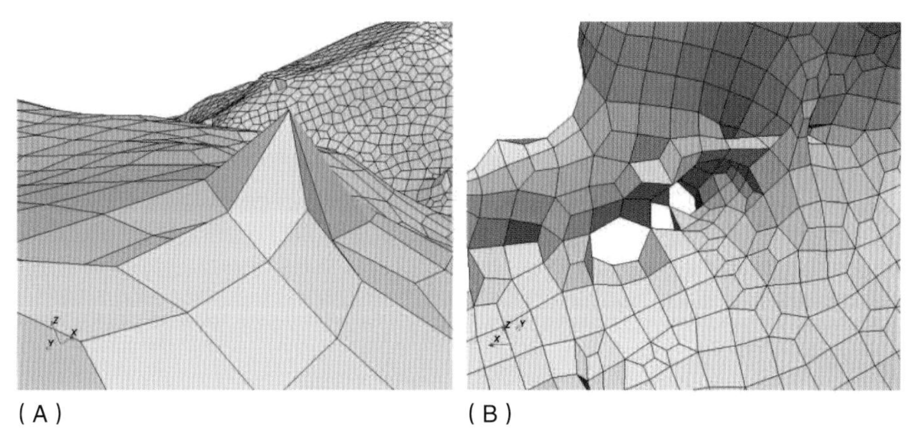

图 19-4　平滑处理后不理想的几何模型特征。图 A 为急剧变化产生的异常，图 B 为孔洞。

格，表面将用四边形面元离散。无论采用何种网格剖分方法，单元必须满足边界尺寸比和最小边界线夹角等方面的严格要求。如图 19-5 所示，给出了表面三角形面元离散的示例。针对几何模型的内部，可使用参考文献[2]中所述的一种阵面推进算法（advancing front type algorithm）进行网格剖分，而且内部体单元必须满足严格的几何条件。

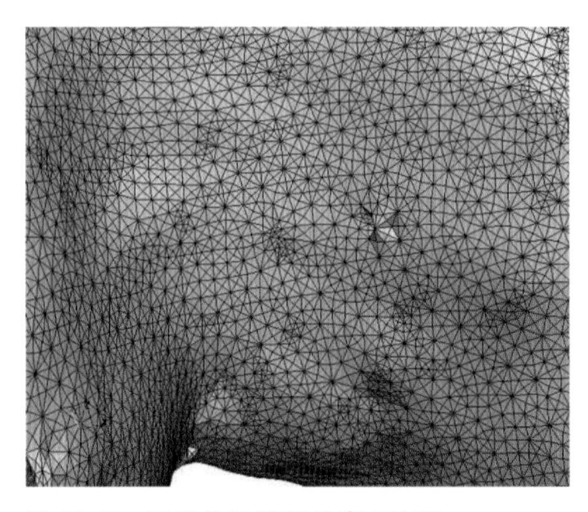

图 19-5　平滑体元模型的表面离散。

先从标签图像重建几何模型，进而构造有限元模型网格的过程是繁琐的，并且往往需要手动编辑。这使得特定患者的有限元模型网格生成过程非常耗时。但是，也有其他几种方法可以避免为每个患者生成新的网格。这取决于通过已有患者预先存在的图像集（或模板）映射（或变形）后的网格，能否适应新患者（目标）的几何模型[9-12]。当新患者解剖结构具有与已有患者模板解剖结构相同的拓扑形态时，这些方法是成功的，否则往往会失败。当这种模板变形方法应用到新患者时，生成的网格可能仍然存在需要编辑的扭曲单元，但工作量要比从最初的标签图像构建网格会大大减少。例如，与重度脱垂和肛提肌松弛的多产老年患者相比，骨盆解剖结构正常的未生产年轻患者在肛提肌和阴道形态方面存在显著性差异。这时候就需要通过手动编辑，将源自解剖结构正常的未生产年轻患者模板变形为罹患脱垂和肛提肌松弛的多产老年患者的几何网格模型。

如果模拟过程存在极端变形，例如，像分娩中看到的那样，有限元模型网格会严重扭曲。在这种情况下，因为单元网格不能满足在形状和尺寸方面的严格要求，就会导致模拟失败。这时候，解决办法就是将整个区域的模拟分解成多重小区域的模拟。其中，需要在先前模拟失败的局部区域上开始新的模拟。这将在计算时间及计算量上付出代价，因为它需要在每次模拟开始之前重新生成网格模型。另一种有效途径，通过采用无网格模型，可以成功地一次性解决模拟过程中的大变形问题。幸运的是，有限元网格模型可以方便地转换为无网格模型，将在下一节中介绍。

19.3.3 无网格方法简介

无网格方法是20世纪90年代初期到中期发展起来的一类基于点的技术，如再生核质点法、Galerkin无网格法和h-p云（h-p cloud）方法。这些方法的相关介绍可以参阅文献[13-15]。有关无网格方法的程序设计教程请参阅文献[16]。参考文献[17]表明，无网格方法可以轻松处理极端变形问题。

计算域被离散化为一组点，称为粒子。每个粒子都与尺寸为ρ的紧凑支撑相关联，称为支撑半径。图19-6描述了具有一些紧凑支撑的粒子集。

无网格形函数定义为：

$$\mathbf{N}_i(x) = \mathbf{P}\left(\frac{x-x_i}{\rho}\right)\mathbf{M}^{-1}(x)\mathbf{P}(0)\phi\left(\frac{x-x_i}{\rho}\right)$$

（公式19-1）

式中基函数向量$\mathbf{P}$由单项式组成，ϕ是紧凑支撑的窗口函数，动量矩阵$\mathbf{M}$定义为：

$$\mathbf{M}(x) = \sum_j \mathbf{P}\left(\frac{x-x_j}{\rho}\right)\mathbf{P}^T\left(\frac{x-x_j}{\rho}\right)\phi\left(\frac{x-x_j}{\rho}\right)\Delta V_j$$

（公式19-2）

其中ΔV表示粒子的体积。对于三线性基函数，多项式向量$\mathbf{P} = \{1, x, y, z, xyz\}$

19.3.4 生成无网格模型

研究发现，无网格方法非常适用于具有大变形的高度复杂几何形状的生物力学仿真[18]。无网格方法已被用于心脏[19, 20]、大脑[21]、骨骼肌[22]和盆底[1, 23]的生物力学模拟。在有限元模型模拟失败的情况下，能轻松将有限元模型网格转换为无网格模型。通过计算支撑半径和代表性体积的适当值，将网格节点转换为粒子。给定粒子的支撑半径取决于连接粒子相应网格节点的最大单元的几何尺

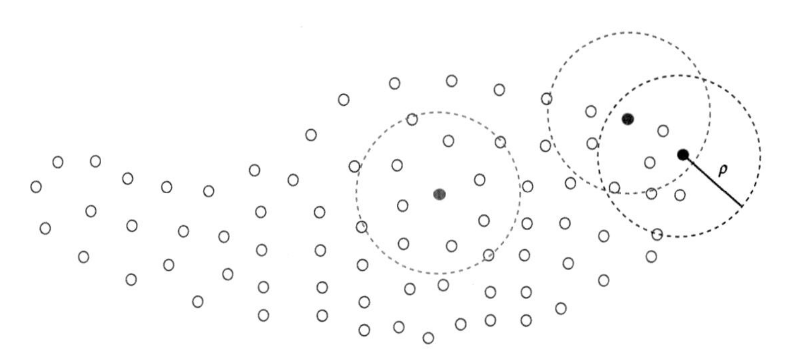

图19-6 粒子支撑物。

寸。对于给定的粒子，代表性体积是连接粒子相应网格节点的每个单元的单元体积总和。图 19-7 描绘了用于肛提肌模型的无网格粒子，及可视化后每个粒子的紧凑支撑物。

生成初始有限元模型网格通常是一个复杂的过程，涉及多种软件工具和繁琐的手动编辑。然而，有限元模型分析过程能得到广泛团体和软件支持，从而使得有限元模型工具很容易普及。此外，对于同等维度的仿真模型，有限元模型方法在计算上比无网格方法更有效，这意味着有限元模型仿真比无网格仿真运行得更快。

因此，我们应该首先尝试使用有限元模型，如果失败，再考虑转换为无网格模型。或者，如果预计到模拟中会出现大变形，则应首先考虑无网格方法。

19.4 模拟

模拟过程涉及求解一组控制方程。这些方程与模型是有限元模型还是无网格模型无关。所模拟的现象应根据预判的运动类型进行分类。首先，应评估惯性对解决方案的影响；如果认为这些影响是最小的，那么静态步进载荷解决方案（static load-stepping solution）可能是合适的，否则可能需要动态解决方案。静态解决方案在计算上比动态解决方案简易得多。因此，如果当惯性效应未知时，应首先尝试静态解决方案，如果这种方案被证明是错误时，则可以采用动态解决方案重新模拟。对于在较长时间尺度上发生的事件，如缓慢的 Valsalva 动作，惯性效应可以忽略不计；然而，对于突发性事件（如咳嗽），惯性效应将显得非常重要。

19.4.1 运动方程

按照伽辽金（Galerkin）类方法的计算流程，如有限元模型和一些无网格方法，使用称为虚功原理的动量守恒形式来控制运动。虚功（virtual work）原理方程可以表示为：

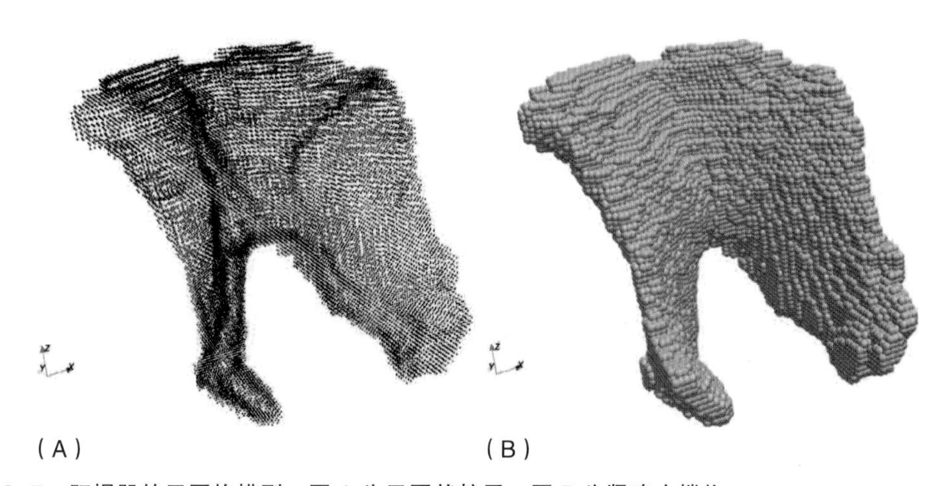

图 19-7　肛提肌的无网格模型。图 A 为无网状粒子，图 B 为紧凑支撑物。

$$\int_{\Omega}\mathbf{P}:\frac{\partial(\delta u)}{\partial\mathbf{X}}d\Omega-\int_{\Omega}\mathbf{b}\cdot\delta\mathbf{u}\,d\Omega+\int_{\Gamma}\mathbf{t}\cdot\delta\mathbf{u}\,d\Gamma+\int_{\Omega}\rho\ddot{\mathbf{u}}\delta\mathbf{u}\,d\Omega=0$$

（公式 19-3）

其中 $\mathbf{P}$ 是广义应力张量，$\delta\mathbf{u}$ 是虚位移，$\mathbf{X}$ 是原始广义坐标，$\mathbf{b}$ 是单位质量的体积力，$\mathbf{t}$ 是表面引力矢量。广义应力张量与柯西（Cauchy）应力的关系为：

$$\boldsymbol{\sigma}=J^{-1}\mathbf{F}\cdot\mathbf{P}$$ （公式 19-4）

其中 $\mathbf{F}$ 是变形梯度张量，$J=\det(\mathbf{F})$。式 19-3 中的第四项是惯性项，在静载荷情况下可以忽略不计。

通常，这些方程没有解析解，往往通过有限元网格或无网格粒子方法离散计算域 Ω 和计算域边界 Γ 后的数值解来近似。这两种离散化技术都产生与每个节点或粒子相关联的有效插值函数，称为形函数。然后将方程的近似解表示为形函数的组合：

$$\delta\mathbf{u}=\sum_{I}\delta u_I N_I(\mathbf{X})$$ （公式 19-5）

其中 $I\in\{1, 2, \cdots, n\}$，是节点数，δu_I 是节点 I 处的虚位移，$N_I(\mathbf{X})$ 是在初始坐标中节点 I 处的形函数。该过程产生一组线性方程组，通过求解这些线性方程组可以获得每个节点处的位移。非线性有限变形分析方法的完整描述可参见参考文献[24]。

19.4.2 仿真参数

一旦选择了适当的本构方程（材料响应），并应用了适当的边界条件，就可以得到方程的唯一解。这两个概念将在以下段落中解释。方程式 19-3 中的第一项，是由材料中的应力而产生的，对应于组织的材料特性。方程式 19-3 中的第二项和第三项，是由于体积力和表面力的作用而产生的。

本构方程将物体所处的应变状态与材料中的应力值相关联。这些关系是在模拟实验测试中所观测现象的基础上发展起来的，因此每一个本构方程都伴随一组参数，用来调整仿真模型，使之与物体的实际行为相匹配。模拟盆底肌肉组织的材料响应是一项艰巨的任务。组织可简化处理为不可压缩、各向异性及黏弹性材料。肌肉还有主动收缩的特质，从而使得材料模型更加复杂。无论是出于计算原因，还是仅仅因为材料的大部分内容尚且未知，通常情况下材料相应会被简化。用于模拟盆底材料响应的一种简单本构关系是超弹性模型。超弹性材料的特点在于描述应力和应变关系的应变能函数：

$$\boldsymbol{\sigma}=\mathbf{F}\frac{\partial W}{\partial\mathbf{E}}\mathbf{F}^{T}$$ （公式 19-6）

其中 $\mathbf{E}$ 是拉格朗日（Lagrangian）应变张量，W 是应变能函数。针对盆底的仿真，往往可选择两种形式的应变能函数，尼奥 - 虎克（Neo-Hookean）模型和穆尼 - 里夫林（Mooney-Rivlin）模型。为了对比不同应变能函数的效果，读者可以参阅文献[25]。尼奥 - 虎克模型由拉梅（Lamé）常数 λ 和 ν 定义。对于涉及较小时间尺度的模拟，如与冲击相关的现象（如咳嗽），组织的黏性特征在模型中变得尤为重要。黏弹性模型更符合实际，但更复杂，并取决于模型中黏性和弹性组织之间的结构关系[26]。模拟肌肉主动收缩时会增加另一层面的复杂性，这方面内容在参考文献[27]中得到论述。

边界条件多以施加位移或载荷的形式出现。为了使盆底不同组织之间协同工作，进而形成稳定的结构，多采用固定位移形式的边界条件。例如，将肛提肌附着到骨盆和肛提肌腱弓上。在图 19–8 中，红点处就是采用固定约束条件的可能位置，但是当模拟这些红点处的结缔组织时，将固定约束条件应用在骨盆上附着点，会更符合实际情况。此外，应该采用非零型边界条件（如用于模拟咳嗽事件的压力载荷）来驱动所模拟的现象发生。在图 19–8 中，蓝色箭头符号表示模拟过程中单个步长时可能的载荷矢量。例如，胎儿头部与肛提肌接触（分娩）。

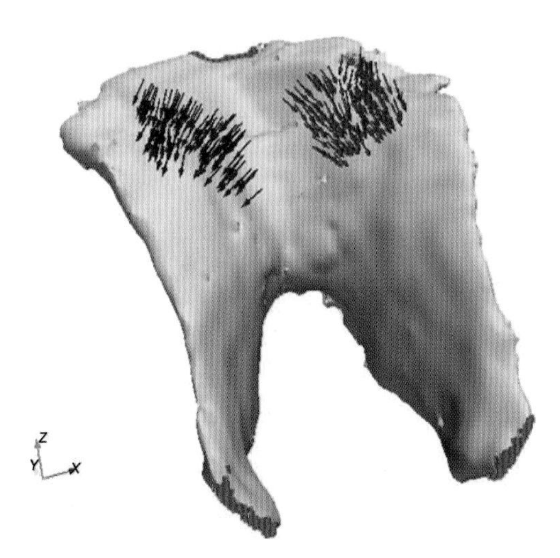

图 19–8　肛提肌模型中可能的载荷和固定约束条件。

19.4.3　仿真结果

控制方程的具体求解策略往往取决于所采用方法是静态还是动态的。对于静态的情形，形成可用线性方程组描述的系统，且只需求解每个节点或粒子的位移。通过更新载荷条件，可以使用一系列静态载荷条件下的数值解来生成与伪时间相关事件的结果。动态问题需要用到显式或隐式的时间积分。在时间积分中，事件发生的总时间被离散化为小的时间步。而在每个时间步长内，需要计算每个节点或粒子的位移。采用时间显式积分时，单个时间步长内的计算很方便，但为了能得到稳定的数值解，时间步长必须非常小。虽然时间隐式积分每个时间步长内的计算量比较大，但在较大时间步长下，计算往往也是稳定的。

在仿真结果中，通常对材料自身的位移并不感兴趣。相反，感兴趣的是材料的变形量，因为它表征了材料拉伸和弯曲的程度。

19.5　结果分析

患者个性化的计算方法已被证明有助于理解女性阴道分娩期间盆底肌肉发生的变形。使用基于 MRI 灰度数据的手动分割标签图像所创建的仿真模型，Hoyte 和 Krysl 的模拟结果[1]表明，胎儿头部通过产道时肛提肌的耻骨内脏肌部分的拉伸比可以超过 3（图 19–9 和图 19–10）。

模拟结果显示，最大拉伸区域主要位于肛提肌的远端和前部，对应肛提肌复合体的耻骨内脏肌部分。这些发现与

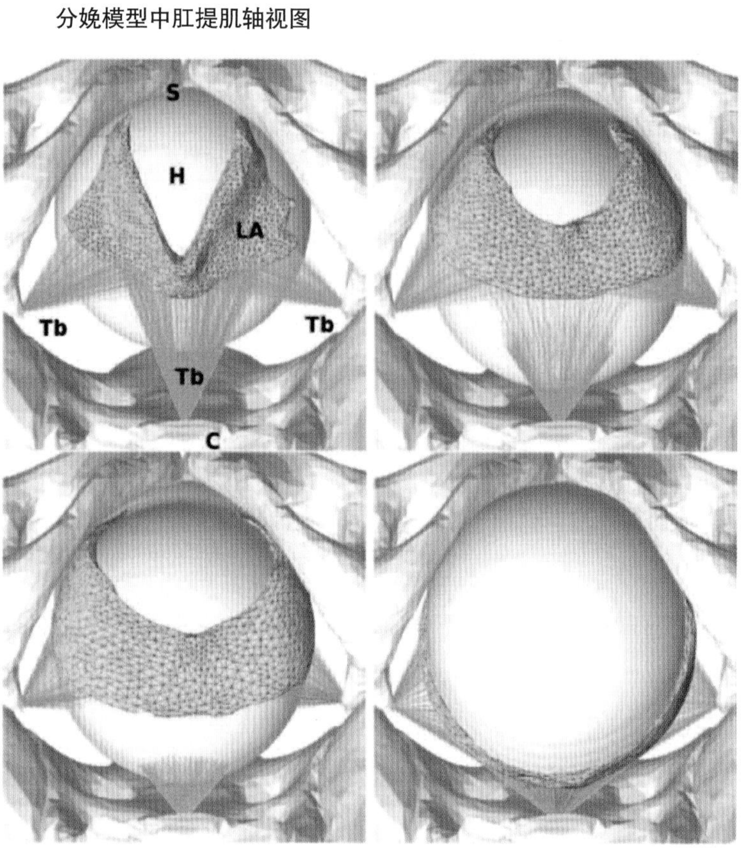

分娩模型中肛提肌轴视图

S H LA Tb Tb Tb C

图 19-9 计算分析模拟阴道分娩胎头运动。上部：左——胎头（H）位于坐骨棘上方，右——胎头与肛提肌（LA）接触，肛提肌开始变形。下部：左——胎头着冠，右 - 胎头刚好通过肛提肌孔隙（最大拉伸）。图示为耻骨联合（S），胎头（H），尾骨（C），肌肉附着部位（Tb）。

20%的初产妇MRI检查所观察到的肛提肌破坏区域相一致[28]，如图19-11所示，A处是左侧肛提肌附着处撕裂。

通过计算机仿真，验证了附着体刚度对肌肉拉伸的影响，其中肛提肌的最终平衡态是由肌肉附着体（图19-12）的两个不同刚度值来确定的。结果表明，肛提肌拉伸比会随着附着体刚度的增加而增加（与Petr Krysl的私人交流）。这个发现很重要，众所周知，为了适应妊娠过程，女性盆底和其他组织的材料特性会发生改变，正如本文前面章节中详细讨论的那样，也就是胶原单元的刚度会降低。胶原附着体刚度减小会导致肛提肌拉伸性能减弱，因此可以降低与分娩相关的肛提肌损伤的风险（图19-12）。

这类计算方法也被应用在研究膀胱膨出中顶端支持的重要性等方面。DeLancey在本书前面的章节中详细描述

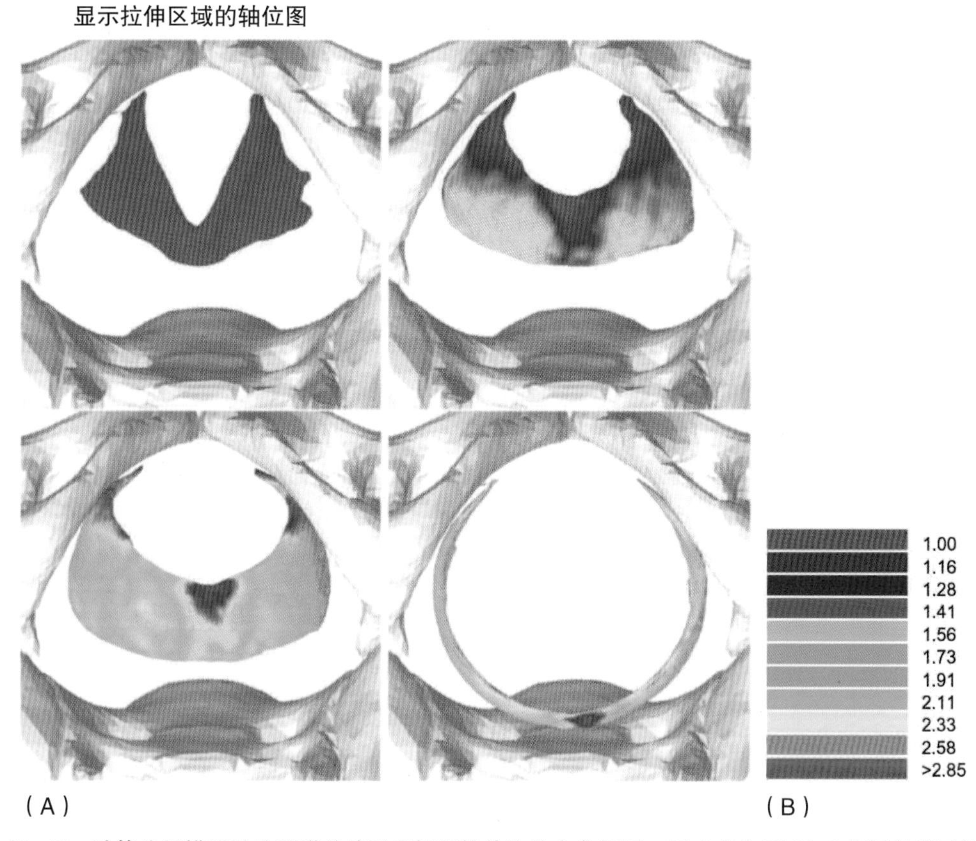

图 19–10　计算分析模拟胎头阴道分娩时肛提肌拉伸比分布色标图。图 A 为与图 19–9 相同的单元体，图 B 为拉伸比的颜色图标。

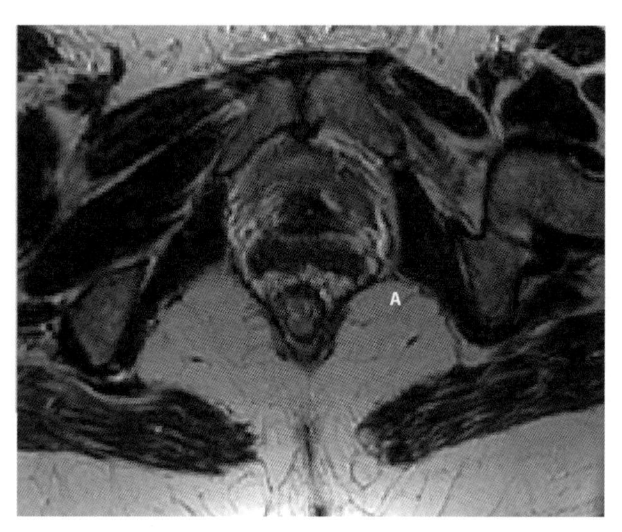

图 19–11　阴道分娩产妇左侧肛提肌撕裂（ A 处 ）轴位图。

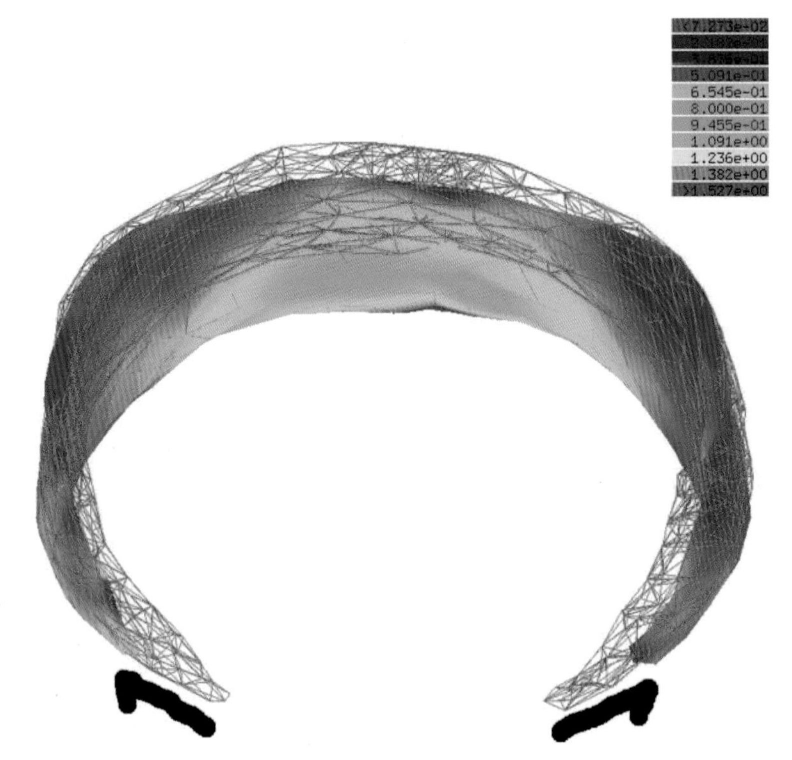

图 19-12 最大拉伸时肛提肌的最终平衡态。线框渲染图是附着体刚度值较大时的结果，而色彩渲染图对应附着体刚度减少 5 倍时的结果。

了这项进行中的工作。

（张小军译，苗娅莉校）

参考文献

[1] L. Hoyte, M.S. Damaser, S.K. Warfield, G. Chukkapalli, A. Majumdar, D.J. Choi, A. Trivedi, P. Krysl, Quantity and distribution of levator ani stretch during simulated vaginal childbirth, Am. J. Obstet. Gynecol. 199 (2) (2008) 198.e1–198.e5.

[2] J.R. Cebral, R. L€ohner, From medical images to anatomically accurate finite element grids, Int. J. Numer. Methods Eng. 51 (8) (2001) 985–1008.

[3] M. Caon, Voxel-based computational models of real human anatomy: a review, Radiat. Environ. Biophys. 42 (4) (2004) 229–235.

[4] T. Bardyn, M. Reyes, X. Larrea, P. Bchler, Influence of smoothing on voxel-based mesh accuracy in micro-finite element, in: K. Miller, P.M.F. Nielsen (Eds.), Computational Biomechanics for Medicine, Springer, New York, 2010, pp. 85–93.

[5] G. Taubin, A signal processing approach to fair surface design, in: Proceedings of the 22nd Annual Conference on Computer Graphics and Interactive Techniques, SIGGRAPH 095, ACM, New York, 1995, pp. 351–358.

[6] V. d'Otreppe, R. Boman, J.-P. Ponthot, Generating smooth surface meshes from multi-region medical images, Int. J. Numer. Methods Biomed. Eng. 28 (6–7) (2012) 642–660.

[7] I. Braude, J. Marker, K. Museth, J. Nissanov, D. Breen, Contour-based surface reconstruction using {MPU} implicit models, Graph. Model.

69 (2) (2007) 139–157.

[8] T.J.R. Hughes, The Finite Element Method, Dover, Mineola, NY, 2000.

[9] S. Ji, J.C. Ford, R.M. Greenwald, J.G. Beckwith, K.D. Paulsen, L.A. Flashman, T.W. McAllister, Automated subject-specific, hexahedral mesh generation via image registration, Finite Elem. Anal. Des. 47 (10) (2011) 1178–1185.

[10] B. Couteau, Y. Payan, S. Lavalle, The mesh-matching algorithm: an automatic 3D mesh generator for finite element structures, J. Biomech. 33 (8) (2000) 1005–1009.

[11] L. Baghdadi, D.A. Steinman, H.M. Ladak, Template-based finite-element mesh generation from medical images, Comput. Methods Prog. Biomed. 77 (1) (2005) 11–21.

[12] M. Bucki, C. Lobos, Y. Payan, A fast and robust patient specific finite element mesh registration technique: application to 60 clinical cases, Med. Image Anal. 14 (3) (2010) 303–317.

[13] W.K. Liu, Y. Chen, S. Jun, J.S. Chen, T. Belytschko, C. Pan, R.A. Uras, C.T. Chang, Overview and applications of the reproducing kernel particle methods, Arch. Comput. Meth. Eng. 3 (1) (1996) 3–80.

[14] T. Belytschko, Y.Y. Lu, L. Gu, M. Tabbara, Element-free Galerkin methods for static and dynamic fracture, Int. J. Solids Struct. 32 (17–18) (1995) 2547–2570. A Symposium on the Dynamic Failure Mechanics of Modern Materials in Memory of Professor J. Duffy.

[15] T.J. Liszka, C.A.M. Duarte, W.W. Tworzydlo, hp-meshless cloud method, Comput. Methods Appl. Mech. Eng. 139 (14) (1996) 263–288.

[16] J. Dolbow, T. Belytschko, An introduction to programming the meshless element free Galerkin method, Arch. Comput. Meth. Eng. 5 (3) (1998) 207–241.

[17] J.-S. Chen, C. Pan, C.-T. Wu, Large deformation analysis of rubber based on a reproducing kernel particle method, Comput. Mech. 19 (3) (1997) 211–227.

[18] M. Doblaré, E. Cueto, B. Calvo, M.A. Martínez, J.M. Garcia, J. Cegoñino, On the employ of meshless methods in biomechanics, Comput. Methods Appl. Mech. Eng. 194 (68) (2005) 801–821.

[19] K.C. Wong, L. Wang, H. Zhang, H. Liu, P. Shi, Meshfree implementation of individualized active cardiac dynamics, Comput. Med. Imaging Graph. 34 (1) (2010) 91–103.

[20] H. Liu, P. Shi, Meshfree representation and computation: applications to cardiac motion analysis, in: C. Taylor, J. Alison Noble (Eds.), Information Processing in Medical Imaging, Lecture Notes in Computer Science, vol. 2732, Springer, Berlin, 2003, pp. 487–498.

[21] Z.Y. Johnny, G.R. Joldes, A. Wittek, K. Miller, Patient-specific computational biomechanics of the brain without segmentation and meshing, Int. J. Numer. Methods Biomed. Eng. 29 (2) (2013) 293–308.

[22] R.R. Basava, J.-S. Chen, Y. Zhang, S. Sinha, U. Sinha, J. Hodgson, R. Csapo, V. Malis, Pixel based meshfree modeling of skeletal muscles, in: Y.J. Zhang, J.M.R.S. Tavares (Eds.), Computational Modeling of Objects Presented in Images: Fundamentals, Methods, and Applications, Lecture Notes in Computer Science, vol. 8641, Springer, New York, 2014, pp. 316–327.

[23] J.B. Alford, D.C. Simkins, R.A. Rembert, L. Hoyte, Patient-specific modeling in urogynecology: a meshfree approach, Comput. Model. Eng. Sci. 98 (2014) 129–149.

[24] T. Belytschko, W.K. Liu, B. Moran, Nonlinear Finite Elements for Continua and Structures, Wiley, New York, 2000.

[25] X. Li, J.A. Kruger, M.P. Nash, P.M. Nielsen, Effects of nonlinear muscle elasticity on pelvic floor mechanics during vaginal childbirth, J. Biomech. Eng. 132 (11) (2010). Article number 111010.

[26] D. Jing, J.A. Ashton-Miller, J.O. DeLancey, A subject-specific anisotropic visco-hyperelastic finite element model of female pelvic floor

stress and strain during the second stage of labor, J. Biomech. 45 (3) (2012) 455–460.

[27] P. Martins, E. Pea, B. Calvo, M. Doblar, T. Mascarenhas, R. Natal Jorge, A. Ferreira, Prediction of nonlinear elastic behaviour of vaginal tissue: experimental results and model formulation, Comput. Meth. Biomech. Biomed. Eng. 13 (3) (2010) 327–337. PMID: 20146131.

[28] J.O. DeLancey, R. Kearney, Q. Chou, S. Speights, S. Binno, The appearance of levator ani muscle abnormalities in magnetic resonance images after vaginal delivery, Obstet. Gynecol. 101 (1) (2003) 46–53.

第 20 章　盆腔器官脱垂生物力学

20.1　盆腔器官脱垂简介

盆腔器官脱垂是在腹压、重力和惯性力的共同作用下，一个或多个盆腔器官从肛提肌裂孔（levator hiatus）为代表的潜在孔隙膨出所形成的一种疝。肛提肌裂孔的前部是耻骨，而两侧和朝向骨盆的后部则是尾部的肛提肌（见第 2 章）。肛提肌的一个重要功能是在正常和剧烈活动期间保持肛提肌裂孔的关闭，只有在排尿或排便时这些肌肉才会舒张，以便机体排泄物通过。盆腔器官脱垂发展的一个促成因素似乎是肛提肌特定部分的损伤，这往往发生在产妇第一次阴道分娩时（有关回顾请参阅[1]）。本章我们将探索可能导致盆腔脱垂发生的生物力学因素和机制，以便更好地了解盆腔器官脱垂，提升临床治疗效果。

20.2　应用系统分析评价盆腔器官脱垂的生物力学因素

一般可以采用系统分析方法来分析可能导致盆腔器官脱垂的生物力学相互作用因素（图 20-1）。此方法需考虑系统的输入和输出，首先将该系统视为一个我们知之甚少的黑匣子（black box）问题。我们用一个简单的矩形来表示黑匣子，输入和输出到黑匣子，从而完成工程师所说的框图，进而演示该系统。例如，如果系统的输入是“x”，输出是“y”，则可以通过检查 y 如何随 x 变化来定义黑匣子的内容。如果观察到 y 简单地与 x 成正比，则 y/x 的比率可以定义为“k”，其中 $y=kx$。因此，通过考虑黑匣子的输入和输出之间的关系，我们可以推断黑匣子中各部分的功能。盒子中各部分内容实际上可能会以非线性的方式起作用，如 $1/k^2$，甚至表现出随时间变化的趋势。无论如何，通过将整个系统分解成逻辑子部分，每个逻辑子部分由一个“较小的”黑匣子表示，进而分析每个较小黑匣子的输入和输出之间的关系。最后，我们可以将这些子部件重新组装成系统框图，以此显示系统每个子部件之间的相互关系。图 20-1 可以清楚地看到腹压、大气压、肛提肌运动、肛提肌裂孔大小、组织特性和由此产生的盆腔器官脱垂程度之间的函数关系。

我们的工作假设在腹压升高的情况下，肛提肌不再能够保持肛提肌裂孔的关闭，就会发生盆腔器官脱垂。这种闭合功能的丧失可能是由于某些肛提肌[2]

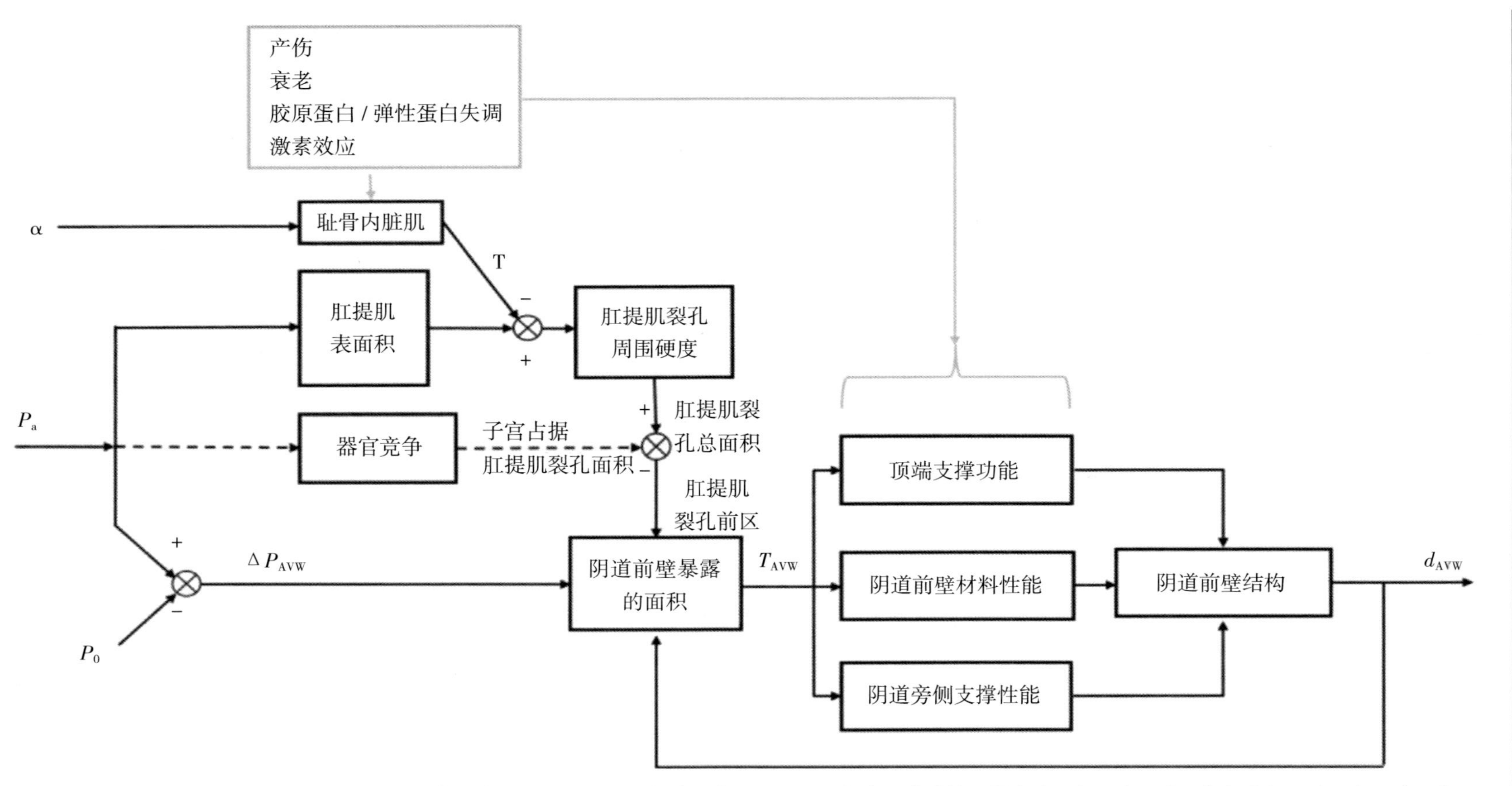

图 20-1　膀胱膨出发病机制的概念模型。支撑系统的输入包括耻骨内脏肌收缩强度（α）（阴道壁的屈服张力 T）、腹压（P_a）和大气压（P_o）。腹压作用于肛提肌表面，从而增加阴道壁的屈服张力，并帮助确定裂孔总面积。它还可以推动子宫部分进入肛提肌裂孔（虚线），阴道前壁远端通过剩余的肛提肌裂孔间隙，并暴露在压差（ΔP_{AVW}）中。阴道前壁（anterior vaginal wall,AVW）远端中产生的张力（T_{AVW}）对其顶端和阴道旁支撑施加张力，有助于确定所产生的阴道前壁膨出大小（d_{AVW}）。产伤、衰老、胶原蛋白 / 弹性蛋白失调和激素效应都会影响特定结构的特性。（图片引自 L.Chen, J.A.Ashton-Miller, J.O.Delancey, A 3D finite element model of anterior vaginal wall support to evaluate mechanisms underlying cystocele formation.J.Biomech。42（10）（2009）1371–1377）

的损伤而引起的。例如，阴道分娩时，一侧或两侧肛提肌撕脱，或者由于衰老而使肛提肌失去了力量。一旦肛提肌裂孔不再保持关闭，阴道的远端就会暴露在腹压和外部大气压之间的压差中。这是一个正反馈循环。因此，由压差在阴道壁形成的张力，向下拉动支撑阴道顶端的子宫主韧带和子宫骶韧带，上述韧带悬吊支撑子宫和阴道上部(见第 2 章)，从而导致子宫顶端和阴道上部下降。这种顶端下降会导致较长的阴道壁暴露在压差中，压差进而造成更大的阴道壁张力和顶端支撑上更大的牵引载荷（向下），直到系统达到新的平衡状态。然而，如果阴道壁及其支撑组织长时间处于不正常的张力状态，这种新的平衡并不一定是稳定的状态。这种不正常的张力可能会引发组织适应和重塑：这会拉长阴道壁和顶端支撑，进一步增加暴露在压差中的阴道部分，导致更大的顶端下降，最终造成更严重的脱垂。

20.3　应用生物力学模型深入了解盆腔器官脱垂的发病机制

据说，“能够设计出简单但令人回味的模型才是伟大科学家的标志，而设计出过度精细且参数繁杂的模型往往是平庸的标志。”[3] 虽然这是一项涉及统计模型的陈述，但这种观点也适用于用来研究特定生物学机制的生物力学模型。

概括来讲，建立盆腔器官脱垂力学模型，首先我们选择一名正常解剖结构的健康女性，通过 MRI 扫描进行盆腔检查，以重建骨盆解剖的 3D 模型。然后，根据已知的盆底结构及其相关的解剖学知识，进行一系列简化和假设，研发盆底支撑系统的简化表示法。我们将组织材料特性分配给不同的支撑结构，并设定盆底载荷条件。然后，用常规方法对生物力学模型方程进行数值求解。接下来，将模拟载荷条件下的组织变形与在盆腔器官脱垂患者中观察到的变形进行比较，以验证模型假设所造成的解剖变形是否与临床上的相似。验证之后，可以使用这种模型进行虚拟的“假设”实验，以测试某些功能和结构假设。当发现这样的模型有不足之处时，就可以研发更精确的模型。因此，由于缺乏盆腔器官脱垂机制的模型，我们从一个简单的 2D 建模方法开始，尽管知道这样会有一定的局限性，但仍然可能提供有用的见解。

20.3.1　膀胱膨出的 2D 矢状面模型

临床数据显示，阴道前壁脱垂与肛提肌损伤密切相关[2]，因而我们第一个生物力学模型，旨在检测肌肉和结缔组织支撑受损对阴道前壁脱垂的一级影响[4]。阴道前壁脱垂或膀胱膨出是最常见的脱垂形式。该模型中，我们通过识别 4 个功能组件，并将他们囊括进一个简单的 2D 矢状对称集总参数模型，简化精炼阴道前壁支撑系统（图 20–2）。该模型的 4 个关键部件包括可变形和可拉伸的阴道前壁，由耻骨内脏肌（也称

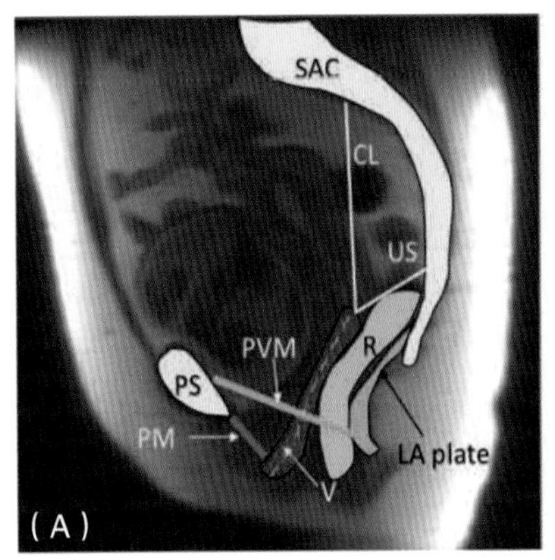

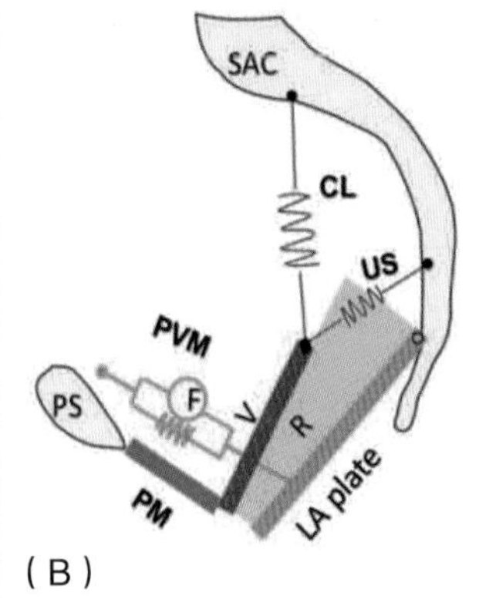

(B)

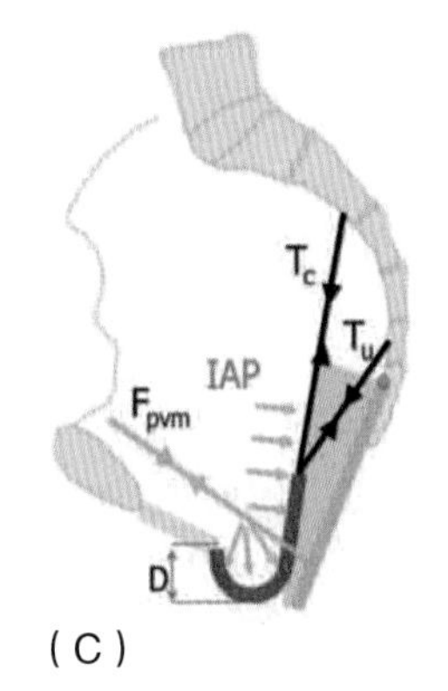

(C)

图 20-2　2D 矢状对称集总参数模型。图 A 为在 MRI 正中矢状面上追踪或投影的建模元素。图 B 为生物力学集总参数模型。耻骨内脏肌（pubovisceral muscle，PVM）建模描述为与主动力发生器并联的弹簧。图 C 为盆底肌肉支撑缺陷和部分阴道壁暴露于腹压（浅灰色箭头）的骨盆底载荷。图示为耻骨联合（PS）；骶骨（SAC）；会阴膜（PM）；肛提肌板（LA plate）；直肠（R）；阴道（V）；主韧带弹簧（CL）；子宫骶韧带弹簧（US）；膀胱（B）；子宫（UT）；腹压（IAP）；耻骨内脏肌在骨盆侧壁投射和提肌板上的起始点之间产生的张力（F_{pvm}）；主韧带产生的张力（Tc）；骶韧带产生的张力（Tu）；阴道壁下降最低点，模拟中以会阴膜为脱垂测量参考点（D）。注意阴道顶部的下降和阴道壁的膨出。（图片引自 L. Chen，J.A.Ashton-Miller，Y.Hsu，J.O.L.Delancey，Interaction among apical support, levatorani impairment, and anterior vaginal wall prolapse，Gynecol.108（2006）324-332.）

为耻骨尾骨肌[1]）提拉和控制的硬性肛提肌板，两个被动弹簧代表支撑阴道顶部的子宫主韧带和子宫骶韧带。假设阴道前壁、耻骨内脏肌和顶端支撑体的力与伸长量呈指数关系，根据现有文献[5, 6]即$F = C_1 \times \left(e^{C_2 \times \left(\frac{l-l_0}{l_0}\right)} - 1\right)$，其中 C_1 和 C_2 为材料性质参数，l 为当前长度，l_0 为初始长度。结构损伤可建模表述为材料（C_1）刚度的降低。

为了模拟 Valsalva 动作对阴道前壁施加分散的腹压。如图 20-2C 所示，随着腹压的升高，肛提肌板被向后向下推向更垂直的方向，阴道前壁被推出肛提肌裂孔后膨出，阴道顶部被下拉。模型行为与在磁共振图像上观察到的最大 Valsalva 行为非常匹配，从而有助于验证模型（图 20-3）。

然后，我们设计了耻骨内脏肌和顶端支撑有不同程度损伤的模型，以研究预估不同损伤组合对阴道前壁形变的影响（图 20-4）。模型模拟表明，在某种程度上，正常肌肉可以代偿受损的结缔组织功能，反之亦然。但只有当两个系统都损伤时，才能预测阴道前壁脱垂。

注释：1. 解剖学术语列出了这部分肛提肌的耻骨尾骨肌，是基于比较解剖学而非功能而创造的术语。我们更喜欢描述为耻骨内脏肌，因为它更准确地反映了耻骨和骨盆内脏之间的肌肉连接。由于这两个术语在不同的时间被用在插图中，我们并没有将我们的使用局限于一个术语。

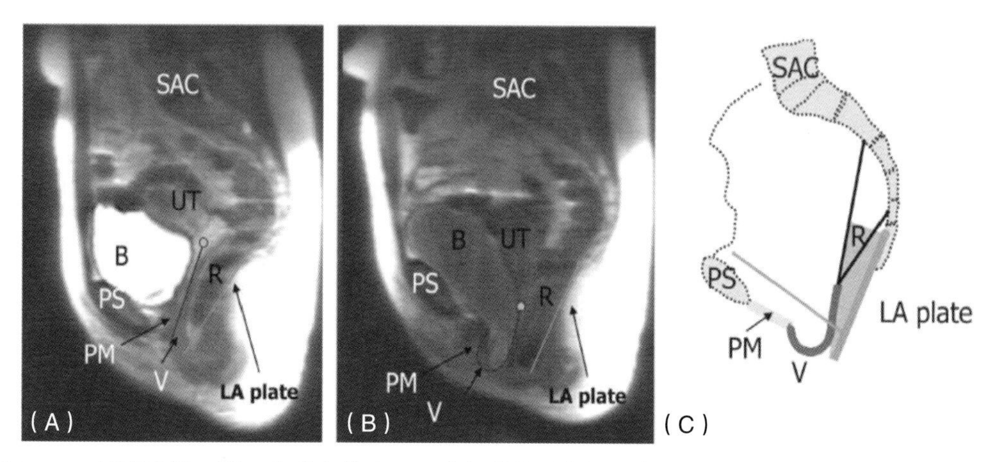

图 20-3　模型验证。图 A 为静息状态下正中矢状位磁共振图像；图 B 为最大 Valsalva 动作正矢状位磁共振图像；图 C 为具有与图 B 相似配置的样本模型模拟结果。图示为耻骨联合（PS）；骶骨（SAC）；会阴膜（PM）；肛提肌板（LA plate）；直肠（R）；阴道（V）；膀胱（B）；子宫（UT）。（Copyright Biomechanics Research Lab，University of Michigan，2006）

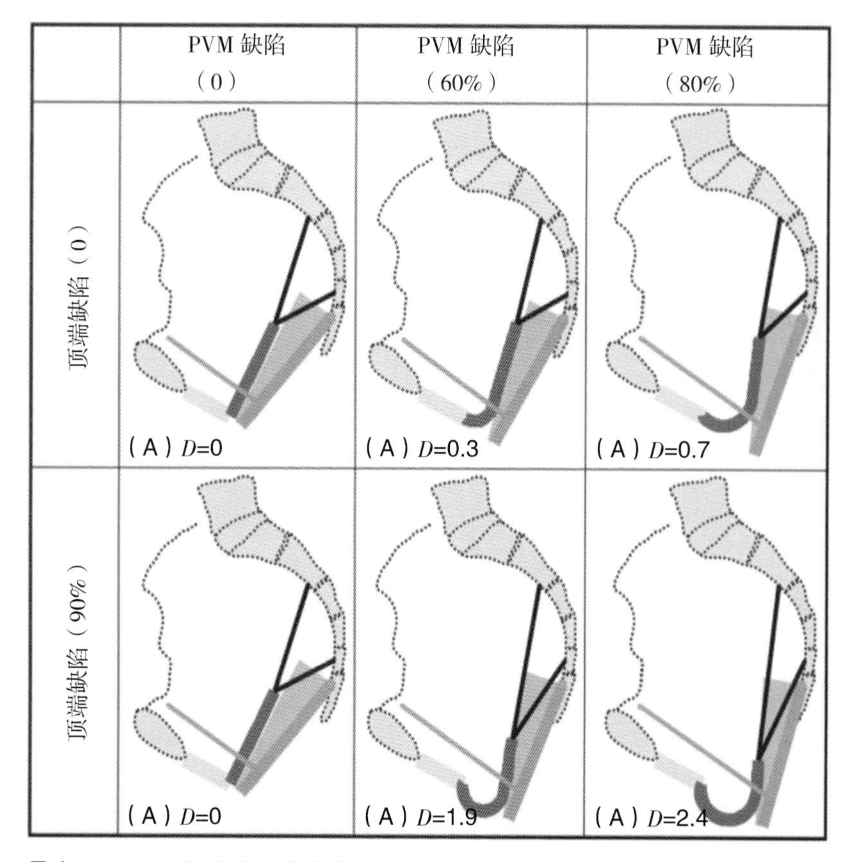

图 20-4　最大 Valsalva 实验时阴道前壁及其支撑系统的变形模拟模型，伴有不同程度的耻骨内脏肌 (PVM)、子宫主韧带和子宫骶韧带损伤（以百分比表示）。变量 D 表示测量脱垂的大小，从会阴膜末端到阴道壁最低点的下降量。（Copyright Biomechanics Research Lab，University of Michigan，2006）

该模型有助于针对肌肉/结缔组织相互作用开展有效的系统研究，可将盆腔器官脱垂女性的肛提肌异常与罹患结缔组织异常联系起来。每个功能组件都以其最简单的形式建模，使模型集中刻画最基本的元素及其功能。然而，这仅代表中线功能，因此我们需要开展进一步工作，添加模型中缺少的支撑系统的其他重要部件，其中包括阴道侧面附着到盆腔侧壁的阴道旁支撑。

20.3.2 膀胱膨出的 3D 有限元模型

为了解决 2D 模型的主要局限性，即缺少盆腔侧壁阴道旁附着物，不能研究不对称的肛提肌损伤，以及无变形肛提肌板和直肠，我们研发了一个 3D 有限元模型。假设检验有诸如肌肉支撑、顶端缺陷和阴道旁缺陷等膀胱膨出形成的影响因素[7]。

首先，我们通过磁共振扫描静息状态下的一名健康未产妇，建立代表阴道前壁支持系统的特定受试者 3D 几何模型。在 3 个平面（轴位、矢状位和冠状位）中进行手动分割都需要考虑到更准确地刻画盆腔器官、肛提肌及连接的筋膜和韧带。然后将 3D 容积模型导入 Imageware（13.0 版本；Siemens Product Lifecycle Management Software Inc., 2008），以生成简化的平滑图像。然后将此模型导入 ABAQUS，生成有限元网格，定义边界条件和结构之间的连接，并根据文献中提供的数据确定为超弹性组织属性。最后，对模型进行数值求解，预测腹压负荷增加时的变形（图 20–5 和图 20–6）。

值得一提的是，我们使用了迭代过程来评估和改进我们在模型中所做的假设。例如，由于阴道旁支撑很难在 MRI 上可视化，因此必须根据专家的功能解剖学知识对阴道旁支撑的图像做出假设。我们将这些假设放入模型中，并测试其有效性，然后细化这些假设，直到模型在腹压增加时的行为与动态 MRI 上观察到的变形之间达到融合（图 20–7）。在后来的研究中也使用了类似的迭代过程，例如，在 Rau[8]、Rubod[9] 和 Cosson[10] 的生物力学模型中用来评估关于结缔组织功能解剖学的假设。

为了模拟膀胱膨出的形成，我们设置了 3D 模型来模拟各种支撑部件（即子宫主韧带和子宫骶韧带、阴道旁支撑体和耻骨内脏肌）的损伤，方法与 2D 模型中使用的相似。膀胱膨出的大小对最大腹压、受损结构（肛提肌、顶端结缔组织、阴道旁结缔组织、阴道壁），以及单部位与多部位损伤敏感（图 20–8）。多个部位的损伤（肌肉损伤和系膜结缔组织损伤，包括顶端和阴道旁）会导致更严重的膀胱膨出，这一发现与我们在更简单的 2D 模型中发现的结果相似[4]。

尽管该模型仍然是真实性的简化图像，简化了几何形状、材料特性和加载条件，但这个阴道前壁支撑系统的 3D 有限元模型具有更逼真的解剖几何形状，并再现了与患者动态 MRI 上看到的膀胱膨出相似的逼真情况。与 2D 模型相比，该模型提供了阴道前壁支撑系统的更多元素，因此有可能分析更多潜在

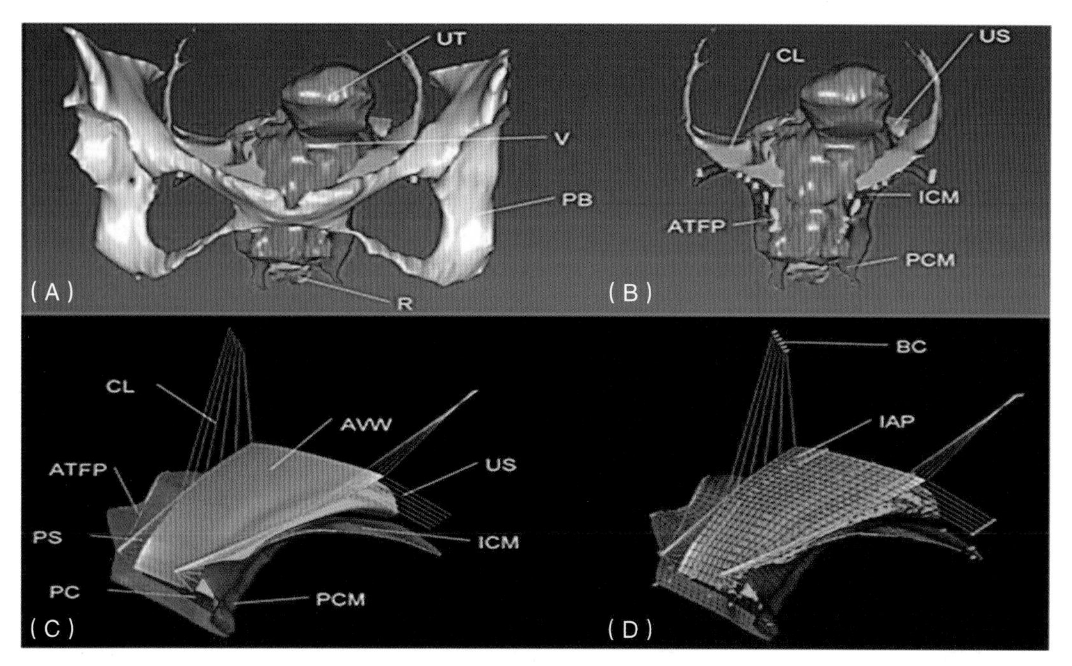

图 20-5　模型开发。图 A 为包括耻骨在内的前支撑系统的 3D 容积再现模型；图 B 为没有耻骨的 3D 容积再现模型；图 C 为几何简化的表面模型；图 D 为有网格、边界条件（橙针代表韧带和肌肉起点，固定在耻骨和骨盆侧壁）和腹压载荷的 3D 有限元模型。耻骨（PB）；子宫（UT）（不包括在表面模型中）；阴道（V）；直肠（R）；主韧带（CL）；子宫骶骨韧带（US）；盆筋膜腱弓（ATFP）；髂骨尾骨肌（ICM）；耻骨尾骨肌（PCM）；阴道前壁（AVW）；后腔室（PC）；阴道旁支持（PS）；腹压（IAP）。（图片摘自 L.Chen，J.A.Ashton-Miller，J.O.Delancey，A 3D finite element model of anterior vaginal wall support to evaluate mechanisms underlying cystocele formation.J.Biomech.42(10)(2009)1371-1377.）

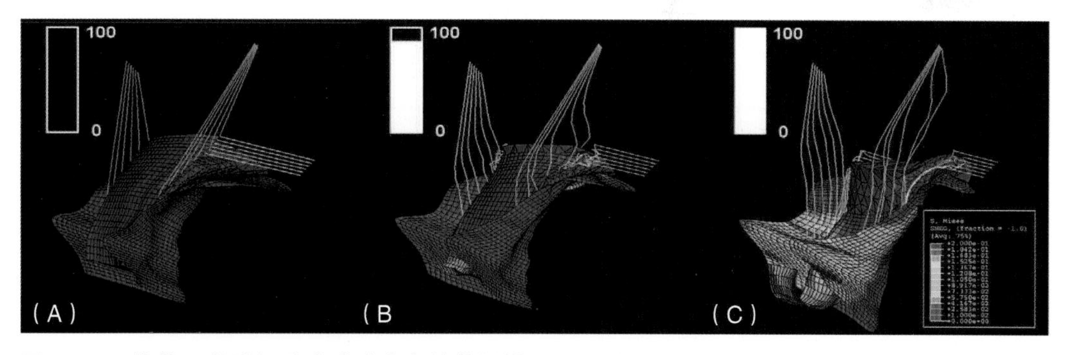

图 20-6　载荷逐渐增加造成膀胱膨出的范例模型，左前 3/4 视图。该模型中设定 60% 肛提肌损伤，50% 顶端和阴道旁支撑损伤。彩色图显示不同区域的应力分布，蓝色表示低应力区域，红色表示高应力区域。左上角的方框显示腹压（纵坐标），随着时间的推移，对应于上述 3 种情况腹压从 0 增加到 100 cmH_2O。（图片摘自 L.Chen，J.A.Ashton-Miller，J.O.Delancey，A 3D finite element model of anterior vaginal wall support to evaluate mechanisms underlying cystocele formation. J.Biomech.42(10)(2009)1371-1377.）

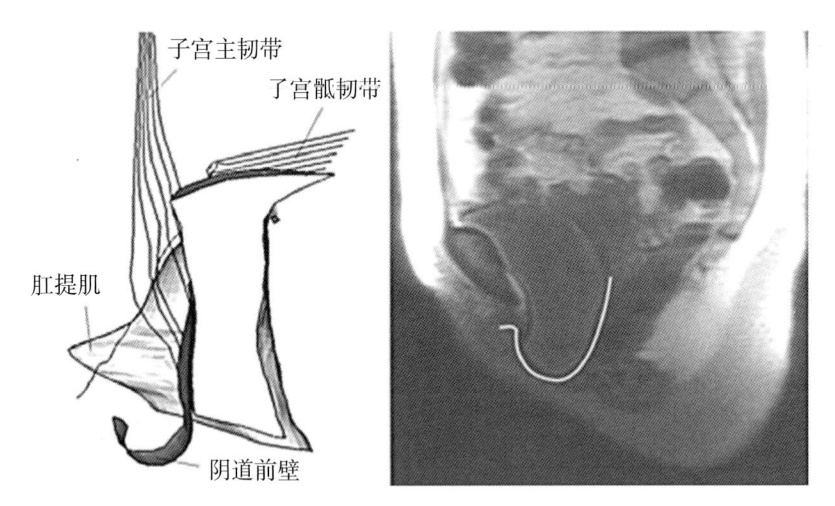

图 20-7 模型验证。左图：模型生成的模拟结果，右图：显示临床上动态 MRI 一帧中看到的膀胱膨出形成。（图片摘自 L.Chen,J.A.Ashton-Miller,J.O.Delancey.A 3D finite element model of anterior vaginal wall support to evaluate mechanisms underlying cystocele formation.J.Biomech.42(10)(2009)1371−1377.）

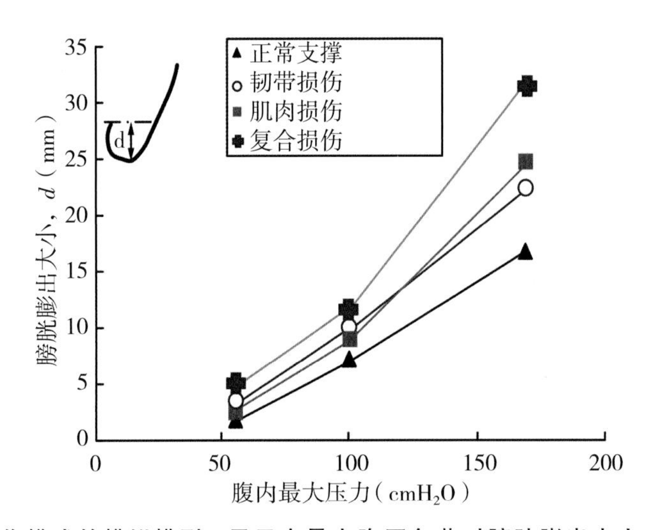

图 20-8 不同损伤模式的模拟模型，显示在最大腹压负荷时膀胱膨出大小。（摘自 L.Chen, J.A.Ashton-Miller, J.O.Delancey.A 3D finite element model of anterior vaginal wall support to evaluate mechanisms underlying cystocele formation.J.Biomech.42（10）（2009）1371−1377.）

的失效机制。基于模拟结果，我们开发了概念模型，提供一个研究范式，有助于系统地研究肌肉、结缔组织和阴道前壁之间的相互作用（如前所述）。而且，与 2D 模型类似，我们尽可能简单地表示每个功能元素，以获取所研究系统的本质行为。

20.3.3 盆底多腔室模型和脱垂

阴道前壁支撑系统的 3D 有限元模型为探索膀胱膨出的潜在病理力学机制

提供了有价值的方法[7]。然而，我们仍然不清楚的是，后腔室脱垂、直肠膨出是如何以及为什么形成的，前后腔室脱垂之间是否存在相互作用。为了解决这些问题，我们研发了 3D 有限元多腔室模型[11]，该模型可以根据盆腔前腔室和后腔室结构支撑系统的特殊损伤而发展为膀胱膨出和 / 或直肠膨出。特别令人感兴趣的是，该模型不仅可以研究导致直肠膨出的因素，还可将结果与观察到的女性患者临床表现进行比较。此外，一些接受膀胱膨出修复的女性在手术后出现新的直肠膨出，导致这类手术失败的原因普遍未知。因此，我们试图评估该模型在腹压升高的情况下，模拟直肠膨出与阴道前壁相互作用的能力。

更详细的盆底 3D 几何模型是从我们最初的 3D 模型[12]发展而来的，现在已包含 23 个结构。阴道壁、肛提肌和其他盆底结构经简化和抬高，形成平滑的表面。然后，将简化模型导入 ABAQUS，生成用于模拟脱垂的结构网格。该模型中，我们还根据最近的体内顶端支撑拉力试验更新了材料属性[13]。

详细评估并完善盆底结构的起点、终点和连接，直到该模型能够模拟直肠

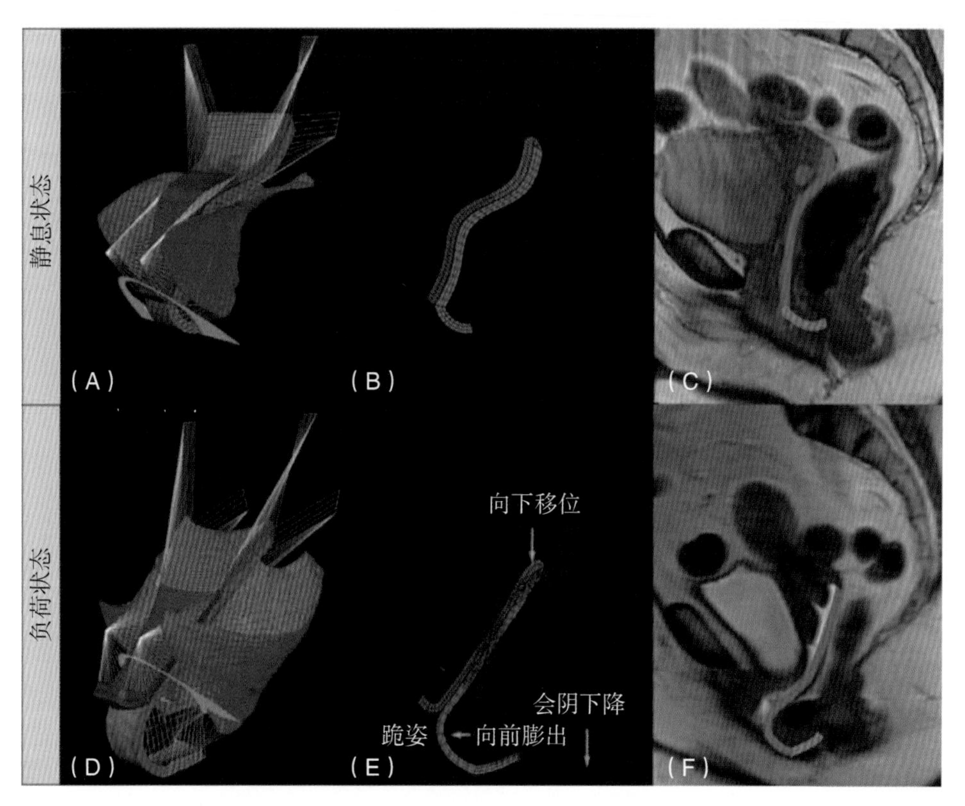

图 20-9　直肠膨出模型，静息状态图 A 和负荷状态（图 D）的左侧 3/4 视图。图（B）显示静止状态下正中矢状位模型。在图 E 中，直肠膨出可呈现“跪姿”、向下移位、向前突出和会阴下降。静态 MRI（图 C）和“应力 MRI”（图 F）阴道后壁轮廓为蓝色，会阴体轮廓为棕色。（图片摘自 J. Luo, L. Chen, D.E. Fenner, J.A. Ashton-Miller, J.O.A. DeLancey, Multi-compartment 3-D finite element model of rectocele and its interaction with cystocele,, J. Biomech. 48（9）（2015）1580-1586.）

膨出的发生，具有向下位移、向前膨出和会阴下降的特征，以及与3D应力MRI中所见相匹配的“跪姿”轮廓（图20-9）。

该多腔室模型包含了结构更复杂的后腔室，从而拓展了以前的模型，可模拟后腔室脱垂或直肠膨出。图20-10显示腹压和顶端支撑改变对直肠膨出程度的生物力学影响。此外，现在利用多腔室模型，系统量化腔室与膀胱膨出的相互作用，从而可以评估所谓的器官竞争，进而拓展已发表的盆底计算模型。器官竞争是前腔室和后腔室之间的力学相互作用，它决定了一个或另一个或两个腔室均脱垂。这在临床上很重要，因为如果外科医生在修复了某些女性膀胱膨出后，则由于膀胱膨出不再出现，无法阻塞裂孔，因此就会发生直肠膨出。同样，当外科医生修复直肠膨出后，却发现膀胱膨出也会发生。模型模拟（图20-11和图20-12）证明了这种经验性的临床观察确实可以发生。例如，在图20-11中，对于肛提肌和顶端支撑保持相同的模拟条件，增加后部支撑（从A到B），这很可能发生在后腔室修复之后，直肠膨出程度明显减小，但膀胱膨出程度会增加。这个模型有助于我们理解在什么情况下，一个腔室可以阻挡另一个腔室

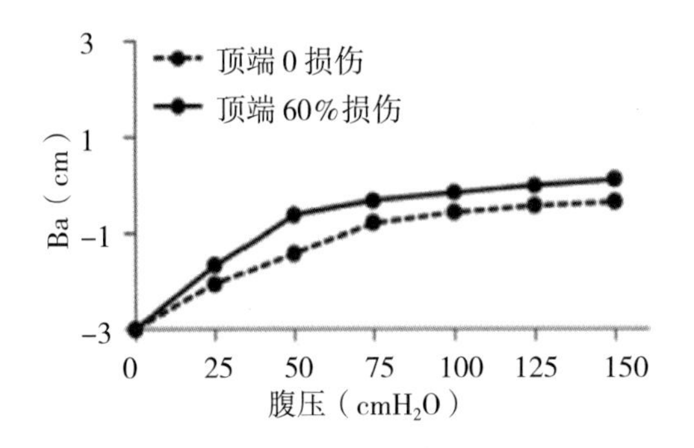

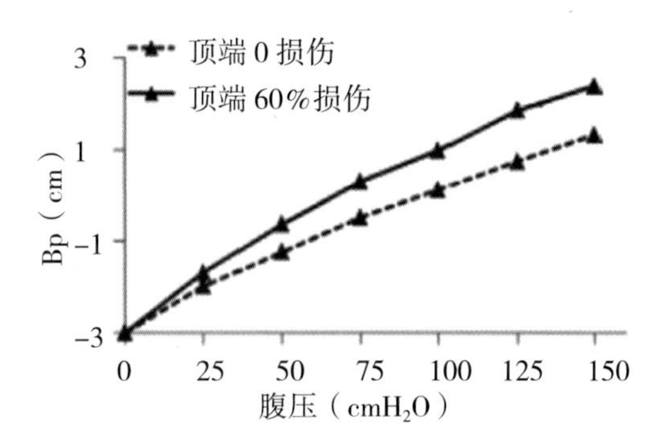

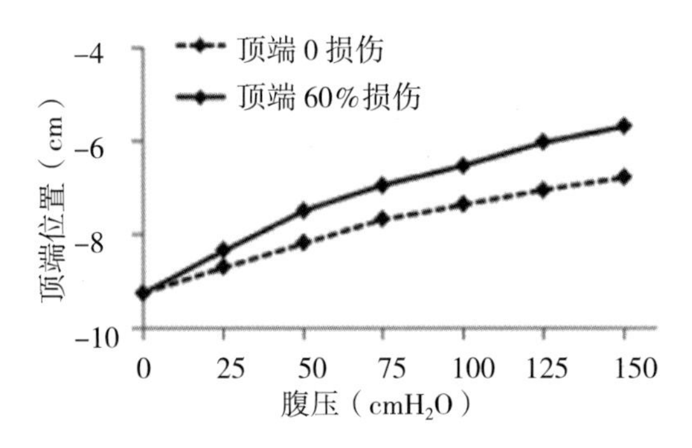

图20-10 预测脱垂大小模型图。取决于腹压和顶端损伤，其中肛提肌损伤20%，后腔室支撑损伤85%，无前腔室损伤。（图片摘自J. Luo, L. Chen, D.E. Fenner, J.A. Ashton-Miller, J.O.A. DeLancey, Multi-compartment 3-D finite element model of rectocele and its interaction with cystocele,J. Biomech. 48（9）（2015）1580-1586.）

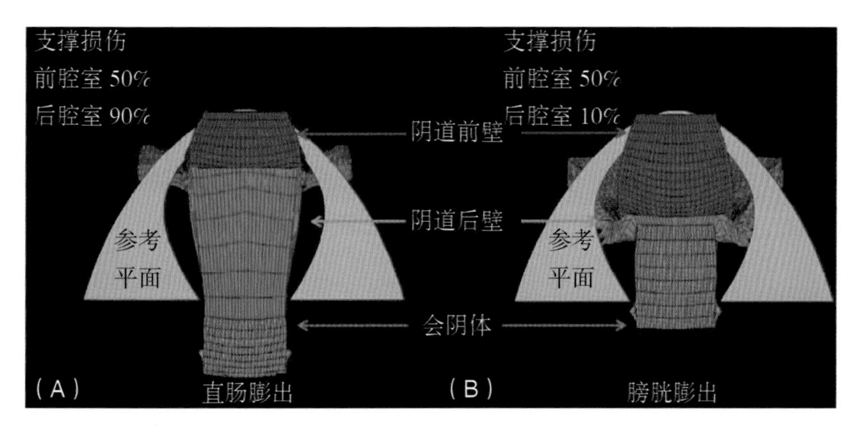

图 20-11　模拟结果仰视图显示：当后腔室损伤减少时，前腔室所发生的情况，就像在 140 cmH_2O 条件下手术修复后一样，肛提肌损伤 50%，顶端支撑损伤 80% 和前腔室支撑损伤 50%。图 A 为模型产生的直肠膨出（Ba=-1，BP=1 cm），后腔室支撑力受损 90%。图 B 为后腔室支撑损伤减少到 10%，尽管前腔室支撑刚度没有改变，但仍会发生膀胱膨出（Ba=0，BP=-2 cm）。（图片摘自 J. Luo, L. Chen, D.E. Fenner, J.A. Ashton-Miller, J.O.A. DeLancey, Multi-compartment 3-D finite element model of rectocele and its interaction with cystocele, J. Biomech. 48（9）（2015）1580-1586.）

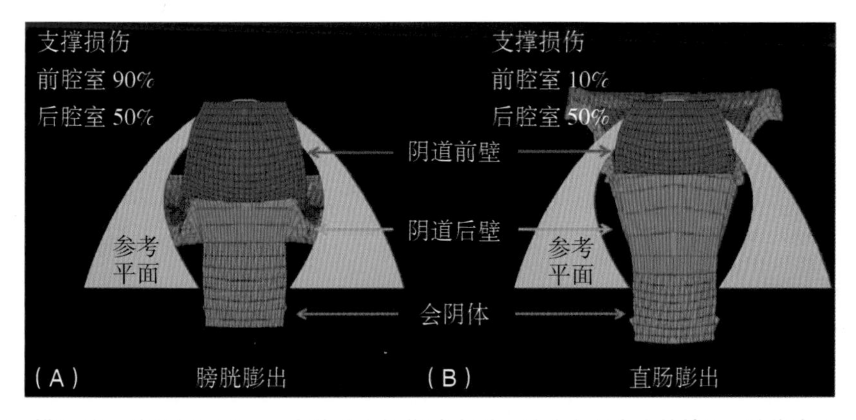

图 20-12　模拟结果的仰视图显示：当前腔室损伤减少时，后腔室所发生的情况，就像在 140 cm H_2O 条件下手术修复后一样，肛提肌损伤 50%，后腔室支撑损伤 50%。图 A 为模型生成的膀胱膨出（Ba=1，BP=-1 cm），前腔室支撑为 90%。图 B 为随着前腔室支撑损伤减少到 10%，尽管后腔室支撑刚度没有改变，直肠膨出仍会形成（BA=0，BP=1 cm）。（图片摘自 J. Luo, L. Chen,D. E. Fenner, J.A. Ashton-Miller, J.O.A. DeLancey, Multi-compartment 3-D finite element model of rectocele and its interaction with cystoceleJ. Biomech. 48（9）（2015）1580-1586.）

的脱垂。

20.4　讨论

本章所介绍的简单和复杂的生物力学模型，从生物力学的角度有助于提高我们对盆腔器官脱垂的认识。虽然我们可能重点关注是那些特定的盆腔器官脱垂（如参考文献 [14]），但还是能通过模型看到脱垂的致病因素。我们的方法是将盆腔器官及其肌肉、结缔组织支撑体视为单个系统中相互关联的组成部分。我们依靠详细的结构解剖和横断面图像回顾，以及仔细记录的临床证据和基本的生物力学理论来指导我们选择模型中的候选组件。然后，利用模型来验证临床相关的假说。这些模型中的假设是基于我们当时对功能解剖学的最好理解。我们小心翼翼地对照临床数据来验证我们的模型，并在必要时改进我们的假设，以便模型行为与在患者中看到的相匹配。我们的经验是，制作模型通常会向我们展示以往假设不正确的地方，有时会促使我们回溯尸体解剖或组织学上的真实情况，这有助于更好地理解其结构和功能。

我们从最简单的2D模型开始，以便了解和获取脱垂最重要的组件及其交互作用。然后，我们分析了2D模型预测中缺失组件的影响，以确定必须对第一代3D模型进行哪些改进才能获取到这些行为。最后，建立了一个更复杂的多腔室模型来研究直肠膨出的力学行为及其与膀胱膨出的相互作用。较简单的模型具有较少的组件和较少的交互。这种模型更容易在数值上开发和求解，也更容易验证。然而，它们仍然可以提供重要的见解，帮助我们更好地理解疾病机制的主要影响因素。只有当假设和研究问题超出了简单模型获取问题行为的能力时，才会开发出更复杂的模型。

值得注意的是，我们还在模型中应用了简化的载荷条件。促使脱垂发展的排出压力由三部分组成。第一个是由从盆底到横膈膜的液柱高度表示的静水压力。虽然站立时的水平约为平躺时的两倍[15]，与第二个分量相比，它的绝对值相对适中。第二个分量是由膈肌和腹壁肌肉收缩产生的腹压，如在举重时的腹压[16]。在运动员用伸出手指做俯卧撑时，这种压力可以达到400 mmHg[17]，但通常在Valsalva动作时约为100 cmH_2O，在咳嗽或打喷嚏时约为140 cmH_2O。第三个分量是盆底惯性产生的压力，盆底惯性压力会减慢腹部内容物的尾侧运动，一般在跑步或跳跃落地时达到峰值。事实上，跳伞着陆不正确与盆底肌肉撕脱有关，可能是由于着陆前膝盖没有足够弯曲而造成惯性负荷过大。由于我们的模型只是为了模拟重现磁共振检查时的Valsalva动作，到目前为止，模型只考虑了腹压的上升，而没有考虑惯性力。

在这类生物力学模型中，表征和正确建模组织的本构特性是另一个挑战和关键步骤。除了利用传统的离体小样本单轴拉伸试验所特有的材料特性外[18-20]，我们已经开始在较新的模型中纳入来自在体原位测试的数据[13]。尽管如此，我们不得不对我们模型中使用的材料属性做出简化的假设，到目前为止，我们只考虑了各向同性的超弹性行为。纤维方向对盆底软组织行为的影响在某些情况下是值得考虑的，但更多的情况下可能是次要的影响。虽然一些模拟只显示了脱垂程度在单个时间点上的微小变化，但我们必须记住，考虑到组织滞后和依赖时间的黏弹性行为（包括蠕变），这种微小的变化可能会随着多年的重复载荷而放大。为了更好地评估这些影响，还需要进一步研究，包括肛提肌随时间变化的材料特性的影响，尤其是被动结缔组织的作用。

虽然生物力学建模已经帮助我们在理解脱垂机制方面取得了进展，但仍有很多不清楚的地方。首先，缺乏许多盆底组织在生理载荷条件下的体内行为数据，这构成了一个重大的挑战。另一种方法是使用反向有限元建模方法，根据在妇女体内观察到的载荷和变形关系来估计组织特性。然而，逆过程的解并不总是唯一的，特别是当基础的有限元模型变得过于复杂时。其次，疾病过程的自然历史可能长达几十年，因此需要未来的工作来阐明组织如何在更长的时间内适应结构损伤，肥胖如何影响机体，以及衰老过程如何与疾病过程相互作用。

20.5　总结

有人说“所有的模型都是错误的，但有些是有用的”[21]。当然，我们盆底支撑系统的生物力学模型是对现实的简化，它们只是和潜在的假设一样有一定价值。然而，正如我们已经看到的，简单的模型可以提供有用的视角和方法，有助于解释、预测和理解盆底许多结构组件之间的复杂相互作用。这些模型已经表明，阴道壁组织不需要有任何先天的问题才能发展成脱垂，这在我们开始这项工作时是一个普遍的假设。相反，模型显示，当损伤影响肛提肌维持裂孔关闭的能力时，至少会出现某些形式的脱垂。这样的认识对指导未来针对脱垂的治疗是有意义的。

（王领、吴江译，
吴江、苗娅莉校）

参考文献

[1] J.A. Ashton-Miller, J.O.L. DeLancey, On the biomechanics of vaginal birth and common sequelae, Ann. Rev. Biomed. Eng. 11 (2009) 163–176.

[2] J.O.L. DeLancey, D.M. Morgan, D.E. Fenner, R. Kearney, K. Guire, J.M. Miller, H. Hussain, W. Umek, Y. Hsu, J.A. Ashton-Miller, Comparison of levator ani muscle defects and function in women with and without pelvic organ prolapse, Obstet. Gynecol. 109 (2007) 295–302.

[3] G.E.P. Box, Science and statistics, J. Am. Stat. Assoc. 71 (1976) 791–799.

[4] L. Chen, J.A. Ashton-Miller, Y. Hsu, J.O.L. DeLancey, Interaction among apical support, levatorani impairment, and anterior vaginal wall prolapse, Obstet. Gynecol. 108 (2006) 324–332.

[5] K.D. Bartscht, J.O.L. Delancey, A technique to study the passive supports of the uterus, Obstet. Gynecol. 72 (6) (1988) 940–943.

[6] H. Yamada, Strength of Biological Materials, Waverly Press, Inc., Baltimore, Maryland, USA, 1970. pp. 205–270.

[7] L. Chen, J.A. Ashton-Miller, J.O. DeLancey, A 3D finite element model of anterior vaginal wall support to evaluate mechanisms underlying cystocele formation, J. Biomech. 42 (10) (2009) 1371–1377.

[8] G.V. Rao, C. Rubod, M. Brieu, N. Bhatnagar, M. Cosson, Experiments and finite element modeling for the study of prolapse in the pelvic

floor system, Comput. Methods Biomech. Biomed. Engin. 13 (3) (2010) 349–357.

[9] C. Rubod, P. Lecomte-Grosbras, M. Brieu, G. Giraudet, N. Betrouni, M. Cosson, 3D simulation of pelvic system numerical simulation for a better understanding of the contribution of the uterine ligaments, Int. Urogynecol. J. 24 (2013) 2093–2098.

[10] M. Cosson, C. Rubod, A. Valley, V.J.F. Witz, P. Dubois, M. Brieu, Simulation of normal pelvic mobilites in building an MRI-validated biomechanical model, Int. Urogynecol. J. 24 (1) (2013) 105–112.

[11] J. Luo, L. Chen, D.E. Fenner, J.A. Ashton-Miller, J.O.A. DeLancey, Multi-compartment 3-D finite element model of rectocele and its interaction with cystocele, J. Biomech. 48 (9) (2015) 1580–1586.

[12] J. Luo, J.A. Ashton-Miller, J.O.L. DeLancey, A model patient. Female pelvic anatomy can be viewed in diverse 3-dimensional images with a new interactive tool, Am. J. Obstet. Gynecol. 205 (2011) 391.e1–391.e2.

[13] J. Luo, T.M. Smith, J.A. Ashton-Miller, J.O. DeLancey, In vivo properties of uterine suspensory tissue in pelvic organ prolapse, J. Biomech. Eng. 136 (2) (2014) 021016.

[14] Z.W. Chen, P. Joli, Z. Feng, M. Rahim, N. Pirro, M. Bellemare, Female patient-specific finite element modeling of pelvic organ prolapse (POP), J. Biomech. 48 (2015) 238–245.

[15] D.M. Morgan, G. Kaur, Y. Hsu, D.E. Fenner, K. Guire, J. Miller, J.A. Ashton-Miller, J.O. DeLancey, Does vaginal closure force differ in the supine and standing positions? Am. J. Obstet. Gynecol. 192 (5) (2005) 1722–1728.

[16] I.A.F. Stokes, M. Gardner-Morse, S. Henry, Intra-abdominal pressure and abdominal wall muscular function: Spinal unloading mechanism, Clin. Biomech. 25 (2010) 859–866.

[17] N. Eie, Load capacity of the low back, J. Oslo City Hosp. 16 (1966) 73–98.

[18] B. Gabriel, C. Rubod, M. Brieu, B. Dedet, L. de Landsheere, V. Delmas, M. Cosson, Vagina, abdominal skin, and aponeurosis: do they have similar biomechanical properties? Int. Urogynecol. J. 22 (2011) 23–27.

[19] G. Rivaux, C. Rubod, B. Dedet, M. Brieu, B. Gabriel, M. Cosson, Comparative analysis of pelvic ligaments: a biomechanics study, Int. Urogynecol. J. 24 (2013) 135–139.

[20] C. Rubod, M. Brieu, M. Cosson, G. Rivaux, J.C. Clay, L. de Landsheere, B. Gabriel, Biomechanical properties of human pelvic organs, Urology 79 (4) (2012) 968.e17–968.e22.

[21] G.E.P. Box, N.R. Draper, Empirical Model Building and Response Surfaces, John Wiley & Sons, New York, NY, 1987.

第21章　分娩生物力学模拟

21.1　引言

妊娠和分娩是一个复杂的过程。由于激素水平和其他压力源的变化，妊娠本身似乎对盆底功能有特定的影响，而分娩也增加了患盆底功能障碍的风险。母婴解剖学变化和分娩的动态过程是进行正确分娩管理的关键。相当多的妇女阴道分娩会造成盆底肌肉的严重创伤[1,2]。老年盆底疾病发病率的增加与结缔组织损伤、肌肉过度拉伸、肌肉撕脱程度，以及分娩期间阴部神经和尿道或肛门括约肌损伤有关[1,3]。一些研究结果显示：超声[4]和MRI能够详细评估盆底肌肉缺陷[57]和肛门括约肌损伤，其中第二产程延长、胎儿体重和头围等可能是危险因素[8–10]。

如果母体处于病理状态则不鼓励在分娩过程中做Valsalva动作和推压腹部助产（如高血压危象，严重心脏疾病或脑血管畸形），或因胎儿发育不良导致胎儿窘迫的情况下，辅助/器械阴道助产可能是一种替代选择。充分暴露胎头后，可使用产钳或胎吸（真空吸引器）阴道助产，将胎儿娩出，产钳比胎吸更有效，但也更容易导致阴道和肌肉撕裂伤[11–14]。

2D和3D超声可客观测量分娩期间胎儿下降，因此可预测阴道分娩的成功率[15,73]，在分娩过程中可以评估胎头的方位和角度[16]。此外，经阴唇正中矢状位图像可用于确定产妇分娩过程中胎头和母体的解剖学标志，如胎头最宽径线及其相对于耻骨下缘的运动和位移[16]。沿产道方向胎头下降未低于耻骨下缘，枕横位或枕后位是预后不良的征象。最后，经腹部超声可用于评估在胎吸助产前胎吸器械放置的位置[17]。

MRI可评估第二产程动态变化，在开放式磁体中可获取动态矢状位影像，以追踪胎儿的基本运动[18]、子宫收缩模式及肌肉的拉伸和压缩[19]。然而，迄今为止，真实的分娩力学现象及其对盆底的影响已通过计算机模拟得到了证实[20–23]。有趣的是，耻骨尾骨肌的拉伸比为3.26[24]，比最大的非损伤性拉伸比高出217%。第二产程盆底肌肉的激活可能是胎儿下降的障碍，并增加了损伤风险[25,26]；支配肛门括约肌的会阴神经分支应力可能达到33%，并造成永久性损伤[27]；胎头形状和较大的直径会增加骨盆底肌肉过度拉伸和损伤的风险[20]；阴道分娩时胎头屈曲可能会促进分娩并保护盆底[26]。

21.2 分娩力学

能否成功分娩取决于子宫收缩力、胎儿解剖结构及母体骨盆之间的复杂相互作用。正常分娩分为三个阶段：第一阶段是从分娩开始到宫颈完全扩张，第二个阶段是胎儿通过骨盆腔和子宫颈，第三个阶段是胎盘娩出期。子宫收缩所产生的排出力强度、腹压、骨盆的大小和形状，以及胎儿的大小和位置，决定了阴道分娩的结局。

子宫收缩活动的特征表现为宫缩的频率、强度和持续时间。宫缩时子宫内压可达到 8 kPa[2]，但在产妇屏气或腹压过程中可高达 19 kPa[28]。适当的子宫收缩模式增加阴道分娩成功可能。如果子宫颈消失并扩张，胎头会正确下降，否则会导致产瘤（头皮水肿）和胎头颅骨重叠。后者也可能与头盆不称有关，头盆不称可以是绝对的也可以是相对的（当胎儿位置不正或胎头姿势异常时）。本质上，分娩是沿着阻力最小的路线进行的，也就是说，通过将分娩部位调整至可达到的最小直径来适应最有利的产道尺寸和轮廓。与分娩有关的真（小）骨盆形状会影响产道的直径[29]，这实际上可能会导致不同的胎儿入盆方式，从而改变分娩过程。

尽管产科磁共振骨盆测量法可用于孕妇[30,31]，但常用的方法是对骨盆直径进行临床评估（图 21-1）。骨盆入口

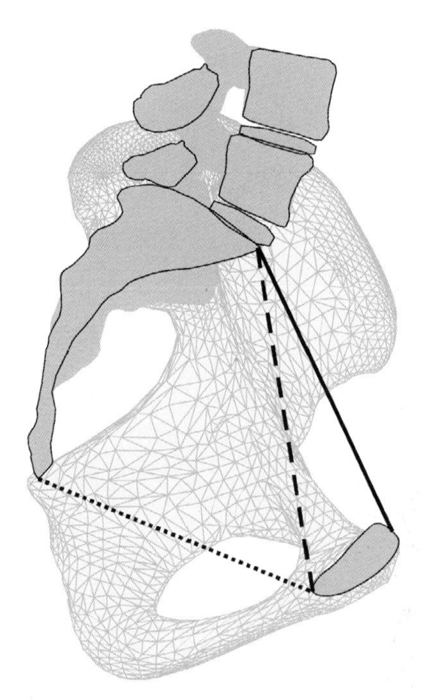

图 21-1 骨盆入口平面和骨盆出口平面径线。骨盆入口平面和出口平面测量值是胎头和胎体在通过骨盆时必须经过的径线。骨盆入口平面真结合径是从骶骨岬到耻骨联合上缘（实线）的距离，而对角径是到耻骨联合下缘的距离（虚线）。骨盆出口平面径线测量耻骨联合下缘到尾骨之间的距离（点线）。

平面（或真结合径）是骨盆的一个重要解剖标志，以骨盆上周长（骶骨岬、弓状线、髂耻线、耻骨联合上缘）为界。从骶骨岬到耻骨联合上缘的距离，通常≥ 11 cm（图 21–1 实线）。对角径是评估骨盆入口平面最容易和最常使用的径线，正常情况下测量值为≥ 11.5 cm，即骶骨岬至耻骨联合下缘的距离（图 21–1 虚线）。当这些径线中的任何一个小于正常值时，入口则被认为是狭小的。根据其形状，有四大类情况可导致真骨盆前后径、对角径和横径异常[32]（图 21–2），这些可限制胎儿的位置和基本运动。例如，类人猿型骨盆（图 21–2B）的下周长形状不规则，似乎常常与枕后位阴道分娩有关。

在分娩第二阶段中，根据母体坐骨棘来确定胎头下降的位置，以此来测量胎头下降的进程，坐骨棘水平被定义为中点（零点位置）。与胎儿有关的其他变量也会影响分娩过程，如胎儿的大小、方向和体位、位置、姿势（头部俯屈或仰伸）、头部位置（最常见的是枕前位）和颅骨尺寸（头围）[33]。

胎儿头部通过产道时包括 7 种基本动作（图 21–3）：衔接、下降、俯屈、内旋转、仰伸、外旋转和胎儿娩出。

衔接是指胎先露最大直径达到骨盆入口平面以下水平，是一个重要的临床预后标志，因为它表明骨性骨盆足够大。下降是指胎先露通过骨盆的运动，这个过程是通过腹部触诊和阴道检查来确定直到可在阴道口看到胎先露。一旦下降的胎头遇到盆底软组织产生的阻力，由

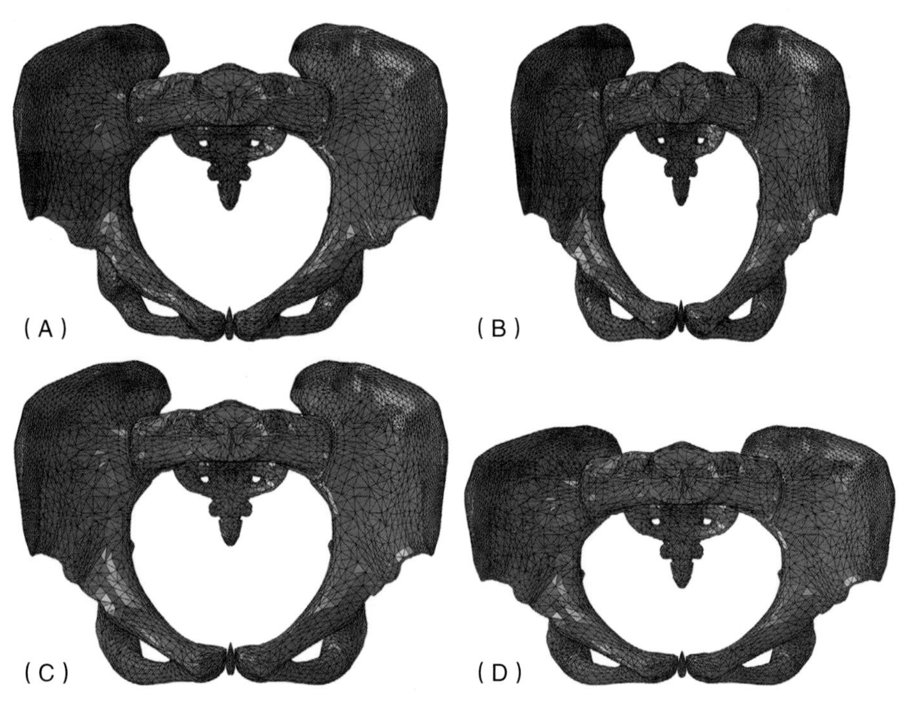

图 21–2　骨性骨盆的形状。按照骨盆入口平面的径线和形态将骨盆分为不同类别，分别为男性型（图 A）、类人猿型（图 B）、女性型（图 C）和扁平型骨盆（图 D）。

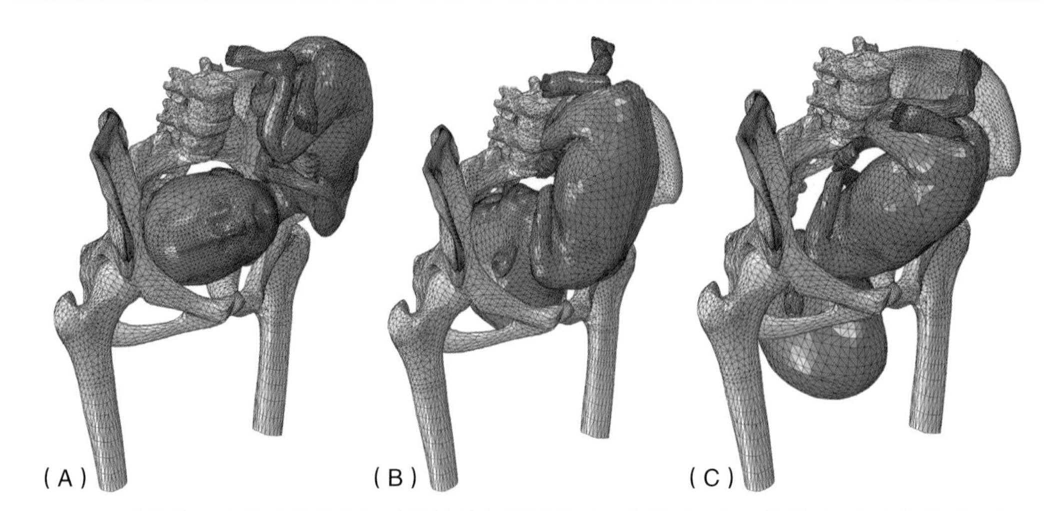

图 21-3　分娩第二阶段胎儿基本运动的计算机模拟结果。衔接（A）、旋转（B）和仰伸（C）。

于骨盆的形状，在胎头下降的过程中胎头被动俯屈。尽管胎头向胸部的俯屈始于分娩开始，但在分娩过程中通常仅在此阶段才发生完全俯屈。充分和完全的胎头俯屈应呈现胎头最小直径——枕下前囟径（suboccipito-bregmatic diameter，SOBD）——9.5 cm，以最佳姿势通过骨产道。当胎头下降时，胎儿的枕骨向耻骨联合方向旋转，因此胎儿最宽的部分通过骨盆最宽的部分。每次宫缩时，骨性骨盆和盆底肌肉将引导胎儿头部，待头部娩出后，旋转约 45°，使胎儿背部和肩部重新对齐（外旋转）。一旦肩膀自耻骨联合下方娩出，剩下的身体就很容易通过（娩出），至此第二产程结束。

分娩的第二阶段在胎儿头部和阴道壁之间产生很高的压力，因此盆底肌肉和神经均发生很大程度的拉伸。这些压力通常会导致身体和功能的永久性改变，由于盆底功能明显减弱可能导致尿失禁或盆腔器官脱垂。Viktrup 等认为产程时长、胎儿头围、会阴切开术和新生儿出生体重是产后压力性尿失禁的危险因素[34,35]。

难产可能是由无效宫缩、头盆不称、异常胎方位、巨大儿、产妇体位调整和准备不足等所致[36,37]。先前的研究认为当胎头处于高直位时，异常（难产）分娩率为 12%-34 %[38,39]。这种情况下通常需要紧急剖宫产、胎吸或产钳分娩，但这可能会导致母婴创伤[36,73]。尽管研究认为有难产史的妇女在第二次分娩时发生难产比率更高，但第一次分娩时的功能性和机械性难产似乎更为普遍。

21.3　分娩的计算机模拟

目前正在深入研究利用骨盆骨骼和软组织的几何和材料特性进行计算机模拟，以及建立演示分娩行为的精确本构模型[40-42]。这些计算机模拟的最终目的是阐明整个分娩过程。由于计算机模拟能够预测骨盆软组织和胎头将承受和发生的应力和应变，故可作为一种临床辅助工具来分析和解释特定受试者病例的复杂分娩。因此，临床医生可以利用受试者的实时输入信息及整个分娩过程中的生物力学知识，更好地准备和调整分娩过程。

建模不仅要考虑结构的几何形状，还要考虑其机械性能——黏弹性，一种各向同性的机械响应，或（类似）不可压缩性[43]。有限元方法是模拟女性骨盆最常用的方法之一，通过将结构的连续体离散为离散数量的较小“元素”，将复杂元素行为建模为矩阵结构分析。

21.3.1　分娩模拟的数值模型

如本章前面所述，分娩过程涉及胎儿通过产道的许多复杂运动[44]。基本运动只能作为理解分娩机制的粗略指南。到目前为止，与分娩相关的肌肉或神经软组织损伤被认为是女性盆底功能障碍的主要原因[5]，但确切的损伤机制仍不确定。在这种情况下，数值模型可评估阴道分娩对盆底肌肉的影响[20,45,46]。

然而，为了更好地理解分娩的影响，首先必须了解骨性骨盆（尺寸和形状）和胎头的解剖结构，这可以指导分娩[47]。基于此种意义，Liu 等使用胎儿骨盆指数来确定骨盆是否大于胎儿，反之亦然。作者使用计算机断层骨盆测量和胎头超声图像来研发模型，但是并未得到关于骨盆骨骼细节的信息[48]。Buttin 及其同事提出了一种基于 MRI 的生物力学模型，该模型将胎儿视为一个刚体，由于子宫是分娩过程中必不可少的器官，故该模型包括子宫[49]。作者分别在两个不同阶段模拟子宫和腹肌收缩产生的压力。在第一阶段，发现胎儿在旋转过程中，其下降距离非常小（1 mm）；而在第二阶段，胎儿在子宫颈方向上位移 20~22 mm。基于此，作者得出结论，即使将胎儿视为刚体进行模拟也可能获得子宫几何结构的正确形变。

同样，Lien 等利用一名 34 岁健康未产妇的 MRI 建立了一个数值模型，同时将胎儿头部视为球体[24]。这项研究的目的是预测阴道分娩期间肛提肌的伸展情况。作者发现，耻骨尾骨肌的最内侧部分在阴道分娩期间发生拉伸相关损伤的风险最大，拉伸率为 3.26。2013 年，Buttin 及其同事开发了另一个非常完整的模型（包括胎儿、子宫、腹部和骨盆）以模拟分娩的第二阶段。他们报告称胎头移位基本上发生在冠状 / 矢状轴上，且胎头位移的速度非线性[50]。

2012 年，Yan 等重点分析了不同形态肛提肌对分娩第二阶段的影响[51]。结果表明，肌肉厚度增加、盆底周长减小和肌肉轴向跨度延长可以增加盆底的最大拉伸。通过立体摄影测量技术观察分娩第二阶段会阴变形情况，通过手会阴保护技术，在会阴变形期间最高的组织应变为横向，且比最高组织前后应变高 4 倍以上。这些结果强调使用手会阴保护技术可减少会阴撕裂伤的相关性[52]。最近，其他作者使用初产妇妊娠期磁共振扫描获得的骨盆系统几何结构，输入来自理想化解剖重建而非真实受试者盆底肌肉的 MRI 信息，通过改变胎儿头部的大小来进行模拟[53]。

分娩第一阶段比第二阶段和第三

阶段加起来的时间要长得多。初产妇宫颈口完全扩张可能需要 20 h，而经产妇女则不到 1 小时。这种巨大的差异可能是由于每位女性个体差异所致，如年龄和种族等。只有少数研究结果显示分娩第一阶段可能对盆底有影响[55-57]。而大多数的数值模拟研究集中在分娩第二阶段，且研究结果主要集中在评估盆底变形方面。肛提肌的耻骨内脏肌部分可能是第二阶段结束时拉伸率最大的部位[20,24]，且拉伸率可能与胎头大小成正比。图 20-4 显示肛提肌位移，当胎儿垂直位移 100 mm 时耻骨尾骨肌后部发生更大的撕脱。

考虑到胎先露衔接后，胎儿下降，遭遇子宫颈壁和盆底肌肉的阻力后胎头俯屈，Parente 等探讨了胎头俯屈对阴道分娩时盆底应力和受力的影响。该研究表明，当头部俯屈程度最大时所致的盆底肌肉受力最低。头部俯屈不良时所致的最大受力值是胎儿头部完全俯屈时的两倍以上，提示阴道分娩时胎儿头部俯屈可能有助于分娩和保护盆底[26]。在另一篇论文中，作者分析了胎儿枕后位通过产道时导致的盆底拉伸和变形[58,59]，如预期所示，与正常位置相比，胎位不正将产生更高的拉伸值（枕后位为 1.73，枕前位为 1.63）。更重要的是，在这些研究中，作者将胎儿头部建模为一个不可变形的结构。下一节将讨论作为可压缩材料的头部建模。

21.3.2 材料参数和本构模型的影响

众所周知，在妊娠和分娩期间，

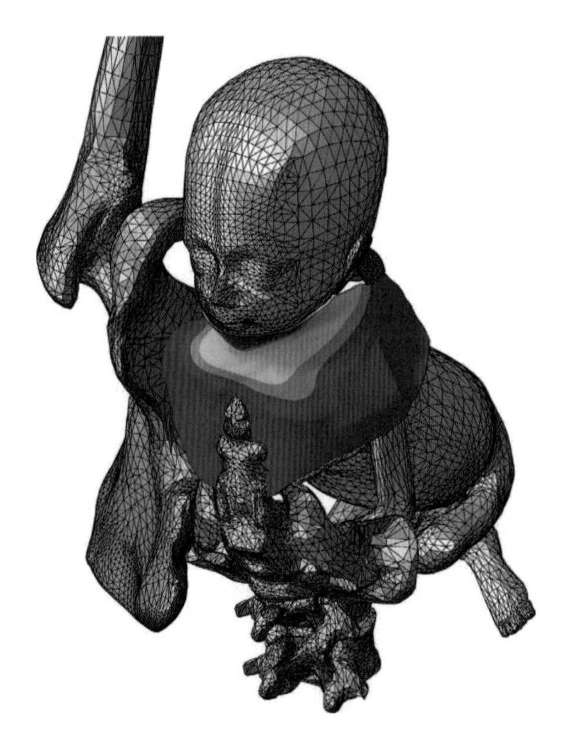

图 20-4 胎儿下降的数值模拟，显示盆底肌肉的位移范围（0~17 mm）。在胎儿垂直位移 100 mm 时，耻骨尾骨肌后部显示最大的位移（15.6~17 mm）。

激素水平变化影响软组织材料学性能，发动并有助于分娩。迄今为止，获得组织力学性能的最精确方法是通过实验获得数据（单轴试验和双轴试验）。但由于伦理原因，无法进行活体受试者试验，因此大多数研究利用的是心肌和面部肌肉的材料特性[45,60]。利用新鲜尸体的体外力学试验结果来指代人体盆底组织[61]，Li 等使用了该研究的本构参数来比较两种形式的本构方程（指数模型和 Neo Hooken 模型），以拟合数据。结果表明，盆底肌肉的生物力学响应存在显著差异——选择指数模型时，分娩所需的力增加了 56%——组织弹性响应中的非线性增加[23]。1 年后，同一组研究者应用 Jing 氏测量法，通过改变肌纤维和基质成分之间的相对刚度，研究肛提肌各向异性对第二产程的影响。结果表明，随着肌纤维各向异性的增加，分娩所需力的大小显著降低[62]。此外，他们还发现总的最大主拉伸比出现在肛提肌的背尾侧，这也证实了 Parente 和同事的发现[59]。

为了证明同一数值模拟如何受不同参数的影响，Parente 等通过引入两个新的材料组来改变材料参数：一个具有更强的刚性，另一个具有更软的特性。盆底肌肉采用的本构方程是 Humphrey 和 Yin 早些时候提出的不可压缩横向各向同性超弹性模型的修正形式[63]。结果表明，由于材料的指数特性，结果有很大差异[59]。2012 年，Jing 及其同事开发了一个模型，将肛提肌和会阴体视为具有各向异性、黏性的超弹性材料。作者利用人体盆底肌肉的双轴试验得出材料本构关系，结果显示肛提肌裂孔平均拉伸比为 3.55[64]，该数值与针对 227 名女性的回顾性观察研究所提出的 1.62~3.76 范围一致[65]，但高于 Parente 等和 Hoyte 等预测的最大拉伸比（分别为 1.63 和 2.85）[46,66]。重要的是，这些参数的大小存在显著差异，因此它们的应力 - 应变关系也存在显著差异。

如上所述，作为阴道分娩和胎儿出生产道的女性骨盆解剖结构和生理功能是复杂的。因此，为了更好地理解和模拟在分娩过程中哪些结构更易受伤，我们仍然有必要更好地表征母体和胎儿的解剖适应性，以及在出生过程中遇到的各种组织材料参数。

21.3.3　胎头模拟

胎儿颅骨由颅缝和囟门组成，颅骨囟门允许顶骨和枕骨被挤压和移位，从而减少颅骨体积，这个过程称之为塑形，通过塑形，胎头适应产道且更容易通过产道。胎头塑形可能是母体骨盆形状和胎头形状长期受压或不匹配的结果，有助于胎儿进入盆底。

模拟这种现象可以评估胎儿颅骨的变形及盆底肌肉的应力和拉伸。一些作者认为，球形胎头通过塑形从而减少颅骨直径[24,66]。然而，其他研究者利用有限元网格和胎头平均径线值构建解剖模型，常用的 3 个不同胎头径线包括枕下前囟径（suboccipito-bregmatic diameter，SOBD）、枕颌径（maxillo-vertical diameter，MaVD）或双顶径（bi-parietal diameter，BPD）（图 20-5），这 3 条

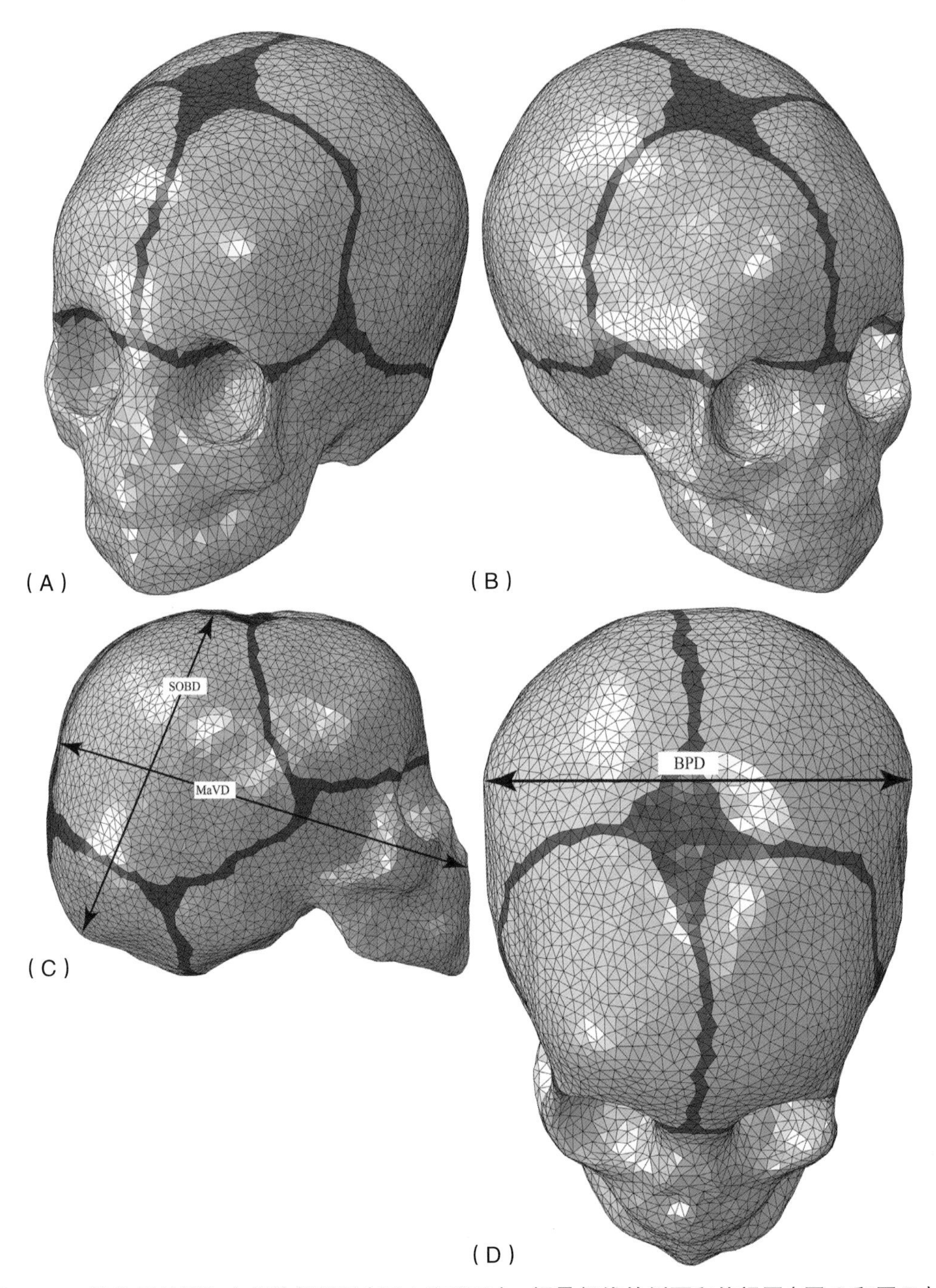

图 20-5　胎儿颅骨缝和囟门的斜视图（图 A 和图 B）。颅骨径线的侧面和俯视图（图 C 和图 D）。这些结构可以通过数值模拟胎头塑形过程。图示为枕下前囟径（SOBD），枕颌径（MaVD），双顶径（BPD）。

径线不仅仅会影响颅骨体积的减小，还会影响肌肉的力学响应和胎头能否通过产道[24,45,67]。

研究者们选择不同的方法模拟胎头，Li 等将胎头视为一种均匀且各向同性的高刚度不可压缩材料，使用 Neo-Hookean 模型（非线性有限元分析超弹模型），材料常数 C1=0.1 MPa[67]；而 Martins 等将胎头视为一种高硬度、几乎不可变形的材料[45]。尽管计算工作量有所增加，但仍有一些作者将胎头建模为一种可变形体，并调整颅骨和颅底骨、囟门和颅骨缝的材料特性[57,68]。Lapeer 及 Pu 等采用非线性有限元模型评估宫内压力（intrauterine pressures，IUP）和胎头 - 宫颈压力（head-to-cervix pressures，HCP）的影响，并测量改良成型指数（modified molding index，MMI）。在 Mooney-Rivlin 模型中（C1=1.18 MPa 和 C2=0.295 MPa）将囟门和颅骨缝视为超弹性材料，结果显示枕颌径和枕额径（orbito-vertical diameters，OrVD）延长，枕下前囟径缩短，该结果与临床证据一致。此外，枕下前囟径的变化似乎比其他径线的变化对宫内压力和宫颈压力的升高更敏感。前囟附近的额骨和顶骨的最大应力值更高，也承受更大的应变和位移，从另一方面演示了胎头塑形本身的定义。

胎吸术对颅骨产生的应力更高，约为 100 N。当静脉横跨前囟而非前、后囟之间时，胎吸有可能导致出血[69]。图 21-6 显示了一个胎头吸引器的数字模型，该胎头吸引器沿矢状缝正确定位，位于后囟前方约 3 cm 处。

Lapeer 等评估了胎头吸引器定位错误的影响，结果表明，定位错误增加了整体最大变形量和组织旋转（7.01 mm *VS*. 3.15 mm; 0.69 rads *VS*. 0.35 rads），在数值模拟中考虑到前期颅骨塑形可能

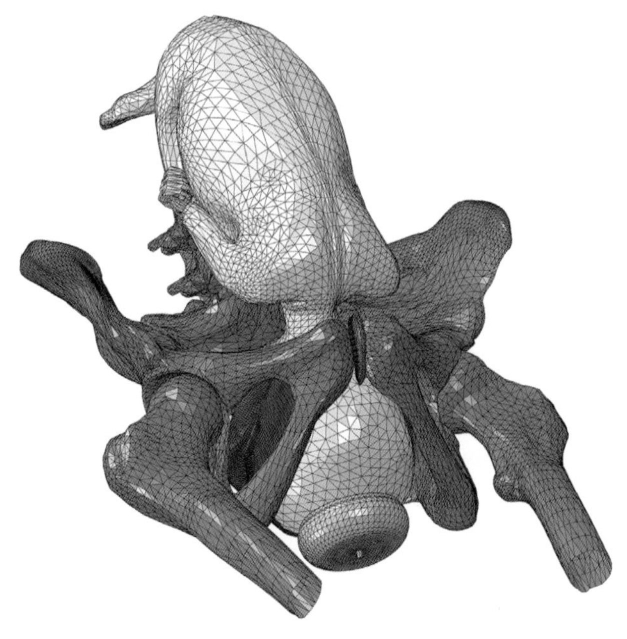

图 21-6　胎吸助产的胎头吸引器放置位置的计算模型。

形成产瘤，则这种情况似乎更加严重[70]。

为了强调胎头作用于母体盆底的材料特性相关性，Silva 等在最近的一项研究中模拟并研究了这种现象，同时比较了刚性和可变形胎头模型[71]，并将囟门和颅骨缝建模为弹性材料（E=3.8 MPa，ν =0.45）[72]。与预期的一样，刚性胎头模型对盆底肌肉施加的力和拉伸分别比可变形胎头模型高 17.3% 和 1.86%。力和拉伸程度的最大值出现在垂直位移 60~70 mm 之间，这与胎头开始仰伸的时间点相对应，而与胎头模型的材料属性和肌肉的形态无关[24,51,71]。

在另一项工作中，Buttin 等利用 Neo-Hookean 模型建立超弹性胎儿模型，发现胎头下降的非线性模式，在冠状轴和矢状轴上存在加速度和更高位移的变化[50]。在该模型中，将无摩擦边界条件和胎儿身体假定为可轻微变形，以使脊柱能够自由移动，促进了子宫收缩力和引导胎儿娩出。Li 等发现了相似的位移方向，在允许旋转和平移的条件下，最小限制头部模型（通过固定一个自由度）的反作用力降低了 25%。模拟结果表明，尽管盆底肌肉的拉伸比与 Silva 的研究相似，但胎头的路径会影响胎儿娩出所需的力[22]。进一步的研究应侧重于研究减小的运动限制和无摩擦边界条件对这些非线性系统稳定性的影响。

正如本章之前关于分娩模拟的数值模型一节所述，其他产科因素如胎产势和胎方位，需精确地适应骨盆径线，否则胎头下降轨迹可能会发生困难。因此，除了分娩第二阶段延长和盆底肌肉的较大变形和拉伸外[58,59]，还应模拟胎头塑形，以便完整地呈现由此产生的颅骨和脑损伤。

21.3.4 特定对象分娩模型

更好地理解特定患者骨盆软组织层面的 3D 生物力学，必将改善分娩方式。虽然已经开发出来骨盆有限元模型，但还不能通过与特定受试者的数据来直接比较验证，这意味着每种方法都使用了组织几何形态和材料特性的简化和假设。

特定受试者的 MRI 数据集拥有固有的组织对比度、详细的解剖结构和最小的风险，这对于建模过程非常有帮助。这将有助于提供胎位不正的母体影像学证据，或在母体骨盆解剖结构异常难以常规阴道分娩时，有助于预测胎儿创伤和软组织损伤。尽管在实现个体化几何构型具有优势，但结果仍然在很大程度上依赖边界约束条件、材料特性评估和实际数据的比较或验证，仍然存在巨大的障碍和鸿沟。模型输入参数的相对重要性在很大程度上取决于本构模型和研究人员对主要兴趣点的预测。

此外，妊娠期间随着胎儿生长，骨盆和脊柱适应增加的体重，负荷条件也会发生变化。如本章前面所述，雌激素和松弛素引起的激素变化会降低组织硬度，并减少最大伸展度，但目前这些数值常数动态变化的转换，仍然难以实现。

21.4　结论

分娩建模是一个非常复杂的问题，已使用的任何方法都有其自身的局限性。目前主要问题仍然存在：我们能否预测纤维拉伸超过最大允许值的模式？我们应该模拟胎儿头部的真实几何结构吗？胎头模型是否有必要准确模拟颅骨和囟门的张力？此外，许多母体和胎儿变量可能会影响最大肌肉拉伸比，从而影响最终结果。尽管盆底功能的数学模型和的分娩模拟的创建正在增长，但我们仍然需继续积累经验。目前，尽管在生物力学建模方面取得了一定的进展，但不同方法对骨盆形态和胎头的研究却难以进行比较。因此，有必要对分娩过程进行更深入的研究，最终建立基于超声和 MRI 的特定受试者模型，通过预测母体盆底和胎儿损伤的严重程度和位置，模拟进行阴道分娩、器械分娩或剖宫产的最佳方法。

（成娟、吴江译，
吴江、苗娅莉校）

参考文献

[1] V.L. Handa, J.L. Blomquist, L.R. Knoepp, K.A. Hoskey, K.C. McDermott, A. Mun˜oz, Pelvic floor disorders 5-10 years after vaginal or cesarean childbirth, Obstet. Gynecol. 118 (2011) 777-784.

[2] H.U. Memon, V.L. Handa, Vaginal childbirth and pelvic floor disorders, Womens Health (Lond. Engl.) 9 (3) (2013), http://dx.doi.org/10.2217/whe.13.17.

[3] M.A. Bartolii, H.P. Drutz, D. Lovatsis, M. Alarab, Vaginal delivery and pelvic floor dysfunction: current evidence and implications for future research, Int. Uroginecol. J. 21 (8) (2010) 1025-1030, http://dx.doi.org/10.1007/s00192-010-1146-9.

[4] F. Liu, X. Lian, T. Ying, J. Tao, B. Hu, Three-dimensional ultrasound appearance of pelvic floor in nulliparous women and postpartum women one week after their first delivery, Int. J. Med. Sci. 11 (3) (2014) 234-239, http://dx.doi.org/10.7150/ijms.7384.

[5] J.O. DeLancey, R. Kearney, Q. Chou, S. Speights, S. Binno, The appearance of levator ani muscle abnormalities in magnetic resonance images after vaginal delivery, Obstet. Gynecol. 101 (1) (2003) 46-53.

[6] J.M. Miller, C. Brandon, J.A. Jacobson, L.K. Low, R. Zielinski, J. Ashton-Miller, J.O. Delancey, MRI findings in patients considered high risk for pelvic floor injury studied serially after vaginal childbirth, AJR Am. J. Roentgenol. 195 (3) (2010) 786-791, http://dx.doi.org/10.2214/AJR.09.3508.

[7] K. van Delft, R. Thakar, A.H. Sultan, N. Schwertner-Tiepelmann, K. Kluivers, Levator ani muscle avulsion during childbirth: a risk prediction model, BJOG 21 (9) (2014) 1155-1163, http://dx.doi.org/10.1111/1471-0528.12676.

[8] S.M. Baracho, L. Barbosa da Silva, E. Baracho, A. Lopes da Silva Filho, R.F. Sampaio, E. Mello de Figueiredo, Pelvic floor muscle strength predicts stress urinary incontinence in primiparous women after vaginal delivery, Int. Urogynecol. J. 23 (7) (2012) 899-906.

[9] T. Eftekhar, B. Hajibaratali, F. Ramezanzadeh, M. Shariat, Postpartum evaluation of stress urinary incontinence among primiparas, Int. J. Gynaecol. Obstet. 94 (2) (2006) 114-118.

[10] D.V. Valsky, M. Lipschuetz, A. Bord, I. Eldar, B. Messing, D. Hochner-Celnikier, Y. Lavy,

S.M. Cohen, S. Yagel, Fetal head circumference and length of second stage of labor are risk factors for levator ani muscle injury, diagnosed by 3-dimensional transperineal ultrasound in primiparous women, Am. J. Obstet. Gynecol. 201 (1) (2009) 91.e1-91.e7, http://dx.doi.org/10.1016/j.ajog.2009.03.028.

[11] C.E. Aiken, A.R. Aiken, J.C. Brockelsby, J.G. Scott, Factors influencing the likelihood of instrumental delivery success. Obstet. Gynecol. 123 (4) (2014) 796-803, http://dx.doi.org/10.1097/AOG.0000000000000188.

[12] A. Ben-Haroush, N. Melamed, B. Kaplan, Y. Yogev, Predictors of failed operative vaginal delivery: a single-center experience, Am. J. Obstet. Gynecol. 197 (3) (2007) 308.e1-308.e5.

[13] H.P. Dietz, Forceps: towards obsolescence or revival? Acta Obstet. Gynecol. Scand. 94 (4) (2015) 347-351, http://dx.doi.org/10.1111/aogs.12592.

[14] F. O'Mahony, G.J. Hofmeyr, V. Menon, Choice of instruments for assisted vaginal delivery, Cochrane Database Syst. Rev. 11 (2010) CD005455, http://dx.doi.org/10.1002/14651858.CD005455.pub2.

[15] L. Yeo, R. Romero, Sonographic evaluation in the second stage of labor to improve the assessment of labor progress and its outcome, Ultrasound Obstet. Gynecol. 33 (2009) 253-258.

[16] W. Henrich, J. Dudenhausen, I. Fuchs, A. Kamena, B. Tutschek, Intrapartum translabial ultrasound (ITU): sonographic landmarks and correlation with successful vacuum extraction, Ultrasound Obstet. Gynecol. 28 (2006) 753-760.

[17] G.Y. Wong, Y.M. Mok, S.F. Wong, Transabdominal ultrasound assessment of the fetal head and the accuracy of vacuum cup application, Int. J. Gynaecol. Obstet. 98 (2007) 120-123.

[18] C. Bamberg, G. Rademacher, F. Gu¨ ttler, U. Teichgräber, M. Cremer, C. Bührer, C. Spies, L. Hinkson, W. Henrich, K.D. Kalache, J.W. Dudenhausen, Human birth observed in real-time open magnetic resonance imaging, Am. J. Obstet. Gynecol. 206 (6) (2012) 505.e1-505.e6, http://dx.doi.org/10.1016/j.ajog.2012.01.011.

[19] F.V. Güttler, A. Heinrich, J. Rump, M. de Bucourt, B. Schnackenburg, C. Bamberg, B. Hamm, U.K. Teichgräber, Magnetic resonance imaging of the active second stage of labour: proof of principle, Eur. Radiol. 22 (2012) 2020-2026, http://dx.doi.org/10.1007/s00330-012-2455-9.

[20] J.A. Ashton-Miller, J.O. Delancey, On the biomechanics of vaginal birth and common sequelae, Annu. Rev. Biomed. Eng. 11 (2009) 163-176, http://dx.doi.org/10.1146/annurev-bioeng-061008-124823.

[21] X. Li, J.A. Kruger, M.P. Nash, P.M. Nielsen, Modeling childbirth: elucidating the mechanisms of labor, Wiley Interdiscip. Rev. Syst. Biol. Med. 2 (4) (2010) 460-470, http://dx.doi.org/10.1002/wsbm.65.

[22] X. Li, J.A. Kruger, M.P. Nash, P.M.F. Nielsen, Effects of fetal head motion on pelvic floor mechanics, in: K. Miller, P.M.F. Nielsen (Eds.), Computational Biomechanics for Medicine, Springer Science +Business Media, LLC, New York, 2010, p. 129, http://dx.doi.org/10.1007/978-1-4419-5874-7_14.

[23] X. Li, J.A. Kruger, M.P. Nash, P.M. Nielsen, Effects of nonlinear muscle elasticity on pelvic floor mechanics during vaginal childbirth, J. Biomech. Eng. 132 (11) (2010) 111010, http://dx.doi.org/10.1115/1.4002558.

[24] K.C. Lien, B. Mooney, J.O. DeLancey, J.A. Ashton-Miller, Levator ani muscle stretch induced by simulated vaginal birth, Obstet. Gynecol. 103 (2004) 31-40.

[25] M.P. Parente, R.M.N. Jorge, T. Mascarenhas, A.L. Silva-Filho, The influence of pelvic muscle activation during vaginal delivery, Obstet. Gynecol. 115 (4) (2010) 804-808.

[26] M.P. Parente, R.M.N. Jorge, T. Mascarenhas, A.A. Fernandes, A.L. Silva-Filho, Computational modeling approach to study the effects of fetal head flexion during vaginal delivery, Am. J. Obstet. Gynecol. 203 (3) (2010) 217.e1-217.e6.

[27] K.C. Lien, D.M. Morgan, J.O. DeLancey, J.A. Ashton-Miller, Pudendal nerve stretch during vaginal birth: a 3D computer simulation, Am. J. Obstet. Gynecol. 192 (5) (2005) 1669-1676.

[28] A. Rempen, M. Kraus, Pressures on the fetal head during normal labor, J. Perinat. Med. 19 (1991) 199-206.

[29] K. Hanretty, Obstetrics Illustrated, sixth ed., Churchill Livingstone, Edinburgh, 2003.

[30] T.M. Keller, A. Rake, S.C. Michel, B. Seifert, G. Efe, K. Treiber, R. Huch, B. Marincek, R.A. Kubik-Huch, Obstetric MR pelvimetry: reference values and evaluation of inter- and intraobserver error and intraindividual variability, Radiology 227 (1) (2003) 37-43.

[31] M.V. Zaretsky, J.M. Alexander,D.D. McIntire, M.R. Hatab, D.M. Twickler, K.J. Leveno, Magnetic resonance imaging pelvimetry and the prediction of labor dystocia, Obstet. Gynecol. 106 (5 Pt 1) (2005) 919-926.

[32] A. DeCherney, L. Nathan, Current Obstetric & Gynecologic Diagnosis & Treatment, ninth ed., McGraw-Hill, New York, 2003.

[33] S. Gabbe, J. Niebyl, J. Simpson, Obstetrics: Normal and Problem Pregnancies, fifth ed., Elsevier, Philadelphia, 2007, ISBN 0-443-06930-7.

[34] L. Viktrup, G. Lose, The risk of stress incontinence 5 years after first delivery, Am. J. Obstet. Gynecol. 185 (1) (2001) 82-87.

[35] L. Viktrup, G. Rortveit, G. Lose, Risk of stress urinary incontinence twelve years after the first pregnancy and delivery, Obstet. Gynecol. 108 (2) (2006) 248-254.

[36] R. Alijahan, M. Kordi, Risk factors of dystocia in nulliparous women, Iran. J. Med. Sci. 39 (3) (2014) 254-260.

[37] R. Alijahan, M. Kordi, M. Poorjavad, S. Ebrahimzadeh, Diagnostic accuracy of maternal anthropometric measurements as predictors for dystocia in nulliparous women, Iran. J. Nurs. Midwifery Res. 19 (1) (2014) 11-18.

[38] A. Sandström, S. Cnattingius, A.K. Wikström, O. Stephansson, Labour dystocia-risk of recurrence and instrumental delivery in following labour — a population-based cohort study, BJOG 119 (13) (2012) 1648-1656, http://dx.doi.org/10.1111/j.1471-0528.2012.03502.x.

[39] B.P. Zhu, V. Grigorescu, T. Le, M. Lin, G. Copeland, M. Barone, G. Turabelidze, Labor dystocia and its association with interpregnancy interval, Am. J. Obstet. Gynecol. 195 (1) (2006) 121-128.

[40] S. Brandão, M. Parente, T. Mascarenhas, Gomes da Silva AR, I. Ramos, R. Natal Jorge, Biomechanical study on the bladder neck and urethral positions: simulation of impairment of the pelvic ligaments, J. Biomech. 48 (2015) 217-223, http://dx.doi.org/10.1016/j.jbiomech.2014.11.045.

[41] S. Brandão, M. Parente, P. Rocha, T. Mascarenhas, A.R. Gomes da Silva, I. Ramos, R. Natal Jorge, Modeling the contraction of the pelvic floor muscles, Comput. Methods Biomech. Biomed. Engin. (2015), http://dx.doi.org/10.1080/10255842.2015.1028031.

[42] Z.W. Chen, P. Joli, Z.Q. Feng, M. Rahim, N. Pirró, M.E. Bellemare, Female patient-specific finite element modeling of pelvic organ prolapse (POP), J. Biomech. 48 (2) (2015) 238-245, http://dx.doi.org/10.1016/j.jbiomech.2014.11.039.

[43] S. Brandão, T. Da Roza, M. Parente, I. Ramos, T. Mascarenhas, R.M. Natal Jorge, Magnetic resonance imaging of the pelvic floor: from clinical to biomechanical imaging, Proc. Inst. Mech. Eng. H 227 (12) (2013) 1324-1332, http://dx.doi.org/10.1177/0954411913502952.

[44] K.R. Rosenberg, The evolution of modern human childbirth, Am. J. Phys. Anthropol. 35 (1994) 89-124.

[45] J.A. Martins, M.P. Pato, E.B. Pires, R.M. Jorge, M. Parente, T. Mascarenhas, Finite element studies of the deformation of the pelvic floor, Ann. N. Y. Acad. Sci. 1101 (2007) 316-334.

[46] M.P. Parente, R.M. Jorge, T. Mascarenhas, A.A. Fernandes, J.A. Martins, Deformation of the pelvic floor muscles during a vaginal delivery, Int. Urogynecol. J. Pelvic Floor Dysfunct. 19 (2008) 65-71.

[47] G.R. Thurnau, K.A. Hales, M.A. Morgan, Evaluation of the fetal-pelvic relationship [review], Clin. Obstet. Gynaecol. 35 (3) (1992) 570-581.

[48] Y. Liu, M. Scudder, M.L. Gimovsky, CAD modeling of the birth process: Part II, Stud. Health Technol. Inform. 29 (1996) 652-666.

[49] R. Buttin, F. Zara, B. Shariat, T. Redarce, A biomechanical model of the female reproductive system and the fetus for the realization of a childbirth virtual simulator, Conf. Proc. IEEE Eng. Med. Biol. Soc. 2009 (2009) 5263-5266, http://dx.doi.org/10.1109/IEMBS.2009.5334085.

[50] R. Buttin, F. Zara, B. Shariat, T. Redarce, G. Grangé, Biomechanical simulation of the fetal descent without imposed theoretical trajectory, Comput. Methods Prog. Biomed. 111 (2) (2013) 389-401, http://dx.doi.org/10.1016/j.cmpb.2013.04.005.

[51] X. Yan, J.A. Kruger, M.P. Nash, P.M.F. Nielsen, Effects of levator ani muscle morphology on the mechanics of vaginal childbirth, in: P.M.F. Nielsen, et al., (Eds.), Computational Biomechanics for Medicine, Springer Science+Business Media, New York, 2012, , pp. 63-75.

[52] R. Zemčík, J. Karbanova, V. Kalis, L. Lobovský, M. Jansová, Z. Rusavy, Stereophotogrammetry of the perineum during vaginal delivery, Int. J. Gynaecol. Obstet. 119 (2012) 76-80.

[53] J. Lepage, C. Jayyosi, P. Lecomte-Grosbras, M. Brieu, C. Duriez, M. Cosson, C. Rubod, Biomechanical pregnant pelvic system model and numerical simulation of childbirth: impact of delivery on the uterosacral ligaments, preliminary results, Int. Urogynecol. J. 26 (4) (2015) 497-504, http://dx.doi.org/10.1007/s00192-014-2498-3.

[54] L. Albers, The duration of labor in healthy women, J. Perinatol. 19 (2) (1999) 114-119.

[55] M. Bailet, F. Zara, E. Promayon, Shell Finite element model for interactive fetal head deformation during childbirth, Comput. Methods Biomech. Biomed. Engin. 16 (2013) 312-314.

[56] M. Bailet, F. Zara, E. Promayon, Biomechanical model of the fetal head for interactive childbirth simulation, in: Proceedings of Surgetica, 2014, 3-5 December, 2014, Chambéry, France, 2014.

[57] R.J. Lapeer, R.W. Prager, Fetal head moulding: finite element analysis of a fetal skull subjected to uterine pressures during the first stage of labour, J. Biomech. 34 (9) (2001) 1125-1133.

[58] M.P. Parente, R.M. Jorge, T. Mascarenhas, A.A. Fernandes, J.A. Martins, The influence of an occipitoposterior malposition on the biomechanical behavior of the pelvic floor, Eur. J.Obstet. Gynecol. Reprod. Biol. 144 (Suppl. 1) (2009) S166-S169, http://dx.doi.org/10.1016/j.ejogrb.2009.02.033.

[59] M. Parente, R.M. Natal Jorge, T. Mascarenhas, A.A. Fernandes, J.A.C. Martins, The influence of the material properties on the biomechanical behavior of the pelvic floor muscles during vaginal delivery, J. Biomech. 42 (2009) 1301-1306.

[60] S. Lee, A. Darzi, G. Yang, Subject specific finite element modelling of the levator ani, Med. Image Comput. Comput. Assist. Interv.

8 (2005) 360-367.

[61] D. Jing, K. Lien, J.A. Ashton-Miller, J.O.L. DeLancey, Visco-hyperelastic properties of the pelvic floor muscles in healthy women, in: Podium Session 26, North American Congress on Biomechanics, Ann Arbor, Michigan, USA, 5-9 August, 2008.

[62] X. Li, J.A. Kruger, M.P. Nash, P.M. Nielsen, Anisotropic effects of the levator ani muscle during childbirth, Biomech. Model. Mechanobiol. 10 (4) (2011) 485-494, http://dx.doi.org/10.1007/s10237-010-0249-z.

[63] J.D. Humphrey, F.C.P. Yin, On constitutive relations and finite deformations of passive cardiac tissue: a pseudostrain-energy function, J. Biomech. Eng. 109 (1987) 298-304.

[64] D. Jing, J.A. Ashton-Miller, J.O. DeLancey, A subject-specific anisotropic visco-hyperelastic finite element model of female pelvic floor stress and strain during the second stage of labor, J. Biomech. 45 (3) (2012) 455-460, http://dx.doi.org/10.1016/j.jbiomech.2011.12.002.

[65] K. Svabik, K.L. Shek, H.P. Dietz, How much does the levator hiatus have to stretch during childbirth? BJOG 116 (12) (2009) 1657-1662.

[66] L. Hoyte, M.S. Damaser, S.K. Warfield, G. Chukkapalli, A. Majumdar, D.J. Choi, A. Trivedi, P. Krysl, Quantity and distribution of levator ani stretch during simulated vaginal childbirth, Am. J. Obstet. Gynecol. 199 (2) (2008) 198.e1-198.e5, http://dx.doi.org/10.1016/j.ajog.2008.04.027.

[67] X. Li, J.A. Kruger, J.H. Chung, M.P. Nash, P.M. Nielsen, Modelling childbirth: comparing athlete and non-athlete pelvic floor mechanics, Med. Image Comput. Comput. Assist. Interv. 11 (2) (2008) 750-757.

[68] F. Pu, L. Xu, D. Li, S. Li, L. Sun, L. Wang, Y. Fan, Effect of different labor forces on fetal skull molding, Med. Eng. Phys. 33 (5) (2011) 620-625, http://dx.doi.org/10.1016/j.medengphy.2010.12.018.

[69] U. Ali, E. Norwitz, Vacuum-assisted vaginal delivery, Rev. Obstet. Gynecol. 1 (1) (2009) 5-17.

[70] R.J. Lapeer, V. Audiis, Z. Gerkhanov, Simulation of vacuum extraction during childbirth using finite element analysis, in: Conference: SIMULIA Regional User Meeting (RUM 2014), Warrington, UK, 2014.

[71] M.E. Silva, D.A. Oliveira, T.H. Roza, S. Brandão, M.P. Parente, T. Mascarenhas, R.M. Natal Jorge, Study on the influence of the fetus head molding on the biomechanical behavior of the pelvic floor muscles, during vaginal delivery, J. Biomech. 48 (9) (2015) 1600-1605, http://dx.doi.org/10.1016/j.jbiomech.2015.02.032.

[72] B. Coats, S. Margulies, Material properties of human infant skull and suture at high rates, J. Neurotrauma 23 (2006) 1222-1232.

[73] F.S. Molina, K.H. Nicolaides, Ultrasound in labor and delivery, Fetal Diagn. Ther. 27 (2) (2010) 61-67, http://dx.doi.org/10.1159/000287588.

第 22 章　盆底生物力学的发展前景

盆底生物力学尚处于起步发展阶段，该研究领域方兴未艾，未知探索令人着迷。尽管本书章节内容详实，但是由于盆底生物力学的许多方面尚待研究，仍有许多问题悬而未决。将来随着更高精度的成像技术、先进的多尺度计算分析方法、自动分割技术、更强的计算能力、改进的组织建模，以及非侵入性生物力学测量方法的发展，我们可以预见盆底生物力学的发展未来可期。

通过生物力学模型和仿真实验评估物理治疗技术对盆底生物力学的影响，物理治疗技术可以得到有效的提高。根据每个患者特有的解剖结构、生理学和病理生理学特点建立生物力学模型，可以预测最有效的患者康复方案，并依据康复方案开发个体化药物。此外，纳入遗传和生物力学的影响因素，将有助于生物力学模型更加优化，应用于患者个体化治疗的模型亦会更准确。

鉴于近期阴道网片治疗盆腔器官脱垂的不良记录，改进假体的设计方法、材料和适应证，这些对于治疗结果的改善至关重要。毋庸置疑，整合改进的真实动物模型、精确的组织模型和仿真模型，必将有助于最佳的假体设计，以用于盆腔器官脱垂的个体化治疗。这些设计可能是生物学设计、合成材料学设计，或者是这些的组合，也可能是负载细胞或生物药物的支架。通过输入精确的生物力学参数建立的复杂模型，可以用来预测哪种设计最有可能成功，用于个体化药物开发或患者的个体化治疗。

先进的计算分析方法提供了多尺度建模方法，在超微、微观和宏观尺度同时进行器官组织的定型和模拟。随着计算能力的提升，这些方法将使尚有争议的盆底生物力学功能理论的定量测试成为可能，如吊床理论和整体理论。这些模型的结果有助于科学界和医学界客观地比较盆底生物力学争议理论，并有可能开发出更有效的治疗方法。基于这些理论的治疗方法同样可以被定量测试，并且通过使用敏感性分析，改进（和/或）演变成患者的个体化疗法。

自动分割技术的发展，可使计算分析方法能够在合理的时间范围内对大规模受试进行生物力学假设验证。这些验证包括①骨盆形状对盆底生物力学和功能的影响；②随着年龄、产次、其他危险因素产生的变化；③对照比较群体间的病理变化。整合非侵入性成像、自动分割技术和更强的计算能力，使得纵向调查研究女性盆底疾病随年龄的自然进程成为可能。这样的调查研究不仅会增加我们在这方面的知识，无疑也会促进治疗方法的改进和防治方法的发展，以延缓盆底疾病随增龄及其他危险因素的进展。

我们预想的是，未来盆腔器官脱垂患者将进行医学成像和生物力学诊断测试，然后将测试结果输入患者特有的生物力学模型中，该模型能够快速模拟多种治疗方案，包括假体设计和自体组织修复，并为该患者提供最佳的治疗选择。基于此，就可以按照形状、大小、材料和生物成分等，利用 3D 打印机制造假体，在确诊后短时间内为每个患者量身定制最佳的临床解决方案。类似的医学成像和生物医学测试能提供给全世界的每一位孕前妇女，并通过计算分析确定最佳分娩方案，以尽量降低分娩相关盆底损伤的风险。

当然，只有随着复杂模型设计、精确成像技术和生物力学评估新方法的发展及计算能力的提高，这一未来预想才有可能实现。同样地，为实现这一全世界女性的光明未来，有必要加强致力于盆底生物力学研究的专家队伍建设，尤其是对盆底生物力学感兴趣而有专长的生物工程师和医生培养。

因此，通过初步汲取这本教科书的知识内容，以便专家们更加了解盆底生物力学，为女性们创造美好的未来。毫无疑问，这将为患有盆底疾病的妇女提供一整套改进的持久的个性化治疗方法。随着对这一新兴研究领域的加深认识，基于女性特定病理学和生物力学特征，临床医师可从物理治疗、天然组织修复到假体植入物等选择最佳的治疗方案提供给每一位患者。

（文继锐译，
吴江、苗娅莉校）